Nutrologia hospitalar

A Medicina é uma área do conhecimento em constante evolução. Os protocolos de segurança devem ser seguidos, porém novas pesquisas e testes clínicos podem merecer análises e revisões, inclusive de regulação, normas técnicas e regras do órgão de classe, como códigos de ética, aplicáveis à matéria. Alterações em tratamentos medicamentosos ou decorrentes de procedimentos tornam-se necessárias e adequadas. Os leitores, profissionais da saúde que se sirvam desta obra como apoio ao conhecimento, são aconselhados a conferir as informações fornecidas pelo fabricante de cada medicamento a ser administrado, verificando as condições clínicas e de saúde do paciente, dose recomendada, o modo e a duração da administração, bem como as contraindicações e os efeitos adversos. Da mesma forma, são aconselhados a verificar também as informações fornecidas sobre a utilização de equipamentos médicos e/ou a interpretação de seus resultados em respectivos manuais do fabricante. É responsabilidade do médico, com base na sua experiência e na avaliação clínica do paciente e de suas condições de saúde e de eventuais comorbidades, determinar as dosagens e o melhor tratamento aplicável a cada situação. As linhas de pesquisa ou de argumentação do autor, assim como suas opiniões, não são necessariamente as da Editora.

Esta obra serve apenas de apoio complementar a estudantes e à prática médica, mas não substitui a avaliação clínica e de saúde de pacientes, sendo do leitor – estudante ou profissional da saúde – a responsabilidade pelo uso da obra como instrumento complementar à sua experiência e ao seu conhecimento próprio e individual.

Do mesmo modo, foram empregados todos os esforços para garantir a proteção dos direitos de autor envolvidos na obra, inclusive quanto às obras de terceiros e imagens e ilustrações aqui reproduzidas. Caso algum autor se sinta prejudicado, favor entrar em contato com a Editora.

Finalmente, cabe orientar o leitor que a citação de passagens desta obra com o objetivo de debate ou exemplificação ou ainda a reprodução de pequenos trechos desta obra para uso privado, sem intuito comercial e desde que não prejudique a normal exploração da obra, são, por um lado, permitidas pela Lei de Direitos Autorais, art. 46, incisos II e III. Por outro, a mesma Lei de Direitos Autorais, no art. 29, incisos I, VI e VII, proíbe a reprodução parcial ou integral desta obra, sem prévia autorização, para uso coletivo, bem como o compartilhamento indiscriminado de cópias não autorizadas, inclusive em grupos de grande audiência em redes sociais e aplicativos de mensagens instantâneas. Essa prática prejudica a normal exploração da obra pelo seu autor, ameaçando a edição técnica e universitária de livros científicos e didáticos e a produção de novas obras de qualquer autor.

Nutrologia hospitalar

Editores

Maria Angela de Souza
Durval Ribas-Filho
Sandra Lucia Fernandes
Eline de Almeida Soriano

Copyright © 2025 Editora Manole, por meio de contrato com os editores.

Produção editorial: Paris Serviços Editoriais e Educacionais
Projeto gráfico: Departamento de Arte da Editora Manole
Diagramação e imagens: Luargraf Serviços Gráficos Ltda. ME
Capa e imagem da capa: Iuri Guião

CIP-BRASIL. CATALOGAÇÃO NA PUBLICAÇÃO
SINDICATO NACIONAL DOS EDITORES DE LIVROS, RJ

N97

Nutrologia hospitalar / editores Maria Angela de Souza ... [et al.]. - 1. ed. - Barueri [SP] :
Manole, 2025.

Inclui bibliografia e índice
ISBN 9788520465868

1. Hospitais - Serviços de alimentação. 2. Dieta na doença. 3. Nutrição. I. Souza,
Maria Angela de.

24-93787	CDD: 362.176
	CDU: 613.2-056.24

Meri Gleice Rodrigues de Souza - Bibliotecária - CRB-7/6439

30/08/2024   05/09/2024

Todos os direitos reservados.
Nenhuma parte deste livro poderá ser reproduzida, por qualquer processo, sem a
permissão expressa dos editores.
É proibida a reprodução por fotocópia.

A Editora Manole é filiada à ABDR – Associação Brasileira de Direitos
Reprográficos.

Edição – 2025

Editora Manole Ltda.
Alameda Rio Negro, 967 – CJ 717
Barueri – SP – Brasil
CEP: 06454-000
Fone: (11) 4196-6000
www.manole.com.br | https://atendimento.manole.com.br/

Impresso no Brasil | *Printed in Brazil*

Sobre os editores

Maria Angela de Souza

Mestrado em Ginecologia pela Unifesp. Doutorado em Ciências da Saúde pelo Iamspe. Especialização em Nutrologia pela Abran/AMB e CFM. Diretora do Serviço de Nutrologia do Hospital do Servidor Público Estadual de São Paulo do Iamspe. Editora associada da revista científica do Iamspe. Coordenadora da Câmara Técnica de Nutrologia do Cremesp. Coordenadora do Curso Nacional de Nutrologia da Mulher da Abran. Docente da Faculdade de Medicina da Unicid.

Durval Ribas-Filho

Mestrado e doutorado em Medicina pela Famerp-SP. Professor de Nutrologia da Fameca/Unifipa-SP. Docente do Ambulatório de Clínicas do Hospital Escola Emílio Carlos da Unifipa-SP. Docente e coordenador científico de pós-graduação em Nutrologia da Abran. Coordenador do Departamento de Obesidade e Síndrome Metabólica da Abran. Editor Associado da *International Journal of Nutrology* (IJN). Consultor científico do periódico *Actualización en Nutrición* da Sociedade Argentina de Nutrición (SAN). Membro titular da Câmara Técnica de Nutrologia do Cremesp e do Conselho Estadual de Segurança Alimentar e Nutricional Sustentável (Consea-SP). Especialização em Nutrologia, Endocrinologia e Clínica Médica pelo Conselho Federal de Medicina (CFM). Presidente da Abran. *Fellow* da The Obesity Society.

Sandra Lucia Fernandes

Especialização em Nutrologia pela FMRP-USP e AMB/Abran. Coordenadora da Nutrologia e da EMTN do Hospital Meridional Cariacica. Médica analista do Sesa/GEAF/CEFT. Mestranda em Ciências da Saúde pela UFBA. Pesquisadora do Grupo de Pesquisa Interprofissional em Epidemiologia e Saúde da Uneb. Docente da pós-graduação em Nutrologia e do Curso Nacional de Nutrição Enteral e Parenteral da Abran. Diretora do Departamento de Nutrição Parenteral e Enteral da Abran.

Eline de Almeida Soriano

Graduação em Medicina pela Escola de Ciências Médicas de Alagoas. Professora Titular do Centro Universitário Cesmac, Maceió-AL. Médica nutróloga do Hospital Universitário Professor Alberto Antunes. Doutorado em Fisiopatologia em Clínica Médica pela Unesp. Diretora da Abran. Coordenadora do Departamento Nacional de Terapia Nutrológica Enteral e Parenteral da Abran. Coordenadora científica do Curso Nacional de Nutrologia da Abran.

Sobre os coordenadores

Audie Nathaniel Momm

Médico especialista em Nutrologia pela Abran/CFM/AMB e em Nutrição Parenteral e Enteral pela Braspen. Graduação em Nutrição pela UFPR. Mestrado em Ciência e Tecnologia de Alimentos pela UEPG. Médico nutrólogo das EMTN dos Hospitais Sancta Maggiore – Prevent Senior em São Paulo. Professor e preceptor em Nutrologia no Hospital do Servidor Público Estadual de São Paulo. Professor e preceptor em Nutrologia Esportiva BWS/Primum Abran.

Daniela Mendes Latrechia

Especialização em Nutrologia pela Abran e em Nutrologia pelo Iamspe. Professora nos cursos da Abran. Coordenadora da EMTN do Hospital Paulistano. Nutróloga nos hospitais AC Camargo, H9J e Metropolitano. MBA em Gestão em Saúde pela FGV.

Edvaldo Guimarães Júnior

Médico com especialização em Nutrologia pelo Iamspe. Especialização em Nutrologia pela Abran e AMB. Coordenador do Ambulatório de Nutrologia do Grupo São Cristóvão. Coordenador da EMTN do Hospital Previna. Professor das pós-graduações: Curso Nacional de Nutrologia (CNNutro/Abran), Curso de Nutrição Enteral e Parenteral (CNNEP/Abran), Curso Nacional de Nutrologia Oncológica da Abran (CNNONCO), Curso Nacional de Nutrologia da Mulher da Abran (CNMulher), Curso Internacional de Obesidade (Ciob/Abran) e pós-graduação em Nutrologia Esportiva (Faculdades Primum e Abran).

Sobre os autores

Adriana Teixeira Rodrigues

Professora Assistente do Departamento de Pediatria da Faculdade de Medicina da UFMG. Membro do Grupo de Pesquisa da Gastrenterologia Pediátrica da UFMG. Bolsista de Produtividade em Pesquisa do CNPq. Mestrado e doutorado pelo Programa de Pós-graduação *strictu sensu* do Instituto de Ensino e Pesquisa da Santa Casa de Belo Horizonte. Possui formação em Pediatria, Medicina do Adolescente e Medicina Intensiva Pediátrica, especialização em Gastroenterologia Pediátrica. Professora e orientadora do programa de residência médica em Pediatria do Hospital das Clínicas da UFMG. Coordenadora médica da unidade de pediatria, cirurgia pediátrica e terapia intensiva pediátrica do Hospital das Clínicas da UFMG.

Alessandra de Moura Lima

Neurocirugiã especialista em Epilepsia (Membro da International League Against Epilepsy). Residência médica em Neurofisiologia Clínica e em Neurocirurgia no HSPE.

Alexandre Nogueira Matos

Médico pela UFBA. Nutrólogo pela Abran. Coordenador e supervisor da residência de Nutrologia do Hospital Geral Roberto Santos. Coordenador da EMTN do Hospital da Bahia/DASA. Coordenador da EMTN do Hospital Geral Ernesto Simões Filho.

Alisson Oliveira Andrade

Bacharel em Medicina pelo Centro Universitário Fipmoc. Especialização *lato sensu* em Nutrologia pelo Hospital Felício Rocho e em Endocrinologia e Metabologia pela IBCMED.

Ana Paula Gomes do Nascimento

Graduação em Medicina pela UPE. Pós-graduação em Nutrologia pelo Iamspe. Médica da equipe de Nutrologia do Hospital Paulistano.

Ana Valeria Ramirez

Graduação em Medicina pela Fameca (Unifipa). Residência em Cardiologia pela Beneficiência Portuguesa de São José do Rio Preto-SP (Instituto Domingo Braile). Pós-graduação em Endocrinologia (Ipemed-SP) e em Nutrologia pela Abran (Hospital do Servidor Público Estadual de São Paulo). Especialista em Nutrologia pela AMB e pela Abran. Mestrado em Ciências da Saúde pela Famerp. Professora de pós-graduação de Nutrologia da Abran e da Fameca (Unifipa).

André Dong Won Lee

Graduação em Medicina pela Faculdade de Ciências Médicas da Santa Casa de São Paulo. Mestrado em Cirurgia do Aparelho Digestivo e doutorado em Cirurgia do Aparelho Digestivo pela FMUSP.

Anna Carolina de Oliveira

Licenciatura em Biologia pelo IFPA. Graduação em Medicina pela Uepa. Cirurgiã geral pela Fundação Hospital de Clínicas Gaspar Vianna. Pós-graduação em Nutrologia pelo Iamspe/Abran.

Audie Nathaniel Momm

Médico especialista em Nutrologia pela Abran/CFM/AMB e em Nutrição Parenteral e Enteral pela Braspen. Graduação em Nutrição pela UFPR. Mestrado em Ciência e Tecnologia de Alimentos pela UEPG. Médico nutrólogo das EMTN dos Hospitais Sancta Maggiore – Prevent Senior em São Paulo. Professor e preceptor em Nutrologia no Hospital do Servidor Público Estadual de São Paulo. Professor e preceptor em Nutrologia Esportiva BWS/Primum Abran.

Bárbara Liz Taveira dos Reis

Graduação em Medicina pela UFMG. Especialização em Endocrinologia, em Nutrologia e em Nutrologia Esportiva pela FAPSS-SP; em Nutrologia pelo Iamspe; no Curso Nacional de Nutrição Enteral e Parenteral e no Curso Nacional de Nutrologia da Associação Brasileira de Nutrologia, Catanduva, Brasil; em Envelhecimento Saudável pela FAPSS-SP.

Bianca Weber

Médica pela Universidade de Santa Cruz do Sul. Especializanda em Nutrologia.

Bruna Junger de Lima Tanure

Graduação em Medicina pela Escola Superior de Ciências da Santa Casa de Vi-

tória. Especialização em Pediatria com área de atuação em Nutrologia Pediátrica pelo Hospital Infantil Nossa Senhora da Glória, Vitória-ES. Pós-graduação em Nutrologia pela Abran e em Terapia Nutricional e Nutrição Clínica pelo Instituto Ganep de Educação e Faculdade Anhembi-Morumbi. Docente nas disciplinas de Nutrição e Dietética, Suporte Nutricional, Pediatria e Neonatologia na Faculdade Brasileira Multivix, e na Emescam como professora na disciplina de Saúde da Criança e do Adolescente e no ambulatório de pediatria. Integra a Equipe Multidisciplinar de Terapia Nutricional do Hospital Estadual Infantil Nossa Senhora da Glória. Atua também em consultório particular como nutróloga pediátrica, e é integrante da diretoria da Sociedade Espiritossantense de Pediatria.

Bruna Peruzzo Rotta

Gradução em Fisioterapia pela Uesc. Especialização em Terapia Intensiva pelo Hospital das Clínicas da USP e mestrado em Ciências da Reabilitação pela USP. Docente do curso de graduação em Fisioterapia da Universidade Nove de Julho e fisioterapeuta do Iamspe. Tem experiência clínica na área hospitalar com ênfase em pacientes críticos.

Bruno Felipe Pereira da Costa

Graduação em Medicina pela Universidade de Vassouras. Especialização médica em Nutrologia pelo Hospital Felício Rocho.

Carlos Alberto Werutsky

Médico nutrólogo. Mestrado em Ciências do Movimento Humano pela UFRGS. Doutor em Clínica Médica pela FMRP-USP.

Carolina Fiorin Anhoque

Fonoaudióloga. Professora Associada do Departamento de Fonoaudiologia da Ufes. Doutorado em Neurociências pela

UFMG. Mestrado em Ciências Fisiológicas pela Ufes. Especialização em Voz. Pós-graduação em Clínica da Linguagem.

Cezar Emiliano Fernandes Gonçalves

Médico assistente do Serviço de Hematologia do Iamspe. Título de Hematologia e Hemoterapia pela Associação Brasileira de Hematologia, Hemoterapia e Terapia Celular.

Cinthia Kellermann Machado

Farmacêutica pela Universidade Anhembi-Morumbi. Especialização em Farmacologia Clínica pelas Faculdades Oswaldo Cruz. Foi membro na Equipe Multiprofissional de Terapia Nutricional, na Comissão de Farmácia e Terapêutica e na Comissão de Segurança do Paciente do Hospital do Servidor Público Estadual de São Paulo e coordenadora de Farmacovigilância no Núcleo de Gestão de Risco e Qualidade da mesma instituição. Analista de Saúde na área de Controle de Infecção Hospitalar na Secretaria Municipal de Saúde de São Paulo e membro nas Comissões de Farmácia e Terapêutica e Segurança do Paciente.

Cláudia Tozato

Graduação em Fisioterapia e em Educação pela Unicid. Aperfeiçoamento em Fisioterapia Respiratória pela Irmandade da Santa Casa de Misericórdia de São Paulo. Especialização em Fisioterapia Respiratória e em Psicopedagogia pela Unicid. Mestrado em Distúrbios do Desenvolvimento pela Universidade Presbiteriana Mackenzie. Fisioterapeuta da Irmandade da Santa Casa de Misericórdia de São Paulo e do Iamspe com atuação em supervisão de estágio de pós-graduação em Fisioterapia e experiência em fisioterapia respiratória da UTI ao ambulatório.

Daniela Mendes Latrechia

Especialização em Nutrologia pela Abran e em Nutrologia pelo Iamspe. Professora

nos cursos da Abran. Coordenadora da EMTN do Hospital Paulistano. Nutróloga nos hospitais AC Camargo, H9J e Metropolitano. MBA em Gestão em Saúde pela FGV.

Danilo Tadashi Alvarez Koda

Especialização em Nutrologia pelo Iamspe. Pós-graduando em Nutrologia e em Nutrição Enteral e Parenteral pela Abran. Médico da EMTN no Hospital Paulistano e no Hospital Nove de Julho.

Ederlon Alves de Carvalho Rezende

Médico intensivista. Presidente da Amib (2010-2011). Diretor do Serviço de Terapia Intensiva do Iamspe.

Edite Mariana Neves de Melo Magalhães

Médica nutróloga pela Abran. Especialização em Terapia Parenteral e Enteral pela Braspen e em Clínica Médica pela Santa Casa de Misericórdia do Recife.

Edvaldo Guimarães Júnior

Médico com especialização em Nutrologia pelo Iamspe. Especialização em Nutrologia pela Abran e AMB. Coordenador do Ambulatório de Nutrologia do Grupo São Cristóvão. Coordenador da EMTN do Hospital Previna. Professor das pós-graduações: Curso Nacional de Nutrologia (CNNutro/Abran), Curso de Nutrição Enteral e Parenteral (CNNEP/Abran), Curso Nacional de Nutrologia Oncológica da Abran (CNNONCO), Curso Nacional de Nutrologia da Mulher da Abran (CNMulher), Curso Internacional de Obesidade (Ciob/Abran) e pós-graduação em Nutrologia Esportiva (Faculdades Primum e Abran).

Eline de Almeida Soriano

Graduação em Medicina pela Escola de Ciências Médicas de Alagoas. Professora

Titular do Centro Universitário Cesmac, Maceió-AL. Médica nutróloga do Hospital Universitário Professor Alberto Antunes. Doutorado em Fisiopatologia em Clínica Médica pela Unesp. Diretora da Abran. Coordenadora do Departamento Nacional de Terapia Nutrológica Enteral e Parenteral da Abran. Coordenadora Científica do Curso Nacional de Nutrologia da Abran.

Emy Fukuda

Médica nutróloga com pós-graduação em Nutrição Enteral e Parenteral pela Abran. Mestre em Ciências, área de Oncologia, pela Fundação Antônio Prudente/Hospital A.C. Camargo-SP. Especialização em Clínica Médica pela Irmandade da Santa Casa de Curitiba e em Anatomia Patológica pelo Hospital Evangélico de Curitiba.

Ênio Luis Damaso

Médico ginecologista e obstetra, com doutorado em Ciências Médicas pela FMRP-USP. Médico nutrólogo pela Abran. Professor do curso de Medicina da Universidade Nove de Julho de Bauru. Professor do curso de Medicina da Faculdade de Odontologia de Bauru da USP.

Erika Lamkowski Naka

Graduação em Medicina pela UFPR. Residência médica em Nefrologia pelo Hospital do Servidor Público de São Paulo. Doutorado em Medicina (Nefrologia) pela Unifesp. Médica nefrologista do Hospital do Servidor Público Estadual de São Paulo. Médica nefrologista do Programa de Transplante Renal do Hospital Israelita Albert Einstein.

Estela Iraci Rabito

Nutricionista. Doutora em Ciências Médicas: Investigação Biomédica pela FMRP-USP. Professora do Departamento de Nutrição e do Programa de Pós-Graduação da UFPR. Tutora do Programa Integrado de Residência Multiprofissional em Atenção Hospitalar do Complexo Hospital de Clínicas da UFPR.

Evandro de Souza Portes

Graduação em Medicina pela UFMG. Residência médica em Clínica Médica e Endocrinologia e Metabologia no Iamspe. Especialização em Endocrinologia e Metabologia pela Sbem. Mestrado e doutorado em Endocrinologia e Metabologia pela Unifesp. Ex-presidente da regional São Paulo da Sbem. Diretor do Serviço de Endocrinologia e Metabologia do Hospital do Servidor Público Estadual de São Paulo.

Fátima Rodrigues Fernandes

Médica pediatra especialista em Alergia e Imunologia, gestora em saúde. Diretora médica do Serviço de Alergia e Imunologia do Hospital do Servidor Público Estadual de São Paulo do Iamspe. Diretora-executiva do Instituto de Pesquisa Pensi/Hospital Infantil Sabará da Fundação José Luiz Egydio Setúbal. Coordenadora do Comitê de Ética em Pesquisa da Fundação José Luiz Egydio Setúbal. Graduação em Medicina pela Faculdade de Ciências Médicas da Santa Casa de São Paulo. Residência em Pediatria pelo ICr-HCFMUSP. Mestrado em Alergia e Imunologia pela EPM-Unifesp. *Fellowship* em Alergia e Imunologia pela Universidade de Barcelona. Mestrado profissional em MBA Gestão em Saúde pelo Grupo IBMEC. Pós-graduação em Pesquisa Clínica pela Faculdade de Ciências Médicas da Santa Casa de São Paulo. Programa de Liderança em Primeira Infância pelo Center on the Developing Child, Universidade de Harvard.

Filipe Welson Leal Pereira

Graduação em Medicina pela UFPI. Residência médica em Clínica Médica e em

Endocrinologia e Metabologia pela Unesp de Botucatu. Especialização em Endocrinologia e Metabologia pela Sociedade Brasileira de Endocrinologia e Metabologia e Associação Médica Brasileira. Certificado em Área de Atuação em Densitometria Óssea pelo Colégio Brasileiro de Radiologia e Diagnóstico por Imagem e Associação Médica Brasileira. Especialização em Nutrologia e em Medicina Intensiva pela Abran. Doutorado em Fisiopatologia em Clínica Médica pela Unesp de Botucatu. Médico assistente dos Serviços de Clínica Médica Geral e de Nutrologia do Hospital das Clínicas da Faculdade de Medicina de Botucatu. Coordenador da UTI de Clínica Médica Geral do Hospital das Clínicas da Faculdade de Medicina de Botucatu.

Gabriel André da Silva Mendes

Fisioterapeuta pelo Centro Universitário Fieo. Aprimoramento em Fisioterapia em Clínica Médica pelo Iamspe. Mestrado em Ciências da Saúde pelo Iamspe. Doutorado em Ciências pela FMUSP. Coordenador de equipe de Fisioterapia do Hospital do Servidor Público Estadual do Aimspe. Fisioterapeuta Referência Técnica da Associação Saúde da Família do Hospital Municipal Sorocabana, São Paulo.

Giovana Delboni

Diarista do Hospital do Servidor Público Estadual do Iamspe e do Hospital do Servidor Público Municipal de São Paulo. Docente do curso de Medicina da Faculdade Uninove e preceptora do curso de Medicina da Faculdade Unicid. Médica intensivista pela Amib. Pós-graduação *lato sensu* em Nutrologia e Perícias Médicas pela Abran e Cetrus, respectivamente. Residência médica em Terapia Intensiva pelo Hospital do Servidor Público Estadual do Iamspe. Residência em Clínica Médica pelo Hospital do Servidor Público Municipal de

São Paulo. Pós-graduação *lato sensu* em Saúde da Família pela Uerj. Graduação em Medicina pela Multivix. Pós-graduação *lato sensu* em Farmacologia: Atualizações e Novas Perspectivas pela Ufla. Graduação em Farmácia e Bioquímica pela UFJF.

Greyce Sanches Moreira de Rezende

Pediatra nutróloga, coordenadora clínica da EMTN e preceptora do Programa de Residência Médica em Pediatria Geral do Hospital Infantil Nossa Senhora da Glória, Vitória-ES. Área de atuação em Nutrologia Pediátrica e Terapia Nutricional Enteral e Parenteral pela SBP.

Gustavo Lacerda da Silva Calestini

Médico endocrinologista no Laboratório Clínico do Hospital Israelita Albert Einstein.

Heracléa Ignez Toledo

Médica pela EPM/Unifesp. Especialiação em Ginecologia e Obstetrícia pela AMB e pela Febrasgo. Médica preceptora do Serviço de Ginecologia do Hospital do Servidor Público Estadual (Iamspe).

Hiago Rafael Alves Amorim Silva

Médico pela Universidade Ceuma. Especialista em Nutrologia pelo Iamspe.

Isabela C. Leal de Oliva Silva

Especialização em Nutrologia pelo Iamspe. Pós-graduação em Medicina de Família e Comunidade pela Unifesp, em Nutrologia pela Abran e em Nutrição Enteral e Parenteral pela Abran.

Isabela Vieira de Sousa

Mestrado em Saúde Materno-Infantil pela UFF. Especialização em Nutrologia pelo Iamspe e pela FMRP-USP. Pós-graduação em Nutrologia e Nutrição Enteral e Parenteral.

Isolda Maduro

Professora de Medicina na UEA.

Júlia W. Drumond

Graduação em Medicina pelo UniBH. Especialização em Clínica Médica pela Rede Mater Dei de Saúde. Especializanda em Nutrologia pelo Hospital Felício Rocho. Mestranda em Medicina Molecular pela UFMG.

Juliana Peres Vidotto de Jesus

Graduação em Enfermagem pela USP. Especialização em Oncologia pelo Hospital A. C. Camargo. Pós-graduação em Gestão em Enfermagem pela Unyleya. Enfermeira EMTN no Hospital A. C. Camargo.

Juliana Santarosa

Fonoaudióloga clínica pelo Instituto Metodista de Educação e Cultura de Porto Alegre. Especialização em Voz e em Audiologia pelo Conselho Federal de Fonoaudiologia. Membro da Sociedade Brasileira de Fonoaudiologia. Diretora do Núcleo de Fonoaudiologia do Hospital do Servidor Público Estadual de São Paulo do Iamspe.

Karla Cristina Malta Vilanova

Médica pediatra com especialização na área de atuação em Nutrologia Pediátrica pela SBP/Abran/AMB. Especialização em Nutrologia pela Abran/AMB/CFM. Mestrado e doutorado em Saúde da Criança e Adolescente pela FMRP-USP. Professora de Pediatria na Unifacid, Teresina-PI. Atuação em nutrologia pediátrica no Hospital Infantil Lucídio Portela em Teresina-PI.

Larissa Goulart Maltez

Graduação em Medicina pela Ufam. Especialização em Nutrologia pela Associação Brasileira de Nutrologia. Especializanda em Nutrologia no Iamspe.

Leonardo C. Fontes

Graduação em Medicina pela Unir. Pós-graduação em Infectologia Neotropical no Cepem Rondônia, em Ciências Militares na Escola de Saúde do Exército do Rio de Janeiro, em Nutrologia Funcional pela Abran, em Nutrologia Oncológica pela Abran e em Nutrologia pelo Iamspe.

Liane Brescovici Nunes de Matos

Doutora em Ciências pela FMUSP. Residência em Medicina Intensiva pela FMUSP. Médica intensivista pela Amib. Médica nutróloga pela Abran. Especialização em Nutrição Parenteral e Enteral pela SBNPE. *Head* do Departamento de Nutrologia do A. C. Camargo Cancer Center.

Lilia Tomaz Godoi

Médica pela Faculdade de Medicina da Universidade Severino Sombra. Especialização em Nutrologia pela Faculdade de Ciências Médicas da Santa Casa de São Paulo. Pós-graduação em Nutrição Enteral e Parenteral pela Abran no Iamspe. Especialização em Nutrologia pela FMRP-USP e em Nutrologia pela Abran.

Livia Siqueira Campos Alves

Coordenadora e responsável técnica do Serviço de Nutrição e Dietética do Hospital Felício Rocho.

Luciana de Oliveira Marques

Enfermeira mestre em Ciências da Saúde pelo Iamspe. Especialização em Terapia Nutricional Enteral e Parenteral pela Braspen. Gestão em Serviços de Saúde pela Fiocruz, em Fisiologia Humana pela FMABC e em Pediatria e Neonatologia pelo HCFM-USP. Membro da EMTN do Hospital do Servidor Público Estadual de São Paulo e coordenadora técnico-administrativa da equipe.

Lucila Maria Cappelano

Hepatologista, gastroenterologista e nutróloga.

Luísa Coelho Marques de Oliveira

Médica pela Fmit. Residência em Clínica Médica pelo Hospital Municipal Dr. Fernando Mauro Pires da Rocha. Pós-graduação *lato sensu* em Nutrologia pela Faculdade de Ciências Médicas de Minas Gerais, treinamento em serviço no Hospital Felício Rocho de Belo Horizonte. Especialização em Nutrologia pela Abran e Associação Médica Brasileira.

Marcos Ferreira Minicucci

Graduação em Medicina pela Unesp. Doutorado em Fisiopatologia em Clínica Médica, área de concentração Cardiologia. Livre-docência. Especialização em Gerenciamento de Projetos pela FGV. Professor Associado da disciplina de Clínica Médica Geral da Unesp. Foi chefe do Departamento de Clínica Médica e vice-coordenador do Programa de Pós-graduação em Fisiopatologia em Clínica Médica. Foi presidente do XVI Congresso Nacional da Sociedade Brasileira de Alimentação e Nutrição. É vice-presidente da Comissão Permanente de Avaliação (CPA) Reitoria-Unesp. É editor-chefe da revista *Nutrire* da Sban e editor associado do *Frontiers in Medicine*. Professor permanente do Programa de Pós-Graduação em Fisiopatologia em Clínica Médica.

Maria Amelia Caldeira de Souza

Médica pediatra com residência médica em Pediatria e neonatologista pelo Hospital Infantil Nossa Senhora da Glória, Vítoria-ES. Pós-graduação em Nutrologia pela Abran. Médica da EMTN do Hospital Infantil Nossa Senhora da Glória, Vítoria-ES.

Maria Angela de Souza

Mestrado em Ginecologia pela Unifesp. Doutorado em Ciências da Saúde pelo Iamspe. Especialização em Nutrologia pela Abran/AMB e CFM. Diretora do Serviço de Nutrologia do Hospital do Servidor Público Estadual de São Paulo do Iamspe. Editora associada da revista científica do Iamspe. Coordenadora da Câmara Técnica de Nutrologia do Cremesp. Coordenadora do Curso Nacional de Nutrologia da Mulher da Abran. Docente da Faculdade de Medicina da Unicid.

Maria Carolina Paulillo de Camargo

Médica. *Fellowship* em Nutrologia Hospitalar no Hospital Israelita Albert Einstein. Certificação Internacional em Medicina do Estilo de Vida pelo International Board of Lifestyle Medicine e Colégio Brasileiro de Medicina do Estilo de Vida.

Maria Elisa Bertocco Andrade

Graduação em Medicina pela PUCSP e mestrado em Microbiologia e Imunologia pela Unifesp. Foi médica do Complexo Hospitalar Padre Bento de Guarulhos. Professora assistente e preceptora da Unicid. Atualmente é médica chefe do Serviço de Alergia e Imunologia do Iamspe.

Maria Graciela Luongo de Matos

Médica nutróloga pela Abran/AMB/CFM. Especialização com área de atuação em Nutrição Parenteral e Enteral pela Braspen/AMB. Atua como médica preceptora do curso de Medicina da Unicid e do curso de pós-graduação do Iamspe. Docente orientadora da Liga Acadêmica de Endocrinologia e Nutrologia da Unicid. Membro da Abran e da Braspen. Especialização em Nutrologia no Iamspe. Pós-graduação em Nutrologia pela Faculdade Campos Elíseos e Abran. Pós-graduação em Nutrologia Enteral e Parenteral Abran/Iamspe.

Maria Luiza Toledo Leite Ferreira da Rocha

Graduação em Medicina pela Puccamp. Residência médica em Ginecologia e Obstetrícia pela Maternidade de Campinas. Mestre e doutora em Saúde Pública pela USP. Médica do Hospital do Servidor Público Estadual (Iamspe), onde é chefe da Seção de Obstetrícia, preceptora de médicos residentes. Docente na Faculdade de Medicina da Unisa. Preceptora da Unicid.

Maria Vera Cruz de Oliveira Castellano

Diretora do Serviço de Pneumologia do Hospital do Servidor Público Estadual de São Paulo do Iamspe (2011 a 2022). Cofundadora e membro da Associação Brasileira de Deficiência de Alfa1 Antitripsina (Abradat). Cofundadora e membro da Associação Nacional dos Trabalhadores da Produção de Energia Nuclear, da Sociedade Paulista de Pneumologia e Tisiologia (Conselho Fiscal) e da Sociedade Brasileira de Pneumologia e Tisiologia (Membro das Comissões de DPOC e de Tabagismo).

Mariana de Oliveira Muchilin

Médica pela Universidade de Vila Velha. Pediatra pelo Hospital Estadual Infantil Nossa Senhora da Glória.

Mariana Holanda Martins da Rocha

Especialização em Nutrologia Médica pelo HCFMUSP.

Mariana Pimenta

Médica pela Unisa. Especialização em Clínica Médica pelo Instituto Prevent Senior. Pós-graduação *lato sensu*, na modalidade de especialização em Nutrologia na USP de Ribeirão Preto. Realizou o Curso Nacional de Nutrologia (CNNutro) e o Curso Nacional de Nutrição Enteral e Parenteral (Cnep), ambos ministrados pela Abran. Especialização médica em Nutrologia no Iamspe.

Marta Duenhas

Nutricionista do Serviço de Nefrologia do Hospital do Servidor Público Estadual de São Paulo. Gerente de Nutrição do Hospital Brigadeiro, São Paulo. Mestrado e doutorado em Nutrição Clínica em Nefrologia pela Unifesp.

Marta Junqueira Reis Ferraz

Graduação em Medicina pela UFJF. Residência em Clínica Médica e Cardiologia pelo Iamspe. Pós-graduação em Cuidados Paliativos pelo Instituto Israelita de Ensino e Pesquisa Albert Einstein. Especialização em Cardiologia pela Associação Médica Brasileira e Sociedade Brasileira de Cardiologia.

Melissa Pereira de Oliveira

Médica pela Ufes. Pediatra pelo Hospital Estadual Infantil Nossa Senhora da Glória-ES. Residente em Neurologia Infantil na Unicamp.

Michelle Lucrécio Franklin

Médica pela Faseh-MG. Especialização em Nutrologia pelo Iamspe. Membro da EMTN do Hospital e Maternidade Metropolitano Lapa-SP e São Luiz do Itaim-SP.

Moisés da Cunha Lima

Graduação em Medicina pela USP. Médico fisiatra e médico do trabalho. Assistente do Instituto de Medicina Física e Reabilitação do HCFMUSP, do Iamspe e médico do trabalho do Tribunal Regional do Trabalho da 2ª Região.

Nadia Haubert

Mestrado em Ciências da Saúde pela FMRP-USP. Especialização em Nutrologia pela Abran. Docente do curso de Medicina do Ceub, Brasília. Comissão Diretiva da Abran. Coordenadora da pós-graduação em Nutrologia da Mulher da Abran.

Neusa Harumi Segoshi

Graduação em Enfermagem pela Unifesp. Especialização em Enfermagem em Saúde Pública pela Unifesp; em Saúde Pública pela USP; em Administração Pública pela Fundap. Membro da EMTN-Hospital do Servidor Público Estadual (HSPE), período de 2014 a 2020, e enfermeira do Serviço de Nutrologia do Iamspe, período de 2014 a 2022.

Paula Bechara Poletti

Graduação em Medicina pela Faculdade de Ciências Médicas de Santos. Diretora de saúde do Serviço de Gastroenterologia Clínica e Hepatologia do Hospital do Servidor Público Estadual de São Paulo. Coordenadora do Serviço de Endoscopia da Unidade Paraíso do Hospital do Coração. Assistente do Serviço de Endoscopia do Hospital Nove de Julho.

Paula Schimidt Azevedo Gaiolla

Especialização em Clínica Médica, Medicina Intensiva e Nutrologia. Professora Associada da disciplina de Nutrologia do Departamento de Clínica Médica da Faculdade de Medicina da Unesp de Botucatu. Doutora em Fisiopatologia em Clínica Médica. Livre-docente em Medicina Interna.

Pedro Dal Bello

Médico nutrólogo e oncologista clínico pelo Hospital das Clínicas da USP de Ribeirão Preto. Especialização em Nutrologia pela Abran. Médico assistente do programa de residência médica em Nutrologia do HCFMUSP e professor do curso de pós-graduação em Nutrologia e Nutrição Parenteral e Enteral da Abran.

Perla Vicari

Médica hematologista e hemoterapeuta pela EPM-Unifesp. Doutorado e pós-doutorado em Ciências, na área de doenças falciformes, pela EPM-Unifesp. Supervisora do programa de residência médica em Hematologia e Hemoterapia do Hospital do Servidor Público do Estado de São Paulo do Iamspe. Professora afiliada do Departamento de Oncologia Clínica e Experimental da EPM-Unifesp.

Raphael de Faria Schumann

Mestre em Saúde da Criança e do Adolescente pela UFF. MBA Executivo em Saúde pela FGV. Especialização em Nutrologia pelo Iamspe. Pós-graduação em Nutrologia e Nutrição Enteral e Parenteral. Doutor pela Unifesp.

Raphaela de Almeida Zanella

Graduação em Medicina pela Unir. Pós-graduação em Saúde da Família e Comunidade pela Unifesp. Residência médica em Clínica Médica no Hospital Municipal Pimentas Bonsucesso-Guarulhos (SUS-SP). Especialização em Nutrologia pelo Iamspe. Curso Nacional de Nutrologia pelo CNNutro e pós-graduação *lato sensu* pela Abran.

Raquel Simões Ballarin

Médica especialista em Clínica Médica e Endocrinologia e Metabologia. Professora do Departamento de Clínica Médica da Faculdade de Medicina de Botucatu da Unesp.

Rebeca Klarosk Ismael

Médica intensivista diarista da UTI Geral do Hospital Beneficência Portuguesa Unidade Mirante. Médica intensivista assistente da Unidade de Terapia Intensiva Geral do Hospital do Servidor Público Estadual de São Paulo. Médica preceptora do curso de Medicina da Unicid. Especialização em Medicina Intensiva pela Amib. Residência Médica em Medicina Intensiva pelo Hospital do Servidor Público Estadual de São Paulo. Pós-graduação em Nutrologia pela Abran. Graduação médica e residência em Clínica Médica pela Famema.

Renata Moreira Marques Passos

Médica pela UFT. Residência em Clínica Médica e em Endocrinologia e Metabologia pelo Iamspe. Médica assistente no Hospital de Transplantes Dr. Euriclides Zerbini. Endocrinologista no Instituto EndoVitta. Preceptora dos alunos da Universidade Nove de Julho no estágio prático de Endocrinologia Ambulatorial – Unidade Vergueiro. Endocrinologista no Hospital São Luiz – Rede D'Or. Médica associada à Sociedade Brasileira de Endocrinologia e Metabologia (Sbem). Especialização em Endocrinologia e Metabologia pela Sbem. Pós-graduanda em Nutrologia pela Abran.

Renata Silva Machado

Médica pela Faculdade de Medicina do Vale do Aço. Mestre em Ciências da Saúde pela Faculdade Ciências Médicas de Minas Gerais. Especialização Médica em Nefrologia pelo Hospital Vera Cruz, Minas Gerais. Pós-graduação em Nutrição Enteral e Parenteral pela Abran no Iamspe. Especialização em Nutrologia pela FMRP-USP e pela Abran.

Ricardo Ferrer

Graduação em Enfermagem pelo Centro Universitário São Camilo. Graduação em Letras pela USP. Especialização em Nutrição Clínica e Hospitalar pelo Ganep Nutrição Humana. Mestrando pela FSP-USP. Especialização em Nutrição Enteral e Parenteral pela SBNPE. Presidente do Comitê de Enfermagem da SBNPE. Enfermeiro de Educação em Práticas Assistenciais na Rede D'Or.

Ricardo Vieira Machado Garcia

Especialista em Anestesiologia.

Rodolfo Casimiro Reis

Médico pela Faculdade de Medicina da UFBA. Neurocirurgião pelo Iamspe. Especialização em Neurocirurgia pela Sociedade Brasileira de Neurocirurgia. Mestre em Ciências da Saúde pelo Iamspe. Doutor em Ciências pelo HCFMUSP.

Rodrigo Fernandes Weyll Pimentel

Doutorando em Ciências da Saúde pela UFBA. Mestre em Saúde Coletiva pela Uneb. Coordenador da Residência de Nutrologia do Hospital Universitário Professor Edgard Santos da UFBA. Especialização em Nutrologia pela Abran e em Cirurgia Geral pela Santa Casa da Bahia.

Sabrina Carvalho Ribeiro

Especialização em Nutrologia pela Feluma – Hospital Felício Rocho.

Samara Malta Vilanova

Médica pediatra pela UFMA. Pós-graduada em Nutrologia pela FMRP-USP. Pós-graduanda de Nutrologia Pediátrica pela Abran.

Sandra Lucia Fernandes

Especialização em Nutrologia pela FMRP-USP e AMB/Abran. Coordenadora da Nutrologia e da EMTN do Hospital Meridional Cariacica. Médica analista Sesa/GEAF/CEFT. Mestranda em Ciências da Saúde pela UFBA. Pesquisadora do Grupo de Pesquisa Interprofissional em Epidemiologia e Saúde da Uneb. Docente da pós-graducão em Nutrologia e do Curso Nacional de Nutrição Enteral e Parenteral da Abran. Diretora do Departamento de Nutrição Parenteral e Enteral da Abran.

Sandra Maria Rodrigues Laranja

Mestre e doutora em Nefrologia pela EPM-Unifesp. Diretora do Serviço de Nefrologia do Hospital do Servidor Público Estadual de São Paulo. Supervisora do Programa de Residência Médica em Nefrologia do Hospital do Servidor Público Estadual de São Paulo.

Sergio Akira Horita

Médico fisiatra e do esporte pela Associação Médica Brasileira. Supervisor do Programa de Residência Médica em Medicina Física e Reabilitação do Iamspe.

Simone Chaves de Miranda Silvestre

Médica nutróloga. Coordenadora da Comissão de Suporte Nutricional do Hospital Felício Rocho, Minas Gerais. Mestre em Ciências da Saúde pela FMRP-USP. Membro do Comitê de Engajamento Médico da American Society of Parenteral and Enteral Nutrition (Aspen). Editora associada do *Journal of Parenteral and Enteral Nutrition*. Pós-graduação em *Medical Education* pela Harvard Medical School.

Susana da Rocha Dias

Nutricionista da Equipe Multiprofissional de Terapia Nutricional (EMTN) do A.C. Camargo Cancer Center. Especialização em Nutrição Parenteral e Enteral pela SBNPE/Braspen e em Oncologia pelo Instituto Israelita de Ensino e Pesquisa Albert Einstein.

Taline Alisson Artemis Lazzarin Silva

Graduação em Medicina pela Unioeste. Residência em Clínica Médica Geral pela Unesp. Doutoranda.

Tania Mara Perini Dillem Rosa

Especialização em Pediatria e em Terapia Intensiva Pediátrica pela SBP; em Nutrologia Pediátrica pela Abran/SBP; e em Nutrição Enteral e Parenteral pela SBNPE/SBP. Preceptora da residência médica de Pediatria e Terapia Intensiva Pediátrica do Hospital Infantil Nossa Senhora da Glória, Vitória-ES. Professora da Abran.

Thaís Manfrinato Miola

Nutricionista. Doutora em Ciências na área de Oncologia pela FAP. Mestre em Ciências na área de Oncologia pela FAP. Supervisora de Nutrição Clínica do A. C. Camargo Cancer Center. Coordenadora do Programa de Residência em Nutrição Oncológica do A. C. Camargo Cancer Center. Especialização em Nutrição Clínica pela Faculdade CBES. Aprimoramento em Nutrição Oncológica pela FAP. Graduação em Nutrição pela Umesp.

Thaís Oliveira da Silva

Enfermeira especialista em Clínica e Cirurgia pela Unifesp. Experiência no Hospital do Servidor Público Estadual: enfermeira assistencial ao paciente adulto, coordenou programa de desospitalização e enfermeira do ambulatório de pacientes crônicos em Geriatria. Compõe a EMTN há 5 anos, realiza auditorias, indicadores de qualidade e acompanha pacientes em Terapia Nutricional.

Thaís Simões Lacerda

Médica pela UVV. Pediatra pelo Hospital Infantil Nossa Senhora da Glória, Vitória-ES. Residência médica em Gastroenterologia Pediátrica pela EPM-Unifesp.

Tiago Pessoa Mendes

Graduação em Medicina pelo Centro Universitário de Belo Horizonte. Especialização *lato sensu* em Nutrologia pelo Hospital Felício Rocho. *Fellowship* em Nutrologia Hospitalar no Hospital Orizonti, Clínica de Transição Paulo de Tarso e Clínica de Transição Suntor.

Vera Lucia de Piratininga Figueiredo

Graduação em Medicina pela Faculdade de Medicina Santo Amaro. Pós-graduação *lato sensu* em Direito Previdenciário e em Administração Hospitalar pela Unip. Ex-diretora técnica de Saúde do Serviço de Hematologia do Hospital do Servidor Público Estadual. Atuou como coordenadora do Serviço de Hemoterapia do Hospital Geral de Pirajussara vinculado à Sociedade Paulista para o Desenvolvimento da Medicina. Coordenadora local dos cursos do Sistema de Educação a Distância para Profissionais de Laboratórios de Saúde Pública e Unidades Hemoterápicas do Ministério da Saúde junto ao Hospital Geral de Pirajussara. Ex-perita médica do Instituto Nacional do Seguro Social.

Werlley de Almeida Januzzi

Graduação na UFF. Especialização em Clínica Médica pelo Hospital do Servidor Público Estadual, em Cardiologia Clínica pelo Instituto de Cardiologia Dante Pazzanese e em Cardiologia pela Sociedade Brasileira de Cardiologia. Subespecialista em Cardiointensivismo (emergências cardiovasculares/pós-operatório cardíaco/unidade coronariana). *Fellowship* em *Point of Care Ultrassound* pela Pocus Certification Academy; embaixador brasileiro em Pocus pela Pocus Certification Academy. Coordenador e preceptor do serviço de Emergências Clínicas do Hospital do Servidor Público Estadual. Subcoordenador da Emergência do Hospital de Transplantes Euryclides Zerbini. Médico do setor de unidade de coronariopatia aguda do Incor-FMUSP.

Ytauan Barros Calheiros

Graduação em Medicina pela Ufal. Preceptor do internato da Faculdade de Medicina da Unicid. Preceptor de programa de residência e médico assistente do Serviço de Cirurgia Geral e Oncológica do Hospital do Servidor Público Estadual de São Paulo. Médico responsável pelo ambulatório didático de Oncologia do Serviço de Cirurgia Geral e Oncológica do Hospital do Servidor Público Estadual de São Paulo. Médico responsável pela enfermaria de Cirurgia Oncológica do Serviço de Cirurgia Geral e Oncológica do Hospital do Servidor Público Estadual de São Paulo. Cirurgião nos Núcleos de Oncologia das Instituições: Hospital Alemão Oswaldo Cruz, Hospital Paulistano e Hospital Samaritano (São Paulo).

Yuri de Oliveira Pereira

Graduação em Fisioterapia pela Unesp de Marília, pós-graduação pela Unifesp e especialização em Terapia Intensiva pela Assobrafir. Atualmente é fisioterapeuta do Iamspe. Tem vasta experiência na área de Terapia Intensiva, além de supervisionar Programa de Aprimoramento Profissional e Estágio curricular de graduandos. Entusiasta da mobilização precoce.

Sumário

Apresentação xxv

Seção I – O diagnóstico nutrológico 1

1. Avaliação do estado nutricional: anamnese, exame físico e exame laboratorial 2

   Edvaldo Guimarães Júnior, Pedro Dal Bello, Isabela Vieira de Sousa, Isabela C. Leal de Oliva Silva, Audie Nathaniel Momm

2. Avaliação do gasto energético 23

   Edvaldo Guimarães Júnior, Isabela Vieira de Sousa, Bárbara Liz Taveira dos Reis, Anna Carolina de Oliveira

3. Avaliação da composição corporal: bioimpedância elétrica, Dexa e ultrassonografia 39

   Audie Nathaniel Momm, Mariana Pimenta, Larissa Goulart Maltez, Isabela Vieira de Sousa

Seção II – Dieta oral e suplemento nutricional 49

4. Dieta com cetoanálogos: indicações e contraindicações 50

   Sandra Maria Rodrigues Laranja, Marta Duenhas, Maria Angela de Souza, Erika Lamkowski Naka

5. Dietoterapia hospitalar: tipos e indicações 57

   Audie Nathaniel Momm, Michelle Lucrécio Franklin, Susana da Rocha Dias, Thaís Manfrinato Miola

6. Dieta cetogênica: indicações e contraindicações 62

   Tania Mara Perini Dillem Rosa, Alessandra de Moura Lima, Estela Iraci Rabito

7. Imunonutrientes: noções gerais 68

   Maria Graciela Luongo de Matos

8. Suplementos e módulos nutricionais 77

   Daniela Mendes Latrechia, Raphaela de Almeida Zanella, Ana Paula Gomes do Nascimento, Danilo Tadashi Alvarez Koda

Seção III – Terapia nutrológica enteral 85

9. Interação fármaco-nutriente via enteral 86

   Cinthia Kellermann Machado, Neusa Harumi Segoshi, Maria Angela de Souza

10. Terapia nutrológica enteral: tipos e indicações 102

    Eline de Almeida Soriano, Júlia W. Drumond, Simone Chaves de Miranda Silvestre, Tiago Pessoa Mendes

11. Alta hospitalar com terapia nutricional enteral e suas possíveis complicações 107

Edite Mariana Neves de Melo Magalhães, Luísa Coelho Marques de Oliveira, Luciana de Oliveira Marques, Thaís Oliveira da Silva

Seção IV – Terapia nutrológica parenteral 117

12. Complicações do uso de nutrição parenteral 118

Maria Angela de Souza, Isabela Vieira de Sousa, Raphael de Faria Schumann, Isabela C. Leal de Oliva Silva

13. Terapia nutrológica parenteral intradialítica 125

Sandra Lucia Fernandes, Isolda Maduro, Renata Silva Machado, Lilia Tomaz Godoi

14. Interação fármaco-nutriente via parenteral 135

Cinthia Kellermann Machado, Maria Angela de Souza

15. Programando alta com nutrição parenteral 144

Juliana Peres Vidotto de Jesus, Daniela Mendes Latrechia, Ricardo Ferrer

16. Terapia nutrológica parenteral: cálculo e prescrição 152

Rodrigo Fernandes Weyll Pimentel, Sandra Lucia Fernandes, Simone Chaves de Miranda Silvestre

17. Terapia nutrológica parenteral: tipos e indicações 160

Eline de Almeida Soriano, Júlia W. Drumond, Simone Chaves de Miranda Silvestre

Seção V – O paciente cirúrgico 163

18. Neurocirurgia: técnicas que dificultam a alimentação e o seu manejo nutrólogo 164

Rodolfo Casimiro Reis

19. Preparando o paciente cirúrgico 167

Daniela Mendes Latrechia, Leonardo C. Fontes, Ricardo Vieira Machado Garcia

Seção VI – O paciente oncológico 173

20. Terapia nutrológica no câncer 174

Eline de Almeida Soriano, Alexandre Nogueira Matos, Simone Chaves de Miranda Silvestre, Bianca Weber, Sabrina Carvalho Ribeiro

21. Manejo nutrológico das complicações do trato gastrointestinal 181

Alexandre Nogueira Matos, Bruno Felipe Pereira da Costa, Pedro Dal Bello, Simone Chaves de Miranda Silvestre

22. Condutas nutrológicas em neoplasias hematológicas e transplante de células-tronco hematopoiéticas 185

Cezar Emiliano Fernandes Gonçalves, Vera Lucia de Piratininga Figueiredo, Perla Vicari, Liane Brescovici Nunes de Matos

23. Paciente oncológico cirúrgico: preparo nutrológico 192

Maria Graciela Luongo de Matos, Ytauan Barros Calheiros

Seção VII – Paciente crítico 201

24. Abordagem nutrológica no grande queimado 202

Taline Alisson Artemis Lazzarin Silva, Paula Schimidt Azevedo Gaiolla, Filipe Welson Leal Pereira, Marcos Ferreira Minicucci

25. Manejo nutrológico no paciente crítico 208

Giovana Delboni, Rebeca Klarosk Ismael, Edvaldo Guimarães Júnior, Ederlon Alves de Carvalho Rezende

Seção VIII – Alterações metabólicas: como eu trato 221

26. Controle glicêmico no paciente hospitalizado 222

Evandro de Souza Portes, Renata Moreira Marques Passos, Gustavo Lacerda da Silva Calestini

27. Hipertrigliceridemia no paciente hospitalizado: causas e tratamento 232

Raquel Simões Ballarin, Taline Alisson Artemis Lazzarin Silva, Paula Schimidt Azevedo Gaiolla, Marcos Ferreira Minicucci, Filipe Welson Leal Pereira

28. Distúrbios ácido-básicos 238

Giovana Delboni, Rebeca Klarosk Ismael, Ederlon Alves de Carvalho Rezende, Edvaldo Guimarães Júnior

29. Distúrbios hidroeletrolíticos: como corrigir? 254

Rebeca Klarosk Ismael, Giovana Delboni, Ederlon Alves de Carvalho Rezende, Edvaldo Guimarães Júnior

Seção IX – O manejo nutrológico do paciente crônico 285

30. Cardiopatias 286

Werlley de Almeida Januzzi, Marta Junqueira Reis Ferraz, Ana Valeria Ramirez

31. Desnutrição, caquexia e sarcopenia 294

Emy Fukuda, Eline de Almeida Soriano, Nadia Haubert

32. Nutrologia nas doenças hepáticas 304

Lucila Maria Capellano, Paula Bechara Poletti

33. Pneumopatias 313

Maria Vera Cruz de Oliveira Castellano

Seção X – Distúrbios do aparelho digestivo 319

34. Alergia alimentar em pacientes hospitalizados: considerações clínicas e gestão 320

Adriana Teixeira Rodrigues, Fátima Rodrigues Fernandes, Maria Elisa Bertocco Andrade

35. Hiperêmese gravídica e suas repercussões 329

Ênio Luis Damaso, Heracléa Ignez Toledo, Maria Luiza Toledo Leite Ferreira da Rocha, Maria Angela de Souza

36. Intolerância à lactose 339

Alisson Oliveira Andrade, Maria Carolina Paulillo de Camargo, Eline de Almeida Soriano, Simone Chaves de Miranda Silvestre

37. Síndrome de intestino curto: novas fronteiras 345

André Dong Won Lee, Daniela Mendes Latrechia, Mariana Holanda Martins da Rocha, Sandra Lucia Fernandes

38. Disfagia: enfoque fonoaudiológico hospitalar 360

Carolina Fiorin Anhoque, Juliana Santarosa, Audie Nathaniel Momm

39. Microbiota intestinal e nutrologia hospitalar 365

Hiago Rafael Alves Amorim Silva, Edvaldo Guimarães Júnior

Seção XI – Pediatria 377

40. Nutrição enteral em pediatria 378

Tania Mara Perini Dillen Rosa, Karla Cristina Malta Vilanova, Samara Malta Vilanova

41. Nutrição parenteral pediátrica 385

Tania Mara Perini Dillen Rosa, Karla Cristina Malta Vilanova, Thaís Simões Lacerda, Maria Amelia Caldeira de Souza, Greyce Sanches Moreira de Rezende

42. Avaliação do estado nutricional na criança hospitalizada 393

Tania Mara Perini Dillem Rosa, Karla Cristina Malta Vilanova, Samara Malta Vilanova, Melissa Pereira de Oliveira, Bruna Junger de Lima Tanure

43. Terapia nutricional do paciente com encefalopatia do desenvolvimento 400

Tania Mara Perini Dillem Rosa, Karla Cristina Malta Vilanova, Greyce Sanches Moreira de Rezende, Maria Amelia Caldeira de Souza, Mariana de Oliveira Muchilin

Seção XII – Reabilitação pré-alta 409

44. Atuação do fisioterapeuta em unidade de terapia intensiva 410

Bruna Peruzzo Rotta, Carlos Alberto Werutsky, Cláudia Tozato, Yuri de Oliveira Pereira

45. Reabilitação pré-alta hospitalar 416

Sergio Akira Horita, Carlos Alberto Werutsky, Moisés da Cunha Lima

Seção XIII – Gestão e qualidade de equipe multidisciplinar de terapia nutricional 427

46. Legislação (Anvisa e ANS) 428

Simone Chaves de Miranda Silvestre, Daniela Mendes Latrechia, Livia Siqueira Campos Alves

47. Indicadores de qualidade 434

Rodrigo Fernandes Weyll Pimentel, Eline de Almeida Soriano, Simone Chaves de Miranda Silvestre, Nadia Haubert

48. Equipe multiprofissional em terapia nutricional: a visão do profissional não médico 439

Cinthia Kellermann Machado, Gabriel André da Silva Mendes, Luciana de Oliveira Marques, Juliana Santarosa

Índice remissivo 447

Apresentação

O livro *Nutrologia hospitalar* vem preencher uma lacuna na literatura acadêmica/científica referente ao conhecimento da Terapia Nutricional do paciente internado.

Para elaboração do conteúdo deste livro contou-se com a participação de médicos, enfermeiros, nutricionistas, farmacêuticos e fisioterapeutas, profissionais esses que compõem a equipe multidisciplinar de terapia nutricional e representam o público-alvo proposto.

A união dos profissionais do Hospital do Servidor Público Estadual do Iamspe e da Associação Brasileira de Nutrologia confere o alto nível científico desta edição.

Temos a convicção de que o saber contido neste livro, abrangendo as várias situações do paciente internado, será fonte permanente de consulta tanto para os profissionais que já atuam na área como para os que estão iniciando a jornada em nutrologia hospitalar.

Desejamos que estudantes, profissionais das áreas das ciências nutricionais e pesquisadores tenham acesso a este livro texto de Nutrologia, elaborado com base na literatura científica mais atual e na larga experiência dos profissionais envolvidos.

SEÇÃO I

O diagnóstico nutrológico

1

Avaliação do estado nutricional: anamnese, exame físico e exame laboratorial

Edvaldo Guimarães Júnior
Pedro Dal Bello
Isabela Vieira de Sousa
Isabela C. Leal de Oliva Silva
Audie Nathaniel Momm

INTRODUÇÃO

A Nutrologia é uma especialidade médica reconhecida pelo Conselho Federal de Medicina (CFM) desde 1978 e é responsável pelo estudo dos nutrientes na saúde, na prevenção e na abordagem terapêutica de doenças primariamente nutrológicas, e também outras doenças que, de forma secundária, cursam com distúrbios nutricionais e desnutrição. Ao obter dados da história clínica do paciente, o médico identifica alterações fisiopatológicas que potencialmente interferem na ingestão, na absorção, no consumo e na excreção dos nutrientes. O médico nutrólogo leva em consideração os hábitos familiares, além de antecedentes pessoais, uso de medicamentos e suplementos que possam interferir na oferta e na ingestão de alimentos e nutrientes.

No exame físico e nos dados da antropometria, identificam-se sinais clínicos relacionados aos distúrbios nutricionais. Considerando o diagnóstico clínico e laboratorial, o nutrólogo é capaz de identificar distúrbios nutricionais já manifestos, aqueles que ainda são subclínicos, além de situações de risco nutricional e, dessa forma, intervir nutricionalmente de forma eficaz.

AVALIAÇÃO E DIAGNÓSTICO NUTROLÓGICO COM FOCO EM ANAMNESE

Relevância do diagnóstico nutrológico

Apesar do grande avanço ocorrido no último século sobre o entendimento dos aspectos fisiopatológicos relacionados com os nutrientes, a desnutrição, em especial do paciente hospitalizado, tanto em países desenvolvidos como naqueles em desenvolvimento, continua sendo um aspecto preocupante. A desnutrição tem alta prevalência, ocorrendo em 30 a 50% dos pacientes internados em hospitais gerais.[1] À admissão hospitalar, mais de 55% dos pacientes idosos são subnutridos ou apresentam risco nutricional;[2] e durante a internação 85% dos portadores de neoplasias apresentam algum grau de comprometimento nutricional.[3] Mesmo com todos os recursos atualmente disponíveis de terapia nutricional, a hospitalização pode desencadear a piora do estado nutricional ou agravar a desnutrição preexistente.[4] O comprometimento nutricional aumenta a complexidade clínica e pode retardar a recuperação,[5] piorar a qualidade de vida, aumentar o tempo de internação, a morbidade e a mortalidade,[3,4] além da maior demanda de gastos e de recursos médicos.[6]

As manifestações anatômicas, funcionais e bioquímicas decorrentes do distúrbio nutricional não ocorrem isoladamente e se confundem com as manifestações da doença que motivou a hospitalização, de forma que a desnutrição é muitas vezes pouco diagnosticada. Acrescenta-se a falta de atenção à história de mudança de peso corporal, do apetite e dos sintomas gastrointestinais, a ausência de dados de peso corporal, a valorização de marcadores do estado nutricional inespecíficos, de pouca acurácia e sensibilidade.[7]

A determinação precoce da etiologia da desnutrição é essencial para nortear o seu tratamento, evitando-se resposta frustra e fugaz à terapia nutricional e piora progressiva tanto da desnutrição quanto da doença de base. Uma vez identificada e classificadas as deficiências nutricionais, os pacientes poderão se beneficiar com a abordagem nutricional precoce e adequada.[8]

Identificação de pacientes em risco de deficiências nutrológicas

A doença nutricional é considerada primária quando há ingestão inadequada de alimentos ou estes têm baixa qualidade energética ou proteica, decorrentes da precariedade das condições socioeconômicas. Na maioria dos casos, a doença nutricional é secundária às doenças que cursam com hiporexia, impossibilidade ou incapacidade de consumo de quantidades adequadas de alimentos, diminuição da capacidade absortiva, aumento das perdas de nutrientes e das necessidades nutricionais e/ou as alterações metabólicas.[9]

Identificar, portanto, a doença de base do nosso paciente e a evolução do quadro clínico em detalhes até a internação atual é de suma importância durante a coleta de dados para a anamnese. Saber os antecedentes pessoais do paciente, como doenças prévias, cirurgias já realizadas e alergias presentes também irá nos ajudar no correto diagnóstico nutrológico. Precisamos pesquisar também sobre medicamentos e suplementos em uso, bem como possíveis interações medicamentosas. Muitos fármacos podem prejudicar a absorção de determinados nutrientes e isso pode causar piora do estado nutricional[10] (Quadro 1).

Um dos pontos que também devem ser abordados em uma anamnese nutrológica é o percentual de perda de peso do paciente e o período em que isso aconteceu. Com base nesses dados, conseguiremos determinar se houve uma perda de peso significativa ou grave[11,12] (Tabela 1) e, com isso, decidir pela terapia nutricional mais adequada para aquele paciente.

No ambiente hospitalar, a investigação sobre os sintomas que mais estão prejudicando o paciente também deve ser feita e correlacionada com o estado nutricional. Manejar corretamente esses sintomas como controle de náuseas e vômitos, por exemplo, ajudará na recuperação do estado nutricional.[13]

Por ser uma condição clínica extremamente comum em pacientes hospitalizados, destacaremos neste capítulo sobre a investigação da diarreia que deve ser detalhada durante a anamnese nutrológica. Definimos diarreia como a presença de três ou mais evacuações líquidas ou volume fecal de 750 mL ou superior em 24h.[13] Precisamos, durante a anamnese nutrológica, identificar as possíveis causas de diarreia (Tabela 2) e checar medicamentos que possam estar contribuindo com as evacuações líquidas (Tabela 3).[13]

4 NUTROLOGIA HOSPITALAR

QUADRO 1 Interação fármaco-nutriente

Fármacos	Perda de nutrientes	Mecanismos/efeitos
Antiácidos		
Hidróxido de alumínio, carbonato de cálcio, bicarbonato de sódio	Lipídios, folato, potássio, cálcio e fósforo	↑ pH, modifica a solubilidade; forma complexos; ↓ absorção
Laxativos		
Óleo mineral	Vitaminas A, D, K, lipídios	Cria barreira física para absorção; solubiliza nutrientes; ↑ trânsito intestinal
Bisacodil	Lipídios, sódio, potássio, cálcio	Estimula diretamente a motilidade intestinal; ↓ tempo de permanência; ↓ absorção no cólon
Antibióticos		
Neomicina/isoniazida	Lipídios, sódio, potássio, cálcio, ferro, vitaminas B12, B6	Danifica a mucosa; ↓ vilosidades intestinais; precipita sais biliares; provoca esteatorreia; ↓ atividade da lipase pancreática
Tetraciclinas	Cálcio e ferro	↓ absorção por ligações com íons cálcio ou sais de ferro (forma quelatos)
Agentes hipolipemiantes e resinas		
Colestiramina, fibratos	Lipídios, ferro, vitaminas A, K, D, B12	Provoca perda de apetite; liga-se com ácidos biliares e nutrientes; ↓ absorção

Fonte: adaptado de Moura e Reyes.[10]

TABELA 1 Classificação de percentual de perda de peso

Tempo	Perda significativa	Perda grave
1 semana	1-2%	> 2%
1 mês	5%	> 5%
3 meses	7,5%	> 7,5%
6 meses	10%	> 10%

Fonte: Blackburn et al.;[11] Mussoi.[12]

QUADRO 2 Causas específicas e não específicas de diarreia

Tipificação	Causas
Específica	
Intolerâncias	Lactose, sorbitol, frutose
Infecciosas	Viral, bacteriana, parasitas, outras
Insuficiência exócrina pancreática	Pancreatite crônica
Distúrbios endócrinos	Doença da tireoide, diabetes, síndrome de Zollinger-Ellison, doença de Addison
Tumores	Gastrointestinais, feocromocitoma

(continua)

QUADRO 2   Causas específicas e não específicas de diarreia *(continuação)*

Tipificação	Causas
Específica	
Estados de má assimilação crônica	Síndrome do intestino curto, doença inflamatória intestinal crônica, doença de Crohn, colite ulcerativa, doença celíaca, Sibo (supercrescimento bacteriano do intestino delgado)
Má absorção de ácidos biliares	Colestase, pós-colecistectomia
Intoxicações	Intoxicação por metais pesados, digoxina
Não específica	
Relacionada à dieta	Taxa de infusão, osmolaridade, contaminação bacteriana, fibra insolúvel
Estado hemodinâmico	Hipoperfusão tecidual
Hipoalbuminemia	Desnutrição, doença hepática

Fonte: adaptado de Pitta et al.[13]

QUADRO 3   Diarreia relacionada a medicamentos

Medicamentos	Nome científico
Antibióticos	Vancomicina, ampicilina, amoxicilina, cefalexina, cefexima, eritromicina, azitromicina, claritromicina, ciprofloxacina
Inibidores da bomba de prótons	Omeprazol, esomeprazol, lansoprazol, rabeprazol
Bloqueadores de histamina-2	Ranitidina, famotidina, roxatidina
Agentes procinéticos	Metoclopramida, domperidona
Colinérgicos	Donepezila, rivastigmina, galantamina, betanecol, piridostigmina
Laxantes	Parafina líquida, óleo de rícino, bisacodil, folha de sene, lactulose, polietilenoglicol, sorbitol, sulfato de magnésio
Inibidores seletivos da recaptação de serotonina	Fluoxetina, sertralina, escitalopram, citalopram, paroxetina
Anti-inflamatórios não esteroides	Diclofenaco, ibuprofeno, tenoxicam, celecoxibe
Betabloqueadores	Propranolol, bisoprolol
Agentes anti-inflamatórios intestinais	Mesalazina, balsalazida
Agentes hipoglicemiantes	Metformina, acarbose, glipizida, actosmet
Sedação	Zolpidem
Outros	Beta-histina, colchicina, digoxina, ranelato de estrôncio, suplementos de potássio e fósforo, antiácidos contendo magnésio e medicamentos contendo manitol

Fonte: adaptado de Pitta et al.[13]

Protocolos de triagem nutricional e diagnóstico nutricional

Embora haja alguma discordância na frequência de desnutrição obtida com diferentes ferramentas de avaliação nutricional,[8] a aplicação de protocolos padronizados em todos os indivíduos recém-admitidos no hospital possibilitaria a identificação dos pacientes com risco ou já desnutridos.[7]

Apresentamos quatro diferentes protocolos adaptados, utilizados para identificar tais pacientes, ou seja, o *Malnutrition Universal Screen Tool* (MUST)[14] e o *Nutritional Risk Screening* (NRS 2002),[15] que são ferramentas de triagem nutricional, o *Subjective Global Assessment* (Avaliação Global Subjetiva, AGS),[16] que associa triagem e diagnóstico nutricional, e o *Global Leadership Initiative on Malnutrition* (GLIM),[17] que é uma ferramenta de diagnóstico nutricional.

O AGS baseia-se em informações sobre a história de perda de peso, mudanças na ingestão alimentar recente, presença de sintomas gastrointestinais, capacidade funcional, natureza da doença de base e a presença ou não de alguns sintomas atribuíveis à subnutrição, incluindo edema e alterações tróficas de pele e fâneros. Ao final do preenchimento do AGS, os pacientes podem ser classificados como bem nutridos, com provável risco nutricional e com subnutrição definida. O MUST atribui escores aos dados de história (perda de peso e redução da ingestão alimentar na presença de doença aguda) e de exame físico (índice de massa corporal); a somatória desses escores fornece o risco nutricional (alto, moderado e baixo) nos pacientes hospitalizados. O NRS 2002 inclui dados de história (perda de peso e redução da ingestão alimentar) e de exame físico (índice de massa corporal) e a determinação de um escore de acordo com a gravidade da doença. Uma vantagem deste protocolo é que ele direciona o profissional para terapia nutrológica, sempre que a pontuação dos escores exceder limite aceitável (Quadro 4).[16]

Já o GLIM foi desenvolvido com ajuda de especialistas do mundo todo para padronizar o diagnóstico de desnutrição. Apresenta critérios fenotípicos (percentual de perda de peso, índice de massa corpórea e redução de massa muscular) e critérios etiológicos (redução da ingestão alimentar e presença ou não de inflamação). Para o diagnóstico de desnutrição pelo GLIM, o paciente precisa preencher pelo menos um critério fenotípico e um critério etiológico, sendo que o critério fenotípico é que vai determinar a gravidade da desnutrição (desnutrição moderada ou desnutrição grave).

Cada hospital tem a responsabilidade de entender o perfil e a dinâmica dos seus pacientes para que escolha o melhor protocolo de triagem nutricional e a melhor ferramenta para diagnóstico nutricional, bem como o período para que os pacientes sejam reavaliados.

EXAME FÍSICO

Introdução

A avaliação do estado nutricional é o primeiro passo da assistência nutricional, tendo como objetivo obter informações adequadas, a fim de identificar problemas ligados à nutrição. Trata-se de um processo dinâmico, que envolve não somente a coleta inicial dos dados, mas também a reavaliação periódica da evolução do estado nutricional do paciente, fornecendo subsídios para o próximo passo, que é o diagnóstico nutricional.[18]

O estado nutricional desempenha importante papel no resultado de uma variedade de doenças infecciosas. O sistema imunológico é afetado pela desnutrição, com diminuição das respostas imunes, aumentando risco de infecção e gravidade da doença. A composição corporal, especialmente baixa massa magra e alta adiposidade, é associada à piora do prognóstico.[18]

Diante da influência do estado nutricional sobre a evolução clínica de pacientes hospitalizados, todo esforço deve ser

QUADRO 4 Triagem para risco nutricional (NRS 2002)

Comprometimento do estado nutricional		Gravidade da doença (≈ estresse simbólico)	
Ausente Escore 0	Estado nutricional normal	Ausente Escore 0	Necessidades nutricionais normais
Leve Escore 1	Perda de peso > 5% em 3 meses ou Consumo alimentar abaixo de 50 a 75% das necessidades normais na semana anterior	Leve Escore 1	Fratura de quadril Pacientes crônicos, em particular com complicações agudas Cirrose e doença pulmonar obstrutiva crônica Pacientes em hemodiálise crônica, orcológicos e diabéticos
Moderado Escore 2	Perda de peso de 5% em 2 meses ou IMC entre 18,5 e 20,5 kg/m^2 + comprometimento do estado geral ou Consumo alimentar de 25 a 50% das necessidades normais na semana anterior	Moderado Escore 2	Grandes cirurgias abdominais Pneumonia vascular cerebral Pneumonia grave Neoplasias hematológicas
Grave Escore 3	Perda de peso > 5% em 1 mês (> 15% em 3 meses) ou IMC < 18,5 kg/m^2 + comprometimento do estado geral ou Consumo alimentar de 0 a 25% das necessidades normais na semana anterior	Intenso Escore 3	Traumatismo cranioencefálico Transplante de medula óssea Pacientes em terapia intensiva (Apache > 10)
Escore:		Escore:	
Escore total:			

1. Encontrar a pontuação do estado nutricional (0 a 3) de maior escore.
2. Somar a pontuação relativa à doença (estresse metabólico).
3. Se a idade for ≥ 70, somar +1 na pontuação para corrigir a fragilidade do idoso.
4. Se após a correção para a idade a pontuação total ≥ 3: iniciar a terapia nutricional.
   - Com escore = 1: o paciente é admitido no hospital devido a complicação relacionadas com doença crônica. O paciente é fraco, mas deambula normalmente. As exigências proteicas são maiores, porém podem ser atingidas pela dieta oral ou suplementos, na maioria dos casos.
   - Com escore = 2: o paciente está confinado ao leito devido à doença, por exemplo, grande cirurgia abdominal ou devido a infecção grave. As exigências proteicas são aumentadas substancialmente, mas podem ser atingidas, embora na maioria dos casos seja necessária a alimentação artificial.
   - Com escore = 3: o paciente está sob cuidados intensivos com ventilação assistida etc. As exigências proteicas são bem maiores e na maioria dos casos essa exigência não pode ser coberta por alimentação artificial, mas a perda de messa magra pode ser atenuada

IMC: índice de massa corporal.
Fonte: adaptado de Kondrup et al.;[15] Detsky et al.[16]

realizado para reconhecer e identificar precocemente os pacientes em risco nutricional ou com desnutrição. Apesar da grande variedade de medidas, não se dispõe, até o momento, de um método padrão-ouro para a determinação do estado nutricional. Todas as medidas utilizadas na sua avaliação podem ser afetadas pela doença ou pelo trauma.[19]

O exame físico, combinado com outros componentes da avaliação nutricional, oferece a perspectiva da evolução do estado nutricional, podendo fornecer evidências de deficiências nutricionais ou piora funcional, que podem ser perdidas na anamnese.

Semiologia nutricional

A semiologia nutricional é realizada de forma sistêmica e progressiva, da cabeça aos pés, com o objetivo de determinar as condições nutricionais do paciente. Dessa forma, ao final do exame físico, o avaliador consegue diversas informações essenciais para o diagnóstico nutricional, tais como:[19]

- Se o peso está dentro da sua faixa habitual.
- Sinais de depleção nutricional (perda de tecido subcutâneo na face, tríceps, coxas e cintura).
- Perda de massa muscular em quadríceps e deltoide.
- Presença de edema em membros inferiores, região sacral e ascite.
- Presença de desidratação na avaliação do pulso e pele.
- Alteração da coloração de mucosas e pele para diagnosticar carências de micronutrientes.

Inicialmente, deve-se registrar a impressão sobre o estado geral do paciente por meio da observação e relato. Ânimo, de-

pressão, fraqueza, tipo físico, estado de consciência, discurso e movimentos corporais devem ser investigados. Inicia-se pela cabeça (cabelo, olhos, narinas, face, lábios, dentes e língua), pescoço (tireoide), tórax e abdome, membros superiores (unhas, região palmar) e inferiores (quadríceps, joelho, tornozelo, região plantar), pele e sistemas cardiovascular, neurológico, respiratório e gastrointestinal (Quadro 5).

Apesar de o exame físico ser de baixo custo, de simples execução e importante no reconhecimento da gravidade dos problemas nutricionais, ele necessita de treinamento e do olhar clínico do avaliador.[19]

Medidas antropométricas

As medidas antropométricas podem ser indicadoras sensíveis de saúde, de condição física, de desenvolvimento e de crescimento. As principais medidas antropométricas recomendadas para a avaliação nutricional são: peso corporal, medida direta ou indireta da estatura/comprimento, índice de massa corporal (IMC), circunferências e as dobras cutâneas.

O peso é uma medida simples, mas representa a soma de todos os compartimentos corporais, e deve ser avaliado com cautela em algumas condições. O peso não discrimina a composição corporal, a condição hídrica, como desidratação e edema, e as diferenças na estrutura óssea dos indivíduos. A perda de peso tem sido demonstrada como um indicador significativo de risco de mortalidade pós-operatória e de tempo de hospitalização. Na impossibilidade de verificação do peso em pacientes acamados e na ausência de cama-balança, pode-se realizar a estimativa do peso corporal do indivíduo por meio da fórmula de Chumlea.[20]

Os métodos indiretos de medida da estatura são indicados para as pessoas im-

QUADRO 5 Região do corpo a ser examinada e características específicas a serem avaliadas

Região/condição examinada	Características a serem avaliadas	Características em condições normais	Alterações nutricionais envolvidas
Cabelo	Coloração, brilho, quantidade, espessura, hidratação, ocorrência de alopecia.	Brilhantes, firmes e difíceis de arrancar, aparência normal e espessa, crescimento normal, macios ao tato e coloração adequada.	Deficiência de proteínas, zinco, vitaminas do complexo B.
Face	Estado geral, condição física. Presença de edema ou depleção (sinal de chave – exposição do arco zigomático). Apresentação de: palidez, atrofia unilateral ou bitemporal. Fácies agudo: exausto, cansado, não consegue manter os olhos abertos por muito tempo. Fácies crônico: aparência deprimida, triste, pouco diálogo.	Bom estado geral, sem sinais de depleção ou edema.	Deficiência calórica, anemias.
Olhos	Aspecto, cor das mucosas e membranas, sinais de excesso de nutrientes (xantelasma, arco senil), sinais de deficiência de nutrientes: desnutrição (olhos escavados, escuros e flacidez ao redor), hipovitaminoses (xeroftalmia, mancha de Bitot, nictalopia).	Brilhantes, membranas róseas e úmidas, sem manchas e boa adaptação visual no escuro.	Dislipidemia, deficiência de vitamina A.
Lábios	Coloração da mucosa, presença de lesões decorrentes de hipovitaminoses.	Lábios macios e sem inflamações.	Deficiência de vitaminas A, C, complexo B e anemias.
Língua	Coloração, integridade papilar, edema, espessamento.	Língua vermelha, sem edema, com superfície normal e paladar preservado.	Deficiência de vitaminas B6 e B12 e anemias.
Gengivas	Edema, porosidade e sangramento	Ausência de sangramentos e edema.	Deficiência de vitamina C.
Peças dentárias	Presença de cáries, ausência de peças dentárias, uso de prótese (bem adaptada ou não), alterações em função de excesso ou escassez de nutrientes.	Arcada dentária íntegra, sem ausência de peças dentárias ou uso de prótese bem adaptada – não ocasionar comprometimento da mastigação.	Deficiência de flúor.

(continua)

Região/condição examinada	Características a serem avaliadas	Características em condições normais	Alterações nutricionais envolvidas
Pele	Cor, pigmentação, integridade, turgor, presença de edema, brilho e temperatura, manifestações decorrentes de deficiência ou excesso de nutrientes.	Cor uniforme, lisa, aparência saudável, turgor preservado ou compatível com a idade (no caso de idosos).	Deficiência de ácidos graxos essenciais, proteína, zinco, vitaminas A, C, E e complexo B.
Unhas	Forma, ângulo, coloração, contorno, rigidez e presença de micoses.	Uniformes, arredondadas, lisas e firmes.	Deficiência de proteína, zinco, vitaminas complexo B e anemias.
Abdome	Quanto à rigidez: flácido ou tenso; quanto ao volume: distendido, plano, globoso ou escavado; quanto à presença de gases: poucos gases (normal), maciez (quando há tumor) ou timpânico.	Ausência das alterações referidas.	Obesidade, desnutrição, disbiose.
Tecido subcutâneo	Excesso de tecido adiposo, ou déficit de tecido subcutâneo – flacidez; presença de edema*.	Ausência das alterações referidas.	Obesidade e desnutrição.
Tecido muscular esquelético	Retração ou atrofia.	Ausência das alterações referidas.	Desnutrição e sarcopenia.
Sistema nervoso	Perdas do controle na contração ou parestesias.	Ausência das alterações referidas.	Deficiência de vitaminas do complexo B e anemias.
Condição hídrica	Desidratação ou edema*.	Ausência das alterações referidas.	Desidratação, retenção hídrica, deficiência proteico-calórica.

*O edema de causa nutricional deve ser: frio, mole, indolor, geralmente não forma cacifo e é bilateral.
Fonte: adaptado de Bevilacqua et al.;[21] Martins.[22]

FÓRMULA DE CHUMLEA

Mulheres: P (kg) = [1,27 × CP (cm)] + [0,87 × AJ (cm)] + [0,98 × CB (cm)] + [0,4 × PCSE (cm)] − 62,35

Homens: P (kg)= [0,98 × CP(cm)] + [1,16 × AJ (cm)] + [1,73 × CB (cm)] + [0,37 × PCSE (mm)] − 81,69

AJ: altura do joelho; CB: circunferência do braço; CP: circunferência de panturrilha; P: peso; PCSE: prega cutânea subescapular.
Fonte: Chumlea et al.[20]

possibilitadas de ficar em pé e para aquelas que apresentam curvatura espinhal grave. Dentre os métodos indiretos, a extensão dos braços é uma alternativa, especialmente para indivíduos em cadeira de rodas. Já a medida da altura do joelho está fortemente correlacionada com a estatura e diminui pouco com a idade, sendo indicada para idosos.[20]

O índice de massa corporal (IMC) é indicado para crianças, adolescentes, adultos e idosos. A classificação dada pela Organização Mundial da Saúde (OMS) (NORMAL: 18,5 – 24,99 kg/m^2) é recomendada para a avaliação do IMC de adultos. Para idosos, o IMC < 22 kg/m^2 indica intervenção nutricional precoce. Em idosos com mais de 80 anos e IMC > 27 kg/m^2, observou-se menor mortalidade.

As circunferências corporais e as dobras cutâneas, isoladas ou em combinação, podem fornecer estimativa das reservas corporais. O maior benefício das dobras cutâneas é a sua obtenção em série, comparando o indivíduo com ele mesmo; entretanto, no paciente hospitalizado servem mais para avaliação inicial do que para acompanhamento, devido a sua não resposta a curto prazo em intervenções nutricionais. As pregas cutâneas se correlacionam menos com a gordura corporal total em idosos do que em jovens.

As circunferências do braço e da panturrilha podem servir como índice de reserva de gordura e de massa muscular. As medidas diminuem com a perda de peso e podem ser usadas para estimar o grau de desnutrição.

Bioimpedanciometria elétrica

A bioimpedanciometria elétrica (BIA) é um modelo para avaliação da composição corporal, sendo uma medida duplamente indireta, uma vez que estima seus valores a partir da medida da resistência elétrica e da reactância. O uso deste modelo para a avaliação nutricional permite verificar as alterações da água corporal total com razoável confiabilidade em adultos saudáveis das etnias europeia (brancos) e norte-americana. Entretanto, em neonatos, crianças, adolescentes, idosos e nas raças hispânica, africana e asiática, os dados ainda são limitados pela falta de equações validadas para estes grupos.[23,24]

Dentre os diversos aparelhos de BIA disponíveis, encontramos os de frequência única, multifrequenciais e segmentares. Apesar de a BIA ser um método simples, rápido e não invasivo para estimar os compartimentos corporais, seus resultados podem ser afetados por fatores como a alimentação, o exercício físico e a ingestão de líquidos em períodos que antecedem a avaliação, estados de desidratação ou retenção hídrica, febre, utilização de diuréticos e ciclo menstrual. A BIA é indicada na avaliação da composição corporal de indivíduos com IMC entre 16 e 34 kg/m^2 que possam ser pesados e com estado de hidratação normal, com o uso de equações validadas para esta população, e será abordada com mais detalhes em outro capítulo.[23,24]

EXAMES LABORATORIAIS

Introdução

Durante a internação hospitalar os pacientes são monitorizados com exames bioquímicos para avaliar deficiência e/ou excesso de nutrientes, alterações metabólicas, rastreio infeccioso e inflamatório e estabilidade hemodinâmica. O objetivo é acompanhar o prognóstico e a evolução da terapêutica instituída. Pacientes em uso de terapia nutricional possuem rotina de realização de exames laboratoriais com o objetivo de acompanhar o sucesso, minimizar complicações, otimizar resultados e prevenir desfechos desfavoráveis. Na nutricional parenteral (NP) essa atenção precisa ser redobrada, uma vez que alterações metabólicas importantes podem acontecer.[25]

O objetivo deste capítulo é abordar os exames mais relevantes na prática da nutrologia hospitalar, com ênfase nas indicações e implicações deles.

Cálcio total

O cálcio é o mineral em maior quantidade no corpo humano, fundamental para mineralização dos ossos, dentes e regula eventos intracelulares em diferentes tecidos. Os ossos são os principais reservatórios, sendo responsáveis pelo processo de regulação e pela concentração do cálcio sérico.[26]

A manutenção das concentrações de cálcio nos extracelulares é de suma importância, uma vez que este íon está relacionado com divisão celular, contração muscular, secreção de hormônios e a cascata de coagulação.[26]

A dosagem de cálcio total compreende a soma das três formas de cálcio disponíveis na corrente sanguínea (cálcio iônico, cálcio ligado a proteínas e o cálcio complexado a ânions orgânicos e inorgânicos).[26]

Em pessoas saudáveis, esta distribuição se dá da seguinte forma: 50% do cálcio total é de cálcio livre, 40% do cálcio ligado a proteínas e 10% pelo cálcio complexado. Esta proporção se mantém estável desde que não haja alteração do pH e das proteínas séricas.[27]

A correção do cálcio pelos níveis séricos de albumina é uma ferramenta útil em pacientes idosos e desnutridos quando não se tem o cálcio ionizável disponível. Pode ser obtida pela equação de Payner e Walker (1973):[27]

$$Ca\ \text{"corrigido"}\ (mmol/L) =$$
$$Ca\ medido\ (mmol/L) + 0,020\ ou\ 0,025$$
$$(40 - albumina\ (g/L))]$$

As principais causas de hipercalcemia incluem: mieloma múltiplo, leucemia aguda, hiperparatireoidismo primário, doença de Addison, contaminação por vitamina D, neoplasia óssea, mama, pulmão e rim e doença renal. Os sinais e sintomas da condição são variáveis e podem ser: fraqueza muscular, fadiga, alteração do estado de consciência, inapetência, náuseas e vômitos, dor abdominal, constipação, poliúria e arritmia cardíaca e dor óssea.

Já a hipocalcemia está ligada a: má absorção, pancreatite aguda, deficiência de vitamina D, hipoparatireoidismo, síndrome do osso faminto e medicamentoso (glicocorticoides, bifosfonatos, alguns diuréticos, alguns quimioterápicos e anticonvulsivantes). Os sinais e sintomas associados à deficiência são: confusão mental, câimbras musculares, espasmos laríngeos, parestesia de extremidades, irritabilidade, fragilidade de unhas e distúrbios de coagulação.[26,27]

Valores de referência: 8,4 a 10,2 mg/dL

Cálcio iônico

É o cálcio apresentado na forma ionizada, ou seja, não está ligado a nenhuma proteína. Por ser a forma ativa do mineral, está disponível para exercer as funções de contração muscular, coagulação sanguínea, transmissão de impulsos nervosos, liberação de hormônios e ativação de enzimas.

Dosagem indicada para pacientes com desnutrição, com distúrbio ácido-básico, pacientes hospitalizados.[27]

Valores de referência: 1,11 a 1,40 mmol/L

Fósforo

O fósforo é um elemento essencial para os organismos vivos, sendo o fosfato o principal ânion intracelular. Atua nos processos intracelulares, na integridade da membrana celular, metabolismo energético, nas trocas de energia ATP e ADP, na comunicação intracelular (ativa ou inibe atividades enzimáticas) e, por fim, na síntese de DNA e RNA. Está presente na solicitação habitual do nutrólogo que atua em ambiente hospitalar por ter grande associação com a síndrome de realimentação.[28]

A hipofosfatemia é um achado laboratorial frequente em pacientes críticos, pós-cirúrgicos e em uso de terapia nutricional. Tem sido associada a diminuição da absorção intestinal causada por vômitos, diarreia e aspirações gastrointestinais. Também associada a desnutrição energético-proteica, síndrome de realimentação, síndrome de Fanconi, sepse, medicamentoso (beta 2 agonista, antiácidos contendo alumínio ou magnésio, diuréticos com atuação e túbulo renal proximal, antirretrovirais, aminoglicosídeos), deficiência de vitamina D e aumento da excreção renal. Os sinais e sintomas são raros e incluem disfunção cardíaca, rabdomiólise, miopatia, parestesia, fraqueza muscular, convulsão, delirium, disfunção leucocitária e plaquetária e hemólise. O paciente em hipofosfatemia também pode apresentar dificuldade no desmame da ventilação mecânica.[30]

A hiperfosfatemia é condição associada à doença renal aguada ou crônica, reabsorção óssea excessiva, hipoparatireoidismo, mieloma múltiplo, medicamentos (como uso de laxantes contendo fosfato), acromegalia e reposição inadequada. Os sinais e sintomas da hiperfosfatemia são relacionados principalmente à hipocalcemia.[28]

Valores de referência: 2,5 a 4,5 mg/dL

Magnésio

É um metal multivalente, cofator de mais de cem reações enzimáticas no corpo humano. Atua na estabilidade da estrutura do ATP, síntese proteica, regulação da glicemia, manutenção da pressão arterial e saúde óssea.

As causas da hipomagnesemia são: subnutrição proteico-energética, cirurgia bariátrica, doença inflamatória intestinal, síndrome do intestino curto, fístulas digestivas de alto débito, síndrome de realimentação, nutrição parenteral prolongada, entre outras. Sinais e sintomas incluem: irritabilidade, tetania, perda de apetite, fraqueza muscular, câimbras, convulsão, arritmia cardíaca, entre outros.[28,29]

A causa mais comum da hipermagnesemia é a insuficiência renal, mas também pode incluir: acidose metabólica, desidratação severa, hipoparatireoidismo e medicamentoso (uso excessivo de suplementos de magnésio, laxantes que contenham magnésio e sulfato de magnésio são exemplos importantes nessa avaliação). Os sinais e sintomas presentes podem ser: hipotensão, náusea e vômito, fraqueza muscular, letargia, confusão mental, retenção urinária, parada respiratória e arritmias cardíacas.[28,29]

Valores de referência: 1,8-2,6 mg/dL

Potássio

O potássio (K+) é o íon mais abundante no corpo humano, sendo 98% presente no compartimento intracelular (CIC) e 2% no extracelular (CEC), devido a essa diferença entre os meios há um potencial elétrico nas membranas celulares, o que causa a excitabilidade neuronal e das células musculares. A dosagem deste eletrólito é fundamental, pois está diretamente relacionado com a síndrome de realimentação, sendo um dos marcadores principais; assim, recomenda-se a dosagem diária enquanto progressão da terapia nutricional.[30]

Hipocalemia é definida como uma concentração de potássio sérico inferior a 3,5 mEq/L. Valores entre 2,5 e 3,0 mEq/L são considerados moderados, e abaixo de 2,5 mEq/L são considerados severos. As principais causas compreendem: diarreia volumosa, fístulas entéricas de alto débito, uso crônico de laxativos, ingesta inadequada pela dieta, doenças renais e uso de medicamentos (insulina, corticoide, alguns antibióticos como aminoglicosídeos e rifampicina e anti-hipertensivos).[30]

A hipercalemia é definida quando o potássio atinge níveis séricos superiores a 5 mEq/L. Níveis acima de 6,5 mEq/L já são considerados graves. As principais causas são: doença renal crônica, doença de Addison, desidratação severa, diabetes descompensada e uso de medicamentos (diuréticos poupadores de potássio, inibidores da ECA, bloqueadores dos receptores de angiotensina, digoxina e anti-inflamatórios não esteroides). Os sinais e sintomas da condição são: fadiga, fraqueza muscular, arritmia cardíaca, náuseas e vômitos, dor abdominal, paralisia muscular entre outros.[30]

Valores de referência: 3,5 a 5 mEq/L

Colesterol total, frações e triglicerídeos

O colesterol é o lipídio mais abundante nas membranas celulares, além de ser precursor de hormônios esteroides e dos ácidos biliares. Apresenta origem exógena, através dos alimentos ingeridos, e endógena, sendo sintetizado a partir do acetil-CoA, no fígado, no intestino e na glândula adrenal e pele. Alguns estudos fazem a correlação entre os níveis de colesterol total e o estado nutricional em pacientes hospitalizados, sendo níveis abaixo de 160 mg/dL já considerados hipocolesterolemia e abaixo de 100 mg/dL elencados como um possível reflexo da desnutrição grave.[31,32]

A dosagem de lipoproteínas é realizada para dislipidemia prévia e posteriormente em pacientes com nutrição parenteral prolongada para investigar hipertrigliceridemia, que é uma possível complicação desta terapia.

Em pacientes em uso de nutrição parenteral necessita-se monitorizar os níveis séricos de triglicerídeos, pois a hipertrigliceridemia é uma complicação do uso prolongado de nutrição parenteral.[33]

Segundo as recomendações da ESPEN, deve-se dosar semanalmente os triglicerídeos. Valores superiores a 400 mg/dL nos servem de alerta e necessitam de intervenção médica.[33]

É importante descartar outras causas de elevação de triglicerídeos, como: hiperlipidemia pré-existente, sepse, falência de múltiplos órgãos, obesidade diabetes e uso concomitante de medicações que alteram o metabolismo lipídico.[33]

Valores de referência:

Colesterol total: desejável menor que 190 mg/dL. Em avaliação de:
Triglicérides: desejável menor que 150 mg/dL. Em uso de nutrição parenteral: desejável menor do que 400 mg/dL

Creatinina

Marcador da função renal, pois a concentração da creatinina plasmática reflete a taxa de filtração glomerular e o seu aumento indica deficiência da funcionalidade renal. A creatinina plasmática é originada na sua quase totalidade da quebra da creatina, que está presente no tecido muscular, sendo a concentração de creatinina presente na circulação sanguínea proporcional à massa muscular. Em situações de perda de massa muscular e desnutrição, há diminuição da concentração da creatinina plasmática. Ao passo que no estresse muscular, como em exercícios prolongados e intensos, é observado o aumento dos níveis plasmáticos de creatinina. A eliminação da creatinina é feita através da via renal, quando não ocorre a reabsorção nem será reutilizada pelo organismo.[34]

Valores de referência:

Homem: 0.7 a 1,3 mg/dL
Mulher: 0,6 a 1,1 mg/dL

Ureia

A ureia é um metabólito produzido no fígado a partir da amônia proveniente do catabolismo dos aminoácidos e da reciclagem de amônia no fígado. Os níveis de ureia irão variar de acordo com o nível de proteína da dieta e do funcionamento renal.[34]

Valores de referência: 10 a 50 mg/dL

Glicemia

A dosagem da glicemia é crucial para identificar a presença de diabetes *mellitus* e monitorar o controle glicêmico de pacientes em diferentes ambientes de cuidado, incluindo o hospitalar. A glicose é a principal fonte de energia do corpo, essencial para o funcionamento adequado do cérebro e dos músculos. Em ambientes de terapia intensiva (UTI), a gestão rigorosa dos níveis de glicose é vital, pois tanto a hiperglicemia quanto a hipoglicemia estão associadas a piores prognósticos e maiores taxas de mortalidade.[34]

A personalização dos alvos ajustados, com base no histórico do paciente, condição clínica e presença de comorbidades, parece ser estratégia eficaz. Manter os níveis de glicose dentro dos intervalos recomendados é crucial para a saúde dos pacientes, melhorando a recuperação e reduzindo a mortalidade em diferentes contextos clínicos. Adaptar os alvos glicêmicos às necessidades individuais de cada paciente é essencial para um manejo eficaz.[34]

Valores de referência:

Ambulatorial: 70 a 99 mg/dL
Terapia intensiva: 140 a 180 mg/dL
Enfermaria: 100 a 140 mg/dL

Hemograma e leucograma

Os parâmetros mais utilizados no hemograma que estão relacionados ao estado nutricional são: hematócrito e hemoglobina. A hemoglobina é uma proteína de transformação metabólica lenta e sua queda ocorre mais tardiamente, quando há perda de massa magra. Apesar de ser sensível, ela é pouco específica e pode alterar-se quando há perda ou transfusões sanguíneas e diluição sérica. O hematócrito está mais relacionado com as anemias, com valores reduzidos nestas condições.[34,35]

Os linfócitos são um componente crucial do sistema imunológico e seu nível pode refletir o estado nutricional do paciente. A linfopenia, ou baixa contagem de linfócitos, pode ser um indicador de desnutrição proteica-calórica e está associada a uma pior resposta imune e maior risco de infecções. Estudos indicam que a contagem de linfócitos pode ser utilizada como um marcador prognóstico em pacientes hospitalizados, em que níveis reduzidos estão correlacionados com piores desfechos clínicos.[34,35]

Valores de referência:

Hemoglobina:
Homens: 13,8 a 17,2 g/dL
Mulheres: 12,1 a 15,1 g/dL

Hematócrito:
Homens: 40,7% a 50,3%
Mulheres: 36.1% a 44.3%

Linfócitos:
Adultos: 1.000 a 4.800 células/µL

Albumina sérica e pré-albumina

Atualmente essas duas proteínas têm sido utilizadas de forma importante na prática hospitalar como marcadores laboratoriais de nutrição, com o objetivo de quantificar as proteínas plasmáticas e, consequentemente, refletir o estado nutricional do paciente. Porém, essa associação nem sempre é adequada, uma vez que as concentrações séricas de albumina e pré-albumina se reduzem na presença de inflamação, independentemente do estado nutricional atual do paciente. A albumina tem meia-vida mais longa, de cerca de 14 a 21 dias, enquanto a pré-albumina tem a meia-vida mais curta, cerca de 2 a 3 dias. Isso faz que na prática clínica, apesar de ser menos disponível nos laboratórios, a dosagem da pré-albumina seja mais indicada na avaliação do estado nutricional. Na queda dos níveis séricos destas proteínas devem ser considerados primeiro os processos inflamatórios e não quadro de desnutrição.[36,37] Podemos observar no Quadro 6 os prós e os contras desses marcadores

Valores de referência:[36]

Albumina: 3,5-5,2 g/dL.
Pré-albumina: 20 a 40 mg/dL

Proteína C-reativa (PCR)

É uma proteína de fase aguda que eleva cerca de 4 a 6 horas após o início de inflamação, sendo o pico entre 36 e 48 horas. A maior parte da produção é no fígado, em resposta às citocinas, com a interleucina IL1, IL6 e fator de necrose tumoral liberadas durante uma infecção ou lesão tecidual.

Caracteriza-se por ser marcador sensível, mas inespecífico de processos inflamatórios; é indicadora de fase aguda, durante estresse metabólico. Os valores estão relacionados com a intensidade da resposta metabólica, ou seja, quanto mais intensa for a agressão, maiores serão os níveis de proteína C-reativa. Com a elevação persistente é considerada como mau prognóstico, pois indica que a resposta metabólica está sendo de difícil controle, o que aumenta os riscos de morbimortalidade dos pacientes.[36,37]

Valores de referência:

- De 1,0 e 5,0 mg/dL: encontrado em infecções virais e processos inflamatórios leves.
- De 5,1 e 20,0 mg/dL: encontrado em infecções bacterianas e processos inflamatórios sistêmicos.
- Acima de 20,0 mg/dL: encontrado em infecções graves, grandes queimados e em politraumatismo.

Tiamina

A tiamina (vitamina B1) é um importante cofator no metabolismo dos carboidratos, permitindo a conversão de glicose em ATP (ciclo de Krebs), atua na síntese de neurotransmissores, ácidos nucleicos, ácidos graxos. Nos casos de deficiência de tiamina, a glicose é convertida em lactato pela lactato desidrogenase, levando à acidose metabólica.

QUADRO 6 Prós e contras dos marcadores nutricionais séricos

Marcador nutricional	Prós	Contras
Albumina	- Facilidade de medição - Baixo custo - Reprodutibilidade - Excelente preditor de resultados cirúrgicos - Resposta consistente a intervenções	- Meia-vida longa - Níveis diminuídos em infecções, queimaduras, sobrecarga de líquidos, insuficiência hepática, câncer e síndrome nefrótica - Influenciada por vários fatores, incluindo doenças hepáticas, *status* de fluidos, estresse e doenças - Pouco confiável na avaliação de desnutrição leve e na resposta à intervenção nutricional
Transferrina	- Meia-vida mais curta (8-10 dias) - Responde mais rapidamente às mudanças no *status* proteico	- Cara - Níveis podem ser aumentados em caso de disfunção renal, terapia com corticosteroides - Estresse fisiológico, infecção e disfunção hepática podem diminuir os níveis de pré-albumina
Pré-albumina	- Meia-vida da pré-albumina (2-3 dias) é muito mais curta que a da albumina - Facilmente disponível - Espera-se que mude mais rapidamente com as mudanças na ingestão nutricional - Não afetada pelo *status* de hidratação	- Estresse fisiológico, infecção e disfunção hepática podem diminuir os níveis de pré-albumina

Fonte: Bharadwaj et al.[34]

Causas de deficiência de tiamina: alcoolismo, doenças do trato gastrointestinal, cirurgias bariátricas e síndromes disabsortivas. As consequências da carência da vitamina é beribéri seco, beribéri úmido e síndrome de Wernicke-Korsakoff.[36]

Valores de referência: 28-85 ng/mL

Ácido fólico

O ácido fólico (vitamina B9) atua como coenzima em várias reações celulares, na divisão celular devido ao seu papel na biossíntese de purinas e pirimidinas e na transferência de carbonos no metabolismo de ácidos nucleicos e aminoácidos.[36]

Valores de referência: superior a 3,9 ng/mL

Vitamina B12

A vitamina B12, ou cobalamina, é hidrossolúvel, não sintetizada pelo organismo humano. Presente em alimentos de origem animal; sua deficiência é frequente entre vegetarianos, pós-bariátricos, síndrome do intestino curto, usuários de inibidor de bomba de próton e outros. As complicações mais frequentes provocadas pela deficiência de B12 podem culminar em repercussão hematológica, neurológica e cardiovascular. Os sinais e sintomas podem ser: anemia megaloblástica, fadiga, fraqueza, mal-estar, perda de peso não intencional, náuseas e vômitos, diarreia, inapetência, úlceras em boca, parestesia de extremidades, diminuição da força, dificuldade de memória, confusão mental, concentração e julgamento diminuídos, irritabilidade, depressão e mudanças comportamentais.[38]

Valores de referência:

Deficiente: menor que 190 ng/dL
Limítrofe: 190 até 300 ng/dL
Normal: acima de 300 ng/dL

Homocisteína

A homocisteína é um aminoácido sulfídrico, não essencial, com função regulatória substancial no metabolismo da metionina. Também participa da biossíntese de cisteína. Pode ser alterada pelos déficits de nutrientes e cofatores essenciais para o metabolismo, como as vitaminas B2, B6, B12 e ácido fólico; portanto, a concentração plasmática de homocisteína é inversamente associada às concentrações plasmáticas de folato e vitaminas B12 e B6.[39]

Os valores de referência variam de acordo com a literatura. Smith e Refsum, em publicação no *Journal of Internal Medicine*, em 2021, afirmam que para doenças graves, como acidente vascular cerebral, comprometimento cognitivo ou demência, as evidências indicam que valores em adultos acima de cerca de 11 µmol/L podem levar a efeitos adversos e que, mais certamente, valores acima de 13 µmol/L podem causar danos. E concluem aconselhando valores em adultos até 10 µmol/L e sugerindo que valores iguais ou superiores a 11 µmol/L já justificam a intervenção.[39]

Valores de referência: menores do que 10 µmol/L

Vitamina D 25(OH)D

A deficiência de vitamina D é prevalente na prática clínica, interferindo diretamente no tratamento de doenças metabólicas, ósseas, oncológicas, nutricionais e na regulação do sistema imunológico. A vitamina D atua como um hormônio essencial para a regulação dos níveis de cálcio e fósforo no sangue, promovendo a absorção intestinal desses minerais e mantendo a homeostase óssea. Isso é crucial para a mineralização adequada dos ossos e a prevenção de doenças como a osteoporose.[40]

Com base em dados da literatura, o posicionamento mais recente sobre os valores ideais de 25(OH)D para a população deve ser estratificado de acordo com a idade e características clínicas individuais. Para a população saudável (até 60 anos), o valor desejável é acima de 20 ng/mL. Para grupos de risco, como idosos, gestantes, lactantes, pacientes com raquitismo/osteomalácia, osteoporose, histórico de quedas e fraturas, causas secundárias de osteoporose, hiperparatiroidismo, doenças inflamatórias, autoimunes, doença renal crônica e síndromes de má absorção, recomendam-se valores entre 30 e 60 ng/mL. Valores acima de 100 ng/mL indicam risco de toxicidade e hipercalcemia.[40]

Valor de referência:

Deficiência: abaixo de 20 ng/dL
População geral: entre 20 e 60 ng/dL
Grupo de risco: entre 30 e 60 ng/dL
Nível tóxico: >100 ng/dL

Transaminase glutâmica oxalacética e transaminase glutâmica pirúvica

A transaminase glutâmica oxalacética, ou aspartato aminotransferase (TGO ou AST), e a transaminase glutâmica pirúvica, ou alamina aminotransferase (TGP ou ALT), podem ser utilizadas principalmente para avaliação de lesão hepatocelular. O TGP tem relação maior com alterações hepáticas, por ser predominantemente encontrado no fígado, já o TGO encontra-se além do fígado, no músculo cardíaco, nos tecidos esqueléticos, renal, no pâncreas e nos eritrócitos.[41]

Valores de referência:

TGO/AST:
Homens: até 40 U/L; e mulheres: até 32 U/L
TGP/ALT:
Homens: maior 41 U/L; e mulheres: até 33U/L

Avaliação do fluxo e lesões nas vias biliares

A avaliação do fluxo e das lesões nas vias biliares é crucial para identificar obstruções nos ductos biliares, colestase hepática e doenças infiltrativas do fígado. Esses parâmetros são especialmente importantes no monitoramento de pacientes em uso de terapia nutricional parenteral, fornecendo informações valiosas sobre a funcionalidade hepática e biliar. As alterações são sensíveis ao estado clínico do paciente.[41]

A fosfatase alcalina (FA) é uma enzima presente em vários tecidos do corpo, incluindo fígado, ossos, rins e intestinos. No fígado, a FA está associada às células que revestem os canais biliares, enquanto nos ossos está relacionada ao processo de mineralização óssea. Os níveis elevados de FA podem indicar várias condições, como doenças hepáticas (cirrose, hepatite, bloqueio nos ductos biliares) e doenças ósseas (doença de Paget, osteomalácia). É importante contextualizar os resultados com outros exames, como os testes de função hepática, para determinar a origem da elevação. Na utilização da nutrição parenteral prolongada pode provocar a elevação de FA devido a complicações hepáticas, como colestase ou fígado gorduroso. Deve ser monitorada laboratorialmente.[41]

A gama glutamiltransferase (Gama GT) é uma enzima encontrada no fígado, pâncreas, rins e vesícula biliar. Ela é um marcador sensível para lesões hepáticas, particularmente aquelas relacionadas ao consumo de álcool e à colestase. Valores elevados de gama GT podem indicar condições como hepatite, cirrose, e obstrução biliar. Durante a nutrição parenteral, os níveis de gama GT podem aumentar como resultado de disfunção hepática, que é uma complicação comum em pacientes que recebem este tipo de alimentação por longos períodos.[41]

A bilirrubina é um produto da degradação dos glóbulos vermelhos. No sangue, ela existe em duas formas: direta (conjugada) e indireta (não conjugada). A bilirrubina indireta é transportada até o fígado, onde é convertida em bilirrubina direta, que é excretada na bile. Valores elevados de bilirrubina direta geralmente indicam problemas na excreção hepática, como obstrução dos ductos biliares ou doenças hepáticas. Por outro lado, níveis elevados de bilirrubina indireta podem sugerir condições como hemólise ou problemas na captação hepática. A nutrição parenteral pode levar a aumentos nas bilirrubinas, especialmente em neonatos e crianças, devido à imaturidade hepática ou a complicações hepáticas associadas ao uso prolongado de NPT.[41]

Valores de referência:

Fosfatase alcalina: em homens varia de 40 a 129 U/L e em mulheres varia de 35 a 104 U/L
Gama GT: em homens varia de 12 a 73 U/L e em mulheres varia de 8 a 41 U/L
Bilirrubina total e frações:
direta: de 0,0 a 0,30 mg/dL
indireta: de 0,20 a 0,80 mg/dL
total de 0,20 a 1,10 mg/dL

Zinco

O zinco está presente em todos os tecidos do corpo e fluidos e é um componente essencial de muitas enzimas. A deficiência de zinco prejudica o olfato, paladar e sistema imunológico. Em casos de deficiências graves, ocorrem lesões cutâneas, anemia, diarreia, anorexia e diminuição da função linfocitária.[28,29]

A deficiência de zinco aumenta 3x em pacientes desnutridos.

Valores de referência: De 0,50 a 1,10 µg/mL

Ferro

O ferro é o oligoelemento mais abundante no organismo, utilizado no metabolismo energético. A principal função é ser componente do grupo heme e participar do transporte de oxigênio e respiração celular, além de atuar no processo de imunidade inata e adaptativa.[28,29]

É armazenado na forma de ferritina no fígado e mioglobina no tecido muscular, sendo o ferro circulante ligado a transferrina.[28,29]

Para avaliar o estado nutricional do ferro, é necessária a dosagem simultânea de hemoglobina, ferritina, saturação de transferrina e capacidade total de ligação do ferro. Como rastreio, dosa-se apenas a ferritina e a hemoglobina.[29,30]

A deficiência do ferro é a causa mais comum de anemia, e o diagnóstico é realizado através da anamnese e exames laboratoriais. A capacidade total de ligação do ferro à transferrina (TIBC) é uma medida indireta que avalia a concentração máxima de ferro que a transferrina pode transportar, sendo uma forma indireta de avaliar a transferrina.[28,29]

Valores de referência para adultos:

Homens: 65-175 µg/dL
Mulheres: 50-170 µg/dL

Ferritina

A ferritina é uma proteína com a função de armazenamento do ferro intracelular. Ao dosá-la é possível verificar de forma indireta o estoque total de ferro do organismo. Porém, a ferritina pode aumentar e não ter sobrecarga de ferro, como nos processos inflamatórios e alterações metabólicas; isso ocorre por ser um mediador pró-inflamatório.[42]

Exemplos de elevação da ferritina com ferro normal: doenças crônicas, diabetes, doenças hepáticas, obesidade e etilismo.[42]

Valores de referência:

Homens: 20-250 mg/L
Mulheres: 20-200 mg/L

REFERÊNCIAS

1. Chima SC, Barco K, Dewitt MLA, et al. Relationship of nutritional status to lengh os stay, hospital costs, and discharge status of patients hospitalized in the medicine service. J Am Diet Assoc. 1997;97:975-8.
2. Constans T. Malnutrition in the elderly. Rev Prat. 2003;53:275-9.
3. Davies M. Nutritional screening and assessment in cancer-associated malnutrition. Eur J Oncol Nurs. 2005;9:S64-73.
4. Nematy M, Hickson M, Brynes A, Ruxton C, Frost G. Vulnerable patients with a fractured neck of femur: nutritional status and support in hospital. J Hum Nutr Diet. 2006;19(3)209-18.
5. Kruzienga H, et al. Are malnourished patients complex patients? Health status and care complexity of malnourished patients detected by the Short Nutritional Assessment Questionnaire (SNAQ). Eur J Intern Med. 2006;17(3):189-194.
6. Amaral TF, Matos LC, Tavares MM, et al. The economic impact of disease-related malnutrition at hospital admission. Clin Nutr. 2007;26:778-84.
7. Singh H, et al. Malnutrition is prevalent in hospitalized medical patients: are housestaff identifying the malnourished patient? Nutrition. 2006;22(4)350-354.
8. Weekes C, et al. The development, validation and reliability of a nutrition screening tool based on the recommendations of the British Association for Pa-

renteral and Enteral Nutrition (BAPEN). Clin Nutr. 2004;23(5):1104-12.

9. Cunha DF, Cunha SFC. Subnutrição Protéico-energética. In: Vannucchi H, Marchini JS. Nutrição Clínica. 1.ed. São Paulo: Guanabara Koogan; 2007. p.23-48.

10. Moura M, Reyes F. Interação fármaco-nutriente: uma revisão. Rev Nutr, Campinas. 2002;15(2):223-238.

11. Blackburn G, et al. Nutritional and metabolic assessment of the hospitalized patient. J Parenter Enteral Nutr. 1977;1(1):11-22.

12. Mussoi TD. Avaliação antropométrica. Avaliação Nutricional. Rio de Janeiro: Guanabara Koogan; 2017. p.2:5-129.

13. Pitta M, et al. Diarrhea and enteral nutrition: A comprehensive step-by-step approach. J Parenter Enteral Nutr. 2019;43(8):1008-1019.

14. Stratton R, et al. Malnutrition in hospital outpatients and inpatients: prevalence, concurrent validity and ease of use of the 'malnutrition universal screening tool' ('MUST') for adults. Br J Nutr. 2004;92(5):799-808.

15. Kondrup J, et al. Nutritional risk screening (NRS 2002): a new method based on an analysis of controlled clinical trials. Clin Nutr. 2003;22(3):321-36.

16. Detsky AS, McLaughlin JR, Baker JP, et al. What is subjective global assessment of nutritional status? JPEN. 1987;11:8-13.

17. Cederholm T, et al. Glim Criteria for the diagnosis of malnutrition – a consensus report from the global clinical nutrition community. Clin Nutr. 2019;38(1):1-9.

18. Hammond KA. The nutritional dimension of physical assessment. Nutrition. 1999;15:41-9.

19. Nehme MN, Martins ME, Chaia VL, Vaz EM. Contribuição da semiologia para o diagnóstico nutricional de pacientes hospitalizados. Arch Latinoam Nutr. 2006;56:153-9.

20. Chumlea WC, et al. Prediction of body weight for the nonambulatory elderly from anthropometry. J Am Diet Assoc. 1988;88)5:564-568.

21. Bevilacqua F, et al. Manual do exame clínico. 11.ed. Rio de Janeiro: Cultura Médica; 1997. 475p.

22. Martins C. Avaliação do estado nutricional e diagnóstico. Paraná: Nutroclínica; 2008. 1 v.

23. Kyle UG, Bosaeus I, De Lorenzo AD, et al. Bioelectrical impedance analysis: part I: review of principles and methods. Clin Nutr. 2004;23:1226-43.

24. Kyle UG, Bosaeus I, De Lorenzo AD, et al. Bioelectrical impedance analysis-part II: utilization in clinical practice. Clin Nutr. 2004;23:1430-53.

25. Nutrition in Clinical Practice. American Society for Parenteral and Enteral Nutrition. February 2021;36)1:22-28. DOI: 10.1002/ncp.10588.

26. Greco DS. Endocrine causes of calcium disorders author links open overlay panel. DOI: https://doi.org/10.1053/j.tcam.2012.11.001.

27. Payne RB, Little AJ, Williams RB, Milner JR. Interpretation of serum calcium in patients with abnormal serum proteins. Br Med J. 1973 Dec 15;4(5893):643-6. DOI: 10.1136/bmj.4.5893.643. PMID: 4758544; PMCID: PMC1587636.

28. Perks P, Huynh E, Kaluza K, Boullata JI. Advances in trace element supplementation for parenteral nutrition. Nutrients. 2022;14(9):1770. DOI: https://doi.org/10.3390/nu14091770.

29. JIN, J, Mulesa L, Rouillet MC. Trace elements in parenteral nutrition: considerations for the prescribing clinician. Nutrients. 2017;9(5):440. DOI: https://doi.org/10.3390/nu9050440.

30. Gomes EB, Pereira HCP. Distúrbios do potássio. VITTALLE, ISSN 1413-3563, Rio Grande, Brasil [Internet]. 1º de julho de 2021. 2024;33(1):232-50. Disponível em: https://periodicos.furg.br/vittalle/article/view/13257. Acesso em: 5 ago. 2024.

31. Calder PC, Waitzberg DL, Klek S, Martindale RG. Lipids in parenteral nutrition: biological aspects. JPEN J Parenter Enteral Nutr. 2020 Feb;44 Suppl 1:S21-S27. DOI: 10.1002/jpen.1756. PMID: 32049394.

32. Maitreyi R, Almutairdi A, Mulesa L, et al. Parenteral Nutrition and Lipids. Nutrients. 2017;9(4):388. DOI: https://doi.org/10.3390/nu9040388.

33. Keller U. Nutritional laboratory markers in malnutrition. J Clin Med. 2019 May 31;8(6):775. DOI: 10.3390/jcm8060775. PMID: 31159248; PMCID: PMC6616535.

34. Bharadwaj S, Ginoya S, Tandon P, et al. Malnutrition: laboratory markers vs nutritional assessment. Gastroenterol Rep (Oxf). 2016 Nov;4(4):272-280. DOI: 10.1093/gastro/gow013. Epub 2016 May 11. PMID: 27174435; PMCID: PMC5193064.

35. Nutrition in Clinical Practice. American Society for Parenteral and Enteral Nutrition. February 2021;(36)1:22-28. DOI: 10.1002/ncp.10588.

36. Zhang Z, Pereira SL, Luo M, Matheson EM. Evaluation of blood biomarkers associated with risk of malnutrition in older adults: a systematic review and meta-analysis. Nutrients. 2017 Aug 3;9(8):829. DOI: 10.3390/nu9080829. PMID: 28771192; PMCID: PMC5579622.

37. Keller U. Nutritional laboratory markers in malnutrition. J Clin Med. 2019 May 31;8(6):775. DOI:

10.3390/jcm8060775. PMID: 31159248; PMCID: PMC6616535.

38. Rocha JBS da, Senna Junior VA de. Deficiência de vitamina B12 em adultos pós-cirurgia bariátrica. REASE [Internet]. 19º de maio de 2023 [citado 15º de outubro de 2023];9(4):9259-72.

39. Smith AD, Refsum H. Homocysteine – from disease biomarker to disease prevention. J Intern Med. 2021 Oct;290(4):826-854. DOI: 10.1111/joim.13279. Epub 2021 Apr 6. PMID: 33660358.

40. Câmara JL, Boas RRV, Neto LFC do N, dos Santos SDG. Vitamina D: uma revisão narrativa / Vitamin D: a narrative review. Braz J Hea Rev [Internet]. 2021 Mar. 18;4(2):5904-20. Disponível em: https://ojs. brazilianjournals.com.br/ojs/index.php/BJHR/article/view/26615. Acesso em: 5 ago. 2024.

41. Newsome PN, Cramb R, Davison MS, et al. Guidelines on the management of abnormal liver blood tests. Gut. 2018;67(1):6-19.

42. Fortes MDS, Oldra C de M, Zanuzo K, et al. Hiperferritinemia em homens adultos e idosos: condições clínica e nutricional além da hemocromatose hereditária. R Assoc Bras Nutr. [Internet]. 27º de julho de 2021. 2023;12(2):104-18. Disponível em: https:// rasbran.com.br/rasbran/article/view/1529. Acesso em: 5 ago. 2024.

2

Avaliação do gasto energético

Edvaldo Guimarães Júnior
Isabela Vieira de Sousa
Bárbara Liz Taveira dos Reis
Anna Carolina de Oliveira

INTRODUÇÃO

A avaliação precisa do gasto energético é essencial no manejo nutricional de pacientes, permitindo ajustes de oferta que otimizam a recuperação e melhoram os resultados de saúde. Estudos indicam que o estado nutricional dos pacientes impacta significativamente o tempo de internação, a morbidade e mortalidade e, consequentemente, os custos hospitalares. A oferta inadequada de calorias aumenta o risco de complicações como infecções e problemas no pós-operatório, podendo alterar o curso da doença e impedir a continuidade do tratamento. Assim, é essencial determinar as necessidades calóricas dos pacientes para uma oferta adequada de nutrientes.

A manutenção do estado de homeostase é determinada pelo equilíbrio entre o gasto energético e a ingestão nutricional. O Inquérito Brasileiro de Avaliação Nutricional Hospitalar revelou que 48,1% dos pacientes hospitalizados apresentam algum grau de desnutrição, com 12,5% apresentando desnutrição grave. O estudo incluiu 4 mil pacientes de 25 hospitais em 12 estados brasileiros e no Distrito Federal. Trouxe ainda dados alarmantes quanto ao tempo de internação e aumento da desnutrição, evidenciando que com o passar dos dias reclusos em ambiente hospitalar os pacientes tendem a perder mais peso, desnutrindo-se de forma importante.[1]

Em avaliação feita em até dois dias da internação, o estudo evidenciou que 33,2% dos pacientes estavam desnutridos, com aumento significativo entre o terceiro e o sétimo dia de internação, chegando a 44,5%. No oitavo ao décimo dia o número salta para 51,2% e a partir do 15º dia atinge marca de 61% dos pacientes em desnutrição. Aumento alarmante de 83,7% no número de desnutridos após 15 dias de internação hospitalar se comparado com a admissão. Esses dados ressaltam a importância de uma avaliação nutricional contínua e adequada para prevenir e tratar a desnutrição hospitalar.[1]

A desnutrição não diagnosticada e não tratada pode levar a um aumento nas complicações pós-operatórias, infecções, prolongamento do tempo de internação e até mesmo impedir a continuidade de tratamentos críticos, como os de doenças oncológicas. Portanto, a determinação precisa das necessidades calóricas dos pacientes é fundamental para uma oferta adequada de nutrientes e para a manutenção do estado de homeostase.

Este capítulo aborda métodos práticos para avaliar o gasto energético, ferramenta essencial para condução do paciente internado.

MÉTODOS DE MEDIÇÃO DO GASTO ENERGÉTICO

Água duplamente marcada

Método que envolve a ingestão de água marcada com isótopos estáveis de hidrogênio e oxigênio, permitindo a medição precisa da produção de dióxido de carbono e, consequentemente, do gasto energético. Apesar de ser o método mais preciso, não possui aplicabilidade na prática clínica.[2-4]

Calorimetria direta

Medida direta do calor produzido pelo corpo em uma câmara calorimétrica, embora menos prática para uso clínico.[2-4]

Calorimetria indireta

A calorimetria indireta (CI) é considerada o método padrão-ouro clínico para medir o gasto energético. Envolve tecnologia capaz de aferir o consumo de oxigênio (VO_2) e a produção de dióxido de carbono (VCO_2), assim calculando a produção de energia.[2-4]

Equações preditivas

Utilizadas quando a calorimetria indireta não está disponível. Ferramenta barata e de fácil aplicação.[2-4]

Fórmulas de bolso

Fórmulas simplificadas utilizadas para estimativas rápidas em ambientes clínicos.[2-4]

COMPONENTES DO GASTO ENERGÉTICO TOTAL

Taxa metabólica basal

A taxa metabólica basal (TMB) refere-se à quantidade mínima de energia necessária para manter as funções vitais como respiração, circulação, manutenção da frequência cardíaca, regulação da temperatura corporal e atividade celular em estado de repouso. Este é um indicador crucial para entender o metabolismo basal de um paciente.[2-4]

Taxa metabólica de repouso

A taxa metabólica de repouso (TMR) é a energia gasta em repouso, mas sob condições menos rigorosas do que a TMB. Envolve o efeito térmico dos alimentos (ETA) ou termogênese induzida pela dieta (TID) e representa a quantidade de energia gasta nos processos de digestão, absorção, metabolização, armazenamento e excreção dos substratos energéticos ou do produto da metabolização dos mesmos. Este processo equivale a cerca de 10 a 20% de incremento na TMB.[2-4]

A ETA varia de acordo com o tipo de macronutriente ofertado, sendo maior nas proteínas, e 20 a 30% das calorias contidas nas proteínas são gastas no processo; já a ETA dos carboidratos varia entre 5 e 10% e a das gorduras está entre 0 e 3%.[2-4]

Alguns fatores podem afetar a TMR, como temperatura, jejum (devido justamente ao efeito térmico dos alimentos) e estresse fisiológico (dores, febres, processos inflamatórios, entre outros).[2-4]

Gasto energético total

O gasto energético total (GET) é a soma da TMB, do ETA e da energia gasta em atividades físicas. A TMB representa cerca de 60 a 75% do valor do GET; em uma dieta mista e balanceada o ETA representa cerca de 10% do GET e a atividade física equivale a 15 a 30% do GET.[2-4]

Para efeitos práticos, ela representa o que realmente o indivíduo está gastando de energia em 24h. É necessária, então, a determinação do GET o mais preciso para abordagem que visa diminuição do impacto e manutenção dos tecidos em pacientes hospitalizados.[2-4]

Valor energético total

O valor energético total (VET) refere-se à quantidade de calorias ofertadas ou programadas para cada indivíduo. É valor energético ajustado para ingestão nutricional a fim de alcançar os objetivos terapêuticos, como perda de peso, manutenção do peso ou ganho de peso. Um adequado ajuste do VET pode ajudar na recuperação de condições clínicas e na prevenção de complicações associadas à desnutrição ou a excesso de nutrientes. O ajuste adequado do VET é essencial e indispensável para otimizar os resultados do tratamento e garantir a recuperação eficiente do paciente, minimizando o risco de complicações e promovendo a saúde geral.[2-4]

Diferenças entre GET e VET

O GET é a estimativa do gasto energético atual em 24h. O VET é a oferta, consumo ou programação de ingesta energética, ajustado conforme as necessidades clínicas. Então, se o paciente apresenta:

- Perda de peso: o GET está maior do que o VET.

- Manutenção de peso: o VET e o GET estão iguais; o paciente está em homeostase energética.
- Ganho de peso: o VET está maior do que o GET.[2-4]

EQUAÇÕES PREDITIVAS PARA ESTIMATIVA DO GASTO ENERGÉTICO DE REPOUSO

Embora a calorimetria direta e o método da água duplamente marcada sejam considerados métodos padrão-ouro para estimar as necessidades energéticas de um indivíduo, as dificuldades técnicas de realização desses métodos e o alto custo impedem a sua utilização corriqueira na prática clínica.[5]

Nesse contexto, diversas equações foram propostas para se estimar o gasto energético diário. Essas equações possuem a vantagem de serem facilmente aplicadas e de baixo custo. A maioria dessas equações utiliza variáveis como peso, altura, gênero e idade. Entretanto, é importante ressaltar que muitas dessas equações foram desenvolvidas utilizando amostras de indivíduos saudáveis, com peso adequado, ou com diferentes composições corporais e ainda se basearam em amostras contendo etnias muito específicas. Todas essas variáveis fazem que muitas dessas equações, quando aplicada, no contexto hospitalar, ou ainda, a depender das comorbidades e do estado nutricional de cada paciente, estimem inadequadamente o gasto energético diário.[6-9]

Na Tabela 1 citamos algumas equações nas quais podemos observar as variáveis utilizadas em cada uma. Cabe destacar que quando da utilização de qualquer uma dessas equações, é essencial que se consulte o artigo de origem em consulta a banco de dados científicos pelo nome do autor. Apesar de serem simples de utilizar, nem todas as fórmulas propostas são apropriadas para todos os indivíduos, sendo necessário o

TABELA 1 Equações preditivas para estimativa de gasto energético em repouso

Equação de predição de GER		Sexo masculino	Sexo feminino
Harris-Benedict (Harris et al., 1918)		GER = 66,4730 + 13,7516 x P + 5,0033 x A − 6,7550 x I	GER = 655,0955 + 9,5634 x P + 1,8496 x A − 4,6756 x I
Mifflin Jeor (Mifflin et al., 1990)		GER = 9,99 x P + 6,25 x A − 4,92 x I + 5	GER = 9,99 x P + 6,25 x A − 4,92 x I − 161
Owen (Owen et al., 1986)		GER = 879 + 10,2 x P	GER = 795 + 7,18 x P
Frankenfield 1 (Frankenfield, 2013)	Obeso (IMC ≥ 30 kg/m³)	GER = 10 x P + 3 x A − 5 x I + 684	GER = 10 x P + 3 x A − 5 x I + 440
	Não obeso (IMC < 30 kg/m³)	GER = 10 x P + 3 x A − 5 x I + 661	GER = 10 x P + 3 x A − 5 x I + 454
Frankenfield 2 (Frankenfield, 2013)	Obeso (IMC ≥ 30 kg/m³)	GER = 10 x P − 5 x I + 1139	GER = 10 x P − 5 x I + 865
	Não obeso (IMC < 30 kg/m³)	GER = 11 x P − 6 x I + 1068	GER = 11 x P − 6 x I + 838
Schofield (Schofield, 1985)	18 anos ≤ Idade < 30 anos	GER = (0,063 x P + 2,896) x 239	GER = (0,062 x P + 2,036) x 239
	30 anos ≤ Idade < 60 anos	GER = (0,048 x P + 3,653) x 239	GER = (0,034 x P + 3,538) x 239
FAO/WHO/ONU 1 (Joint FAO et al., 1985)	18 anos ≤ Idade < 30 anos	GER = 15,3 x P + 679	GER = 14,7 x P + 496
	30 anos ≤ Idade < 60 anos	GER = 11,6 x P + 879	GER = 8,7 x P + 829
FAO/WHO/ONU 2 (Joint FAO et al., 1985)	18 anos ≤ Idade < 30 anos	GER = 15,4 x P + 0,27 x A + 717	GER = 13,3 x P + 3,34 x A + 35
	30 anos ≤ Idade < 60 anos	GER = 11,3 x P + 0,16 x A + 901	GER = 8,7 x P + 0,25 x A + 865
Henry-Rees (Henry et al. (1991)	18 anos ≤ Idade < 30 anos	GER = (0,057 x P − 0,00429 x A + 3,412) x 239	GER = (0,042 x P + 0,01546 x A + 0,433) x 239
	30 anos ≤ Idade < 60 anos	GER = (0,046 x P − 0,00081 x A + 3,277) x 239	GER = (0,047 x P + 0,00145 x A + 2,256) x 239
Ireton-Jones (Ireton-Jones, 1989)	Não obeso (IMC < 30 kg/m³)	GER = 629 − 11 x I + 25 x P	GER = 629 − 11 x I + 25 x P
	Obeso (IMC ≥ 30 kg/m³)	GER = 629 − 11 x I + 25 x P − 609	GER = 629 − 11 x I + 25 x P − 609
Livingston-Kohlstadt 1 (Livingston et al. (2005)		GER = 293 x P^{0,4330} − (5,92 x I)	GER = 248 x P^{0,4356} − (5,09 x I)
Livingston-Kohlstadt 2 (Livingston et al. (2005)		GER = 246 x P^{0,4473}	GER = 196 x P^{0,4613}

A: altura corporal total (cm); I: idade (anos); GER: gasto energético de repouso (kcal); P: peso corporal total (kg).
Fonte: Bellafronte.[5]

julgamento clínico. Além disso, essas fórmulas geralmente são validadas em uma população específica, que pode ter características diferentes daquela sob análise. Em particular, a precisão dessas fórmulas preditivas é reduzida quando aplicadas a grupos específicos, como a população idosa, oncológicos, grandes obesos e pacientes críticos. Os estudos de validação raramente consideraram essas populações como objeto principal de estudo.[6,8-10]

Por sua grande relevância e por ser ainda amplamente utilizada, vale destacar a equação de Harris-Benedict (HB). Trata-se da equação de predição mais antiga, desenvolvida no início do século XX pelos cientistas James Arthur Harris e Francis Gano Benedict. Essa equação foi criada para estimar o metabolismo basal, ou seja, o gasto energético de repouso. Foi desenvolvida com base em estudos realizados em uma amostra de indivíduos saudáveis e jovens, que não possuíam excesso de peso.[11] Em adultos saudáveis e com peso normal, a equação de Harris-Benedict parecem ser muito adequadas para prever o gasto energético em repouso.[12] Entretanto, quando avaliamos populações específicas de pacientes, os extremos de peso, baixo peso e obesos, pacientes críticos e extremos de idade, encontramos uma baixa correlação e o previsto nas CI.[6]

Um estudo mostrou que a equação de Harris-Benedict tiveram um desempenho em pessoas com obesidade de precisão em 68,5% dos pacientes com IMC entre 25 e 40 kg/m^2 e 62,4% dos pacientes com IMC acima de 40 kg/m^2.[11,12] Por outro lado, a equação de Bernstein,[13] originalmente desenvolvida para pacientes com obesidade, teve resultados bastante ruins, com apenas 23% de previsões precisas.[12] Num estudo recente, 33% de todas as previsões eram imprecisas, com as melhores atingindo apenas precisão de 60% em todos os grupos de obesos.[12]

Quanto a pacientes críticos em ventilação mecânica, os resultados são divergentes na literatura científica.[11,14] Um estudo comparou dezoito equações diferentes com CI em paciente críticos em ventilação mecânica e o erro médio foi de 233 a 426 kcal/dia.[15] O melhor desempenho entre as equações foi de 50%, apresentando todas superestimações e subestimações. Isso traduz a dificuldade de utilização da equação preditivas em populações com especificidades como essa. Na mesma linha, a precisão da equação Harris-Benedict é reduzida em pessoas idosas[14] ou em pacientes com IMC elevado[12,16] ou baixo IMC.[12,17]

Seguindo o raciocínio, em pacientes com obesidade, submetidos à cirurgia bariátrica, o gasto energético em repouso diminui sobremaneira com a perda de peso rápida induzida pela cirurgia, fazendo que também nessa população as equações de predição se tornem muito imprecisas (cerca de 60%, na melhor das hipóteses).[18] Neste contexto, algumas equações[7,19] exibem uma redução acentuada em sua precisão para prever o GER, enquanto outras são um pouco mais precisas.[20] Porém, vale ressaltar que cerca de 50% dos pacientes terão o GER calculado de forma imprecisa independente da equação utilizada.[11]

Como já citado anteriormente, um baixo peso corporal também está associado à imprecisão da equação de Harris-Benedict.[17] Assim, para pacientes gravemente desnutridos, tal como ocorre na anorexia nervosa, a previsão mais precisa está em torno de 45%,[12] expondo mais uma vez que equações preditivas não são apropriadas para a previsão do gasto energético de repouso em extremos do IMC no nível individual.[11]

Vale destacar, ainda no contexto da Nutrologia Hospitalar, um grupo de paciente, que são aqueles portadores de doenças agudas e crônicas. Esses também têm suas necessidades energéticas afetadas e, por isso, definiu-se que para estimar com maior acuidade deve-se multiplicar a TMB por um fator de estresse: 1,35 para trauma; 1,6 para sepse; 1,1 a 1,45 para oncológicos e 2,0 para queimados.[14,18,21]

Um outro grupo de pacientes para o qual devemos nos atentar são os portadores de doenças oncológicas. A subestimação é muito comum (15-20%) nesses pacientes; sendo assim, equações preditivas precisam de interpretação cuidadosa para evitar subalimentação.[22,23]

Souza et al.[24] também mostraram que a equação de Harris-Benedict exibia uma ampla gama de limitações para o grupo de pacientes oncológicos cabeça e pescoço e propuseram uma nova equação. No mesmo sentido, Ozorio et al.[19] avaliaram as equações para pacientes com tumores de trato gastrointestinal avançado, demonstrando a falta de acurácia e propondo uma nova equação, utilizando composição corporal e ângulo de fase.

Vale destacar que para o cálculo do GET utilizamos a multiplicação de fatores pelo TMB, qual seja: fator estresse (FE), fator atividade (FA) e fator térmico dos alimentos. Para fatores de estresse, como citado anteriormente, recomenda-se aplicar o FE entre 1,1 e 2, a depender da comorbidade. Cabe salientar que a variação do fator de estresse pode superestimar o gasto energético, e a opção pelo fator de correção para cálculo do gasto energético é difícil, podendo-se cometer erro na escolha. Ainda, o fator atividade relaciona-se com a capacidade de locomoção do indivíduo, sendo recomendado para pacientes que deambulam o valor de 1,3.[21]

A Tabela 2 mostra o fator de correção de acordo com o fator atividade, fator de lesão e fator térmico.[22]

FÓRMULAS DE BOLSO

Não obstante dezenas de equações preditivas terem sido formuladas e testadas para utilização no âmbito hospitalar, o uso prático e rotineiro da denominada "fórmula de bolso" é o que predomina na Nutrologia Hospitalar. Trata-se de uma regra prática baseada em diretrizes emitidas por sociedades médicas, como a Sociedade Americana de Nutrição Enteral e Parenteral (Aspen) e a Sociedade Europeia de Nutrição Clínica e Metabolismo (Epen). Embora haja um consenso nessas entidades e nas demais no âmbito da Nutrologia em todo o mundo de que há discrepâncias no uso da fórmula de bolso, na prática clínica ela mostra-se suficiente para a condução da maior parte dos casos intra-hospitalares.

Ela tem como objetivo simplificar as equações e dinamizar o acesso à terapia nutricional (TN). Com base na Espen, para

TABELA 2 Fatores para o cálculo de gasto energético

Fator atividade	Fator de lesão (injúria/estresse)		Fator térmico	
Acamado = 1,2	Paciente não complicado	1,0	38°C	1,1
Acamado + móvel = 1,25	Pós-operatório (câncer)	1,1	39°C	1,2
Ambulante = 1,3	Fratura	1,2	40°C	1,3
	Sepse	1,3	41°C	1,4
	Peritonite	1,4		
	Multitrauma – reabilitação	1,5		
	Multitrauma + sepse	1,6		
	Queimadura 30-50%	1,7		
	Queimadura 50-70%	1,8		
	Queimadura 70-90%	2,0		

Fonte: Long.[22]

pacientes hospitalizados, em geral, é feito 25 a 30 kcal/kg/dia de oferta energética. Para paciente em terapia intensiva, devido ao estresse metabólico, a oferta energética é menor, sendo cerca de 20 a 25 kcal/kg/dia. A fórmula de bolso em pacientes obesos críticos muda bastante, de acordo com as diretrizes analisadas. Nos pacientes obesos críticos existem maiores divergências entre as recomendações internacionais. Segundo diretrizes da Aspen, deve-se utilizar a oferta de 11 a 14 kcal/kg/dia do peso atual para pacientes com IMC entre 30 e 50 kg/m² e 22 a 25 kcal/kg/dia do peso ideal para IMC maior que 50 kg/m². Já a Espen preconiza a oferta calórica de 20 a 25 kcal/kg/dia do peso ajustado. O peso ideal é calculado com base no IMC eutrófico, que varia de 18,5 a 24,99 kg/m² para adultos e de 22 a 26,99 kg/m² para idosos, geralmente utilizando o peso ideal máximo. Para fins meramente de cálculos é aceitável e permissivo utilizar 25 kg/m² para adultos e 27 kg/m² para idosos.

As fórmulas para calcular os pesos ideais são:

Peso ideal = 25 × Altura (adulto)²
Peso ideal = 27 × Altura (idoso)²

A fórmula para cálculo do peso ajustado é:

Peso ajustado = peso ideal + (peso atual – peso ideal) × 0,33

Nos capítulos específicos de cada patologia também serão discutidos os gastos energéticos particulares de cada condição.

CALORIMETRIA INDIRETA

Introdução

A CI tem como principal objetivo mensurar o gasto energético basal de um in-

divíduo com base na análise do consumo de oxigênio e na produção de dióxido de carbono durante a respiração. Desde os experimentos pioneiros conduzidos pelo químico francês Antoine Lavoisier no início do século XIX, que revelaram a relação entre a quantidade de calor produzida e o oxigênio consumido, até os avanços tecnológicos atuais, a CI percorreu uma jornada fascinante. O conhecimento dessa técnica, assim como o entendimento da sua aplicação, é fundamental para uma compreensão profunda do metabolismo energético humano e arma de grande valia para abordagem terapêutica no paciente hospitalizado, e é isso que exploraremos a seguir.

História da calorimetria indireta

A história da CI é uma narrativa que remonta ao início do século XIX, quando o químico francês Antoine Lavoisier conduziu experimentos pioneiros que lançaram as bases para essa técnica na medicina. Em 1824, Lavoisier mediu a quantidade de calor gerada por um animal em uma câmara fechada e descobriu que essa quantidade estava diretamente relacionada à quantidade de oxigênio consumido durante a respiração. Essa descoberta foi monumental, pois estabeleceu uma conexão clara entre o consumo de oxigênio e o gasto energético, um princípio central na CI.[25]

No entanto, foi somente no final do século XIX que o fisiologista alemão Max Rubner fez avanços significativos no campo. Rubner desenvolveu um método para medir o gasto energético de um indivíduo em repouso, demonstrando que esse gasto estava diretamente relacionado à superfície corporal do sujeito. Essa relação entre gasto energético e área de superfície corporal abriu portas para uma compreensão mais profunda das necessidades energéticas individuais e permitiu a personalização da abordagem médica. Com o tempo, os métodos desenvolvidos por Rubner foram refinados e incorporados ao arsenal da CI, tornando-se fundamentais na avaliação de pacientes e na pesquisa científica.[25]

No início do século XX, a CI começou a ser aplicada na prática clínica para medir o gasto energético de pacientes com doenças crônicas. Isso permitiu que fosse ajustada a ingestão calórica dos pacientes para atender às suas necessidades energéticas específicas, representando um avanço significativo na abordagem terapêutica. Desde então, a CI tem ganhado notoriedade na comunidade científica, desempenhado um papel importante na prática médica dos grandes centros. O entendimento da história da CI não apenas enriquece o conhecimento, mas também permite apreciar como essa técnica evoluiu e se tornou um instrumento de aplicabilidade prática na individualização dos cuidados dos doentes em todo o mundo.[25]

Conceitos

A CI é uma técnica avançada que se baseia em princípios fundamentais da fisiologia e da bioquímica para avaliar o gasto energético e o metabolismo de um indivíduo. Um dos princípios centrais da CI é a relação entre o consumo de oxigênio (VO_2) e a produção de dióxido de carbono (VCO_2) durante o metabolismo celular. Essa relação é descrita pela equação de Weir.

$$GE = [(VO_2\ 3,941) + (VCO_2\ 1.11) + (uN_2\ 2,17)]\ 1,44$$

Em que:
GE: gasto energético
VO_2: volume de oxigênio consumido (L/min)
VCO_2: volume de CO_2 produzido (L/min)
uN_2: nitrogênio urinário (g/L)

O QR representa a relação entre a produção de CO_2 e o consumo de O_2 e é uma medida da proporção dos macronutrientes que estão sendo oxidados pelo organismo. O cálculo é feito através da razão de VCO_2/VO_2. O GE, por outro lado, é a quantidade de energia liberada durante a oxidação desses substratos metabólicos e é geralmente expresso em quilocalorias (kcal) ou quilojoules (kJ). O GE avaliado pela técnica pode representar tanto a TMB quanto a TMR, a depender das condições pré-analíticas.

$$QR = VCO_2\ /\ VO_2$$

Para realizar o exame de CI, é necessário um equipamento especializado chamado calorímetro indireto. Esse dispositivo é composto por um analisador de gases, um fluxômetro, uma máscara facial ou *canopy* ou conectado diretamente ao ventilador mecânico e a um sistema de coleta de dados. O analisador de gases mede as concentrações de oxigênio e dióxido de carbono no ar inspirado e expirado pelo paciente. O fluxômetro quantifica o volume total de ar que passa pela máscara ou *canopy* ou que está sendo fornecido pelo ventilador mecânico. Para uma contagem fidedigna, é necessário ajustar com precisão a máscara para evitar o vazamento de ar. Em caso de utilização do *canopy*, deve ser vedada a troca de ar com o meio externo através de um lençol plástico, evitando vazamento de ar. O sistema de coleta de dados registra continuamente ou a cada intervalo periodizado (que varia entre 5-30 segundos) os valores de VO_2, VCO_2, QR e GE durante todo o exame. A realização do exame geralmente dura entre 15 e 30 minutos, sendo compreendida por uma primeira fase destinada à adaptação, com duração entre 3 e 10 minutos, e o restante usado para a mensuração das variáveis, estabelecendo o GE e o QR.[26-28]

Aplicação clínica no hospital

Em ambientes hospitalares, a CI pode ser usada para avaliar o gasto energético dos pacientes internados, sejam em estado crítico, internados em unidades de terapia intensiva (UTI), com trauma grave, queimaduras extensas, sepse e em pós-operatório de grandes cirurgias. Mas também tem grande utilidade em pacientes alocados em enfermaria, como portadores de doença pulmonar obstrutiva crônica (DPOC), insuficiência cardíaca e oncológicos. Essas informações são cruciais para ajustar a oferta nutricional e prevenir tanto a desnutrição quanto a superalimentação.[27]

Tipos de dispositivo

- Máscara: utilizada para pacientes que podem respirar espontaneamente e colaborar. É menos invasiva e adequada para pacientes conscientes.
- *Canopy* (capuz): indicado para pacientes não colaborativos ou que necessitam de ventilação assistida não invasiva. O capuz cobre a cabeça e parte do tronco do paciente, permitindo a coleta precisa dos gases expirados. Geralmente idosos e crianças se beneficiam do dispositivo.
- Ventilado: integrado ao circuito de ventilação mecânica, é usado em pacientes intubados, permitindo a medição contínua do consumo de oxigênio e produção de dióxido de carbono.

Cuidados pré-analíticos

Para garantir a precisão dos resultados, os pacientes devem seguir algumas recomendações antes do exame, exemplificadas no Quadro 1. Variáveis como repouso, tempo de jejum e temperatura do ambiente devem ser levadas em consideração ao analisar os resultados. O ambiente deve ser silencioso, sem estímulos durante a execução. Caso tenha condição clínica, deverá considerar a retirada de oxigênio suplementar. As condições pré-analíticas também sugerem se o resultado encontrado é a TMB ou TMR.[25,27,28]

As limitações para realização do exame são descritas no Quadro 2.

QUADRO 1 Condições necessárias para medição precisa do gasto energético

Parâmetro	Condição	Sujeito
Taxa metabólica basal (BEE)	■ Mínimo de 10 horas após a refeição anterior ■ Livre de medicamentos ■ Em repouso em posição supina e livre de estresse físico ■ Desperto e livre de estresse psicológico ■ Temperatura corporal normal ■ Temperatura ambiente na zona de neutralidade (27-29°C)	Apenas indivíduos saudáveis
Taxa metabólica de repouso (REE)	■ Mínimo de 5 horas após a refeição anterior, ou sob alimentação contínua ■ Mínimo de 2 horas após ingestão de álcool e nicotina, 4 horas após ingestão de cafeína ■ Após 30 minutos de período de repouso ■ Em repouso em posição supina e livre de estresse físico ■ Desperto e livre de estresse psicológico ■ Condição ambiental confortável	Indivíduos saudáveis ou pacientes
Gasto energético total (TEE)	■ Sem condições específicas	Indivíduos saudáveis ou pacientes

Fonte: Oshima.[29]

QUADRO 2 Fatores que limitam a confiabilidade e a viabilidade da medição de CI

Fatores que limitam a medição de IC
Agitação, febre, sedativos e ajustes vasoativos durante a medição
Vazamentos de ar no circuito respiratório
Diálise ou terapia de substituição renal contínua
Oxigenação por membrana extracorpórea
Ventilação mecânica com PEEP > 10
Ventilação mecânica com FiO_2 > 80%
Ventilação não invasiva
Outros gases além de O_2, CO_2 e N_2: hélio
Oxigênio suplementar em pacientes com respiração espontânea

CI: calorimetria indireta; CO_2: dióxido de carbono; ECMO: oxigenação por membrana extracorpórea; FiO_2: fração inspirada de oxigênio; N_2: nitrogênio; O_2: oxigênio; PEEP: pressão expiratória final positiva.
Fonte: Delsoglio et al.[27]

Interpretação

O QR é o parâmetro avaliado para a identificação do substrato energético mais metabolizado (Tabela 3) e sua interpretação (Quadro 4) pode fornecer bons parâmetros para intervenção clínica. Os valores representam o metabolismo dos últimos 3 a 4 dias.

A variabilidade do QR em seres humanos deve ser entre 0,67 e 1,30. Normalmente ela varia entre 0,7 e 1,0, sendo que caso não esteja compreendida entre esses valores deve ser considerada a repetição do exame.

A dieta mista (com boa distribuição entre os macronutrientes), em pacientes não enfermos que estejam em homeostase energética, mantém o QR por volta de 0,85.

O QR pode ser influenciado, então, pela composição da dieta (quanto mais um único macronutriente é ofertado em detrimento aos outros, provavelmente mais dele será metabolizado), estado metabólico, ventilação mecânica, entre outros.

Os valores de QR podem variar, dependendo do substrato energético que está sendo oxidado:

- QR ≈ 1,0: indica predominância na oxidação de carboidratos. Este cenário é comum em pacientes que receberam recentemente uma refeição rica em carboidratos ou em situações de alta demanda energética, como o exercício físico intenso.
- QR ≈ 0,7: indica predominância na oxidação de lipídios. Isso é frequentemente observado em estados de jejum prolongado ou em pacientes sob ventilação mecânica prolongada. Pacientes que estão recebendo nutrição parenteral rica em lipídios também podem apresentar QR baixos. Vale sempre ficar atento ao uso do propofol, que também pode estar relacionado à diminuição do QR.
- QR ≈ 0,8: indica predominância na oxidação de proteínas. Este cenário é comum

TABELA 3 Equivalentes calóricos obtidos pela oxidação dos substratos *in vivo*

Substrato	CO_2 produzido por grama de substrato (L/g)	O_2 consumido por grama de substrato (L/g)	QR	Calor produzido por grama de substrato (kcal/g)	Calor produzido por litro de O_2 consumido (kcal/L)
Glicogênio	0,829	0,829	1,00	4,18	5,05
Sacarose	0,786	0,786	1,00	3,96	5,04
Glicose	0,746	0,746	1,00	3,74	5,01
Lipídio	1,427	2,019	0,70	9,46	4,69
Proteína	0,774	0,966	0,80	4,32	4,48

g: grama; kcal: quilocalorias; L: litro; QR: quociente respiratório.
Fonte: Diener.[30]

em estados catabólicos, como infecções graves, trauma ou queimaduras extensas. A oxidação de proteínas pode indicar que o corpo está utilizando seus próprios tecidos musculares como fonte de energia.

- QR > 1,0: pode indicar lipogênese (síntese de gordura a partir de carboidratos), geralmente associada à superalimentação ou à administração excessiva de carboidratos. Esse valor é comum em situações de superalimentação, especialmente com dietas ricas em carboidratos. Em pacientes em nutrição enteral ou parenteral, um QR elevado pode sugerir a necessidade de ajustar a composição da dieta para evitar a sobrecarga de carboidratos.
- QR < 0,7: pode indicar oxidação predominante de ácidos graxos, catabolismo acentuado, cetoacidose ou um estado de jejum prolongado extremo. Este cenário pode ser observado em pacientes com diabetes não controlado ou em jejum prolongado.

A análise do gasto energético deve ser interpretada de acordo com a condição do paciente (Quadro 3). É extremamente necessário identificar se a análise está sendo feita da TMB ou TMR. A maior parte da literatura disponível leva em consideração que o paciente foi preparado para aferir a TMB. Nesse caso, o GET pode ser encontrado multiplicando a TMB por 1,05 a 1,10, se o paciente confinado em leito, o que corresponderia a somar o efeito térmico dos alimentos (ETA). Caso o paciente em meio hospitalar tenha algum grau de atividade física fora do leito deve ser multiplicado por 1,20 a 1,30.

Por inferência, levando em consideração que a TMR já compreende a TMB mais ETA, em caso do paciente hospitalizado restrito ao leito, a TMR já é igual ao GET. Caso o paciente faça atividade física fora do leito a TMB deve ser multiplicada por 1,10 a 1,20.

Em pacientes restritos ao leito deve ser utilizada, então, a fórmula:

$$GET = TMB \times 1,05 \text{ a } 1,10$$
$$GET = TMR$$

Pacientes hospitalizados, mas que fazem atividade física fora do leito:

$$GET = TMB \times 1,20 \text{ a } 1,30$$
$$GET = TMR \times 1,10 \text{ a } 1,20$$

Uma variabilidade de 10% superior ou inferior, quando correlacionada à equação preditiva, é considerada normal. Variabilidade fora desses parâmetros deve levantar suspeitas de condições clínicas que podem estar alterando a produção de energia. Elas podem ser definidas como:

- Normometabólica: < 10%.
- Hipometabólica: 10% da equação preditiva.
- Hipermetabólica: > 10% da equação preditiva.

Alguns *checkpoints* podem utilizados na prática clínica para determinar uma melhor acurácia do exame, evitar erros e tornar a ferramenta mais assertiva e com melhor aplicabilidade (Quadro 5).

QUADRO 3 Patologias crônicas comuns e tratamentos com alterações importantes no gasto energético

Condições	Efeitos no gasto energético	
Doenças respiratórias		
DPOC	↑	Aumento do esforço respiratório
Fibrose cística	↑	
Doenças metabólicas		
Doenças da glândula adrenal	↑ ou ↑↓	Aumento da liberação de catecolamina
Doenças da tireoide	↑ ou ↓	Liberação alterada de tiroxina
Alteração do tônus muscular		
Doenças neuromusculares degenerativas	↓	Degeneração e desuso do tecido muscular
Paralisia	↓	Desuso e atrofia da área paralisada do corpo
Convulsões, movimentos involuntários	↑	Aumento da atividade muscular
Condições caquéticas		
Câncer	↑ ou ↓	Crescimento e inflamação do câncer Redução progressiva da massa corporal magra
Aids	↑ ou ↓	Infecção crônica e inflamação Caquexia progressiva
Cardiomiopatia	↓	Redução progressiva da massa corporal magra
Desnutrição		
Obesidade	↑ ou ↓	Aumento da massa corporal magra, a menos que a obesidade esteja associada à sarcopenia
Anorexia	↓	Baixa ingestão de energia e redução da massa corporal magra
Terapias de suporte a órgãos		
Hemodiálise/diálise peritoneal	↑ ou ↓	Inflamação crônica Redução progressiva da massa corporal magra
Pressão positiva contínua nas vias aéreas (CPAP)	↑ ou ↓	Aumento do esforço respiratório, modificado pelo suporte mecânico

Quando avaliado o exame de calorimetria indireta, devem ser levadas em consideração as causas isoladas de alteração do quociente respiratório e do gasto energético, mas também as causas em conjunto.
Fonte: Oshima et al.[29]

QUADRO 4 Interpretação de resultados

Resultados	Causa
Elevação de VCO_2 e QR	▪ Acidose metabólica ▪ Hiperventilação ▪ Hipermetabolismo ▪ Ingestão excessiva de carboidratos
Redução de VCO_2 e QR	▪ Alcalose metabólica ▪ Hipometabolismo ▪ Inanição/cetose ▪ Hipoventilação ▪ Gliconeogênese ▪ Subalimentação ▪ Oxidação de etanol ▪ Vazamento de ar
Elevação de VO_2	▪ Sepse ▪ Hipermetabolismo ▪ Hipertermia ▪ Transfusões de sangue ▪ Calafrios/agitação/movimento excessivo ▪ Aumento da ventilação por minuto ▪ Hemodiálise (dentro de 4h do tratamento) ▪ Superalimentação
Redução de VO_2	▪ Hipotermia ▪ Hipotireoidismo ▪ Paralisia ▪ Sedação profunda ▪ Jejum/inanição ▪ Idade avançada ▪ Anestesia geral ▪ Coma/sono profundo

QR: quociente respiratório; VCO_2: produção de dióxido de carbono; VO_2: consumo de oxigênio.
Fonte: Mtaweh.[25]

QUADRO 5 Lista de verificação para calorimetria indireta bem-sucedida

	Ventilação mecânica	Respiração espontânea
Planejamento da medição		
Frequência	Conduzir calorimetria dentro de 3-4 dias após a admissão Repetir calorimetria a cada 2-3 dias durante a estadia na UTI Repetir calorimetria em caso de mudanças nas condições do paciente ou da doença	Enriquecimento de O_2 Dificuldade com canopla Possível com máscara de O_2 bem vedada usando dispositivo de respiração por respiração Intolerância ao capô e/ou máscara facial
Condições inadequadas		
Respiração	$FiO_2 > 0,60\%$ $PEEP > 10\ cmH_2O$ Pressão de pico das vias aéreas $> 30\ cmH_2O$ Sedação instável e/ou analgesia	

(continua)

QUADRO 5 Lista de verificação para calorimetria indireta bem-sucedida (*continuação*)

	Ventilação mecânica	Respiração espontânea
Agitação	Convulsões não controladas e/ou movimentos involuntários Vazamentos de ar do circuito do ventilador e/ou manguito do tubo endotraqueal Vazamentos de ar dos drenos torácicos Consideração especial: terapia de substituição renal, terapia de suporte hepático, ECMO	
Tratamentos		
Mudanças imediatas (< 60 min antes da IC)	Mudança de temperatura corporal > ± 1°C Mudança na dose de medicamentos: catecolaminas, sedativos, analgésicos etc. Procedimentos invasivos, mobilização, exercício físico	
Antes da medição		
Dispositivo	Aquecimento e calibração (conforme necessário) Garantir conexões seguras de tubos e componentes Procurar por quaisquer vazamentos de ar	
Estado de alimentação	Alimentação contínua preferida Se alimentado, registrar: prescrição de energia e ingestão, duração (horas) desde a última refeição	Jejum preferido para pacientes ambulatoriais (> 8 h antes da IC)
Ambiente	Registrar: configuração da ventilação Manter a temperatura ambiente entre 20-25°C Garantir uma posição corporal confortável	Ajustar a ventilação da canopla para manter $FeCO_2$ 0,8-1,2%
Durante e após a medição		
Qualidade da medição	Duração: 30 min ou até estado estável* para VO_2 e VCO_2 por > 5 min, coeficiente de variação de < 10% por 25 min) QR: < 0,7 e > 1,0 podem sugerir medição inadequada Registrar: ■ Agitação e movimentos corporais ■ Quaisquer eventos que afetem o padrão respiratório ■ Mudanças nos medicamentos vasoativos	
Desinfecção	Desinfetar dispositivo e componentes em contato com pacientes Descartar componentes de uso único	

CI: calorimetria indireta; cmH_2O: centímetro de água; ECMO: oxigenação por membrana extracorpórea; $FeCO_2$: fração inspirada de CO_2; FiO_2: fração inspirada de oxigênio; PEEP: pressão expiratória final positiva; QR: quociente respiratório; UTI: unidade de terapia intensiva; VCO_2: volume de gás carbônico; VO_2: volume de oxigênio.
Coeficiente de variação (coeficiente de variação calculado < 5%
Fonte: Oshima et al.[27]

REFERÊNCIAS

1. Waitzberg DL, Caiaffa WT, Correia MI. Hospital malnutrition: The Brazilian National Survey (Ibranutri): A study of 4000 patients. Nutrition. 2001;17(7-8):573-580. DOI: 10.1016/S0899-9007(01)00573-1.
2. Levine JA. Measurement of energy expenditure. Mayo Clinic, Endocrine Research Unit. Public Health Nutrition. 2005;8(7A):1123-1132. DOI: 10.1079/PHN2005800.
3. Passmore R, Durnin JVG. Human energy expenditure. Department of Physiology, University of Edinburgh. Physiological Reviews. 1955;35:801-840.
4. 4. Miles JM. Energy expenditure in hospitalized patients: implications for nutritional support. Mayo Clin Proc. 2006;81(6):809-816. DOI: 10.4065/81.6.809.
5. Bellafronte NT. Equações de predição de gasto energético de repouso por meio de dados gerados por avaliações de bioimpedância. Orientadora: Paula Garcia Chiarello. Ribeirão Preto, 2017. Dissertação apresentada à Faculdade de Medicina de Ribeirão Preto da Universidade de São Paulo. Área de Concentração: Investigação Biomédica.
6. Ocagli H, Lanera C, Azzolina D, Piras G, Soltanmohammadi R, Gallipoli S, et al. Resting energy expenditure in the elderly: systematic review and comparison of equations in an experimental population. Nutrients. 2021 Jan 29;13(2):458. DOI: 10.3390/nu13020458. PMID: 33573101; PMCID: PMC7912404.
7. Eslamparast T, Vandermeer B, Raman M, Gramlich L, Den Heyer V, Belland D, et al. Are predictive energy expenditure equations accurate in cirrhosis? Nutrients. 2019 Feb 4;11(2):334. doi: 10.3390/nu11020334. PMID: 30720726; PMCID: PMC6412603.
8. Energy and protein requirements. Report of a joint FAO/WHO/UNU Expert Consultation. World Health Organ Tech Rep Ser. 1985;724:1-206. PMID: 3937340.
9. Porter J, Nguo K, Collins J, Kellow N, Huggins CE, Gibson S, et al. Total energy expenditure measured using doubly labeled water compared with estimated energy requirements in older adults (≥65 y): analysis of primary data. Am J Clin Nutr. 2019 Dec 1;110(6):1353-1361. DOI: 10.1093/ajcn/nqz200. Erratum in: Am J Clin Nutr. 2020 Feb 1;111(2):488. PMID: 31504100; PMCID: PMC6885473.
10. Compher C, Frankenfield D, Keim N, Roth-Yousey L; Evidence Analysis Working Group. Best practice methods to apply to measurement of resting metabolic rate in adults: a systematic review. J Am Diet Assoc. 2006 Jun;106(6):881-903. DOI: 10.1016/j.jada.2006.02.009. PMID: 16720129.
11. Bendavid I, Lobo DN, Barazzoni R, Cederholm T, Coëffier M, de van der Schueren M, et al. The centenary of the Harris-Benedict equations: How to assess energy requirements best? Recommendations from the ESPEN expert group. Clin Nutr. 2021 Mar;40(3):690-701. DOI: 10.1016/j.clnu.2020.11.012. Epub 2020 Nov 20. PMID: 33279311.
12. Jésus P, Achamrah N, Grigioni S, Charles J, Rimbert A, Folope V, et al. Validity of predictive equations for resting energy expenditure according to the body mass index in a population of 1726 patients followed in a Nutrition Unit. Clin Nutr. 2015 Jun;34(3):529-35. DOI: 10.1016/j.clnu.2014.06.009. Epub 2014 Jun 28. PMID: 25016971.
13. Bernstein RS, Thornton JC, Yang MU, Wang J, Redmond AM, Pierson RN Jr, et al. Prediction of the resting metabolic rate in obese patients. Am J Clin Nutr. 1983 Apr;37(4):595-602. DOI: 10.1093/ajcn/37.4.595. PMID: 6340455.
14. Warren M, McCarthy MS, Roberts PR. Practical application of the revised guidelines for the provision and assessment of nutrition support therapy in the adult critically Ill patient: a case study approach. Nutr Clin Pract. 2016 Jun;31(3):334-41. DOI: 10.1177/0884533616640451. Epub 2016 Apr 12. PMID: 27072854.
15. Tatucu-Babet OA, Ridley EJ, Tierney AC. Prevalence of underprescription or overprescription of energy needs in critically ill mechanically ventilated adults as determined by indirect calorimetry: a systematic literature review. JPEN J Parenter Enteral Nutr. 2016 Feb;40(2):212-25. DOI: 10.1177/0148607114567898. Epub 2015 Jan 20. PMID: 25605706.
16. Mifflin MD, St Jeor ST, Hill LA, Scott BJ, Daugherty SA, Koh YO. A new predictive equation for resting energy expenditure in healthy individuals. Am J Clin Nutr. 1990 Feb;51(2):241-7. DOI: 10.1093/ajcn/51.2.241. PMID: 2305711.
17. Kruizenga HM, Hofsteenge GH, Weijs PJ. Predicting resting energy expenditure in underweight, normal weight, overweight, and obese adult hospital patients. Nutr Metab (Lond). 2016 Nov 24;13:85. DOI: 10.1186/s12986-016-0145-3. PMID: 27904645; PMCID: PMC5121980.
18. Dickerson RN, Gervasio JM, Riley ML, Murrell JE, Hickerson WL, Kudsk KA, Brown RO. Accuracy of predictive methods to estimate resting energy expenditure of thermally-injured patients. JPEN J Parenter Enteral Nutr. 2002 Jan-Feb;26(1):17-29. DOI: 10.1177/014860710202600117. PMID: 11833748.

19. Ozorio GA, Souza MTP, Singer P, López RVM, Alves-Almeida MMF, Ribeiro-Junior U, Waitzberg DL. Validation and improvement of the predictive equation for resting energy expenditure in advanced gastrointestinal cancer. Nutrition. 2020 May;73:110697. DOI: 10.1016/j.nut.2019.110697. Epub 2019 Dec 9. PMID: 32062447.

20. Ravelli MN, Schoeller DA, Crisp AH, Racine NM, Pfrimer K, Rasera Junior I, Oliveira MRM. Accuracy of total energy expenditure predictive equations after a massive weight loss induced by bariatric surgery. Clin Nutr ESPEN. 2018 Aug;26:57-65. DOI: 10.1016/j.clnesp.2018.04.013. Epub 2018 May 3. PMID: 29908684.

21. Brasil. Ministério da Saúde. Instituto Nacional de Câncer. Consenso nacional de nutrição oncológica. Rio de Janeiro: INCA; 2009. 126 p. ISBN 978-85-7318-154-8

22. Long CL, et al. Metabolic response to injury and illness: estimation of energy and protein needs from indirect calorimetry and nitrogen balance. Journal of Parenteral and Enteral Nutrition. 1979;3(6):452-456.

23. Purcell SA, Elliott SA, Baracos VE, Chu QSC, Sawyer MB, Mourtzakis M, et al. Accuracy of Resting Energy Expenditure Predictive Equations in Patients With Cancer. Nutr Clin Pract. 2019 Dec;34(6):922-934. DOI: 10.1002/ncp.10374. Epub 2019 Jul 25. PMID: 31347209.

24. Souza MTP, Singer P, Ozorio GA, Rosa VM, Alves MMF, Mendoza López RV, Waitzberg DL. Resting energy expenditure and body composition in patients with head and neck cancer: An observational study leading to a new predictive equation. Nutrition. 2018 Jul-Aug;51-52:60-65. DOI: 10.1016/j.nut.2017.12.006. Epub 2018 Feb 5. PMID: 29605765.

25. Mtaweh H, Tuira L, Floh AA, Parshuram CS. Indirect Calorimetry: History, Technology, and Application. Front Pediatr. 2018 Sep 19;6:257. DOI: 10.3389/fped.2018.00257. PMID: 30283765; PMCID: PMC6157446.

26. Haugen HA, Chan LN, Li F. Indirect calorimetry: a practical guide for clinicians. Nutr Clin Pract. 2007 Aug;22(4):377-88.

27. Oshima T, Berger MM, De Waele E, et al. Indirect calorimetry in nutritional therapy. A position paper by the ICALIC study group. Clin Nutr. 2017;36(3):651-662. DOI: 10.1016/j.clnu.2016.06.010.

28. Dias ACF, Silva Filho AA, Cômodo ARO, et al. Gasto Energético Avaliado pela Calorimetria Indireta. 2009.

29. Delsoglio M, Achamrah N, Berger MM, Pichard C. Indirect Calorimetry in Clinical Practice. J Clin Med. 2019;8(9):1387. DOI: https://doi.org/10.3390/jcm8091387.

30. Diener JR. Indirect calorimetry. Rev Assoc Med Bras. 1997;43:245-53.

3

Avaliação da composição corporal: bioimpedância elétrica, Dexa e ultrassonografia

Audie Nathaniel Momm
Mariana Pimenta
Larissa Goulart Maltez
Isabela Vieira de Sousa

INTRODUÇÃO

A avaliação da composição corporal é uma das ferramentas mais importantes para estimar o estado nutricional dos pacientes: a quantidade de massa magra interfere diretamente no prognóstico de diversas doenças, o que também é verdadeiro para a situação oposta: o excesso de gordura corporal é prejudicial e pode comprometer a qualidade de vida dos indivíduos, nos mais diversos âmbitos.[1,2] Dessa forma, é relevante conhecer, de modo preciso, a distribuição corporal, ou seja, como o peso se apresenta em termos de massa magra e óssea, quantidade de gordura e grau de hidratação corporal, dados obtidos a depender de exames específicos.[3] Essas informações norteiam a análise da estrutura corporal e permitem ajustar e manejar, de forma precisa, o tratamento a longo prazo, seja em unidades hospitalares ou ambulatoriais, seja na prescrição de exercícios e suplementos alimentares ou, ainda, para prevenir doenças cardiovasculares e metabólicas.[4]

Os métodos de avaliação abordados neste capítulo são: antropometria, bioimpedância, densitometria por dupla emissão de raios X (Dexa) e ultrassonografia (USG), solicitados em função do perfil do paciente, de sua condição clínica e, ainda, da disponibilidade deles em cada serviço de saúde. Apesar de o objetivo primário dos exames ser o mesmo, há que se considerar o grau de especificidade de cada um.[4,5]

DENSITOMETRIA POR DUPLA EMISSÃO DE RAIOS X

O exame conhecido como Dexa é realizado com o paciente deitado em decúbito dorsal, em equipamento de densitometria óssea convencional e dura cerca de dez minutos. O procedimento baseia-se no conceito de que o corpo é constituído por três compartimentos: tecido magro, ósseo e gordura, todos com diferentes densidades.[1,6] A partir de uma fonte de raios X, mais especificamente graças às propriedades dos fótons, partícula elementar, realizam-se análises transversais de todo o corpo, em intervalos de 1 cm.[6,7]

A medição é baseada na atenuação diferencial por tecido magro, osso e gordura, o que permite quantificá-los e expressar os resultados em termos percentuais; além de analisar os segmentos do corpo bilateralmente (braços e pernas), também o faz para tronco e pelve.[1] Graças à alta precisão dos resultados, é considerado o método "padrão-ouro" para a avaliação da composição corporal, por também verificar a distribuição de gordura corporal.[1,7]

Em relação à Dexa, cabe destacar:

- Vantagens: método rápido, não invasivo, avalia com precisão a composição corporal e cujos valores estão bem estabelecidos na literatura especializada.[2]
- Limitações: exposição à radiação que, apesar de ser extremamente baixa, pode ser um fator limitante, a exemplo das pacientes gestantes. Por se tratar de exame bastante específico e relativamente caro é pouco solicitado, pois na grande maioria dos casos conta-se com métodos mais rápidos, baratos e sem exposição alguma à radiação, como é o caso das medidas antropométricas, pregas cutâneas e bioimpedância elétrica.[1,2,8]

BIOIMPEDÂNCIA ELÉTRICA

O corpo humano é dividido em diversos componentes do ponto de vista anatômico, como osso, músculo e gordura; e do ponto de vista bioquímico em água, proteína, minerais e lipídeos. Todos esses componentes fazem parte da composição corporal e são importantes na avaliação da BIA. A impedância bioelétrica é um método de avaliação não invasivo, rápido, portátil e de baixo custo que estima a variação dos componentes do organismo em relação ao peso corporal total e determina a composição corporal e estado nutricional do indivíduo, seja ele saudável a nível ambulatorial ou em internação hospitalar.[9] Este método baseia-se na condução da corrente elétrica pelo corpo por meio dos fluidos intra e extracelulares que são os condutores da corrente elétrica e das membranas celulares que são condensadorAs da corrente elétrica.[10] A técnica pela qual a BIA estima a massa gorda e magra é por meio do índice de água corporal total, que pode ser calculado pela fórmula que utiliza a variável estatura ao quadrado pela resistência (EST^2/R) ajustada pelo sexo e idade.[10]

Princípios da impedância bioelétrica

Existem alguns conceitos físicos, como resistência e reatância, que são importantes para a melhor compreensão da impedância elétrica. A impedância (Z) trata-se da oposição à passagem da corrente elétrica e se subdivide em resistência (R) e reatância (Xc). A resistência é uma propriedade que representa a oposição pelo corpo ao fluxo da corrente elétrica através dos meios intra e extracelulares.[11] No nosso corpo temos alguns componentes que são os principais responsáveis pela resistência, como água corporal total que contém eletrólitos, massa magra e gordura corporal total (GCT). Destes componentes, os dois primeiros apresentam uma baixa resistência, ou seja, são bons condutores da corrente elétrica, por conter eletrólitos em sua composição. Enquanto o terceiro componente apresenta uma alta resistência, isso porque gordura corporal e osso apresentam menos quantidade de água e eletrólito, o que dificulta a passagem da corrente elétrica.[11,12]

A reatância é a oposição ao fluxo da corrente elétrica causada pela capacitância, esta que por sua vez é a capacidade de armazenar energia, quando ocorre a passagem da corrente elétrica. No nosso organismo as membranas celulares funcionam como um capacitor e podem variar a depender da integridade, função e composição da membrana celular. Sendo assim, quanto mais íntegra for a membrana celular maior a capacitância (Xc), ou seja, a capacidade de armazenar energia da membrana. A obtenção do ângulo de fase através da BIA acontece por meio do posicionamento do paciente de forma supina em uma maca e da passagem de uma corrente elétrica de baixa intensidade 800 μA e uma frequência de 50kHz que é conduzida por quatro eletrodos de superfície (dois próximos e dois distais).[10,11]

Ângulo de fase

Todos esses conceitos descritos anteriormente são importantes para a compreensão sobre um importante componente da bioimpedância, que é o ângulo de fase (AF). O ângulo de fase é um indicador prognóstico que tem como parâmetro a reatância e a resistência. Existem vários estudos que associam o ângulo de fase com a sobrevida de pacientes hospitalizados relacionando a progressão da doença e os resultados do tratamento clínico com o estado nutricional do paciente. Conceitualmente, o ângulo de fase pode ser compreendido pela diferença entre a tensão e a corrente, ou seja, as membranas celulares geram um atraso no fluxo, causando uma queda na tensão da corrente ou uma mudança de fase. Com isso, o ângulo de fase representa a integridade da membrana e a distribuição da água nos espaços intra e extracelulares. Existe uma equação pela qual podemos representar o ângulo de fase, que é a relação geométrica entre resistência e reatância representada pela fórmula $(Xc/R) \times 180°/\pi$. Assim, ao analisar a fórmula do ângulo de fase podemos concluir que ele é diretamente proporcional à reatância (Xc) e inversamente proporcional à resistência (R). Então, valores menores do ângulo de fase significam baixa reatância e alta resistência, o que indica a relação com doenças celulares ou alterações na membrana celular.[3,4,10]

Importância do ângulo de fase

Estudos têm mostrado que o ângulo de fase funciona como um indicador prognóstico em pacientes críticos, também analisa a gravidade da doença, funcionando como um instrumento de avaliação funcional e indicador geral de saúde. Os valores considerados normais do ângulo de fase variam entre 5 e 15°. Valores de ângulo de fase maiores demonstram uma boa função celular e uma composição corporal com maior quantidade de massa magra e menor massa gorda. Já os valores de ângulo de fase menores indicam menor integridade das membranas, o que permite maior permeabilidade e transferência de fluidos com consequente disfunção celular, estado nutricional ruim e pior prognóstico com relação à doença. O ângulo de fase pode ser utilizado para avaliar o prognóstico de doenças como: câncer, pacientes críticos em UTI, HIV, cirrose hepática e doença renal.[3-8]

Ângulo de fase em pacientes oncológicos

O câncer é uma doença responsável por um processo hipercatabólico com aumento do catabolismo proteico e da resistência à insulina, o que muitas vezes leva a uma desnutrição e caquexia do paciente, podendo estar relacionado a quadros de aumento de mortalidade, morbidade e aumento do tempo de internação hospitalar. Nos pacientes com câncer em estado crítico, esse cenário pode ser agravado e a necessidade de se estabelecer um método eficaz para avaliar a desnutrição torna-se ainda mais desafiadora, uma vez que esses pacientes normalmente possuem restrições como limitação ao leito, alterações metabólicas, variação hídrica e geralmente estão sob efeitos de sedação e ventilação mecânica, entre outros agravantes. Por isso, a impedância elétrica é um método que pode, através do ângulo de fase, fornecer informações mais fidedignas do estado nutricional destes pacientes. Essa análise se dá por meio das alterações dos fluidos intra e extracelular, que indicam o estado da membrana celular e a quantidade de massa celular total. Estudos avaliando a relação do ângulo de fase com prognóstico de pacientes oncológicos internados em UTI mostram que quanto menor o valor do AF desses pacientes, maior o tempo de internação hospitalar em UTI, maior o tempo de ventilação mecânica e gravidade clínica. Portanto, a nutrição desses pacientes como forma de manutenção ou prevenção de perda de massa magra é importante para a melhora da resposta aos quimioterápicos, radioterapias e cirurgias.[3,4]

Ângulo de fase em pacientes críticos em UTI

Pacientes graves internados em UTI apresentam maior índice de desnutrição, podendo ter uma perda de massa muscular equivalente a 10% e 25%. Isso ocorre devido à elevada produção de citocinas e hormônios pró-inflamatórios que estão diretamente relacionados ao estresse. Estudos mostraram que o ângulo de fase é um método prático e não invasivo que pode ser utilizado como alternativa para avaliar risco de mortalidade e tempo de internação do paciente crítico em UTI. O ângulo de fase, quando combinado com outros métodos de avaliação nutricional, como ASG, indica pior desfecho da condição do paciente quando está com valores reduzidos. Um importante aspecto que deve ser analisado levando em consideração o ângulo de fase em paciente em UTI é a hidratação. A hiper-hidratação, que é frequente nesses pacientes nas primeiras horas de admissão, pode falsear o ângulo de fase.[5,12]

Ângulo de fase e HIV

Pacientes com HIV costumam ter uma relação importante entre perda de massa corporal, principalmente massa magra, e elevada carga viral. Essa relação ocorre devido ao aumento de inflamação e maior desintegração celular, com consequente catabolismo do organismo. Por isso, o ângulo de fase é um importante indicador do estado nutricional e prognóstico da doença em pacientes portadores do vírus HIV. Sabe-se que valores elevados de ângulo de fase em pacientes em tratamento com antirretrovirais e com carga viral e contagem de CD4 controlados são associados a baixo risco de mortalidade.[7]

Ângulo de fase em pacientes com cirrose hepática

Pacientes com cirrose hepática apresentam um alto índice de desnutrição calórica-proteica, o que pode levar a maiores complicações decorrentes da doença, como ascite, sangramento de varizes e piora da função hepática. Fatores associados à desnutrição, como ingestão alimentar insuficiente e inatividade física, devem ser identificados precocemente para minimizar consequências da doença. Estudos mostraram que o AF é maior em pacientes nutridos em comparação aos desnutridos, enquanto em pacientes transplantados não houve relação do AF com desnutrição. Já o estudo de Ruiz-Margáin et al., que avaliou 136 pacientes com cirrose, mostrou que o ângulo de fase é um preditor independente de mortalidade.[8]

Ângulo de fase em pacientes com doença renal

A análise do ângulo de fase para avaliação do prognóstico de pacientes renais crônicos foi um método validado, porém apresenta redução da acurácia quando se leva em consideração as alterações eletrolíticas e variações hídricas durante o processo de diálise. No estudo de Ribeiro et al., observou-se que o ângulo de fase aumentou pós-

-diálise devido à perda hídrica que aconteceu no processo dialítico. A relação do ângulo de fase com o estado nutricional em pacientes renais dialíticos tem sido controversa, embora seja fato que pacientes renais apresentam, em sua maioria, deficiência calórica proteica importante.[13]

ULTRASSONOGRAFIA

Em seres humanos a composição corporal pode ser analisada e avaliada sob variadas perspectivas, dependendo do objetivo do estudo ou dos instrumentos usados. É possível o estudo do corpo quanto a sua composição em diferentes níveis: atômico, molecular, celular, tissular-sistêmico e corporal total. Fatores como a disponibilidade de equipamentos e o contexto clínico também influenciam decisivamente na escolha dos compartimentos corporais analisados. Embora haja modelos que avaliem quatro ou mais compartimentos corporais, em muitas situações clínicas, o estudo corporal menos estratificado, fazendo uso de apenas dois compartimentos (um relativo à "massa de gordura", e o outro de "massa livre de gordura"), pode ser suficiente para a situação clínica apresentada. A ultrassonografia (USG) é uma ferramenta acessível à beira do leito, não invasiva, portátil; e seu papel dentro da UTI vem ganhando destaque para quantificar características estruturais e físicas do músculo esquelético e que estão associadas ao estado nutricional. O método permite distinguir o tecido magro para identificar depleção muscular mesmo quando o peso corporal ou as circunferências dos membros estão estáveis.[9]

O uso da USG no contexto de avaliação da composição corporal é feito por profissionais treinados, mas não necessariamente radiologistas, o que pode representar concomitantemente vantagens e desvantagens. Além disso, há dúvidas em relação ao protocolo mais adequado e questiona-se a confiabilidade das medidas em pacientes edemaciados ou obesos. Assim, considerando-se que há muito a ser esclarecido sobre o uso da USG como instrumento capaz de auxiliar no diagnóstico e seguimento nutricional, principalmente de pacientes críticos, é válido avaliar este instrumento, comparando-o com os demais métodos de avaliação nutricional comumente utilizados, associando as alterações musculares encontradas com possíveis fatores de risco, a fim de consolidar a técnica e potenciais aplicações. Com o uso da USG é possível determinar a composição corporal do compartimento tissular-sistêmico, avaliando parâmetros como o tecido muscular, tecido adiposo ou órgãos específicos. As principais características positivas para o uso da USG se devem a sua ampla disponibilidade, baixo custo, portabilidade e por tratar-se de método não invasivo. Além disso, mostra boa correlação inter e intra-avaliador, e capacidade de uso seriado para avaliação de resposta terapêutica. A essas qualidades, soma-se o fato de a USG ter sido alvo de estudos de validação clínica, que concordaram afirmativamente quanto ao seu potencial. Contudo, apesar de sua ampla utilização no diagnóstico de inúmeras doenças e condições clínicas, este método tem sido pouco utilizado na determinação da composição corporal.[9]

Princípios da ultrassonografia

O exame de imagem por USG é utilizado na medicina há algumas décadas e se destaca por sua confiabilidade e precisão, sendo uma técnica comumente usada para fins de diagnóstico e acompanhamento. Sua utilização no cenário da composição corporal se tornou viável, especialmente devido à sua habilidade para quantificar a espessura do tecido. O equipamento da USG funciona por meio de ondas sonoras cujas frequências são acima do que o ser humano é capaz de ouvir, correspondente à frequência maior do que 20.000 Hz. O equipamento transforma a energia elétrica em energia sonora por meio do transdutor, que é a peça do equipamento que entra em contato com a pele. A imagem é obtida a partir da diferença entre as ondas emitidas e as refletidas. Quanto maior a frequência, menor o comprimento da onda, e menor a profundidade da estrutura alcançada. Assim, para estudo de estruturas superficiais como no caso dos músculos utilizam-se frequências maiores. De acordo com os princípios técnicos, o feixe de ultrassom é transmitido através da pele, e quando este entra em contato com uma interface de tecido (p. ex., pele-gordura subcutânea, gordura-músculo e músculo-osso), é parcialmente refletido de volta para o transdutor como um eco. A quantidade de som refletido depende das mudanças na impedância acústica entre as duas interfaces de tecido. A impedância acústica é o produto da densidade do tecido e velocidade acústica. O ar quase não tem impedância, enquanto gordura e músculo têm impedâncias de 0,138 g·cm − 1·s-1 e 0,170 g·cm − 1·s-1, respectivamente. O osso tem um valor relativamente alto de impedância (0,78 g · cm − 1·s-1). Assim, podemos simplificar na seguinte escala de impedância acústica: ar < tecido adiposo < músculo < osso. Quanto mais alta a impedância acústica, mais forte será a reflexão gerada e, portanto, melhor será a qualidade da imagem.[9]

De maneira geral, os ecos são convertidos em sinais para processamento pelo transdutor e a força de cada onda refletida é representada por um ponto. A posição do ponto representa a profundidade a partir da qual o eco foi recebido. A força relativa e a amplitude de ecos são representadas pelo brilho da imagem na tela do computador.

Reflexos fortes parecem brancos, os reflexos mais fracos aparecem em cinza e nenhum eco é preto. Isso produz uma imagem bidimensional em escala de cinza com bordas brancas para as interfaces pele-gordura subcutânea e músculo-osso e uma borda visível, mas menos distinta, para a interface gordura-músculo. Por fim, os pontos são combinados para formar uma imagem. Quando o transdutor recebe o feixe, ele converte o eco em sinais elétricos para formar uma imagem 2D. Além disso, as maiores reflexões ocorrem nas grandes interfaces, por exemplo: na camada de gordura subcutânea e no músculo. Entretanto, ocorre espalhamento das ondas ultrassônicas nas interfaces pequenas, como por exemplo, na gordura intramuscular. Assim, o transdutor tem uma função dupla de transmitir o ultrassom e recebê-lo. Estes transdutores variam em relação ao modo e à frequência. Um transdutor de modo A, ou modo de amplitude, depende de um feixe estreito para escanear a descontinuidade do tecido e produzir um pico em um gráfico. No modo B, ou modulação de brilho, a digitalização usa uma matriz linear para produzir uma imagem bidimensional, combinando sinais do modo A de várias direções. Assim, a técnica de ultrassonografia para avaliação da composição corporal pode ser utilizada nos modos A e B.[9]

Detalhando melhor, o modo A é utilizado para medição do tecido adiposo e o transdutor é posicionado transversalmente sobre a área do tecido muscular, sendo este o local no qual a gordura subcutânea será medida. Em seguida, pressiona-se o transdutor sobre esse ponto, sendo lentamente deslizado por 5 mm na respectiva área avaliada. Por meio de equações preditivas de softwares, são estimados os compartimentos corporais. Já o modo B mede especificamente as gorduras subcutânea e visceral e a massa muscular, sendo essa avaliação realizada por meio da espessura da gordura subcutânea e do músculo (reto femoral, quadríceps e bíceps).[9]

O uso da ultrassonografia na avaliação da massa muscular

A USG vem ganhando destaque como método de análise de massa muscular em pacientes críticos. É uma ferramenta acessível, não invasiva, portátil, sem risco de radiação e que pode ser usada para quantificar características estruturais e físicas do músculo esquelético à beira do leito, associando-se essas características ao estado nutricional. Existem vários tipos de transdutores, sendo o linear utilizado para o estudo da massa muscular. A frequência utilizada por meio dele está entre 7 e 11 MHz. Em casos de estruturas corporais maiores, como em pacientes obesos, pode-se utilizar também o transdutor curvado.[10]

O músculo quadríceps

O complexo muscular do quadríceps é composto por quatro grupos: músculo reto femoral (RF), vasto lateral (VL), vasto intermédio (VI) e vasto medial (VM). A espessura do músculo reto femoral corresponde a 10% da área transversal total do quadríceps. Estes músculos têm comportamentos diferentes no que tange à própria massa, já que são observadas diferentes taxas de atrofia, em situações diversas. Inicialmente, há uma redução mais rápida da espessura do músculo RF em comparação ao VI. Há também diferenças funcionais e morfológicas entre os músculos. O músculo RF, por exemplo, é descrito como músculo de força que auxilia em movimentos rápidos, sendo biarticular e composto principalmente por fibras do tipo II. O VI é descrito como músculo estabilizador, importante no equilíbrio quando se está em pé ou caminhando, tratando-se de músculo não articular que é composto principalmente por fibras do tipo I. Os motivos pelos quais a maioria dos autores utiliza o músculo do quadríceps na avaliação da depleção muscular em UTI são: 1) ser local acessível em pacientes acamados; 2) o RF ter limites da fáscia bem definidas, o que possibilita maior consistência entre avaliadores; 3) ser grupo muscular importante no processo de reabilitação; 4) ser local no qual são observadas maiores taxas de atrofias musculares em situações de imobilização; e 5) haver forte associação com medidas de massa muscular total em populações saudáveis.[10]

Protocolos usados para avaliação de massa muscular por meio da ultrassonografia

Existem diferentes protocolos para estimativa muscular por meio da USG. O exame pode ser realizado em diferentes locais anatômicos, como braço, antebraço, abdome e em diferentes pontos da coxa, não havendo consenso sobre a técnica mais adequada a ser utilizada. A coxa é o local mais comumente mensurado em pacientes críticos. Para tal, utilizam-se os pontos de 2/3 ou 1/2 entre a crista ilíaca e a borda superior da patela. Gruther et al. descreveram inicialmente o protocolo em pacientes críticos, utilizando estes dois pontos na região da coxa, os quais têm sido comumente utilizados devido à fácil acessibilidade ao local diante das particularidades destes pacientes. Além disso, as especificidades do referido músculo e a facilidade técnica de mensuração em pacientes com edema ou membros grandes favorecem esse local.[10]

A massa muscular já foi avaliada pela USG de formas distintas. Paris et al., ao adicionarem espessura do braço, idade e sexo aos dados obtidos por USG nos pontos de 2/3 e 1/2 de ambas as coxas, obtiveram maior força de correlação (r = 0,91) com o tecido muscular apendicular, mensurado pela Dexa *versus* quando foram utilizados somente os dados de espessura muscular dos dois pontos da coxa (r = 0,72). Houve também melhor capacidade (área sob a curva [AUC] = 0,89) para identificar a massa de tecido magro. Isso sugere que o método de dois pontos da coxa pode ainda ser melhorado ao se utilizarem outros dados.[9]

A realização do exame de USG requer que o paciente esteja em posição supina e os dedos dos pés apontando para o teto. O leito deve estar em elevação correspondente entre 30 e 45° e a sonda do aparelho da ultrassonografia formando ângulo de 90° com a superfície da pele, sem inclinação. Na imagem gerada, a pele corresponde à camada hiperecoica (ou seja, mais branca e brilhante) adjacente ao transdutor, o tecido subcutâneo corresponde à imagem hipoecoica (ou seja, aparece com a coloração escura) de espessura variável com linhas hiperecoicas, parecidas com uma pluma. A fáscia muscular é a camada hiperecogênica correspondente à primeira interface em que o RF se interpõe. O músculo RF é a estrutura semicircular delimitada pela fáscia muscular e pela segunda interface que corresponde à outra camada hiperecoica, em que o VI se interpõe. O VI corresponde à estrutura retangular delimitada pela segunda interface e pela superfície óssea. Por fim, a superfície óssea é a estrutura circular hipoecoica delimitada por camada hiperecoica, correspondendo à camada cortical do fêmur. A espessura muscular do quadríceps é obtida medindo-se a distância entre a margem superior do fêmur e o limite inferior da fáscia profunda do RF. A área da secção transversal do RF é calculada a partir do contorno das bordas do músculo após a imagem ter sido congelada no próprio equipamento.[9]

As medidas de massa muscular por USG possibilitam ainda identificar mudanças em curto prazo (dias), permitindo medições em série, o que contribui para a avaliação do estado nutricional em sequência. Dessa forma, seria também possível avaliar a efetividade da terapia nutricional implantada, além das intervenções de reabilitação motora. Contudo, há algumas questões sobre este instrumento que demandam atenção e devem ser avaliadas com cautela. A aplicação da compressão do transdutor sobre a região a ser avaliada para aquisição das imagens é uma delas. Foi observado que, na compressão mínima, o coeficiente de determinação foi significativamente maior do que com a compressão máxima. Além disso, a estrutura muscular pode também ser alterada por aspectos como idade e sexo. Existem outras limitações do método, como a influência do estado de hidratação, a falta de pontos de corte e a inexistência de critérios para definir aquele músculo sem condições de avaliação (devido à má qualidade da imagem e à impossibilidade de definição das bordas da fáscia). A dependência de treinamento apropriado (exame avaliador dependente), o uso de diferentes transdutores (linear vs. curvilíneo) e a escassez de protocolos padronizados (uma vez que há grande variedade de músculos medidos em pontos distintos) também devem ser considerados ao se usar este método.[10,14]

A avaliação de massa muscular por meio da USG tem bons valores de concordância entre avaliadores e intravaliadores, para a maioria das medidas, desde que haja treinamento adequado. É possível detectar mudanças em curto período de tempo, especialmente para as medidas feitas no ponto de 2/3 entre a crista ilíaca e a borda superior da patela. Pacientes cirúrgicos tiveram maiores perdas musculares avaliadas pela USG, para a maioria das medidas, entre os dias 1 e 5.[9,10]

CONCLUSÃO

Cada método de avaliação possui suas vantagens e limitações, mas todos contribuem significativamente para a compreensão da composição corporal e o acompanhamento das mudanças ao longo do tempo. A Dexa, por exemplo, é altamente precisa, mas limitada pelo custo e exposição à radiação, enquanto a bioimpedância é mais acessível, porém menos detalhada. A ultrassonografia destaca-se pela sua portabilidade e capacidade de ser usada à beira do leito, proporcionando dados valiosos sobre a massa muscular e outras características estruturais. Dessa forma, a escolha do método adequado deve considerar o contexto clínico e as necessidades específicas de cada paciente, garantindo um manejo nutricional e terapêutico mais eficaz.[9,10]

REFERÊNCIAS

1. Chaves LGCM, Gonçalves TJM, Bitencourt AGV, Rstom RA, Pereira TR, Velludo SF. Avaliação da composição corporal pela densitometria de corpo inteiro: o que os radiologistas precisam saber. Radiol Bras. 2022 Set/Out; 55(5):305-311.

2. Body Composition Assessment: A Comparison of the DXA, InBody 270, and Omron. JEN [Internet]. 2020 Jan. 11 [cited 2024 Jun. 24];3(1). Disponível em: https://journalofexerciseandnutrition.com/index.php/JEN/article/view/57.

3. do Amaral Paes TC, et al. Phase angle assessment in critically ill cancer patients: Relationship with the nutritional status, prognostic factors and death. Journal of critical care vol. 44 (2018): 430-435. DOI: 10.1016/j.jcrc.2018.01.006.

4. Aleixo GFP, et al. Bioelectrical Impedance Analysis for the Assessment of Sarcopenia in Patients with Cancer: A Systematic Review. The oncologist. 2020;25(2):170-182. DOI: 10.1634/theoncologist.2019-0600.

5. Stapel SN, et al. Bioelectrical impedance analysis-derived phase angle at admission as a predictor of 90-day mortality in intensive care patients. European journal of clinical nutrition. 2018;72(7):1019-1025. DOI: 10.1038/s41430-018-0167-1.

6. Stuqui M, Beccaria LM, Albertini SM, Godoy MF. Phase angle as a potential marker of nutritional status in intensive care patients. Cogitare Enferm. 2022;27.

7. Silva TBD, Libonati RMF. Ângulo de fase e indicadores do estado nutricional em pessoa vivendo com HIV/Aids com síndrome lipodistrófica secundária à terapia antirretroviral/Phase angle and indicators of nutritional status in a person living with HIV/AIDS with lipodystrophic syndrome secondary to antiretroviral therapy. Brazilian Journal of Health Review. 2020;3(4):10710-10727. DOI: 10.34119/bjhrv3n4-331. Disponível em: https://ojs.brazilianjournals.com.br/ojs/index.php/BJHR/article/view/15710. Acesso em: 24 jun. 2024.

8. Ruiz-Margáin A, et al. Phase angle from bioelectrical impedance for the assessment of sarcopenia in cirrhosis with or without ascites. Clinical gastroenterology and hepatology: the official clinical practice journal of the American Gastroenterological Association. 2021;19(9):1941-1949.e2. DOI: 10.1016/j.cgh.2020.08.066.

9. Paris MT, et al. Validation of bedside ultrasound of muscle layer thickness of the quadriceps in the critically Ill patient (VALIDUM Study). JPEN. Journal of parenteral and enteral nutrition. 2017;41(2):171-180. DOI: 10.1177/0148607116637852.

10. Ferrie S, Tsang E. Monitoring nutrition in critical illness: What can we use?. Nutrition in clinical practice: official publication of the American Society for Parenteral and Enteral Nutrition. 2018;33(1):133-146. DOI: 10.1177/0884533617706312.

11. Goossens C, Marques MB, Derde S, Vander Perre S, Dufour T, Thiessen SE, et al. Premorbid obesity, but not nutrition, prevents critical illness-induced muscle wasting and weakness. J Cachexia Sarcopenia Muscle. 2017 Feb;8(1):89-101. DOI: 10.1002/jcsm.12131. Epub 2016 Jul 20. PMID: 27897405; PMCID: PMC5326828.

12. Mukhopadhyay A, et al. Nutritional risk assessment at admission can predict subsequent muscle loss in critically ill patients. European Journal of Clinical Nutrition. 2018;72,8:1187-1190. DOI: 10.1038/s41430-018-0144-8.

13. Segaran E, et al. Does body mass index impact on muscle wasting and recovery following critical illness? A pilot feasibility observational study. Journal of Human Nutrition and Dietetics: the official journal of the British Dietetic Association. 2017;30(2):227-235. DOI: 10.1111/jhn.12401.

14. Dusseaux MM, Antoun S, Grigioni S, Béduneau G, Carpentier D, Girault C, et al. Skeletal muscle mass and adipose tissue alteration in critically ill patients. PLoS One. 2019;14(6). DOI: 10.1371/journal.pone.0216991.

SEÇÃO II

Dieta oral e suplemento nutricional

4

Dieta com cetoanálogos: indicações e contraindicações

Sandra Maria Rodrigues Laranja
Marta Duenhas
Maria Angela de Souza
Erika Lamkowski Naka

Os cetoanálogos são classificados como suplementos alimentares, que entram no ciclo da ureia sendo convertidos em aminoácidos essenciais, produzindo anabolismo, retardando o desenvolvimento de sintomas urêmicos com consequente retardo do início de terapia de substituição renal (TSR).[1,2]

Somente devem ser utilizados na doença renal crônica (DRC), pois a injúria renal aguda (IRA) é potencialmente reversível, e embora com manifestações clínicas iguais, como: distúrbios hidroeletrolíticos, ácido-básicos, volêmicos e urêmicos, apresenta-se geralmente num cenário clínico bastante complexo, diferentemente da DRC. A maior parte dos casos se desenvolve em pacientes críticos, muitas vezes no contexto da falência de múltiplos órgãos, sendo que não realizamos restrição dietética na IRA e sim TSR para que possamos manter um aporte nutricional adequado, atendendo às demandas metabólicas desses pacientes, com uma abordagem muito diferente do tratamento da DRC.[3]

Já a doença renal crônica é a perda progressiva e irreversível da função renal. É classificada de acordo com o Kidney Disease Improvement Global Outcomes (KDIGO) em 5 estágios (Tabela 1) e é acompanhada

dieteticamente nos diferentes estágios da doença desde intervenções mínimas, como orientações a respeito de hidratação adequada, quantidade de sal, proteínas, cálcio e potássio na dieta até o momento de iniciar a terapia de substituição renal (TSR).[4]

TABELA 1   Estágios da DRC

Classificação dos 5 estágios de DRC e FG		
Estágio	FG (mL/min)	Comprometimento
1	≥ 90	LR com função renal normal (albuminúria)
2	89-60	DRC leve
3	59-30	DRC moderada (laboratorial)
4	29-15	DRC grave (clínica)
5	≥ 15	IRC terminal (dialítica)

DRC: doença renal crônica; FG: filtração glomerular; IRC: insuficiência renal crônica; LR: lesão renal. Fonte: KDIGO.[5]

Pacientes com filtração glomerular (FG) maior que 60 mL/minuto, além do tratamento das doenças que podem ser a causa da insuficiência renal, como glomerulopatias, hipertensão arterial, diabetes *mellitus* (DM), rins policísticos, entre outras, geralmente não necessitam de orientações específicas (exceto DM) quanto à alimentação, salvo o não abuso de proteínas e as orientações preconizadas para uma vida saudável. Já pacientes com FG igual ou menor que 60 mL/minuto devem realizar consultas regulares com um médico nefrologista, nutrólogo e nutricionista, a fim de receberem acompanhamento da evolução da perda progressiva de função renal, com adequação da quantidade de proteínas, sódio, potássio, fósforo, cálcio e ingestão hídrica. Além do planejamento, de preferência no início do estágio 4 da DRC, com escolha do método dialítico para o momento de início de TSR com confecção de fístula arteriovenosa (FAV) ou treinamento para diálise peritoneal ambulatorial (DPA) ou exames para transplante renal preemptivo nos pacientes que dispõem de um doador vivo.

Dessa forma, embora a doença renal crônica seja uma doença extremamente grave, podendo levar a óbito quando não adequadamente tratada, ela apresenta uma janela de oportunidades (Figura 1) para o seu tratamento, desde intervenções mínimas nutricionais até a terapia substitutiva renal, passando por diversas intervenções dietéticas e de restrição proteica.[5]

A restrição proteica evolui de acordo com a redução da taxa de filtração glomerular. Na dieta normal, a ingestão diária preconizada de proteínas é de 0,8 a 1,0 g/kg/dia. Conforme a filtração glomerular declina, essa ingestão é reduzida progressivamente para 0,75 g/kg/dia (com FG de 30-15 mL/minuto), 0,5 g/kg/dia (FG < 15 mL/min) e chegando a 0,3 g/kg/dia nas dietas em que os cetoanálogos são utilizados para o tratamento da DRC.[5] Os cetoanálogos podem ser iniciados a partir de FG < 20 mL/min.[6]

Os pacientes devem ser referidos o mais precocemente possível ao nefrologista para que a progressão da DRC para o estágio final com início de TSR ou transplante renal seja retardada pelo maior tempo pos-

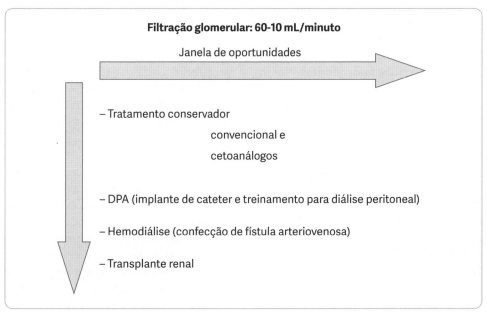

FIGURA 1   Doença renal crônica.

sível, com segurança, manutenção do *status* nutricional e qualidade de vida. Além disso, para que o paciente possa ser esclarecido e educado a respeito do caráter progressivo e irreversível da doença e para que ele possa chegar ao estágio final da DRC (estágio 5) com necessidade de TSR, tendo escolhido o seu método de diálise, e seja preparado com antecedência para este início, com confecção e maturação de FAV adequada (pelo menos 90 dias), para o início de hemodiálise, ou implante de cateter peritoneal e treinamento do método, que é realizado pelo próprio paciente ou familiar. Ou ainda preparado, quando houver a possibilidade de um doador vivo, para o transplante preemptivo.[7]

Assim, o ideal é que estes pacientes sejam referidos para um serviço de nefrologia e então acompanhados pela equipe de tratamento conservador da DRC, uma equipe multidisciplinar, composta por nefrologistas, nutrólogo, nutricionistas, enfermagem, psicólogo, cirurgia vascular e assistência social.

Com o decorrer do tratamento e a redução da filtração glomerular estes pacientes passam a uma restrição proteica progressiva, para retardar e minimizar os sintomas urêmicos, podendo então ser indicados para início de tratamento com cetoanálogos, a fim de prolongar o tratamento conservador o máximo de tempo possível, postergando o início de TSR.

EXPERIÊNCIA DO SERVIÇO DE NEFROLOGIA DO HOSPITAL DO SERVIDOR PÚBLICO ESTADUAL DO INSTITUTO DE ASSISTÊNCIA MÉDICA AO SERVIDOR PÚBLICO ESTADUAL DE SÃO PAULO (HSPE/IAMSPE)

No Serviço de Nefrologia do HSPE, utiliza-se nível filtração glomerular de 20 mL/minuto, em vez de nível de ureia de 175 mg/dL (ou FG <12 mL/minuto) para início de uma dieta muito restrita em proteínas suplementada com cetoanálogos (DMRP+CA) com prescrição de 0,3 g de proteínas por quilo de peso ideal por dia, 30 a 35 kcal por quilo de peso ideal por dia e 1 comprimido de cetoácidos para cada 5 quilos de peso ideal por dia. Essa conduta foi adotada, após o trabalho realizado, com pacientes em fase avançada de DRC que chegaram ao Serviço e será descrita a seguir.[8]

O racional é que muitas vezes os pacientes podem ter FG igual ou menor que 20 mL/minuto, sem sintomatologia e com níveis baixos de ureia. Assim, passou-se a utilizar num momento mais tardio, impondo uma menor dificuldade de restrição proteica muito rígida a esses pacientes, bem como um menor custo econômico com excelentes resultados.

Ocorre que muitas vezes os pacientes somente tomam conhecimento de sua doença nas fases finais da DRC e adentram ao hospital pelo pronto-socorro, quando não pela Emergência, por urgência dialítica, com hipercalemia, hipervolemia, sangramentos, anemia ou acidose metabólica importante. E assim não tiveram a possibilidade de um preparo adequado para o início de TSR com confecção de FAV ou implante de cateter peritoneal, sendo iniciada terapia dialítica de urgência, com acesso temporário, por cateter de Schilley para hemodiálise, podendo evoluir com complicações como sangramentos na passagem de acesso, hemotórax, pneumotórax, infecções de corrente sanguínea, endocardite, internação prolongada e comprometimento da rede venosa por múltiplas punções venosas, posteriormente dificultando a confecção de uma fístula arteriovenosa.[7]

Pacientes que chegam ao hospital com quadro clínico de uremia, como fraqueza, mal-estar, náuseas e vômitos, mas sem hipervolemia não responsiva a diuréticos, hipercalemia grave (> 6 mEq/L e/ou com alterações eletrocardiográficas ou que não se resolva com medidas clínicas), sem atrito pericárdico e sem sangramentos, podem ser indicados para terapia com DMRP+CA (cetoanálogos + restrição proteica de 0,3 g/kg/dia), para que possam ser então preparados para um início de terapia dialítica adequada com confecção de FAV ou implante de cateter peritoneal e treinamento para DPA. Muitos podem permanecer em tratamento conservador por tempo prolongado sem necessidade de TSR e, ao não ser mais possível a manutenção em tratamento conservador, escolher o método ao qual melhor se adaptam, bem como estar preparados psicológica e socialmente para este início, visto que a TSR pode promover uma mudança importante na rotina e na vida pessoal dos pacientes e familiares. Para isso é importante também que estes pacientes não apresentem quadros infecciosos ou de desnutrição, contraindicações para uso de cetoanálogos, bem como sangramentos ativos ou atrito pericárdico.[9] Além disso, em alguns casos os pacientes podem realizar hemodiálise por um quadro emergencial, como, por exemplo, risco de arritmia por hipercalemia, edema agudo de pulmão e após essa fase inicial podem ser controlados clinicamente, pois apresentam ainda uma função renal residual que lhes permite ainda permanecerem em tratamento conservador, com a DMRP+CA, por algum tempo, e ser preparados para um início menos tempestuoso de TSR.[10]

A terapia com cetoanálogos também impõe um desafio importante nos hábitos alimentares, visto que basicamente retira toda a fonte de proteína animal, e impõe a administração de um grande número de comprimidos por dia (1 cp/5 kg de peso/dia). Esses comprimidos costumam ser grandes e se somam muitas vezes a um elevado número de medicações de uso diário por esses pacientes, como anti-hipertensivos, hipolipemiantes, suplementação de ferro e vitaminas.[11]

Embora o consumo proteico se encontre naturalmente bastante reduzido nos quadros de uremia, com a melhora do quadro clínico os pacientes podem passar a achar a DMRP+CA monótona e apresentar uma menor aceitação. Na experiência do Serviço, essa situação costuma ser mais comum nos pacientes mais jovens, sendo que os pacientes mais idosos (acima de 65 anos) costumam apresentar uma maior aceitação e aderência.[12] Por outro lado, os cetoanálogos também proporcionam um melhor controle do metabolismo do cálcio, do fósforo e do hiperparatiroidismo secundário, uma vez que possuem na sua composição cálcio. E com a restrição de proteína animal, um melhor controle do metabolismo lipídico também costuma ser atingido.[13]

Assim, os cetoanálogos podem ser utilizados como ponte para confecção de acessos para hemodiálise ou DP, evitando a utilização de acesso temporário em pacientes que adentram ao hospital com quadros importantes de uremia.

No período de julho de 2002 a março de 2005, em um estudo prospectivo, foram avaliados 21 pacientes com indicação de início de terapia de reposição renal, porém sem sinais ou sintomas de urgência dialítica, como sangramentos, atrito pericárdico, hipercalemia severa não controlável com medidas clínicas ou hipervolemia. Esses pacientes receberam a prescrição de DMRP+CA por uma média de 30 dias até a confecção de um acesso permanente ou treinamento para diálise peritoneal.[8]

Os pacientes foram avaliados antes do início da DMRP+CA (T0), 7 (T7), 15 (T15) e 30 (T30) dias após o início da DMRP+CA, bem como na saída do estudo.

Na primeira avaliação antes do início da DMRP+CA e no final dos 30 dias, foram submetidos o exame físico completo, exames laboratoriais, avaliação do estado nutricional através de medidas antropométricas e avaliação do consumo de energia e proteínas, pelo levantamento do hábito alimentar.

Em 30 dias, 62% (13/21) dos pacientes tinham fístula confeccionada e maturada, mostrando assim a importância do encaminhamento precoce ao nefrologista. Desses pacientes, 47,6% (10/21) iniciaram hemodiálise com FAV confeccionada e maturada e 14,3% (3/21) permaneceram no estudo sem a necessidade de terapia dialítica, com uma média de tratamento com DMRP+CA de 600 dias (220, 711 e 871 dias de seguimento).

Cerca de 30% (7/21) dos pacientes não conseguiram iniciar diálise com acesso apto para utilização, mais por razões não relacionadas à DMRP+CA e porque 5 apresentaram trombose da FAV confeccionada, porém permaneceram no estudo entre 57 e 155 dias, sendo que um paciente foi submetido ao transplante preemptivo. Dois pacientes não aceitaram o treinamento para a DP ou confecção de FAV e iniciaram diálise com acesso temporário.

Em relação aos principais parâmetros bioquímicos, podemos observar na Tabela 2 que a ureia diminuiu significativamente:

Os parâmetros antropométricos dos pacientes não diferiram entre os períodos estudados. E em relação ao consumo alimentar, a ingestão de energia não diferiu entre os períodos estudados; e a ingestão de proteína, como esperado, diminuiu significativamente.

Do exposto, concluiu-se que a DMRP+CA pode ser utilizada com segurança para retardar o início da diálise em pacientes que não têm acesso permanente ou treinamento adequado para diálise peritoneal, ajudando a reduzir os sintomas urêmicos e a morbidade relacionada aos acessos de emergência sem prejudicar o estado nutricional. E desde então, passou-se a utilizar a DMRP+CA na instituição, de maneira inovadora e segura para pacientes em tratamento conservador que queiram postergar seu início de TSR e aceitem a DMRP+CA.

Dessa forma, em nosso serviço a DMRP+CA é prescrita para pacientes com diagnóstico de doença renal crônica em estágio avançado há mais de 15 anos, sendo indicada para o controle dos sintomas urêmicos em pacientes com estágio avançado de DRC, em programação de início de terapia substitutiva renal ou não, possibilitando de maneira segura o adiamento do início da terapia dialítica para a confecção de um acesso definitivo naqueles pacientes que foram referenciados tardiamente para o nefrologista. Após esse primeiro estudo realizado em nosso serviço, por Duenhas et al.,[8] a prescrição de DMRP+CA foi expandida e essa modalidade de tratamento

TABELA 2 Parâmetros bioquímicos

	T0 (n = 21)	T15 (n = 21)	T28 (n = 21)	p
Creatinina sérica (mg/dL)	5,1 ± 1,4	4,8 ± 1,4	4,7 ± 1,8	0,114
Clearance de creatinina (mL/min/1,73 m²)	12,1 ± 3,9	12,0 ± 3,5	12,0 ± 3,6	0,991
Ureia sérica (mg/dL)[1]	175,3 ± 48,3	123,4 ± 31,9	109,0 ± 25,8	< 0,001
Albumina (g/dL)	3,9 ± 0,4	3,9 ± 0,3	3,9 ± 0,3	0,855

Média ± DP[1] p < 0,001 T15 versus T0.
Fonte: Duenhas et al.[8]

foi oferecida para os pacientes em tratamento conservador e seguimento regular em nosso ambulatório.

Avaliamos uma coorte de 167 pacientes que receberam DMRP+CA de janeiro de 2007 até julho de 2022. A mediana da idade dos pacientes foi de 70 anos, sendo a idade mínima de 33 anos e a máxima de 104 anos. Cinquenta e cinco por cento desses pacientes apresentavam o diagnóstico de diabetes mellitus. A maioria dos pacientes apresentava doença renal crônica estágio 5 no início do tratamento (67%) e a mediana da taxa de filtração glomerular estimada pela equação CKD-EPI foi de 8,5 mL/min/1,73 m.[2] Em relação aos exames laboratoriais, a mediana da ureia no início do tratamento foi de 194 mg/dL. O tempo de permanência em tratamento com cetoanálogos foi bastante variável, com uma mediana de 7,13 meses, variando de 1 mês a 12 anos, o que reflete a heterogeneidade desse grupo, a severidade das comorbidades, a expectativa de vida, a programação de início de terapia dialítica e a função renal ao início do tratamento. A decisão de interromper o tratamento com DMRP+CA e iniciar terapia substitutiva renal é guiada pela progressão da doença ou pelo aparecimento de outros sinais e sintomas de falência renal além da uremia, como hipervolemia, hipercalemia, acidose refratária ou hiperparatireoidismo de difícil controle. As principais contraindicações para o uso de cetoanálogos são alteração do estado nutricional e comprometimento da aderência. Analisamos a aderência ao tratamento em 91 pacientes da nossa coorte. Desses, 35 pacientes (38%) apresentaram algum grau de comprometimento dessa aderência durante o curso do tratamento com cetoanálogos.

Assim, de acordo com a experiência apresentada, sempre que possível, isso significa uma equipe multidisciplinar preparada e aceitação do paciente a DMRP, a dieta com cetoanálogos deve ser utilizada para postergar o início de TSR; se não para todos os pacientes, ao menos para aqueles casos de encaminhamento tardio ao serviço de nefrologia, como ponte para a confecção de FAV, implante de cateter de diálise peritoneal com treinamento ou eventual transplante preemptivo.

REFERÊNCIAS

1. Cupisti A, Bolasco P. Keto-analogues and essential aminoacids and other supplements in the conservative management of chronic kidney disease. Panminerva Med. 2017;59(2):149-56.
2. Hahn D, Hodson EM, Fouque D. Low protein diets for non-diabetic adults with chronic kidney disease. Cochrane Database Syst Rev;2020(10):CD001892.
3. Ronco C, Bellomo R, Kellum JA. Acute kidney injury. Lancet. 2019;394(10212):1949-64.
4. Levey AS, Becker C, Inker LA. Glomerular filtration rate and albuminuria for detection and staging of acute and chronic kidney disease in adults: a systematic review. JAMA. 2015;313(8):837-46.
5. KDIGO_2012_CKD_GL.pdf [Internet]. [citado 4 de agosto de 2023]. Disponível em: https://kdigo.org/wp-content/uploads/2017/02/KDIGO_2012_CKD_GL.pdf. Acesso em: 5 ago. 2024.
6. Garneata L, Stancu A, Dragomir D, Stefan G, Mircescu G. Ketoanalogue-Supplemented Vegetarian Very Low-Protein Diet and CKD Progression. Journal of the American Society of Nephrology JASN. 2016;27(7).
7. Gøransson LG, Bergrem H. Consequences of late referral of patients with end-stage renal disease. J Intern Med. 2001;250(2):154-9.
8. Duenhas M, Gonçalves E, Dias M, Leme G, Laranja S. Reduction of morbidity related to emergency access to dialysis with very low protein diet supplemented with ketoacids (VLPD+KA). Clin Nephrol. 2013;79(5):387-93.
9. Bellizzi V, Calella P, Hernández JN, González VF, Lira SM, Torraça S, et al. Safety and effectiveness of low-protein diet supplemented with ketoacids in diabetic patients with chronic kidney disease. BMC Nephrol. 2018;19(1):110.
10. Fiaccadori E, Sabatino A, Barazzoni R, Carrero JJ, Cupisti A, De Waele E, et al. ESPEN guideline on clinical nutrition in hospitalized patients with acute

or chronic kidney disease. Clinical Nutrition. 2021;40(4):1644-68.

11. Fois A, Torreggiani M, Trabace T, Chatrenet A, Longhitano E, Mazé B, et al. Quality of Life in CKD Patients on Low-Protein Diets in a Multiple-Choice Diet System. Comparison between a French and an Italian Experience. Nutrients. 2021;13(4):1354.

12. Fouque D, Chen J, Chen W, Garneata L, Hwang S, Kalantar-Zadeh K, et al. Adherence to ketoacids/essential amino acids-supplemented low protein diets and new indications for patients with chronic kidney disease. BMC Nephrol. 2016;17(1):63.

13. Li A, Lee HY, Lin YC. The Effect of Ketoanalogues on Chronic Kidney Disease Deterioration: A Meta--Analysis. Nutrients. 2019;11(5):957.

5

Dietoterapia hospitalar: tipos e indicações

Audie Nathaniel Momm
Michelle Lucrécio Franklin
Susana da Rocha Dias
Thaís Manfrinato Miola

INTRODUÇÃO

Noções básicas de terapia dietética

A prevalência de desnutrição entre os pacientes internados é alta no Brasil e no mundo, e ainda mais grave quanto maior o tempo de permanência hospitalar. Estima-se que quase metade dos pacientes hospitalizados apresentem algum grau de desnutrição, o que impacta a resposta terapêutica e a sobrevida do doente, além de se correlacionar a maior tempo de internação e maiores custos assistenciais.[1]

A dietoterapia hospitalar é uma intervenção nutricional especializada, que busca prevenir a desnutrição intra-hospitalar, apoiar a recuperação do estado nutricional dos pacientes e com isso garantir melhores desfechos de saúde. Sua prática envolve a colaboração de médicos nutrólogos, nutricionistas e outros profissionais, como enfermeiros e fonoaudiólogos.[2]

A partir da avaliação e do diagnóstico precoce de pacientes desnutridos ou sob risco de desnutrição, faz-se um planejamento individualizado da terapia nutricional a ser instituída – baseada em evidências, conforme condição clínica e objetivos terapêuticos. Além disso, estratégias de vigilância e monitoramento ativo do estado nutricional e da tolerância dietética são aplicadas para acompanhar a evolução nutroterápica e revisar o plano dietético, se necessário.[3]

Este capítulo irá aprofundar os principais tipos e indicações de dietas hospitalares recomendadas para pacientes cujo trato gastrointestinal é funcional e para quem a ingestão alimentar oral é viável e segura.

TIPOS DE DIETOTERAPIA

As dietas hospitalares são divididas de acordo com a consistência e as características apresentadas. Embora ainda não exista consenso entre os hospitais sobre as nomenclaturas das dietas, alguns documentos têm sido publicados para auxiliar nesta padronização.

Quanto à consistência

O Quadro 1 apresenta as diferentes consistências de dietas.[4-6]

Quanto aos componentes

- **Dieta com baixo teor de carboidrato**
  Dieta com quantidade reduzida de carboidratos simples ou refinados de rápi-

QUADRO 1 Consistência das dietas

Nomenclatura	Definição	Indicação
Líquida	Dieta com alimentos na forma líquida	Pacientes em preparo de exames, pré e pós-operatórios
Pastosa	Dieta com alimentos cozidos ou batidos na forma de pastas ou purês homogêneos	Pacientes que apresentam dificuldade severa de mastigação e deglutição
Semissólida	Dieta com alimentos modificados em sua textura, podendo ser na forma moída, desfiada e/ou liquidificada, purê, pastas ou cremes	Pacientes que apresentam dificuldade de mastigação e deglutição. Essa consistência contribui para o melhor trânsito do alimento e digestibilidade
Branda	Dieta com alimentos de todas as consistências e texturas, adaptados a idade e desenvolvimento, porém abrandados pela cocção para que o tecido conectivo e celulose sejam atenuados pelo cozimento ou por ação mecânica	Pacientes que requerem alimentação para melhor digestibilidade
Geral	Dieta com alimentos de todas as consistências e texturas, adaptados a idade e desenvolvimento	Pacientes sem necessidade de restrição de consistência

Fonte: adaptado de Ikemori e Matos;[4] Dock-Nascimento et al.;[6] IDDSI.[5]

da absorção. Orienta-se ofertar de 45 a 60% do VET (valor energético total) de carboidratos e 15 a 20% do VET de proteínas. A recomendação de fibras é de 14 g a cada 1.000 kcal, para auxiliar no melhor controle glicêmico. Indicada para indivíduos com necessidade de controle glicêmico, associado ou não ao diabetes *mellitus*.[7,8]

- **Dieta hipossódica**
Dieta com quantidade reduzida de sódio, não devendo ultrapassar 100 mEq/sódio/dia ou 6 g de sal/dia. Recomenda-se evitar o consumo de alimentos ultraprocessados. Indicada para indivíduos com hipertensão arterial sistêmica, insuficiência cardíaca congestiva, falência cardíaca descompensada, doença renal crônica e cirrose hepática.[9]

- **Dieta hipogordurosa**
Dieta com quantidade reduzida de lipídios, ofertando até 20% do VET, sendo até 5% do VET de triglicérides de cadeia longa (TCL) e > 20% do VET de triglicérides de cadeia média (TCM). Indicada para indivíduos com desordens da oxidação de ácidos graxos.[9]

- **Dieta para dislipidemia**
Esta dieta deve ofertar de 45 a 60% do VET de carboidratos, a depender do valor de LDL-c (colesterol da lipoproteína de baixa densidade) e Tg (triglicérides): 50 a 60% para LDL-c dentro da meta e sem comorbidades ou limítrofe; 45 a 60% para LDL-c acima da meta ou com presença de comorbidades; 50 a 55% para Tg elevados; 45 a 50% para Tg muito elevados. Deve-se excluir ácidos graxos trans e limitar a oferta de ácidos graxos saturados: < 10% para LDL-c dentro da meta e sem comorbidades; < 7% para LDL-c acima da meta ou com presença de comorbidades e limítrofe; < 5% para Tg elevado ou muito elevado. Ácidos graxos monoinsaturados variam de 10 a 20%, sendo 15% para LDL-

-c dentro da meta e sem comorbidades ou acima da meta ou com presença de comorbidades e 10 a 20% para LDL-c limítrofe e Tg elevado ou muito elevado. A oferta de ácido graxo poli-insaturado é de 5 a 10% para LDL-c dentro da meta e sem comorbidades ou acima da meta ou com presença de comorbidades e de 10 a 20% para LDL-c limítrofe e Tg elevado ou muito elevado. Indicada para indivíduos com alterações nas frações lipídicas.[10]

- **Dieta hipoproteica**
  Dieta com quantidade reduzida de proteínas, devendo ofertar de 0,6 a 0,8 g de proteínas/kg peso/dia do VET. Indicada para auxílio no controle da doença renal crônica em tratamento conservador.[6,9]

- **Dieta hiperproteica**
  Dieta com oferta proteica acima de 1,2 g/kg peso/dia. Indicada para indivíduos com aumento da demanda energética total e/ou necessidade de recuperação do estado nutricional, como pacientes com câncer, idoso, DPOC, doença hepática crônica ou com pancreatite crônica.[9]

- **Dieta cetogênica**
  Dieta com quantidade reduzida em carboidratos e maior oferta lipídica. Deve ofertar entre 50 e 90% do VET na forma de gordura. Indicada apenas para pacientes com epilepsia refratária.[6]

- **Dieta obstipante**
  Dieta com quantidade de fibras reduzidas. Apesar de não haver recomendação de quantidade específica de fibras a ser ofertada, considera-se não ultrapassar 10 g/dia, devendo priorizar oferta de fibras solúveis. Indicada para preparo de exames, fístulas entéricas e auxílio no controle da diarreia.[6,9]

- **Dieta laxativa**
  Dieta rica em alimentos fontes de fibras, com predominância de fibras insolúveis.

Vale ressaltar a importância da adequada ingesta hídrica para melhor efeito das fibras. Indicada para o manejo da obstipação intestinal.

- **Dieta antifermentativa**
  Dieta com quantidade reduzida de alimentos fermentescíveis, como fibras, lactose e sacarose. Indicada para pacientes em pós-operatórios do trato digestivo, radioterapia em região pélvica e aumento de flatulência.

- **Dieta hipocalórica**
  Dieta com oferta calórica < 20 kcal/kg peso/dia para indivíduos com IMC (índice de massa corpórea) > 30 kg/m^2. Em ambiente hospitalar, poucas são as indicações da dieta hipocalórica, devendo ser considerada apenas em casos de síndrome de realimentação e indivíduos obesos críticos com resistência insulínica grave.[6,9]

- **Dieta pobre em potássio**
  Dieta restrita em alimentos com alto teor de potássio, como água de coco, banana, granola, mamão, uva, frutas secas, oleaginosas, grãos e sementes, café solúvel e chocolate. Indicada para pacientes com alteração de potássio constatada em exames laboratoriais.[11]

- **Dieta sem glúten**
  Esta dieta é isenta de trigo, centeio, cevada e outros alimentos que contêm glúten. É indicada apenas para indivíduos com diagnóstico confirmado de doença celíaca. Não há evidências científicas para o uso em outras situações clínicas.[12]

- **Dieta sem lactose**
  Dieta restrita em alimentos com lactose, contendo abaixo de 12 g por refeição. É indicada apenas para indivíduos com diagnóstico confirmado de intolerância à lactose. Exceto na indicação de uma dieta antifermentativa, não há evidências científicas para o uso em outras situações clínicas.[6]

- **Dieta pobre em FODMAP**
  Dieta restrita em alimentos fonte de carboidratos não digeridos pelo trato gastrintestinal, como oligossacarídeos, dissacarídeos, monossacarídeos e polióis. Indicada para indivíduos com síndrome do intestino irritável.[13]
- **Pobre em vitamina K**
  Dieta com quantidade reduzida de alimentos fontes de vitamina K, como, por exemplo, verduras verdes-escuras. Esta dieta deve ser orientada apenas para pacientes que façam uso de fármacos antagonistas da vitamina K e não consumam de forma rotineira alimentos fontes desta vitamina. Para os que consomem, deve ser orientada a constância em quantidade e frequência da ingesta.[11,14]

SITUAÇÕES ESPECIAIS

Vegetarianismo, veganismo e restrições religiosas

Para além do aspecto nutricional ou indicações clínicas, componentes simbólicos e culturais devem ser levados em consideração na composição das dietas hospitalares disponíveis, uma vez que vão impactar diretamente a aceitação do ofertado durante a internação. Os pratos devem ter rotulagem clara dos ingredientes utilizados e, se possível, preparações alternativas devem ser disponibilizadas em respeito a preferências alimentares e crenças religiosas.[15]

Por exemplo, quando a carne Halal ou Kosher não puder ser fornecida, proposições alternativas de proteína devem estar disponíveis no cardápio.[15] Isso também serve para a opção de dieta vegetariana, que está se tornando uma demanda evidente no serviço hospitalar.

As preferências podem ser validadas caso as necessidades nutricionais individuais sejam atendidas dentro das alternativas propostas. No entanto, frequentemente a opção vegetariana nos serviços é derivada do menu padrão, com a supressão de carne ou peixe, sem uma adequação da densidade energética ofertada, bem como da qualidade das proteínas alternativas propostas.[15]

Em geral, os produtos à base de carne tendem a ser mais calóricos do que os alimentos de origem vegetal. Nesse caso, os requisitos de energia podem ser alcançados adicionando lipídios (p. ex., óleos variados) nas receitas. Já em relação ao aporte proteico, pode-se evitar a deficiência de aminoácidos essenciais a partir da oferta de fontes complementares de proteína, como vegetais (provenientes de cereais e leguminosas) e proteínas do leite.[15]

CONCLUSÃO

A colaboração interdisciplinar entre nutricionistas, médicos e outros profissionais é fundamental para o diagnóstico precoce da desnutrição, bem como para o estabelecimento de um plano dietético apropriado, que atenda às necessidades nutricionais de cada paciente, conforme sua situação clínica, contribuindo para melhores desfechos de saúde.

Tendo em vista a heterogeneidade das condições clínicas e das preferências alimentares individuais, a terapia dietética hospitalar enfrenta desafios práticos para atender às necessidades clínicas/nutricionais e acomodar a seletividade de sabor ou restrições a determinados alimentos. Visando a uma melhor aceitação, doentes que se encontrarem em situações de inadequação de cardápio devem ser autorizados a consumirem alimentos de fontes externas, desde que as escolhas alimentares estejam de acordo com as normativas sanitárias ditadas pela instituição e que não comprometam o seu estado de saúde.

REFERÊNCIAS

1. Waitzberg DL, Caiaffa WT, Correia Misabel TD. Hospital malnutrition: the Brazilian national survey (Ibranutri): a study of 4000 patients. Nutrition. 2001 Jul;17(7-8):573-80.
2. Cederholm T, Barazzoni R, Austin P, Ballmer P, Biolo G, Bischoff SC, et al. ESPEN guidelines on definitions and terminology of clinical nutrition. Clinical Nutrition [Internet]. 2017 Feb;36(1):49–64. Disponível em: https://www.espen.org/files/ESPEN-guidelines-on-definitions-and-terminology-of-clinical-nutrition.pdf. Acesso em: 5 ago. 2024.
3. Braspen recomenda: indicadores de qualidade em terapia nutricional. Braspen J. 2019;34(Supl 1):33-8.
4. Ikemori EHA, Matos LA. Manual de dietas do Hospital do Câncer. São Paulo: Atheneu; 2007.
5. IDDSI – International Dysphagia Diet Standardisation Initiative. Diagrama IDDSI Completo Definições Detalhadas. 2019.
6. Dock-Nascimento DB, Campos LF, Dias MCG, Fabre MES, Lopes NLA, Oliveira Junior PA, et al. Dieta oral no ambiente hospitalar: posicionamento da BRASPEN. Braspen Journal. 2022;37(3):207-27.
7. Braspen. Diretriz Braspen de Terapia Nutricional no Diabetes Mellitus. Braspen J. 2020;35(Supl 4). 22p.
8. Diretriz da Sociedade Brasileira de Diabetes 2023. Terapia Nutricional no Pré-Diabetes e no Diabetes Mellitus Tipo 2. Disponível em: https://diretriz.diabetes.org.br/terapia-nutricional-no-pre-diabetes-e-no-diabetes-mellitus-tipo-2/. Acesso em: 5 ago. 2024.
9. Thibault R, Abbasoglu O, Ioannou E, Meija L, Ottens-Oussoren K, Pichard C et al. espen guideline on hospital nutrition. Clinical Nutrition. 2021;40:5684-5709.
10. Diretriz Brasileira de Cardiologia. Atualização da Diretriz de Prevenção Cardiovascular da Sociedade Brasileira de Cardiologia – 2019. Disponível em: http://publicacoes.cardiol.br/portal/abc/portugues/2019/v11304/pdf/11304022.pdf. Acesso em: 5 ago. 2024.
11. TBCA. Tabela Brasileira de Composição de Alimentos. 2023. Disponível em: http://www.tbca.net.br/
12. Brasil. Conselho Federal de Nutricionistas. Parecer Técnico CRN-3 n. 10/2015.
13. Bellini M, Tonarelli S, Nagy AG, Pancetti A, Costa F, Ricchiuti A, et al. Low Fodmap diet: evidence, doubts, and hopes. Nutrients. 2020 Jan 4;12(1):148.
14. Hull RD, Garcia DA. Warfarin and other VKAs: Dosing and adverse effects. Waltham (MA): UpToDate, 2016 Disponível em: https://www.uptodate.com/contents/warfarin-and-other-vkas-dosing-and-adverse-effects. Acesso em: 5 ago. 2024.
15. Thibault R, Abbasoglu O, Ioannou E, Meija L, Ottens-Oussoren K, Pichard C, et al. Espen guideline on hospital nutrition. Clinical Nutrition. 2021 Oct;40(12).

6

Dieta cetogênica: indicações e contraindicações

Tania Mara Perini Dillem Rosa
Alessandra de Moura Lima
Estela Iraci Rabito

INTRODUÇÃO

Os relatos da definição da dieta cetogênica (DC) para controle das crises epiléticas datam do início do século XX, descrevendo a dieta como restrita em carboidratos, normoproteicas e hiperlipídicas.

As primeiras descrições desta dieta referem-se à proporção de 1 grama de carboidrato somados à proteína para cada 4 g de lipídios (cerca de 90% do valor energético total [VET), conhecida como dieta cetogênica clássica 4:1. Ao longo dos anos, variações da dieta clássica foram propostas para favorecer o efeito da cetose, reduzir os efeitos adversos e principalmente favorecer a adesão ao tratamento. Entre elas destacam-se a dieta cetogênica: de baixo índice glicêmico (lipídeos 60%, proteína 20 a 30% e carboidratos 10% do VET); com triglicerídeos de cadeia média (cerca de 60% do VET de lipídios); e a modificada de Atkins--MAD (sem restrição de proteína e com valor fixo de carboidratos entre 10 e 20 g/dia); sendo esta última a mais utilizada para adolescentes e adultos.[1]

A dieta cetogênica foi elaborada num primeiro momento como tentativa para o controle do diabetes e, em seguida, para o controle de crises epiléticas, num momento histórico em que havia déficit de fármacos e outras terapias para essas situações clínicas.

A dieta cetogênica tornou-se mais popular quando se verificou a redução rápida de peso corpóreo.

Diante das alterações metabólicas geradas pela dieta cetogênica, os pesquisadores avaliaram a utilização desta terapia em outras doenças neurológicas, metabólicas, cardiovasculares, entre outras.

Dentre as alterações metabólicas observadas, estão: potencial em aumentar a sensibilidade à insulina, efeito neuroprotetor e homeostase promovidos pela inibição dos receptores de adenosina A1 (A1R). Além disso, a cetose induzida pela dieta ativa os GIRK, que são canais de K+ retificadores (KATP) internos acoplados à proteína G. Os canais KATP desempenham funções básicas na fisiologia dos sistemas nervoso, muscular, epitelial e endócrina e sua ativação direta regula o potencial da membrana celular das ilhotas pancreáticas, o influxo de cálcio e a secreção de insulina, e retifica alvos de drogas para distúrbios metabólicos da homeostase da glicose; a ativação dos canais KATP pode estar ligada à ativação do A1R. Está relatada a relação entre os níveis de cetose e ácido gama-aminobutírico (GABA) e ativação do canal KATP por meio dos receptores GABAB. Outro efeito da dieta cetogênica é a possível redução das espécies reativas de oxigênio, melhorando resistência convulsiva.[2] Além de causar modificações na microbiota intestinal.[3]

TIPOS DE DIETAS CETOGÊNICAS

Atualmente existem quatro grandes grupos de dieta cetogênica utilizadas na prática clínica, que descritos na Tabela 1.

Dieta cetogênica clássica

A dieta mais utilizada e que promove os mais altos níveis de cetose, sendo mais eficaz em menores de 2 anos. Possui alto teor de gordura, principalmente triglicerídeos de cadeia longa (TCL), baixo teor de carboidrato e teor adequado de proteínas (no mínimo 1 g/kg/dia). Iniciada na proporção 1:1 com aumento progressivo, 2:1, 3:1, podendo chegar até 4:1 (4 g de gordura para 1 g de carboidrato e proteína), tendo como meta atingir a cetose.

Dieta cetogênica com triglicerídeos de cadeia média

A alteração na composição nutricional torna a dieta mais palatável e possibilita a ingestão de maior quantidade de carboidratos, visto que utiliza óleo rico em triglicerídeos de cadeia média (TCM). A dieta com TCM provoca efeitos gastrointestinais indesejáveis na maioria das crianças. Devido às diferenças metabólicas com os TCL, a DC com TCM é mais cetogênica. Assim, uma quantidade menor de gordura é necessária nesta forma da dieta, correspondendo a 70 a 75% do valor energético total.

Dieta de Atkins modificada (MAD)

Uma dieta mais flexível com quantidades de energia, gordura e proteínas livres, porém, mantendo a restrição de carboidratos. Sua oferta pode ter aumentos progressivos, a depender do controle das crises. A oferta de gordura corresponde a 60% do valor energético total e sua proporção em relação à DC clássica é de 1:1.

Dieta de baixo índice glicêmico (DGBI)

Nesta modalidade, o objetivo é manter a glicemia estável ou mais baixa, por meio do consumo exclusivo de carboidratos de baixo índice glicêmico (menor ou igual a 50). É permitida a ingestão de 40 a 60 g de carboidratos ao dia, ou o correspondente a 10% do valor energético total. Na DBIG pode ou não ocorrer a cetose.

DIETA CETOGÊNICA NA PRÁTICA CLÍNICA

Neste capítulo, serão destacadas as indicações e as contraindicações da dieta cetogênica na prática clínica hospitalar e os cuidados no monitoramento da terapia.

Evidências da efetividade da dieta cetogênica nas condições clínicas

Várias são as condições clínicas nas quais a dieta cetogênica vem sendo avaliada. O uso da dieta cetogênica clássica ou MAD resultou em redução das crises convulsivas em crianças e adolescentes.

A epilepsia na população pediátrica e adolescente é uma condição devastadora em que os indivíduos são propensos a crises epilépticas recorrentes ou uma mudança no comportamento ou movimento, que é o resultado direto de uma mudança

TABELA 1 Proporção de macronutrientes entre as terapias cetogênicas

Dieta cetogênica	Lipídio (% VET)	Proteína (%VET)	Carboidrato (%VET)
Clássica 4:1	90	6	4
Clássica 3:1	87	10	3
Clássica 2:1	82	12	6
Clássica 1:1	70	15	15
TCM /TCL	50/21	19	10
MAD	65	29-32	3-6
DBIG	60	28	12*

DBIG: dieta de baixo índice glicêmico; DC: dieta cetogênica; MAD: dieta cetogênica modificada de Atkins; TCL: triglicerídeo de cadeia longa; TCM, triglicerídeo de cadeia média; VET: valor energético total.
*Índice glicêmico menor que 50.
Fonte: adaptada de Gregório.[3]

primária na atividade elétrica cerebral. Aproximadamente 65% dos indivíduos com epilepsia terão crises controladas com drogas antiepilépticas (DAE) ou entrarão em remissão espontânea durante a vida. No entanto, uma porcentagem de pacientes é refratária à terapia medicamentosa. Os métodos atuais para tratar a epilepsia refratária incluem cirurgia, estimulação do nervo vago ou dieta cetogênica (DC).[4]

O uso da dieta cetogênica clássica ou MAD em adultos com sobrepeso, obesos ou com síndrome metabólica reduziu os triglicerídeos; no entanto, aumentou os níveis de LDLc (Tabela 2).[5]

TABELA 2 Evidências, segundo GRADE, da efetividade do uso da dieta cetogênica em diversas condições clínicas

População	Tempo de uso	Modificações
Evidência forte		
Crianças e adolescentes com epilepsia refratária	3 a 6 meses	↓ ≥ 50% das crises
Adultos sobrepeso/obeso ou SM	12 meses	↑ LDLc
	3 a 12 meses	↓ Triglicerídeos
Evidência moderada		
Adultos sobrepeso/obeso ou SM	3 meses	↓ HbA1c
Evidência baixa		
Adultos sobrepeso/obeso ou SM	4 a 6 semanas	↑ colesterol total ↓ peso
Maiores de 16 anos sem comorbidades	–	↓ peso
Evidência muito baixa		
Maiores de 16 anos sem comorbidades	–	↓ gordura visceral
Adultos sobrepeso/obeso ou SM	–	↑ HDLc ↓ IMC ↓ pressão diastólica

HDLc: lipoproteína de muito baixa densidade; IMC: índice de massa corporal; LDLc: lipoproteína de baixa densidade; SM: síndrome metabólica.
Fonte: adaptada de Patikorn et al.[5]

Outra utilização da dieta cetogênica clássica e MAD apontou que a intervenção reduziu o número de episódios de migrânea durante 1 mês; a meta-análise apresentou alta heterogeneidade, sendo necessário cuidado na interpretação destes resultados.[6]

Há mais de uma década, a dieta cetogênica vem sendo utilizada como adjuvante no tratamento de gliomas. No entanto, os estudos apresentam um número de participantes pequeno, a maioria em fases avançadas da doença e em tratamento combinado com medicação e radioterapia. As características da dieta variam entre a restrição de 60 g de carboidratos/dia até dieta cetogênica clássica, bem como o tempo de intervenção: de 3 semanas a 2 anos. A maioria dos estudos avaliou o glioblastoma, mas as variações entre os 9 estudos avaliados pela revisão conduzida por Sargaço et al. em 2022[7] dificultam a determinação da forma de aplicação da intervenção, embora os resultados sejam promissores como adjuvante no tratamento, com melhora da sobrevida dos pacientes.

Especula-se também o uso da dieta cetogênica na melhora de comportamento de portadores de transtorno do espectro autista; no entanto, há limitação do número de estudos e o fator confundidor com a dieta isenta de glúten, que também é uma alternativa que vem sendo testada para esta condição clínica.[8]

Apenas um estudo relata que a dieta cetogênica apresentou benefício para tratamento de demência, com melhora na comunicação entre pacientes que também eram portadores de diabetes mellitus.[9] Enquanto no tratamento do Alzheimer apenas dois ensaios clínicos encontraram melhora na memória, capacidade e qualidade de vida, os autores destacam a dificuldade de implementação e manutenção da dieta nessa população.[10]

O uso da dieta cetogênica para melhora da fadiga e qualidade de vida entre portadores de esclerose múltipla apresenta evidências ainda muito limitadas.[11]

Indicações do uso da dieta cetogênica

Avaliação cuidadosa deve ser feita para selecionar o paciente com probabilidade de resposta terapêutica favorável a DC.

A equipe multidisciplinar de terapia nutricional (EMTN) deve ser capacitada para acompanhar a DC e inicialmente a avaliação deve descartar a presença de condições (Quadro 1) e fatores de risco que possam contraindicar a DC.

A epilepsia farmacorresistente, ou seja, epilepsia não responsiva ao tratamento medicamentoso, composto por 2 a 3 drogas antiepiléticas, corretamente indicadas, nas doses adequadas e com tolerância satisfatória, é a indicação mais comum.

Na síndrome de deficiência do transportador de glicose tipo 1 (Glut1) e na deficiência de piruvato desidrogenase (PDHD), a DC é o tratamento primário, independentemente do número de crises epiléticas, e deve ser iniciada o mais precocemente possível, ao ser feito o diagnóstico e manter por toda a vida. Considera-se resposta adequada à DC uma redução de 50% ou mais do número de crises dentro dos primeiros três meses do seu uso.[12]

Contraindicações absolutas e relativas do uso da dieta cetogênica

Considerando que para a utilização da gordura como substrato na ausência de carboidratos suficientes serão necessárias adaptações metabólicas, algumas condições podem prejudicar a implementação da dieta cetogênica. Normalmente a deficiência de enzimas que fazem parte

QUADRO 1 Condições clínicas que respondem à terapia cetogênica

Síndromes e doenças com resposta à terapia cetogênica superior a 70%

Epilepsia farmacorresistente após uso de dois FAE
Síndrome de Otahara
Síndrome de Algeman
Doenças mitocondriais do complexo I
Síndrome de Dravet
Epilepsia mioclônico-atônica (síndrome de Doose)
Síndrome da deficiência de proteína transportadora de glicose tipo 1 (Glut-1)
"FIRES" – estado de mal epiléptico induzido por febre
Deficiência da piruvato-desidrogenase (PDHD)
Espasmos epilépticos (síndrome de West)
Complexo esclerose tuberosa
Estado de mal epiléptico refratário

Síndromes e doenças com resposta moderada à terapia cetogênica

Deficiência de adenilsuccinato liase
Encefalopatia por CDKL5
Epilepsia de ausência da infância
Malformação cortical
Epilepsia da infância com crises focais migratórias
Encefalopatia epiléptica com ponta-onda contínua durante o sono
Glicogenose do tipo V
Epilepsia mioclônica juvenil
Doença de Lafora
Síndrome de Landau-Kleffner
Síndrome de Lennox-Gastaut
Deficiência de fosfofrutoquinase
Síndrome de Rett
Panencefalite esclerosante subaguda

Fonte: adaptado Kossof et al.[1]

do processo de ß-oxidação é contraindicação absoluta para o uso da dieta cetogênica. Vide Quadro 2.

Consideram-se contraindicações relativas ao uso da dieta cetogênica: a dificuldade para manter a nutrição adequada, lembrando que a dieta cetogênica pode não contemplar as necessidades de vitaminas e minerais, bem como restabelecer o estado nutricional já prejudicado; a possibilidade de tratamento cirúrgico ressectivo (curativo) para a epilepsia.

A dieta cetogênica é proscrita quando o paciente ou familiares/cuidadores não estiverem aptos ou de acordo com o tratamento.

A equipe deverá considerar também a necessidade de orientação para obtenção de alimentos e suplementação de vitaminas e minerais, quando a família e/ou paciente estiver em fragilidade social.

ACOMPANHAMENTO PELA EQUIPE MULTIDISCIPLINAR DE TERAPIA NUTRICIONAL

No acompanhamento durante a internação devem ser avaliados os seguintes itens:[12]

- Progressão da dieta, aceitação e tolerância à DC.
- Estado nutricional (indicadores antropométricos seriados).
- Exames laboratoriais.
- Acompanhamento diário dos sinais vitais, curva térmica, diurese em 24 horas, densidade urinária, cetonúria, glicemia capilar, número e aspecto de eliminações (fezes e vômitos), peso, padrão respiratório, qualidade do sono, tipo, frequência e duração das crises convulsivas, presença de náusea, edema e alterações de comportamento.
- Manejo nutricional dos efeitos adversos.
- Manter os medicamentos anticonvulsivantes em uso na fase inicial da DC. O neurologista deve avaliar a sua redução ou manutenção após o período de 3 meses de uso da DC quando a resposta clínica é esperada.

Ao conhecer os possíveis processos metabólicos envolvidos durante a intervenção com a dieta cetogênica e as evidências já documentadas sobre a eficácia no tratamento de doenças, pode-se concluir que essa dieta é mais adequada para o tratamento adjuvante na epilepsia refratária.

QUADRO 2 Contraindicações à terapia cetogênica

Contraindicações absolutas

Insuficiência hepática, renal e pancreática
Hiperinsulinismo
Síndrome do QT longo e outras doenças cardíacas
Deficiência primária da carnitina
Deficiência da carnitina palmitoiltransferase (CPT) tipo I ou II
Deficiência da carnitina translocase
Defeitos da betaoxidação:
- Deficiência da acildesidrogenase de cadeia média (MCAD)
- Deficiência da acildesidrogenase de cadeia longa (LCAD)
- Deficiência da acildesidrogenase de cadeia curta (SCAD)
- Deficiência da 3-hidroxiacil-CoA de cadeia longa
- Deficiência da 3-hidroxiacil-CoA de cadeia média

Deficiência de piruvato carboxilase
Porfiria

Contraindicações relativas

Desnutrição ou inabilidade de manter nutrição adequada
Hipercolesterolemia familiar
Doença do refluxo gastrointestinal severo
Foco cirúrgico com possibilidade de cirurgia ressectiva identificada por exame de neuroimagem
Recusa da terapia pelos pais e/ou cuidadores
Uso de propofol (emulsão de lipídeo a 10%)

Fonte: adaptado Kossof et al.[1]

REFERÊNCIAS

1. Kossoff EH, Zupec-Kania BA, Auvin S, et al. Optimal clinical management of children receiving dietary therapies for epilepsy: Updated recommendations of the International Ketogenic Diet Study Group. Epilepsia Open. 2018;3(2):175-192.

2. Imdad K, Abualait T, Kanwal A, et al. The Metabolic Role of Ketogenic Diets in Treating Epilepsy. Nutrients. 2022;14(23):5074. Published 2022 Nov 29. DOI: 10.3390/nu14235074

3. Gregório MO. Dieta cetogênica nas epilepsias resistentes a fármacos. In: Dietoterapia nas doenças pediátricas. Lenycia Neri. 1. ed. Rio de Janeiro: Rubio, 2021.

4. Wells J, Swaminathan A, Paseka J, Hanson C. Efficacy and Safety of a Ketogenic Diet in Children and Adolescents with Refractory Epilepsy-A Review. Nutrients. 2020;12(6):1809. DOI: 10.3390/nu12061809

5. Patikorn C, Saidoung P, Pham T, et al. Effects of ketogenic diet on health outcomes: an umbrella review of meta-analyses of randomized clinical trials. BMC Med. 2023;21(1):196.

6. Neri LCL, Ferraris C, Catalano G, et al. Ketosis and migraine: a systematic review of the literature and meta-analysis. Front Nutr. 2023;10:1204700

7. Sargaço B, Oliveira PA, Antunes ML, Moreira AC. Effects of the Ketogenic Diet in the Treatment of Gliomas: A Systematic Review. Nutrients. 2022;14(5):1007

8. Díaz Vargas D, Leonario Rodríguez M. Effectiveness of nutritional interventions on behavioral symptomatology of autism spectrum disorder: a systematic review. Efectividad de las intervenciones nutricionales en la sintomatología conductual del trastorno del espectro autista: revisión sistemática. Nutr Hosp. 2022;39(6):1378-1388

9. Devranis P, Vassilopoulou E, Tsironis V, et al. Mediterranean Diet, Ketogenic Diet or MIND Diet for Aging Populations with Cognitive Decline: A Systematic Review. Life (Basel). 2023;13(1):173.

10. Xu Lou I, Ali K, Chen Q. Effect of nutrition in Alzheimer's disease: A systematic review. Front Neurosci. 2023;17:1147177.

11. Snetselaar LG, Cheek JJ, Fox SS, et al. Efficacy of Diet on Fatigue and Quality of Life in Multiple Sclerosis: A Systematic Review and Network Meta-analysis of Randomized Trials. Neurology. 2023;100(4):e357-e366.

12. Caliente IG, Rezende GSM, Costa, MAC, Rosa TMPD. Protocolo Clínico de Terapia dietética cetogênica clássica. 2022, HEINSG – Hospital Estadual Infantil Nossa Senhora da Glória.

7

Imunonutrientes: noções gerais

Maria Graciela Luongo de Matos

Os imunonutrientes dizem respeito a nutrientes específicos como vitaminas, minerais e demais compostos bioativos, que exercem importante papel na regulação e no fortalecimento do sistema imunológico. Estes podem ser encontrados em múltiplos alimentos, tais como: legumes, vegetais, nozes, sementes e frutas, e desempenham importante papel na manutenção da saúde e na proteção contra doenças e infecções. É muito importante manter uma dieta equilibrada e rica em nutrientes para a manutenção de um sistema imunológico saudável.[1]

Como se classificam esses nutrientes:[1]

1. Aminoácidos (arginina, cisteína, glutamina, taurina).
2. Nucleotídeos.
3. Lipídios ((ácidos graxos mono e poli-insaturados e ácidos graxos ômega 3).
4. Vitaminas (A, C, D, E).
5. Oligoelementos (zinco e selênio).

AMINOÁCIDOS

São moléculas orgânicas compostas por um grupo amina ($NH2$), um grupo carboxila (COOH) e uma cadeia lateral variável, sendo diferente para cada tipo de aminoácido. Podem ser classificadas em essenciais (que os seres humanos são incapazes de sintetizar) e não essenciais (são produzidas pelo organismo).

Arginina

É um aminoácido condicionalmente essencial (o organismo é capaz de sintetizá-lo), porém, em determinadas situações, como trauma, doença e estresse, a demanda pode exceder a capacidade de produção do organismo, tornando-se essencial obtê-la por intermédio de dieta ou suplementação. É um componente essencial para a síntese de proteínas, sendo precursor do óxido nítrico (NO), pela ação catalisadora da enzima óxido nítrico-sintetase (NOS), que atua como importante mediador de diversas funções fisiológicas. Atua na síntese de proteínas; participa da construção e reparação de tecidos e órgãos; tem efeito vasodilatador com benefícios para a saúde cardiovascular; na função vascular; na cicatrização de feridas; atua melhorando a circulação e o fluxo sanguíneo, é importante para a produção de células do sistema imunológico, incluindo as células T, B e *natural killer* (NK); desempenhando um importante papel na resposta imunológica. Outra função relevante é sua participação no ciclo da ureia, pela conversão e eliminação de resíduos nitrogenados tóxicos, especialmente a amônia. Além disso, estudos têm mostrado efeitos benéficos na função renal e no trato urinário, sugerindo que ela pode ter um papel protetor nesses sistemas. A arginina pode ser encontrada em alimentos como carnes, peixes, nozes, sementes, laticínios e produtos de soja.[2]

Cisteína

É um aminoácido condicionalmente essencial, sendo um componente importante na formação de proteínas. A cisteína também é um componente essencial de algumas enzimas que desempenham um papel fundamental na metabolização de nutrientes e na desintoxicação do organismo. Uma das funções mais notáveis é a participação na formação do antioxidante glutationa. A glutationa é uma molécula essencial que protege as células contra o estresse oxidativo; ela atua como um importante antioxidante, neutralizando os radicais livres e outras espécies reativas de oxigênio que podem causar danos celulares e contribuir para o envelhecimento precoce e o desenvolvimento de diversas doenças. Além disso, a cisteína é componente essencial de algumas enzimas que desempenham um papel fundamental na metabolização de nutrientes, e na desintoxicação hepática, eliminando substâncias tóxicas e prejudiciais ao organismo. A cisteína é encontrada em aves, carnes, peixes, ovos, laticínios e em vegetais como alho, brócolis e cebola. Além disso, está disponível também em forma de suplementos alimentares.[2]

Glutamina

É o aminoácido não essencial mais abundante do corpo humano, pode ser classifica-

do como condicionalmente essencial. Os estoques endógenos podem reduzir-se durante insultos catabólicos, como grandes cirurgias; sepse; pacientes submetidos à radio e quimioterapia; queimaduras extensas; septicemia e inflamação, em que a demanda metabólica excede a sua capacidade de síntese. A depleção de glutamina pode contribuir para infecções, perda de peso e perda de massa muscular em traumas e pacientes gravemente enfermos. Tais condições foram propostas como indicações para a suplementação, podendo ser necessário ingeri-la através da alimentação ou suplementação. A glutamina plasmática, além de ter grande importância para as células do sistema imunológico em estados patológicos, tem também efeitos em estados não patológicos, pois sua diminuição pode permitir que o indivíduo fique mais suscetível a infecções. Quando transportada para o interior das células, causa absorção de água e liberação de potássio, elevando o estado de hidratação do indivíduo e influenciando o volume celular. Vários estudos foram realizados para determinar a relação entre a glutamina e a função das células imunes. Um estudo de Newsholme et al. foi o primeiro a demonstrar que a glutamina é essencial para a proliferação de linfócitos e produção de citocinas. Em particular, a utilização da glutamina pelas células do sistema imunológico, como linfócitos, neutrófilos e macrófagos, é quatro vezes maior que a da glicose, conforme indicado pela produção de glutamato, aspartato, lactato e amônia. A glutamina pode ser encontrada em alimentos ricos em proteínas como carne, peixes, ovos e vegetais.[3-6]

Taurina

É um aminoácido não essencial, que é abundantemente encontrado principalmente nos músculos, e também pode ser sintetizado a partir de outros aminoácidos. A sintese da taurina ocorre principalmente no fígado, por meio de uma série de reações quimicas a partir dos aminoácidos cisteína e metionina, com participação da vitamina B6. Esses aminoácidos atuam como precursores na via de biossíntese de taurina. Apesar de ser não essencial, em algumas situações, a demanda por taurina pode aumentar, como em estados de estresse e trauma ou durante períodos de crescimento. Nessas circunstâncias, a taurina pode ser considerada condicionalmente essencial, pois sua síntese endógena pode não ser suficiente para fazer frente às necessidades metabólicas do organismo. Entre as principais funções da taurina podemos destacar a regulação da pressão arterial, contribuindo com a saúde cardiovascular pelos seus efeitos vasodilatadores. Função antioxidante, ajudando a neutralizar os radicais livres e reduzindo o estresse oxidativo, protegendo as células contra danos causados por espécies reativas de oxigênio, que estão envolvidas no envelhecimento celular e no desenvolvimento de diversas doenças. Suporte ao sistema nervoso central, no qual atua como um neurotransmissor inbitório. Está envolvida na regulação do cálcio nas células musculares, o que é importante para a contração muscular. É encontrada em altas concentrações na retina e é essencial para a função normal das células fotoprotetoras, desempenhando importante papel na proteção da retina contra danos oxidativos e função osmótica e regulação do volume celular, ajudando a manter seu volume e integridade. É encontrada em alimentos como carne, frango, peixes, frutos do mar, feijão, nozes e laticinios; é frequentemente adicionada a bebidas energéticas e suplementos nutricionais, para aumentar o desempenho físico e mental.[7]

NUCLEOTÍDEOS

Os nucleotídeos são as unidades básicas que compõem os ácidos nucleicos, como o DNA (ácido desoxirribonucleico) e o RNA (ácido ribonucleico). Eles são fundamentais para o armazenamento e a transmissão da informação genética, desempenhando um papel essencial na síntese de proteínas e em diversos processos celulares. Cada nucleotídeo é composto por três partes principais: um açúcar (pentose), um grupo fosfato e uma base nitrogenada. As bases nitrogenadas podem ser adenina (A), timina (T), citosina (C) e guanina (G) no DNA, enquanto no RNA, a timina é substituída pela uracila (U). A sequência de nucleotídeos no DNA é responsável pela codificação das informações genéticas que determinam as características e funções de um organismo. Essa informação é transcrita em moléculas de RNA e, em seguida, traduzida em proteínas específicas para executar diversas funções celulares. Os nucleotídeos também têm outras funções além da estruturação do DNA e RNA, como o transporte de energia celular (p. ex., ATP [adenosina trifosfato]), a regulação de processos metabólicos e a sinalização celular. Esses blocos de construção moleculares são essenciais para a vida e desempenham um papel crítico na bioquímica e na genética dos seres vivos.[8]

LIPÍDIOS

São moléculas orgânicas que desempenham importantes atividades metabólicas, principalmente o armazenamento de energia; são cofatores de enzimas, auxiliam no transporte de elétrons e são mensageiros intracelulares. São compostos principalmente por carbono, hidrogênio e oxigênio, e sua estrutura química permite que sejam insolúveis em água (hidrofóbicos) e solúveis em solventes orgânicos, como éter e clorofórmio. As funções dos lipidios são diversas e vitais: além de serem fontes de energia, atuam como isolantes térmicos e oferecem proteção para órgãos vitais; são componentes das membranas celulares; são produtores de hormônios esteroides, incluindo os hormônios sexuais (estrógeno e testosterona); na absorção de vitaminas A, D, E e K, e na sinalização celular, que desempenham papel em processos inflamatórios e de resposta a lesões.[9]

Monoinsaturados

Ácidos graxos monoinsaturados têm uma única ligação dupla de carbono em sua cadeia. O mais conhecido é o ácido oleico, encontrado em abundância no azeite de oliva. Eles têm sido associados a diversos benefícios para a saúde quando consumidos em quantidades adequadas. Entre os principais benefícios, temos: redução da inflamação; melhoria na sensibilidade a insulina; redução dos níveis de colesterol total e do LDL; ajudam a manter os níveis de HDL que estão associados a um menor risco de doenças cardiovasculares; têm relação com a saúde cerebral e saciedade e têm efeito antioxidante.[9]

Poli-insaturados

Ácidos graxos poli-insaturados são os que contêm duas ou mais ligações de carbono em sua cadeia. Essas ligações duplas múltiplas criam uma estrutura mais flexível na molécula, o que influencia suas propriedades fisico-químicas. São classificados em duas famílias principais, com base na posição da primeira ligação dupla contada a partir da extremidade metil, os mais conhecidos são o ácido linolênico (ômega-6) e o ácido alfa-linolênico (ômega-3). Têm função na regulação do colesterol; função cerebral e nervosa; têm efeito anti-inflamatório; podem influenciar a função do sistema imunológico, ajudando a modular respostas inflamatórias e imunológicas.[9]

Ácidos graxos ômega-3

Os ácidos graxos ômega-3 de peixes de água fria, especialmente o ácido eicosapentaenoico (EPA) com 20 átomos de carbono e 5 duplas ligações, e o ácido docosahexaenoico (DHA) com 22 átomos de carbono e 6 duplas ligações, são os metabólitos ativos do ácido alfa-linolênico (ALA), contendo 18 átomos de carbono e três duplas ligações intercaladas por carbonos. Os seres humanos têm uma capacidade limitada de sintetizar EPA e DHA através da metabolização da dieta (apenas 8% é convertido). Durante um processo de doença aguda grave, a capacidade do ALA de se converter em EPA e DHA diminui. Portanto, a suplementação desses ácidos graxos torna-se essencial. Os mecanismos anti-inflamatórios EPA e DHA incluem: remoção do ácido araquidônico do núcleo fosfolipídico das membranas das células inflamatórias, reduzindo a produção de substância pró--inflamatória; inibição da síntese de eicosanoides pró-inflamatórios por competição com ácido araquidônico nas enzimas cicloxigenase e lipoxigenase; redução da adesão de plaquetas e leucócitos no endotélio; inibição da expressão do gene inflamatório; redução das lesões oxidativas pela estimulação da produção de glutationa; melhora da síntese de resolvina anti-inflamatória e um efeito pulmonar protetor mediado pela redução da liberação de mediadores inflamatório, derivados do intestino em vasos linfáticos mesentéricos e o ducto torácico. A essencialidade desses ácidos graxos é caracterizada pela necessidade de fornecê--los ao organismo através da dieta. É recomendável incluir fontes saudáveis como peixes gordurosos (salmão, sardinha), sementes de linhaça, chia e nozes, óleos vegetais (canola, soja a linhaça) para garantir uma ingestão adequada dessas gorduras que são benéficas para a saúde.[10-13]

VITAMINAS E MINERAIS

As vitaminas são substâncias orgânicas essenciais que não podem ser sintetizadas em quantidades suficientes pelo organismo humano, devendo ser adquiridas ou suplementadas pela dieta. Portanto, com a deficiência de vitaminas, as funções normais do organismo podem entrar em colapso, deixando o organismo suscetível a doenças. Desempenham papéis vitais em diversas funções do organismo, como o metabolismo, a síntese de energia, a manutenção da saúde dos tecidos, o fortalecimento do sistema imunológico e a proteção contra danos oxidativos. Cada vitamina possui funções específicas e pode ser encontrada em diferentes alimentos ou suplementos. Uma dieta equilibrada e variada, com base em frutas, vegetais, grãos integrais, proteínas magras e laticínios, geralmente fornece as vitaminas necessárias para manter a saúde.

Os minerais são elementos químicos essenciais para o funcionamento adequado do organismo humano e de outros seres vivos. Desempenham uma variedade de funções críticas para a saúde, desde a construção de ossos e dentes até a regulação de processos bioquímicos vitais. Esses elementos são obtidos através dos alimentos consumidos, e cada um desempenha um papel específico no organismo.

Vitamina A

O organismo não é capaz de produzir a vitamina A; portanto, é necessário obtê-la da dieta, e pode ser obtida de duas formas: como vitamina A pré-formada (retinol) de origem animal ou na forma de carotenoides pró-vitamina A de origem vegetal (carotenoides). Existem mais de 50 carotenoides pró-vitamina A, mas apenas o β-caroteno, o α-caroteno, e a β-criptoxantina estão presentes em quantidades significativas na dieta humana e possuem capacidade de atuarem como neutralizadores de radicais livres e de outras espécies reativas de oxigênio. Entre as funções da vitamina A no organismo, estão a função imunológica, a participação no processo de visão, de crescimento, na diferenciação de tecidos e no desenvolvimento embrionário. Populações em risco de deficiência de vitamina A, em geral, dependem de carotenoides pro-vitamínicos para atingirem suas recomendações diárias.[14,15]

Vitamina C

É conhecida como ácido L-ascórbico, pois foi observada como o fator necessário para o tratamento do escorbuto (do latim *scorbutus*, daí "a-scorbutus"). Como os termos "vitamina A lipossolúvel" e "vitamina B hidrossolúvel" já estavam em uso, o termo vitamina C foi cunhado. Em geral, o termo também inclui sua forma oxidada, ácido L-desidroascórbico, que pode ser facilmente convertido em ácido L-ascórbico no organismo humano. É um antioxidante circulante chave, com efeitos anti-inflamatórios e um cofator para importantes enzimas mono e dioxigenase. Um número considerável de estudos em modelos de trauma, isquemia/reperfusão e sepse mostra que a vitamina C, administrada em doses farmacológicas, atenua o estresse oxidativo e a inflamação e restaura a função endotelial e orgânica. Pequenos estudos controlados mais recentes usando doses farmacológicas de (6-16 g/dia) sugerem que a vitamina C reduz o suporte vasopressor e a disfunção orgânica, podendo até diminuir a mortalidade. Atua também de maneira essencial na absorção de ferro. Em alguns casos, como em deficiência ou necessidades específicas, a suplementação pode ser recomendada. A vitamina C é encontrada em frutas cítricas, frutas vermelhas e vegetais como o tomate, cenoura, alho, pimentão e couve.[16,17]

Vitamina D

A vitamina D pode ser sintetizada endogenamente sob radiação ultravioleta B (UVB) por meio da síntese cutânea e depende de fatores como latitude, estação do ano, hora do dia, nível de poluição atmosférica, a quantidade de melanina da pele e uso de protetor solar, ou ingerida através de suplementos e fontes dietéticas, que incluem alimentos de origem animal e vegetal, bem como alimentos fortificados. A vitamina D é encontrada principalmente em duas formas: D3 (colecalciferol de origem animal, presente nos peixes gordurosas de água fria e profunda, como atum e salmão) e D2 (ergoesterol, de origem vegetal, presente nos fungos comestíveis). Além das formas D3 e D2 da vitamina D, a 25-hidroxivitamina D também contribui significativamente para a ingestão dietética de vitamina D. Alimentos fortificados podem conter formas D3 ou D2 ou o metabólito 25-hidroxivitamina D. Poucos alimentos são uma fonte rica (> 4 µg/100 g) de vitamina D (D representa D3 e/ou D2), nem todos os peixes, cogumelos ou óleos de fígado de peixe atendem à necessidade. Outras fontes dietéticas são queijo, fígado bovino e ovos, chocolate amargo, bem como alimentos fortificados (leite, iogurte, suco de laranja, cereais matinais). Em humanos, a alimentação contribui pouco para obtenção dessa vitamina, pois cerca de 90% são provenientes da síntese cutânea. Uma vez que uma ingestão adequada de vitamina D é difícil de conseguir apenas com a dieta, suplementos são recomendados.[18,19]

Vitamina E

A vitamina E é um antioxidante lipossolúvel que pode proteger os ácidos graxos poli-insaturados (PUFA) presentes nas membranas celulares e que são suscetíveis a oxidação, regular a produção de espécies reativas de oxigênio (ROS) e espécies reativas de nitrogênio (RNS), além de modular a transdução de sinal. Os efeitos imunomoduladores da vitamina E foram observados em modelos animais e humanos em condições normais e de doença. Com os avanços na compreensão do desenvolvimento, função e regulação das células dendríticas. macrófagos, células *natural killer* (NK), células T e células B, estudos recentes têm se concentrado nos efeitos da vitamina E em células imunes específicas. As principais fontes dietéticas de vitamina E são os óleos vegetais. As nozes também são boas fontes de vitamina E. Os óleos de soja, girassol, milho, noz, semente de algodão, palma e gérmen de trigo contêm quantidades relativamente maiores (aproximadamente 50 mg de vitamina E por 100 g de óleo) do que outros óleos. As proporções de α-, β-, γ- e δ-tocoferóis variam dependendo do tipo de óleo. Os óleos de cártamo e girassol são ricos em α-tocoferol, os óleos de soja e milho contêm principalmente γ-tocoferol e o óleo de semente de algodão contém proporções semelhantes de α- e γ-tocoferóis. Portanto, os tipos de óleos consumidos na dieta afetam os níveis de ingestão dietética de α-tocoferol. Os suplementos de vitamina E são bastante populares e contribuem consideravelmente para a ingestão de vitamina E entre algumas populações. As formas naturais ou sintéticas de α-tocoferol são usadas como suplementos. Apesar da ingestão relativamente maior de γ-tocoferol da dieta do que α-tocoferol, α-tocoferol é a principal forma de vitamina E na circulação porque a proteína de transferência de α-tocoferol (α-TTP) tem a afinidade de ligação preferencial para α-tocoferol e está envolvida na sua transferência para a membrana plasmática. É importante destacar que o consumo adequado de vitamina E é essencial à saúde, mas o uso de suplementos deve ser feito com cautela, uma vez que o excesso de vitamina E pode ser prejudicial e interferir na absorção de outras vitaminas lipossolúveis.[20,21]

Zinco

O zinco é um mineral essencial que desempenha diversas funções vitais no organismo. Está presente em todas as células do corpo, e é necessário para o funcionamento adequado de muitas enzimas. No sistema imunológico desempenha um papel importante na produção de células imunes, como linfócitos T e B, e está envolvido na resposta inflamatória do organismo. O zinco é crucial para o desenvolvimento adequado durante todas as fases da vida (infância, adolescência e gestação, pois auxilia no crescimento e maturação celular). No metabolismo, participa de várias vias metabólicas, incluindo o metabolismo dos macronutrientes. Desempenha um papel nas reações enzimáticas que convertem os alimentos em energia utilizável. É essencial na cicatrização de feridas e regeneração de tecidos, através da produção de colágeno. Está relacionado com a função do paladar e do olfato, na saúde reprodutiva e possui propriedades antioxidantes, ajudando a combater o estresse oxidativo e protegendo as células contra danos causados pelos radicais livres. O corpo humano não consegue armazenar reservas de zinco, então uma deficiência pode surgir de forma relativamente rápida, por exemplo, através de uma dieta inadequada. A deficiência grave de zinco é rara, mas deficiências leves são comuns em todo o mundo. Muitos estudos epidemiológicos mostraram uma relação entre o teor de zinco na dieta e o risco de câncer. O efeito anticancerígeno do zinco é mais frequentemente associado às suas propriedades antioxidantes. No entanto, esta é apenas uma das muitas possibilidades, incluindo a influência do zinco no sistema imunológico, nos fatores de transcrição, na diferenciação e proliferação celular, na síntese e reparo de DNA e RNA, na ativação ou inibição de enzimas, regulação da sinalização celular e na estabilização da estrutura celular e das membranas. As principais fontes alimentares são carne vermelha, aves, peixes, nozes, laticínios, sementes e grãos integrais. O zinco também pode ser obtido através de suplementos alimentares.[22-25]

Selênio

As características biológicas únicas do selênio o tornam indispensável para a saúde. Embora esteja presente em níveis muito baixos no organismo humano, sua deficiência pode causar disfunções em vários sistemas. O selênio não pode ser sintetizado no corpo humano e é obtido principalmente na alimentação. A função fisiológica do selênio se reflete principalmente nas selenoproteínas, que apresentam excelente eficácia na resistência ao estresse oxidativo, inflamação e outros fatores adversos. A suplementação adequada de selênio pode não apenas ativar o sistema imunológico, mas também afetar a função cerebral, as doenças cardiovasculares (DCV), o câncer e doenças baseadas em metais pesados. Embora estudos tenham sugerido que altos níveis de selênio tenham efeitos negativos em algumas doenças específicas, como diabetes *mellitus* tipo 2 (DM2), ainda é benéfico e pode fornecer possibilidades para o tratamento de várias doenças. Após ser obtido da alimentação e absorvido pelo fígado, o selênio desempenha diversas funções fisiológicas no organismo na forma de selenoproteínas, mais conhecidas por sua atividade redox e propriedades antinflamatórias. O selênio estimula a ativação das células imunes e é importante para a ativação do sistema imunológico. O selênio também é essencial para a manutenção da função cerebral. Os suplementos de selênio podem regular o metabolismo lipídico, a apoptose celular e a autofagia, e têm apresentado efeitos atenuantes significativos na maioria das doenças cardiovasculares. É fundamental reconhecer o papel essencial desse mineral e garantir que seja consumido adequadamente através de dieta equilibrada ou, quando necessário, por meio de suplementação responsável. Está presente na castanha-do-pará, em peixes e frutos do mar, especialmente atum, bacalhau e salmão, carnes (bovina, frango, cordeiro), ovos (especialmente a gema), leguminosas, nozes e sementes.[24-29]

BENEFÍCIOS DA IMUNONUTRIÇÃO NA PRÁTICA CLÍNICA

A terapia nutricional imunomoduladora tem como objetivo a modulação da resposta inflamatória e a melhora da função imunológica. A oferta da imunização é indicada independentemente do estado nutricional no período perioperatório, ou seja, entre cinco e dez dias tanto no pré quanto no pós-operatório de cirurgia de médio e grande porte, essa terapia nutricional pode ser feita por suplementação oral ou por via enteral, quando necessário. O preparo imunológico do paciente cirúrgico reduz em até 60% as complicações infecciosas. Os resultados de estudos mostraram que o uso de uma fórmula imunomoduladora foi associado à redução da morbidade infecciosa, deiscência de anastomose, tempo de internação e complicações pós-operatórias em comparação com as formulações padrão. Pouca diferença na resposta foi observada entre pacientes nutridos e desnutridos, mas diferenças geográficas foram observadas, com maiores benefícios de desfecho observados em estudos originários da Europa do que da Ásia ou dos Estados Unidos. Os melhores resultados foram observados quando pelo menos três agentes (arginina, óleo de peixe e nucleotídeos) foram administrados, durante todo o período perioperatório.[30-33]

REFERÊNCIAS

1. McCowen KC, Bistrian BR, Immunonutrition: problematic or problem solving? Am J Clin Nutr. 2003 Apr;77(4):764-70.

2. Elena Arribas-López E, Zand N, Snowden MJ, Kochhar T. The effect of amino acids on wound healing: a systematic review and meta-analysis on arginine and glutamine, nutrients. 2021 Jul 22;13(8):2498.

3. Cruzat VF, Petry ER, Tirapegui J. Glutamina: aspectos bioquímicos, metabólicos, moleculares e suplementação. Revista Brasileira de Medicina do Esporte, Niterói. set./out. 2009;15(5)392-397).

4. Cruzat V, Macedo Rogero M, Noel Keane K, Curi R, Newsholme P. Glutamine: metabolism and immune function, supplementation and clinical translation. Nutrients. 2018 Oct 23;10(11):1564.

5. Perna S, Alalwan TA, Alaali Z, Alnashaba T, Gasparri C, Infantino V, et al. The role of glutamine in the complex interaction between gut microbiota and health: a narrative review. Int J Mol Sci. 2019 Oct 22;20(20):5232.

6. Newsholme EA, Crabtree B, Ardawi MS. Glutamine metabolism in lymphocytes: Its biochemical, physiological and clinical importance. Q. J. Exp. Physiol. 1985;70:473-489.

7. Yildiz O, Ulusoy KG. Effects of taurine on vascular tone. Amino Acids. 2022 Dec;54(12):1527-1540.

8. Zhang C, Zhang B. RNA therapeutics: updates and future potential. Sci China Life Sci. 2023 Jan;66(1):12-30.

9. Melo ILP, Silva AMO, Mancini-Filho J. Lipídios. In: Bases bioquímicas e fisiológicas da nutrição. Cozzolino SMF, Cominetti C. Barueri: Manole, 2013. p.75.

10. Duvall MG, Levy BD. DHA- and EPA-derived resolvins, protectins, and maresins in airway inflammation. Eur J Pharmacol. 2016 Aug 15;785:144-155.

11. Calder PC. Omega-3 polyunsaturated fatty acids and inflammatory processes: nutrition or pharmacology? Br J Clin Pharmacol. 2013;75:645-662.

12. Levy BD, Clish CB, Schmidt B, Gronert K, Serhan CN. Lipid mediator class switching during acute inflammation: signals in resolution. Nature immunology. 2001;2:612-619.

13. Campbell EL, Louis NA, Tomassetti SE, Canny GO, Arita M, Serhan CN, Colgan SP. Resolvin E1 promo-

tes mucosal surface clearance of neutrophils: a new paradigm for inflammatory resolution. FASEB journal: official publication of the Federation of American Societies for Experimental Biology. 2007;21:3162-3170.

14. Carazo A, Macáková K, Matoušová K, Krčmová LK, Protti M, Mladěnka P. Vitamin A update: forms, sources, kinetics, detection, function, deficiency, therapeutic use and toxicity. Nutrients. 2021 May 18;13(5):1703

15. Tanumihardjo SA, Russell RM, Stephensen CB, Gannon BM, Craft NE, Haskell MJ, et al. Biomarkers of Nutrition for Development (BOND)-Vitamin A Review. J Nutr. 2016 Sep;146(9):1816S-48S

16. Doseděl M, Jirkovský E, Macáková K, Krčmová LK, Javorská L, Pourová J, et al. On behalf of the oemonom. Vitamin C-Sources, physiological role, kinetics, deficiency, use, toxicity, and determination. Nutrients. 2021 Feb 13;13(2):615.

17. Spoelstra-de Man AME, Elbers PWG, Oudemans-Van Straaten HM. Vitamin C: should we supplement? Curr Opin Crit Care. 2018 Aug;24(4):248-255.

18. Sîrbe C, Rednic S, Grama A, Pop TL. An update on the effects of vitamin D on the immune system and autoimmune diseases. Int J Mol Sci. 2022 Aug 29;23(17):9784

19. Benedik E. Sources of vitamin D for humans. Int J Vitam Nutr Res. 2022 Mar;92(2):118-125.

20. Lee GY, Han SN. The role of vitamin E in immunity. Nutrients. 2018 Nov 1;10(11):1614.

21. Castro LCG. The vitamin d endocrine system. Arq Bras. Endocrinol Metab. Nov 2011;55(8).

22. Skrajnowska D, Bobrowska-Korczak B. Role of zinc in immune system and anti-cancer defense mechanisms. Nutrients. 2019 Sep 22;11(10):2273.

23. Wessels I, Fischer HJ, Rink L. Dietary and physiological effects of zinc on the immune system. Annu Rev Nutr. 2021 Oct 11;41:133-175.

24. Weyh C, Krüger K, Peeling P, Castell L. The role of minerals in the optimal functioning of the immune system. Nutrients. 2022 Feb 2;14(3):644.

25. Hall AG, King JC. Zinc fortification: current trends and strategies. Nutrients. 2022 Sep 21;14(19):3895.

26. Ferencík M, Ebringer L. Modulatory effects of selenium and zinc on the immune system. Folia Microbiol (Praha). 2003;48(3):417-26.

27. Cariara S, Dharnaraj S. Selenium and selenoproteins: it's role in regulation of inflammation, Inflammopharmacology. 2020 Jun;28(3):667-695.

28. Zhang F, Li X, Wei Y. Selenium and selenoproteins in health. Biomolecules. 2023 May 8;13(5):799.

29. Niu R, Yang Q, Dong Y, Hou Y, Liu G. Selenium metabolism and regulation of immune cells in immune-associated diseases. J Cell Physiol. 2022 Sep;237(9):3449-3464.

30. Kavalukas S, McClave S. Immunonutrition vs standard nutrition for patients with cancer. Nutr Clin Pract. 2023 Aug;38(4):924-931.

31. Tejera Pérez C, Guillín Amarelle C, Rodríguez Novo N, Lugo Rodríguez G, Mantiñán Gil B, Palmeiro Carballeira R, et al. Inmunonutrición, evidencias y experiencias [Immunonutrition, evidence and experiences]. Nutr Hosp. 2023 Feb 15;40(1):186-199.

32. Miller LJ, Douglas C, McCullough FS, Stanworth SJ, Calder PC. Impact of enteral immunonutrition on infectious complications and immune and inflammatory markers in cancer patients undergoing chemotherapy: A systematic review of randomised controlled trials. Clin Nutr. 2022 Oct;41(10):2135-2146.

33. Luo Z, et al. Efficacy of early enteral immunonutrition on immune function and clinical outcome for postoperative patients with gastrointestinal cancer. JPEN. 2018:8.

8
Suplementos e módulos nutricionais

Daniela Mendes Latrechia
Raphaela de Almeida Zanella
Ana Paula Gomes do Nascimento
Danilo Tadashi Alvarez Koda

INTRODUÇÃO

A terapia nutricional oral (TNO) é composta por suplementos nutricionais orais (SNO), complementos nutricionais e módulos nutricionais. No ambiente hospitalar tem por objetivo nutrir o indivíduo, seja para completar/complementar a quantidade de macro e micronutrientes ou com objetivo específico. Está indicada para pacientes com o trato gastrointestinal funcionante que não atingem as metas nutricionais necessárias por meio da alimentação.

Atualmente existem os mais variados tipos de suplementos e módulos nutricionais, além de produtos específicos para pacientes diabéticos, com disfunção renal e hepática, cicatrização e imunomodulação. Seu uso pode auxiliar a manutenção do aporte nutricional por oral, evitando a utilização de terapias nutricionais invasivas como terapia nutricional enteral (TNE) e terapia nutricional parenteral (TNP); além disso, previne a desnutrição, reduz infecções, diminui complicações pós-operatórias, além de melhorar a cicatrização de úlceras de pressão e o ganho de massa muscular.

CONCEITOS

Suplementos nutricionais orais

Os suplementos nutricionais são substâncias ou produtos de ingesta oral ou enteral, indicados para indivíduos que têm uma dieta adequada que necessitam de nutrientes adicionais, pois apresentam gasto energético aumentado ou patologias crônicas. É importante ressaltar que o suplemento alimentar não tem por objetivo substituir refeições, mas adicionar nutrientes à dieta do paciente de uma forma individualizada.[1,2]

Complementos nutricionais

Os complementos nutricionais orais são substâncias utilizadas para complementar uma dieta inadequada ou insuficiente, visam compensar as necessidades nutricionais recomendadas para aquele indivíduo.[2,3] São compostos por todos os macronutrientes (carboidratos, proteínas e lipídios), micronutrientes (vitaminas e minerais) e fibras que compõem uma dieta equilibrada.

Módulos nutricionais

São macro ou micronutrientes disponibilizados de forma isolada para uma finalidade específica; são constituídos por carboidratos, lipídios, proteínas, micronutrientes e fibras.

INDICAÇÕES

O uso da TNO está indicado nos casos em que a ingesta alimentar está entre 60 e 80% do necessário, apesar das adaptações da dieta oral que favoreçam a melhor adesão.[2] Deve ser indicado também nos casos em que o paciente apresenta perda ponderal não intencional ou não atinge as metas nutricionais no período de 5 a 7 dias de hospitalização. Indica-se também em pacientes idosos com IMC (índice de massa corporal) abaixo de 20 kg/m² ou pacientes com HIV com IMC menor ou igual a 18 kg/m² ou menor ou igual a 18,5 kg/m² para pacientes cirúrgicos, com LPP ou DPOC. Em casos de perda ponderal > 5% do peso habitual em 3 meses ou > 10% nos últimos 6 meses. Igualmente, alguns grupos populacionais podem ser considerados mais vulneráveis para carências nutricionais, como crianças, gestantes, etilistas crônicos, obesos, vegetarianos e veganos, sendo necessária a avaliação nutricional para verificar a indicação da TNO.

Pacientes idosos

É comum na população geriátrica o aparecimento de doenças crônicas e a exacerbação doenças agudas, causando a diminuição da ingesta oral, seja por anorexia, monotonia alimentar, disfagia, má conservação da dentição, entre outros que levam o paciente a sarcopenia e desnutrição. Os suplementos alimentares são uma estratégia muito válida, pois favorecem o aumento do aporte calórico e proteico, sem necessariamente aumentar o volume.

Pacientes oncológicos

Os SNO são indicados aproximadamente em 100% dos casos dos pacientes oncológicos, pois tendem a desnutrição, pela própria patologia de base que tende ao catabolismo, além dos tratamentos (transplante, radioterapia, quimioterapia) que geralmente causam náuseas, vômitos, anorexia, mucosite, disfagia, dispneia, constipação ou diarreia, diminuindo significativamente a ingesta oral desses pacientes.

Pacientes cirúrgicos

Em pacientes no pré, pós ou perioperatório, as principais indicações de TNO são de suplementos ricos em ácidos graxos ômega-3, arginina e nucleotídeos, caracterizando uma suplementação imunomoduladora. Foi evidenciado que no pós-operatório os pacientes apresentavam menos complicações, menor taxa de infecções, menor perda ponderal e receberam alta mais precocemente.[4]

Pacientes com úlcera por pressão ou lesão por pressão

A TNO nos pacientes hospitalizados com lesão por pressão (LPP) ou úlcera por pressão (UPP) visa estimular o processo de cicatrização. De acordo com as diretrizes da Braspen, pacientes desnutridos têm fator de risco aumentado para LPP, pois têm menor disponibilidade de nutrientes para reparo tecidual e menor quantidade de tecido adiposo entre o arcabouço ósseo e a pele. Estão indicados suplementos orais hiperproteicos e que estimulem a cicatrização, contendo zinco, arginina, carotenoides, vitaminas A, C e E.[5]

Pacientes com doença pulmonar obstrutiva crônica

Nos pacientes com doença pulmonar obstrutiva crônica (DPOC) em estágios mais avançados, observa-se piora importante da dispneia e maior número de hospitalizações por exacerbação. Foi evidenciado que suplementação oral melhorou a quantidade de massa e força muscular, o teste de caminhada, qualidade de vida no geral, sobretudo nos pacientes desnutridos.[6]

CONTRAINDICAÇÕES

Deve-se levar em consideração que o suplemento nutricional pode ser lácteo ou não lácteo, conter ou não sacarose, além da osmolaridade, quantidade de proteínas e calorias por mililitro (mL). Suplementos que possuem lactose estão contraindicados em pacientes intolerantes. Assim como em pacientes intolerantes a sacarose deve-se buscar suplementos alternativos. Está contraindicada a utilização da via oral, bem como dos SNO, nos pacientes com sonolência, dispneia, disfagia, risco de broncoaspiração ou que estejam com o trato gastrointestinal não funcionante. Pacientes que tenham alguma intolerância aos componentes dos suplementos, que possam causar diarreia, desconforto intestinal, aumento da glicemia, devem ser observados com atenção para mudança por outro suplemento ou suspensão e progressão para outro tipo de nutrição, como TNE ou TNP.[2]

TIPOS DE SUPLEMENTOS E MÓDULOS NUTRICIONAIS

O suplemento nutricional oral (SNO) apresenta-se com composição definida em diversas formas farmacêuticas, como pó para reconstituição, líquidos prontos para uso ou na forma cremosa. O suplemento poderá ter presença ou restrição de lactose, sacarose ou fibras, tudo vai depender da situação clínica do paciente.

Classificação das fórmulas dos suplementos

Tipos de fórmulas:

- Padrão: 1 kcal/mL, com ou sem fibra.
- Hipercalórica: 1,2- 2,0 kcal/mL, com ou sem fibra.
- Hipocalórica: 0,5-1 kcal/mL.
- Hipoproteica: quando o valor calórico total de proteínas for $\leq$ 10%.
- Hiperproteica: quando o valor calórico total de proteínas for $\geq$ 20%.

Suplementos modulares

Como já descrito, fornecem cada um dos macros ou micronutrientes isoladamente, e podem ser usados para otimizar a nutrição oral ou enteral.

- Módulo de proteína: encontra-se na forma farmacêutica de pó, e deve ser misturado com água antes de ser ingerido. São indicados quando a pessoa não atinge a meta diária de proteína na forma espontânea. A proteína pode ser intacta, parcialmente hidrolisada ou na forma de aminoácido.
  A proteína intacta tem a digestão mais difícil, mas é mais palatável, enquanto a hidrolisada (ou na forma de aminoácido) é mais bem absorvida, porém é menos palatável e tem uma maior osmolaridade.
- Glutamina: é o aminoácido mais abundante do organismo, e em situações de catabolismo como sepses, recuperação de queimaduras, cirurgias e desnutrição, há um alto consumo de glutamina pelas células do sistema imunológico. A glutamina ainda pode reduzir a severi-

dade e a duração da mucosite de orofaringe nos pacientes submetidos a transplante de medula óssea e acelerar a cicatrização do intestino delgado após a irradiação abdominal. A dose seria de 0,3 a 0,5g /kg/dia, não sendo aconselhável ultrapassar 0,5 g/kg/dia para pacientes em estado crítico.

- Módulo de carboidrato: compostos por carboidratos simples como a sacarose, o que pode desencadear uma intolerância gastrointestinal, na forma de distensão abdominal ou diarreia, por exemplo. Também em apresentação com carboidratos complexos, como a maltodextrina, são menos doces e mais toleráveis. São indicados para os indivíduos que consomem baixo teor de energia e com maior demanda de carboidrato.
- Módulo de lipídios: são encontrados na forma de TCM (triglicerídeos de cadeia media) e TCL (triglicerídeos de cadeia longa). Os triglicerídeos de cadeia média são absorvidos com mais facilidade a nível da circulação porta, enquanto os TCL precisam de sais biliares e enzimas lipolíticas para serem digeridos; sendo assim, a absorção do TCM é mais rápida quando comparado ao TCL e são indicados nos pacientes com trato gastrointestinal comprometido, ou como fonte de energia, pois são o macronutriente com maior densidade calórica por grama.
- Módulo de fibras: as fibras podem ser classificadas quanto à solubilidade, podendo ser fibra solúvel e insolúvel. As fibras devem chegar ao cólon intactas. As fibras solúveis chegam ao cólon e formam uma camada em gel; elas podem ajudar a reduzir os níveis de glicose e também a diminuir os níveis de colesterol no sangue, além de auxiliar nos casos de diarreia. A fibra insolúvel não tem a característica de formar gel; ela ajuda os alimentos a passarem pelo sistema digestivo, podendo promover a regularidade e prevenir a constipação. Os módulos normalmente são compostos de mix de fibras. A recomendação da ingestão de fibras, segundo a Organização Mundial da Saúde (OMS), é em torno de 25 g/dia, no Brasil a recomendação é entre 25 e 30 g/dia.

SUPLEMENTOS NUTRICIONAIS VEGETARIANOS/VEGANOS

Com o advento de novas tecnologias e novas demandas do mercado, surge a necessidade de aprofundar o conhecimento científico e melhorar a segurança alimentar na substituição de alimentos de origem animal por produtos de origem vegetal. Essa tendência surge não somente como uma demanda do mercado populacional, mas também como uma forma mais sustentável, ética e economicamente favorável para a indústria alimentícia. Dessa forma, surgem também opções de suplementos e módulos nutricionais que atendam a essa nova demanda.

Os suplementos nutricionais e módulos já existentes no mercado são compostos, em sua maioria, por matéria-prima de origem animal, principalmente quanto à proteína contida neles. Diferentes proteínas são compostas por diferentes aminoácidos, que por sua vez atuam na síntese muscular.[2] Os aminoácidos essenciais, aqueles que não são sintetizados pelo corpo humano, são os que mais se relacionam a esse processo. São eles: histidina, isoleucina, leucina, valina, lisina, metionina, fenilalanina, treonina e triptofano.[3] Esses aminoácidos são muito mais abundantes em fontes de proteína animal quando comparados a fontes vegetais, justificando, em parte, porque os suplementos e módulos mais encontrados se utilizam de fontes proteicas de origem animal. O *whey protein*, derivado do soro do leite de vaca, se destaca como uma das fontes mais utilizadas. Isso se deve ao seu alto valor biológico, rico em aminoácidos essenciais, boa digestibilidade e presença de certos aminoácidos como lisina, metionina e a leucina, um aminoácido de cadeia ramificada, que desempenham papel importante na síntese proteica. Outra fonte proteica comumente utilizada é o caseinato de cálcio, proteína também derivada do leite, mas com característica diferente, tendo absorção e digestão mais lentificadas.

Além disso, proteínas vegetais, de maneira geral, diferem das de origem animal quanto a sua absorção e digestão, o que poderia influenciar a estimulação da síntese proteica.[7]

Atualmente já existem diversos suplementos contendo proteínas de origem vegetal, que podem se apresentar isoladamente na forma de módulos proteicos ou agregados a outros macro e micronutrientes na forma de suplementos nutricionais orais (SNO).

Alternativas a proteína não animal podem ser encontradas em diversas fontes vegetais, como soja, ervilha, quinoa, trigo, feijão, lentilha, chia, grão de bico, amêndoas, linhaça, aveia, entre tantos outros.

As fontes vegetais de proteína possuem grande variabilidade na composição de seus aminoácidos e, como dito anteriormente, menor quantidade de aminoácidos importantes no processo de síntese proteica. Contudo, no mercado existem suplementos não só contendo proteína extraída de uma única fonte vegetal, mas também os que se utilizam da combinação de diferentes fontes, com o objetivo de entregar uma combinação (*blend*) proteica de maior qualidade.[8]

Diversas combinações desses aminoácidos podem ser encontradas atualmente. Aminoácidos extraídos do milho ou arroz, quando combinados, por exemplo, com os presentes na soja e na ervilha, resultam em misturas proteicas mais completas e de alto valor biológico.

A utilização de proteína vegetal também pode ser uma alternativa a pacientes que possuam alergia a proteína do leite. Ela, em geral, não costuma conter lactose e nem glúten.

É importante ressaltar, também, que alimentos de origem vegetal, em geral, contêm menor quantidade de vitaminas e minerais. Portanto, pacientes veganos e vegetarianos tendem a apresentar carências nutricionais específicas, como, por exemplo, de vitamina B12, ferro, zinco, cálcio, vitamina D e até ácidos graxos ômega 3 e 6, quando comparados aos de dietas onívoras. Dessa forma, alguns suplementos voltados a essa população também podem ser enriquecidos de certos micronutrientes. Suplementações isoladas de certos micronutrientes também podem ser necessárias. Além disso, pacientes vegetarianos estritos e veganos tendem a apresentar mais carências nutricionais quando comparados a pacientes ovolactovegetarianos.[9]

Apesar de já existir no mercado atual uma grande variedade e disponibilidade de suplementos veganos e vegetarianos, eles ainda são pouco utilizados no âmbito hospitalar. Isso ocorre, principalmente, por serem escassos na literatura estudos comparando o uso de proteína vegetal versus animal em pacientes graves e hospitalizados. Apesar disso, por enquanto, surgem como alternativa a pacientes que não consomem alimentos de origem animal, mas que precisam de suplementação para atingir suas necessidades nutricionais.

COMO MELHORAR A ADERÊNCIA À SUPLEMENTAÇÃO ORAL

Nos pacientes internados de longa data, visando à maior adesão à TNO, deve-se oferecer suplementos com sabores e texturas que mais agradam o paciente. Estratégias como fracionamento e pequenos volumes por dose ajudam a diminuir a sensação de plenitude gástrica, náuseas e vômitos.[10,11]

Os suplementos não devem ser ofertados próximos às refeições, pois a ideia é complementar a ingestão calórica e proteica e não reduzi-la, exceto suplementos em pó sem sabor, que podem ser adicionados a refeições ou lanches.[12,13]

CONSIDERAÇÕES GERAIS

A suplementação nutricional desempenha um papel crucial na terapia nutricional oral, oferecendo uma ferramenta valiosa para complementar a ingestão alimentar e atender às necessidades específicas de pacientes com diversas condições clínicas. Ao longo deste capítulo, exploramos os conceitos básicos, indicações, tipos de suplementos e módulos nutricionais, além de considerações especiais para pacientes vegetarianos/veganos e idosos.

A partir da análise detalhada das diferentes categorias de suplementos e módulos disponíveis, fica evidente a importância de uma abordagem individualizada na prescrição e no monitoramento desses produtos, levando em consideração as necessidades nutricionais específicas de cada paciente. Estratégias para melhorar a aderência à terapia nutricional oral também desempenham um papel fundamental, garantindo que os pacientes recebam os nutrientes necessários para otimizar sua recuperação e qualidade de vida.

Além disso, a avaliação e o monitoramento regulares do estado nutricional são essenciais para garantir a eficácia da suplementação, permitindo ajustes conforme necessário e identificando precocemente quaisquer complicações ou deficiências nutricionais. Em pacientes idosos, que frequentemente apresentam desafios adicionais na ingestão e na absorção de nutrientes, estratégias es-

pecíficas devem ser empregadas para garantir uma terapia nutricional eficaz e prevenir complicações associadas à desnutrição.

CONCLUSÃO

A suplementação nutricional desempenha um papel vital na terapia nutricional oral, proporcionando uma abordagem flexível e personalizada para atender às necessidades de pacientes com diversas condições clínicas. Ao incorporar estratégias de suplementação nutricional de forma adequada e monitorar de perto a resposta do paciente, os profissionais de saúde podem otimizar os resultados clínicos e melhorar a qualidade de vida dos indivíduos sob sua responsabilidade.

REFERÊNCIAS

1. Ministério da Saúde – MS. Agência Nacional de Vigilância Sanitária – ANVISA. Resolução nª 243, de 26 de julho de 2018. Dispõe sobre os requisitos sanitários dos suplementos alimentares. Diário Oficial da União [Internet]. (Publicada no DOU nº 144, de 27 de julho de 2018);

2. Baxter YC, et al. Indicações e usos de suplementos nutricionais orais. In: Waitzberg DL. Nutrição oral, enteral e parenteral na prática clínica. 5. ed. Atheneu: São Paulo; 2017.

3. Oliveria AM. Suplementos nutricionais orais industrializados. In: Faintuch J. Manual da Residência de Nutrologia, obesidade e cirurgia da obesidade. Manole: São Paulo; 2016.

4. Global Strategy for the Diagnosis, Management, and Prevention of Chronic Obstructive Pulmonary Disease. [Internet]. 2020; [cited 2023 Aug 6] Gold 2020 – p. 59-60.

5. Braspen J. Diretriz BRASPEN de enfermagem em terapia nutricional oral, enteral e parenteral [Internet]. 2021; [cited 2023 Aug 6] 10.37111/braspenj. diretrizENF. 2021;36(Supl 3):2-62.

6. Braspen J. Campanha Diga Não à Lesão por Pressão [Internet]. 2020; [cited 2023 Aug 6] 10.37111/braspenj.diganaoalesao. 2020;35(Supl. 1):1.

7. Wolfe RR, Miller SL, Miller KB. Optimal protein intake in the elderly. Clin Nutr. 2008;27:675-684. [PubMed: 18819733].

8. Volpi E, Kobayashi H, Sheffield-Moore M et al. Essential amino acids are primarily responsible for the amino acid stimulation of muscle protein anabolism in healthy elderly adults. Am J Clin Nutr. 2003;78:250-258. [PubMed: 12885705].

9. Kerksick CM, et al. ISSN exercise & sports nutrition review update: research & recommendations. Journal of the International Society of Sports Nutrition. 2018;15(38).

10. Cruzat V, Rogero MM, Keane KN, Curi R, Newsholme P. Glutamine: Metabolism and Immune Function,Supplementation and Clinical Translation. Nutrients. 2018;10(11):1564.

11. Cederholm T, Barazzoni R, Austin P, Ballmer P, Biolo G, Bischoff SC, et al. ESPEN Guidelines on definitions and terminology of clinical nutrition. Clin Nutr. 2017;36(1):49-64.

12. Cunha SFC, Cômodo ARO, Silva Filho AA, Tomaz BA, Ribas DF, Marchini JS. Terapia nutrologica oral e enteral em pacientes com risco nutricional. Projeto Diretrizes: Associação Médica Brasileira e Conselho Federal de Medicina, 2008.

13. Slavin J. Fiber and prebiotics: Mechanisms and Health Benefits. Nutrients. 2013;5(4):1417-1435.

SEÇÃO III

Terapia nutrológica enteral

9

Interação fármaco-nutriente via enteral

Cinthia Kellermann Machado
Neusa Harumi Segoshi
Maria Angela de Souza

INTRODUÇÃO

Interação medicamentosa é a resposta farmacológica, toxicológica, clínica ou laboratorial causada pela combinação de um medicamento com outros medicamentos, alimentos, substâncias químicas ou doenças.[1] A farmacocinética dos medicamentos pode ser influenciada, aumentando ou reduzindo sua efetividade terapêutica e podem ocorrer eventos adversos.[2]

As interações fármaco-nutrientes são um tipo de interação medicamentosa e podem alterar a absorção tanto dos medicamentos quanto dos nutrientes, podendo causar inefetividade terapêutica ou até mesmo toxicidade. Essas interações classificam-se em físico-químicas, fisiológicas e patofisiológicas. Nas interações físico-químicas ocorrem complexações entre os nutrientes e os fármacos, o que diminui a biodisponibilidade e altera a resposta terapêutica. Nas fisiológicas se observam alterações na digestão, na velocidade de esvaziamento gástrico, na atividade peristáltica, na biotransformação dos medicamentos e no *clearance* renal. Já as interações patofisiológicas caracterizam-se pela interferência dos fármacos em processos de absorção ou metabolismo dos nutrientes.[3]

Pacientes criticamente doentes são particularmente suscetíveis a essas interações, pois geralmente estão internados em unidades de terapia intensiva (UTI) e tratados com múltiplas drogas, fato que associado ao suporte nutricional enteral eleva a ocorrência de interações fármaco-nutrientes moderadas ou severas.[2,4,5]

Pacientes idosos, obesos ou com desnutrição grave também são propensos às interações fármaco-nutrientes, visto que apresentam comprometimento dos processos de absorção, metabolismo e excreção de fármacos, redução da capacidade de absorção de nutrientes e alterações nos processos de distribuição dos fármacos no organismo.[2,5]

INTERAÇÃO FÁRMACO--NUTRIENTE POR VIA ENTERAL

A interação fármaco-nutriente por via enteral pode acontecer quando a sonda enteral não é utilizada exclusivamente para administração da nutrição enteral, sendo utilizada também para a administração de medicamentos. Muitos pacientes necessitam desta via para realizar a terapia medicamentosa, pois não apresentam viabilidade em outras vias para administração de fármacos, quer sejam oral ou endovenosa. Nesse sentido, a possibilidade de interação fármaco-nutriente via enteral é um fator importante a ser considerado.

As interações medicamentosas fármaco-nutriente por vias enterais são decorrentes da administração de medicamentos e dieta enteral concomitantemente. Ocorre uma modificação dos efeitos dos nutrientes ou dos efeitos dos medicamentos devido à administração prévia ou simultânea destes com os nutrientes, podendo afetar a biodisponibilidade dos fármacos ou mesmo gerar toxicidade. As interações mais bem descritas interferem nos processos farmacocinéticos dos medicamentos, sobretudo na absorção e distribuição, causando alterações no efeito farmacológico e na biotransformação dos fármacos. A redução da absorção ou o retardo no seu processo influenciam na biodisponibilidade do fármaco, o que por sua vez altera a concentração plasmática esperada para a droga e interfere na efetividade terapêutica.

Também ocorrem interações fármaco-nutriente a partir da competição pelas proteínas plasmáticas entre nutrientes e drogas, o que traz implicações clínicas tanto na eficácia terapêutica medicamentosa quanto na manutenção do estado nutricional, já que podem ocorrer deficiências nutricionais devido à redução na absorção e/ou aumento na excreção de vários nutrientes ou dos fármacos.[2,3,4]

O posicionamento da sonda no TGI é relevante quando são prescritos medicamentos por via enteral, pois dessa forma é possível prever alterações na absorção e na farmacocinética da substância utilizada. Caso a sonda tenha posicionamento no estômago, é preferível que se utilizem medicamentos que atuem nesse local. Já se a posição for no duodeno, é preferível a utilização de medicamentos suscetíveis à acidez gástrica.[2]

Fármacos utilizados para tratamento de problemas cardiovasculares e antibióticos figuram entre os medicamentos mais frequentemente envolvidos em eventos adversos causados por interações fármaco-nutriente.[3] Nas manifestações clínicas decorrentes deste tipo de interação prevalecem diarreia, diminuição da motilidade do TGI, náuseas e vômitos.[2,3,5] A diarreia é o distúrbio gastrointestinal mais recorrente e está relacionada à interação entre NE e diuréticos, antibióticos e anticonvulsivantes.[3]

Medicamentos com estreito índice terapêutico (razão entre a concentração tóxica mínima e a contração efetiva média) como a digoxina, a varfarina, a clonidina, entre outros, devem ser utilizados com cautela e avaliados quanto à possibilidade de interações fármaco-nutriente, pois nesse contexto são mais suscetíveis a alterações em sua biodisponibilidade.

A interação medicamentosa envolvendo a fenitoína é bastante relevante, já que pode ocorrer uma redução expressiva na biodisponibilidade do fármaco, além da diminuição de cálcio, ácido fólico e vitamina D.[6] Os níveis séricos do fármaco devem ser monitorados a fim de se garantir uma resposta terapêutica adequada.

A ocorrência de eventos adversos decorrentes da interação fármaco-nutriente em TNE pode acarretar um prolongamento na terapia medicamentosa em pacientes crônicos ou desnutridos, ocasionando aumento nos custos e no tempo de internação.[2,5]

No Quadro 1 a seguir encontram-se exemplos de classes de medicamentos que alteram a absorção dos nutrientes, e de nutrientes que alteram a absorção de fármacos, de modo geral.

A literatura disponível acerca das interações fármaco-nutrientes via enteral é escassa; os estudos sobre eficácia e segurança disponíveis são poucos ou inexistentes.[2,3] Porém, evidências clínicas demonstram

QUADRO 1 Alteração na absorção de fármacos e nutrientes

Medicamentos que alteram a absorção dos nutrientes	Nutrientes que alteram a absorção de medicamentos
Diuréticos: hiponatremia, hipernatremia, hipocalemia, desidratação	Fenitoína: exige interrupção da dieta por 1 a 2 horas
Esteroides: alterações no sódio, potássio e glicemia	Quinolonas: diminuição do nível sérico quando administrado junto de alimentos
Inibidores da conversão da angiotensina: hipercalemia	Itraconazol: aumentada absorção com nutrientes
Anfotericina B: hipocalemia, hipomagnesemia	Varfarina: diminuição da anticoagulação com vitamina K
Suplementos de cálcio: hipofosfatemia	Alendronato: diminuição da absorção com alimentos

Fonte: Heldt e Loss.[2]

interações relevantes entre determinados medicamentos e terapia nutricional enteral.

O Quadro 2 elenca os medicamentos sobre os quais há informações disponíveis no que concerne às interações fármaco-nutrientes em vias enterais. A tabela também informa sobre o risco de obstrução da sonda para determinados medicamentos, para os quais é desaconselhado o uso deste dispositivo.

INTERAÇÃO MEDICAMENTOSA ENTRE VARFARINA E NUTRIÇÃO ENTERAL

As interações fármaco-nutrientes entre o anticoagulante varfarina e TNE são, possivelmente, as mais estudadas e conhecidas. Este medicamento, considerado potencialmente perigoso, possui índice terapêutico estreito e sua dose deve ser rigorosamente monitorada, a fim de que o efeito farmacológico seja efetivo, bem como sejam evitados possíveis eventos adversos e toxicidade.

A vitamina K, presente na dieta enteral, antagoniza o efeito anticoagulante da varfarina. A interação fármaco-nutriente entre a varfarina e a dieta enteral não está condicionada à concentração de vitamina k presente na dieta, segundo evidências clínicas *in vitro* defendidas por alguns estudos. Entretanto,

outros estudos afirmam o contrário.[13] Outro mecanismo relacionado às interações entre varfarina e TNE está envolvido na elevação dos níveis de albumina em dietas hiperproteicas, o que aumenta a ligação do fármaco a essa proteína e reduzindo a absorção e o efeito do medicamento.[2]

De toda a forma, é recomendada a pausa na dieta enteral 1 hora antes e 1 hora após a administração da varfarina. Outra questão importante é a posição da sonda, que deve ser duodenal, já que a posição gástrica promove maior perda do fármaco. A efetividade da varfarina deve ser monitorada através de exames, como INR (razão normalizada internacional), a fim de que se verifique a eficácia terapêutica da dose administrada.[13]

PAUSA NA DIETA ENTERAL

As interações do tipo fármaco-nutriente também podem ocorrer entre os nutrientes da dieta enteral e os medicamentos mesmo quando a administração de ambos é realizada por vias independentes e exclusivas. Neste caso, é necessário realizar a pausa da dieta enteral, visto que alguns medicamentos requerem esse procedimento para serem administrados, a fim de evitar a ocorrência de possíveis interações.

QUADRO 2   Interação fármaco-nutriente em vias enterais

Medicamento	Risco de obstrução da sonda	Interação fármaco--nutriente	Pausa na dieta	Observações
Ácido acetilsalicílico 100 mg – comprimido	Não	Não há informações disponíveis	–	Não recomendado o uso em sondas em posição gástrica.[4]
Ácido valproico – comprimido revestido	Sim	Não há informações disponíveis	–	Não é recomendada a utilização deste medicamento por sonda enteral. A trituração causa a perda do revestimento entérico e obstrução da sonda.[7]
Albendazol 400 mg – comprimido	Sim	Não há informações disponíveis	–	Não é recomendada a utilização deste medicamento por sonda enteral, devido ao risco de obstrução.[7]
Amiodarona 200 mg – comprimido	Sim	Não há informações disponíveis	–	Não é recomendada a utilização deste medicamento por sonda enteral, devido ao risco de obstrução.[7]
Amoxicilina 500 mg + clavulanato de potássio 125 mg – comprimido revestido	Sim	Não	Não	A trituração é difícil e a dissolução lenta. Risco de obstrução da sonda.[7] Substituir pela forma farmacêutica suspensão diluída. Utilizar 20 mL de água para cada 10 mL de suspensão.[8]
Atenolol – comprimido	Não	Sim	Sim	A administração concomitante com nutrição enteral diminui em 20% a absorção do fármaco.[4,9]
Azitromicina 500 mg – comprimido	Não	Sim	Sim	A administração concomitante com nutrição enteral reduz significativamente a biodisponibilidade e a eficácia do medicamento.[7]
Bezafibrato 200 mg – comprimido revestido	Sim	Não	Não	Não é recomendada a utilização deste medicamento por sonda enteral, devido ao risco de obstrução.[8]
Bicalutamida 50 mg – comprimido	Sim	Não há informações disponíveis	–	Não é recomendada a utilização deste medicamento por sonda enteral, devido ao risco de obstrução.[7]
Bisacodil 5 mg – comprimido	Sim	Sim	Sim	Não é recomendada a utilização deste medicamento por sonda enteral, devido ao risco de obstrução.[7] Redução significativa da biodisponibilidade do fármaco quando administrado com nutrição enteral.[8]
Bromoprida 10 mg – comprimido	Sim	Não	Não	Não é recomendada a utilização deste medicamento por sonda enteral, devido ao risco de obstrução.[7] Substituir pela forma farmacêutica solução oral.

(continua)

QUADRO 2   Interação fármaco-nutriente em vias enterais (*continuação*)

Medicamento	Risco de obstrução da sonda	Interação fármaco-nutriente	Pausa na dieta	Observações
Calcitriol 0,25 mcg – cápsula	Sim	Não há informações disponíveis	*	Não é recomendada a utilização deste medicamento por sonda enteral, pois o conteúdo da cápsula é oleoso e não dispersível em água. Recomendado substituir por colecalciferol gotas.[8]
Captopril 25 mg e 50 mg – comprimido	Não	Sim	Sim	A administração concomitante com nutrição enteral reduz de 30-40% a absorção do fármaco;[10] risco de hipercalemia.[4]
Carbamazepina 200 mg – comprimido	Sim	Sim	Sim	Não é recomendada a utilização deste medicamento por sonda enteral, devido ao risco de obstrução.[7] O fármaco se liga às moléculas de proteína da NE reduzindo sua absorção e aumentando aderência à sonda[11] É possível substituir pela forma farmacêutica suspensão oral, porém a mesma deve ser utilizada com cautela, pois contém sorbitol e pode causar distúrbio estomacal e diarreia[8]
Carbonato de cálcio 500 mg – comprimido	Alto risco de obstrução	Sim	Sim	Não é recomendada a utilização deste medicamento por sonda enteral, devido ao risco de obstrução.[7] O cálcio pode se ligar ao fosfato da NE.[10] Substituir pela forma farmacêutica comprimido efervecente[8]
Cefalexina 500 mg – comprimido	Não	Sim	Sim	A forma farmacêutica suspensão não deve ser utilizada devido à alta viscosidade. Dieta cíclica: pausar dieta 1 hora antes e após administração do medicamento. Dieta intermitente: administrar o medicamento 1 hora antes ou 2 horas após a dieta.[8]
Ciprofloxacino 500 mg – comprimido	Não	Sim	Sim	A administração concomitante com a nutrição enteral ocasiona a redução da absorção do fármaco.[4] Dieta cíclica: pausar a dieta 1 hora antes e após administração do medicamento. Dieta intermitente: administrar o medicamento 1 hora antes ou 2 horas após a dieta.[8]
Claritromicina 250 mg/5 mL – suspensão	Sim	Não há informações disponíveis	*	Devido a viscosidade da suspensão, deve ser utilizado o comprimido.[8]

(*continua*)

QUADRO 2 Interação fármaco-nutriente em vias enterais (*continuação*)

Medicamento	Risco de obstrução da sonda	Interação fármaco-nutriente	Pausa na dieta	Observações
Clindamicina 300 mg – cápsula ou comprimido	Alto risco de obstrução para o comprimido	Não há informações disponíveis	*	O comprimido não deve ser triturado; a cápsula pode ser aberta e o seu conteúdo diluído e administrado por via sonda, porém há risco de irritação e danos ao trato gastrointestinal.[7]
Cloreto de potássio 600 mg – comprimido	Sim	Não há informações disponíveis	*	Não é recomendada a utilização deste medicamento por sonda enteral. A administração concomitante com a NE causa precipitação.[10] Há risco de obstrução da sonda, utilizar a opção xarope.[8]
Cloreto de potássio – xarope	Sim	Sim	Sim	O xarope de cloreto de potássio é fisicamente incompatível com a nutrição enteral. A dieta deve ser pausada no mínimo 1 hora antes e 1 hora após a administração do medicamento.[11]
Clorpromazina 25 mg e 100 mg – comprimido	Sim	Não há informações disponíveis	*	Não é recomendada a utilização deste medicamento por sonda enteral devido ao risco de obstrução.[7] Utilizar a forma farmacêutica solução oral.
Colestiramina 4 g – pó	Alto risco de obstrução	Não há informações disponíveis	*	Não é recomendada a utilização deste medicamento por sonda enteral, devido ao risco de obstrução.[7,8]
Coxipe (rifampicina + isoniazida + pirazinamida + etambutol) – comprimido	Não	Sim	Sim	A administração concomitante com nutrição enteral promove redução na absorção da isoniazida.[4]
Dabigatrana 75 mg e 110 mg – comprimido	Sim	Não há informações disponíveis	*	Não é recomendada a utilização deste medicamento por sonda enteral; a trituração ocasiona alterações farmacocinéticas no medicamento.[8]
Desmopressina 0,2 mg – comprimido	Sim	Não há informações disponíveis	*	Não é recomendada a utilização deste medicamento por sonda enteral, devido ao risco de obstrução.[7]
Dexclorfeniramina 2 mg – comprimido	Não	Sim	Sim	A administração concomitante com nutrição enteral pode retardar o esvaziamento gástrico e diminuir a motilidade gastrointestinal. Utilizar a opção solução.[8]

(*continua*)

Medicamento	Risco de obstrução da sonda	Interação fármaco--nutriente	Pausa na dieta	Observações
Diclofenaco sódico 50 mg – comprimido revestido	Alto risco de obstrução	Não há informações disponíveis	*	Não é recomendada a utilização deste medicamento por sonda enteral; A a trituração causa perda do revestimento entérico.[7] Opção de substituição pela forma farmacêutica supositório.[8]
Didanosina	não há informações disponíveis	Sim	Sim	Magnésio, cálcio, ferro e zinco diminuem a absorção do fármaco. É necessária a pausa de 2 horas na dieta.[12]
Digoxina 0,25 mg – comprimido	Não	Sim	Sim	A administração concomitante com nutrição enteral, sobretudo com fibras, diminui a absorção do fármaco.[10]
Divalproato de sódio 500 mg – comprimido revestido de liberação prolongada	Não	Não há informações disponíveis	*	Não é recomendada a trituração para utilização deste medicamento por sonda enteral, pois a perda do revestimento leva ao risco de alteração farmacocinética e flutuação do nível sérico do medicamento. Utilizar a forma farmacêutica xarope.[8,10]
Domperidona 10 mg comprimido ou 1 mg/mL – suspensão	Não	Sim	Sim	A administração concomitante com a nutrição enteral favorece o esvaziamento gástrico e estimula a motilidade intestinal, podendo causar diarreia.[8]
Doxazosina 4 mg – comprimido de liberação prolongada	Não	Não há informações disponíveis	*	Não é recomendada a utilização deste medicamento por sonda enteral devido ao risco de hipotensão arterial.[8]
Duloxetina 30 mg e 60 mg – cápsula	Sim	Não há informações disponíveis	*	Trituração contraindicada devido ao risco de obstrução da sonda.[8]
Enalapril 5 mg e 20 mg	Não	Sim	Sim	A administração concomitante com nutrição enteral reduz a absorção do fármaco; risco de hipercalemia.[4]
Entecavir 0,5 mg	Não	Sim	Sim	A administração concomitante com nutrição enteral diminui a absorção do fármaco[4].
Espironolactona 25 mg e 100 mg – comprimido	Não	Sim	Sim	Triturar, diluir e administrar imediatamente para evitar a degradação do fármaco. A administração concomitante à NE favorece a absorção do fármaco.[10]

(continua)

QUADRO 2 Interação fármaco-nutriente em vias enterais (continuação)

Medicamento	Risco de obstrução da sonda	Interação fármaco-nutriente	Pausa na dieta	Observações
Fenitoína 100 mg – comprimido	Não	Sim	Sim	A administração concomitante com nutrição enteral ocasiona a redução de até 80% na biodisponibilidade do medicamento.[7] Pode haver redução nos níveis de cálcio, ácido fólico e vitamina D.[6] Ocorrem complexação com íons e redução na absorção do fármaco e redução da resposta terapêutica. Pausar a dieta 2 horas antes e 2 horas após a administração do medicamento.[10]
Fexofenadina 180 mg – comprimido revestido	Sim	Não há informações disponíveis	*	Não é recomendada a utilização deste medicamento por via sonda enteral; a trituração causa perda do revestimento entérico.[7] Utilizar a forma farmacêutica suspensão.
Fluconazol 100 mg – cápsula	Não	Não há informações disponíveis	*	Não triturar. Abrir a cápsula, dispersar seu conteúdo em água. Não utilizar sondas de policloreto de vinila.[8]
Galantamina 8 mg, 16 mg e 24 mg – cápsulas de liberação prolongada	Alto risco de obstrução	Não há informações disponíveis	*	Não é recomendada a utilização deste medicamento por sonda enteral, devido ao risco de obstrução. A trituração causa a perda da característica de liberação prolongada, podendo causar toxicidade e manutenção inadequada dos níveis séricos do medicamento.[7]
Gatifloxacino	Não há informações disponíveis	Sim	Sim	A administração com terapia nutricional enteral reduz o nível sérico do fármaco.[2]
Glibenclamida 5 mg	Não	Sim	Sim	A administração concomitante com nutrição enteral diminui a absorção do fármaco.[10]
Gliclazida 30 mg – comprimido de liberação modificada	Sim	Não há informações disponíveis	*	Não deve ser triturado, pois pode ocorrer variação na absorção do medicamento, ocasionando alterações glicêmicas.[8]
Glimepirida 2 mg – comprimido	Não	Sim	Sim	A administração concomitante com NE diminui a absorção do fármaco.[4] Dieta cíclica: pausar a dieta 1 hora antes e 1 hora após a administração do medicamento. Dieta intermitente: administrar o medicamento 1 hora antes ou 2 horas após a dieta.[8]

(continua)

QUADRO 2   Interação fármaco-nutriente em vias enterais (*continuação*)

Medicamento	Risco de obstrução da sonda	Interação fármaco--nutriente	Pausa na dieta	Observações
Haloperidol – solução oral	Não	Sim	Sim	Incompatível com a NE. Ocorre precipitação.[9]
Hidralazina 25 mg – comprimido	Sim	Sim	Sim	A administração concomitante com NE reduz a biodisponibilidade e a eficácia do fármaco. Risco de obstrução da sonda.[7]
Hidroclorotiazida 25 mg e 50 mg – comprimido	Não	Sim	Sim	Incompatível com sondas de PVC.[7] A administração concomitante com NE reduz a absorção do fármaco e diminui seu nível sérico máximo e a absorção é limitada ao duodeno e parte proximal do jejuno.[11]
Hidróxido de magnésio – suspensão	Não	Sim	Sim	A administração concomitante com NE retarda o esvaziamento gástrico e reduz a motilidade gastrointestinal.[8]
Indinavir	Não há informações disponíveis	Sim	Sim	A dieta enteral diminui a biodisponibilidade do fármaco. Deve ser administrado 1 hora antes ou 2 horas após a dieta.[12]
Isoniazida 100 mg – comprimido	não	Sim	Sim	Dieta cíclica: pausar a dieta 1 hora antes e após a administração do medicamento. Dieta intermitente: administrar medicamento 1 hora antes ou 2 horas após a dieta.[8]
Isossorbida, dinitrato 40 mg – cápsula	Sim	Sim	Sim	A administração concomitante com NE diminui a absorção do fármaco.[6] Risco de obstrução da sonda.[7,8]
Itraconazol 100 mg – cápsula	Alto risco de obstrução	Não há informações disponíveis	*	Não é recomendada a utilização deste medicamento por sonda enteral, devido ao risco de obstrução.[7]
Ivermectina 6 mg – comprimido	Sim	Não há informações disponíveis	*	Não é recomendada a utilização deste medicamento por sonda enteral, devido ao risco de obstrução.[7]
Lactulose – xarope	Não	Sim	Sim	A administração concomitante com a NE diminui a absorção de nutrientes.[9] Quantidades elevadas de lactulose produzem diarreia e diminuem a absorção de nutrientes da NE.[8]

(continua)

QUADRO 2 Interação fármaco-nutriente em vias enterais (*continuação*)

Medicamento	Risco de obstrução da sonda	Interação fármaco-nutriente	Pausa na dieta	Observações
Levetiracetam 250 mg e 750 mg – comprimido	Não há informações disponíveis	Sim	Sim	A administração concomitante com a NE reduz o nível sérico do medicamento.[5]
Levodopa 100 mg + benzerasida 25 mg – comprimido (formulação BD) Levodopa 100 mg + benzerasida 25 mg – cápsula (formulação HBS)	Sim	Sim	Sim	Estas apresentações não são recomendadas para administração por via sonda enteral. A administração concomitante com a nutrição enteral reduz o nível sérico do medicamento. Utilizar preferencialmente a apresentação de comprimidos dispersíveis e pausar a dieta 1 hora antes e 1 hora após a administração do medicamento.[8,10]
Levodopa 250 mg + carbidopa 25 mg – comprimido	Não	Sim	Sim	A administração concomitante com nutrição enteral, principalmente hiperproteica, reduz a absorção do fármaco. Recomenda-se administrar o medicamento 30 minutos a 2 horas antes da dieta ou 1 hora após a NE. Considera-se também aumentar a dose do medicamento.[5]
Levofloxacino 500 mg – comprimido revestido	Não	Sim	Sim	A administração concomitante com a dieta enteral reduz a absorção do fármaco em até 25%, devido à complexação com íons. A sonda em posição pós-pilórica contribui para reduzir a absorção. Administrar 1 hora antes ou 2 horas após a dieta. Recomenda-se pausar a nutrição enteral 1 hora antes e 1 hora depois.[10]
Levomepromazina 100 mg – comprimido	Alto risco de obstrução	Não encontradas informações disponíveis	*	Não é recomendada a trituração para utilização deste medicamento por sonda enteral. Utilizar preferencialmente a forma farmacêutica solução oral.[7]
Levotiroxina 25 mcg/50 mcg/100 mcg/150 mcg – comprimido	Não	Sim	Sim	Pode ocorrer redução da absorção por perda do fármaco junto às paredes da sonda de alimentação e competição pelo alimento administrado através do tubo enteral.[2] Formulações enterais com presença de fibras diminuem a absorção.[2,10] Recomenda-se pausar a dieta 1 hora antes e 1 hora após a administração do medicamento.[5,9,10]

(*continua*)

QUADRO 2   Interação fármaco-nutriente em vias enterais (*continuação*)

Medicamento	Risco de obstrução da sonda	Interação fármaco-nutriente	Pausa na dieta	Observações
Metformina 500 mg e 750 mg – comprimido revestido de liberação prolongada	Sim	Sim	Sim	Não triturar e não administrar por sonda enteral, pois há risco de alterações farmacocinéticas que levam à flutuação do nível sérico do fármaco.[8] Utilizar a forma farmacêutica de comprimidos de 500 mg e 850 mg (não revestidos), porém há risco de obstrução da sonda.[11]
Metoprolol, succinato 25 mg – comprimido de liberação prolongada	Não	Sim	Sim	Não é recomendada a utilização deste medicamento via sonda, pois a trituração favorece alterações farmacocinéticas que podem ocasionar bradicardia.[8] A administração concomitante com dieta enteral aumenta os níveis séricos do fármaco.[4]
Metronidazol 250 mg e 450 mg – comprimido	Sim	Sim	Sim	Não é recomendada a trituração para utilização deste medicamento por sonda enteral, devido ao risco de obstrução.[7] A trituração reduz os níveis plasmáticos do fármaco.[10] Substituir pela forma farmacêutica suspensão.
Mirtazapina 15 mg, 30 mg e 45 mg – comprimido revestido	Sim	Não encontradas informações disponíveis	*	Não é recomendada a trituração deste medicamento, pois a perda do revestimento conduz à flutuação dos níveis séricos, levando ao risco de toxicidade.[4] Substituir pela forma farmacêutica comprimidos orodispersíveis.
Morfina 60 e 100 mg – comprimidos de liberação cronograma-da (apresentação LC)	Sim	Não encontradas informações disponíveis	*	Não é recomendada a utilização deste medicamento via sonda, pois a trituração favorece a alterações farmacocinéticas que podem ocasionar depressão respiratória.[8] Substituir pela forma farmacêutica solução oral.
Muciloide hidrófilo de Psyllium Plantago – pó para solução oral	Alto risco de obstrução	Não encontradas informações disponíveis	*	Não é recomendada a trituração para utilização deste medicamento por sonda enteral, devido ao risco de obstrução.[7]
Nifedipino 20 mg comprimido revestido e nifedipino 30 mg e 60 mg – comprimido de liberação programada	Sim	Não encontradas informações disponíveis	*	Não é recomendada a trituração para utilização deste medicamento por sonda enteral, devido ao risco de obstrução[10,11] e risco de hipotensão arterial severa.[8]

(*continua*)

QUADRO 2   Interação fármaco-nutriente em vias enterais (*continuação*)

Medicamento	Risco de obstrução da sonda	Interação fármaco--nutriente	Pausa na dieta	Observações
Nimodipino 30 mg – comprimido	Não	Sim	Sim	A administração concomitante com a nutrição enteral reduz a absorção do fármaco.[10]
Nitrofurantoína 100 mg – comprimido	sim	Sim	Sim	Incompatível com a NE. Pausar a dieta 1 hora antes ou 2 horas após a administração do medicamento.[11]
Norfloxacino 400 mg – comprimido revestido	Não	Sim	Sim	A administração concomitante com a dieta enteral reduz a absorção do fármaco em até 25%, devido à complexação com íons.[10] Dieta cíclica: pausar a dieta 1 hora antes e após a administração do medicamento. Dieta intermitente: administrar o medicamento 1 hora antes ou 2 horas após a dieta.[8]
Olanzapina 2,5 mg, 5 mg e 10 mg – comprimido revestido	Alto risco de obstrução	Não encontradas informações disponíveis	*	Não é recomendada a trituração para utilização deste medicamento por sonda enteral, devido ao risco de obstrução.[8]
Omeprazol 20 mg – cápsula	Alto risco de obstrução	Não encontradas informações disponíveis	*	Os microgrânulos não devem ser triturados, pois além de obstruir a sonda, são inativados pelo pH ácido do estômago.[10]
Oxicodona 10 mg e 20 mg – comprimidos de liberação controlada	Sim	Não encontradas informações disponíveis	*	Não é recomendada a utilização deste medicamento via sonda, pois a trituração favorece alterações farmacocinéticas que podem ocasionar depressão respiratória[8], além de obstruir a sonda.[10]
Pantoprazol 40 mg – comprimido gastrorresistente	Sim	Não encontradas informações disponíveis	*	Não é recomendada a trituração para utilização deste medicamento por sonda enteral, devido ao risco de obstrução.[8,10] Substituir por esomeprazol.
Paracetamol 500 mg – comprimido	Sim	Não encontradas informações disponíveis	*	Necessita de um maior volume de água para dissolução.[7] Utilizar preferencialmente a apresentação solução oral.
Poliestireno sulfonato de cálcio	Sim	Não encontradas informações disponíveis	*	Não é recomendada a trituração para utilização deste medicamento por sonda enteral, devido ao risco de obstrução.[8]

(continua)

Medicamento	Risco de obstrução da sonda	Interação fármaco--nutriente	Pausa na dieta	Observações
Rifampicina 300 mg – cápsula	Não	Sim	Sim	A administração concomitante com a nutrição enteral reduz a absorção do fármaco.[10] Dieta cíclica: pausar a dieta 1 hora antes e após a administração do medicamento. Dieta intermitente: administrar o medicamento 1 hora antes ou 2 horas após a dieta.[8]
Rivaroxabana 10 mg, 15 mg e 20 mg – comprimido revestido	Sim	Não encontradas informações disponíveis	*	Não é recomendada a trituração para utilização deste medicamento por sonda enteral, devido ao risco de obstrução e a possíveis alterações farmacocinéticas que podem levar à bradicardia.[8]
Sevelâmer 800 mg – comprimido	Alto risco de obstrução	Não encontradas informações disponíveis	*	Não é recomendada a trituração para utilização deste medicamento por sonda enteral, devido ao risco de obstrução.[7,8]
Sulfametoxazol 400 mg + trimetoprima 80 mg	Alto risco de obstrução	Não encontradas informações disponíveis	*	Não é recomendada a trituração para utilização deste medicamento por sonda enteral, devido ao risco de obstrução.[7] Substituir pela forma farmacêutica suspensão.
Sulfassalazina 500 mg – comprimido revestido gastrorresistente	Sim	Não encontradas informações disponíveis	*	Não recomendado para uso em sonda gástrica. Pode ser utilizado em sonda em posição pós-pilórica.[10]
Sulfato ferroso 300 mg – comprimido	Alto risco de obstrução	Não encontradas informações disponíveis	*	Não é recomendada a trituração para utilização deste medicamento por sonda enteral, devido ao risco de obstrução.[7] Substituir pela forma farmacêutica solução oral.
Valproato de sódio 500 mg – comprimido revestido	Sim	Sim	Sim	Não é recomendada a trituração para utilização deste medicamento por sonda enteral, devido ao risco de obstrução. Substituir pela forma farmacêutica xarope, que deve ser diluída devido à alta osmolaridade.[8]
Varfarina 5 mg – comprimido	Não	Sim	Sim	A administração concomitante com nutrição enteral reduz a absorção do fármaco. Pode ocorrer diminuição da resposta no tempo de protrombina e redução da biodisponibilidade do fármaco.[3,5] Pausar a dieta 1 hora antes e 1 hora após a administração do medicamento.[2,9]
Venlafaxina 37,5 mg e 70 mg – cápsula de liberação prolongada	Sim	Não encontradas informações disponíveis	*	Não é recomendada a trituração para utilização deste medicamento por sonda enteral, devido ao risco de obstrução da sonda e alterações farmacocinéticas e flutuação do nível sérico.[8]
Voriconazol 200 mg – comprimido revestido	Não	Sim	Sim	A administração concomitante com nutrição enteral reduz a absorção e os níveis séricos do fármaco.[2] Dieta cíclica: pausar a dieta 1 hora antes e após a administração do medicamento. Dieta intermitente: administrar o medicamento 1 hora antes ou 2 horas após a dieta.[8]

Geralmente é recomendada a pausa na dieta de 1 a 2 horas antes e após a administração dos medicamentos. Para dietas cíclicas a pausa deve ser 1 hora antes e 1 hora após a administração do medicamento. Para dietas intermitentes administrar o medicamento 1 hora antes ou 2 horas após a dieta.[8]

Deve ser realizado um planejamento adequado para a interrupção e o reinício da dieta, levando-se em consideração a taxa de infusão dela, a qual deve ser reajustada ao ser reiniciada, conforme as necessidades calóricas e proteicas prescritas para o paciente. Em paralelo, deve ser monitorada a resposta terapêutica, realizando ajustes na terapia farmacológica, caso necessário.

ADMINISTRAÇÃO DE MEDICAMENTOS VIA SONDAS ENTERAIS

Para a administração medicamentosa via sonda enteral é necessário que o fármaco esteja na forma farmacêutica líquida, como soluções ou suspensões, por exemplo. Entretanto, muitas vezes tais formas farmacêuticas estão indisponíveis, sendo necessária a adaptação da forma farmacêutica sólida. A adaptação mais comumente realizada é a trituração e dissolução de comprimidos e a abertura de cápsulas, a fim de dissolver o pó ou diluir o líquido interno para assim administrar ao paciente via sonda.

Ao alterar a forma farmacêutica e a via de administração dos medicamentos, parâmetros farmacocinéticos como absorção, distribuição, metabolismo e excreção podem ser alterados, podendo ocasionar ineficácia terapêutica e toxicidade medicamentosa.

A incompatibilidade entre o material da sonda e o medicamento também deve ser levada em consideração. Alguns fármacos podem ficar adsorvidos às paredes da sonda, o que promove a diminuição da concentração plasmática desses fármacos, além de contribuir para a obstrução da sonda. A obstrução é uma intercorrência importante, pois pode acarretar a interrupção da TNE e por consequência diminuir o aporte calórico planejado e a oferta de nutrientes

Em geral, os comprimidos de liberação prolongada objetivam uma liberação mais lenta do fármaco possibilitando uma menor frequência de administração. A administração desse tipo de formulação via sonda resulta na liberação imediata do fármaco, podendo levar a níveis séricos tóxicos.[2,9,14] A administração de líquidos orais por sonda é preferível por reduzir a probabilidade de obstrução; entretanto, fatores como viscosidade, osmolaridade e pH podem contribuir para a obstrução da sonda e para a ocorrência de reações adversas incluindo diarreia, náusea, vômitos e distensão abdominal.[2,14] Já os medicamentos citostáticos não devem ser triturados, pois conferem risco ocupacional ao manipulador.[7,14]

No caso dos comprimidos revestidos, nem sempre o revestimento visa a um determinado tipo de liberação, como a entérica, por exemplo. Muitas vezes o revestimento é utilizado pelo fabricante apenas com a finalidade de mascarar um sabor possivelmente desagradável. Neste caso, a trituração não prejudica a absorção do fármaco ou sua efetividade terapêutica, o que não exclui a possibilidade de obstrução da sonda. Porém, se o revestimento tem por finalidade uma liberação diferenciada a trituração pode alterar parâmetros farmacocinéticos e ocasionar inefetividade terapêutica.

Dessa forma, alguns aspectos devem ser previamente avaliados pelo farmacêutico, como a viabilidade de trituração para administração via sonda ou a possibilidade de substituição do medicamento em relação à forma farmacêutica, à via de administração ou ao princípio ativo.

A maioria das bulas dos medicamentos não apresenta informações que recomendem ou contraindiquem a utilização de medicamentos via sonda enteral. Não há estudos, informações ou testes conclusivos por parte da maioria dos fabricantes.[2,3,9,14,15] Em vista disso, ao se prescrever um medicamento oral para ser administrado por via sonda enteral, ocorre o denominado uso *Off label* ou uso não constante em bula, prática clínica relativamente comum e que não sendo contraindicada pelo fabricante, não pode ser considerada incorreta.[3,14,15] Porém, o uso baseado em evidências limitadas também não garante que essa prática seja efetiva e segura.

Diante da impossibilidade do uso da forma farmacêutica líquida ou da substituição do medicamento, ou da via de administração, deve o profissional farmacêutico analisar, juntamente com a equipe multiprofissional, a viabilidade dessa administração via sonda enteral, visando a um tratamento medicamentoso eficaz e seguro para o paciente. A avaliação farmacológica e farmacotécnica é de fundamental importância. Medicamentos que sabidamente causam obstrução na sonda devem ser utilizados com cautela, analisando-se os riscos e os benefícios. Recomenda-se também, que antes da administração de medicamentos via sonda seja verificada a necessidade e o período de pausa da dieta enteral.

REFERÊNCIAS

1. Agência Nacional de Vigilância Sanitária. Resolução n. 406, de 22 de julho de 2020. Dispõe sobre as Boas Práticas de Farmacovigilância para Detentores de Registro de Medicamento de uso humano, e dá outras providências. Biblioteca Virtual de Saúde do Ministério da Saúde. Disponível em: https://bvsms. saude.gov.br/bvs/saudelegis/anvisa/2020/ rdc0406_22_07_2020.pdf. Acesso em: 25 jul. 2024.

2. Heldt T, Loss SH. Interação fármaco-nutriente em unidade de terapia intensiva: revisão da literatura e recomendações atuais. Revista Brasileira de Terapia Intensiva. 2013.

3. Ferreira KMS, Júnior CLF, Baracho NCV. Relação das possíveis interações entre medicamentos e nutrientes em pacientes em Terapia Nutricional Enteral (TNE)/Relationship of possible interactions between drugs and nutrients in patients on Enteral Nutritional Therapy (ENT). Brazilian Journal of Development. 2022;8(1):1805-21. Disponível em: https://ojs.brazilianjournals.com.br/ojs/index.php/BRJD/article/view/42417. Acesso em: 21 jul. 2023.

4. Souza J, et al. Interação Fármaco-nutrientes em unidade de terapia intensiva. Braspen J. 2017;32(3):226-30. Disponível em: http://www.braspen.com.br/home/wp-content/uploads/2017/11/06-AO-Intera%C3%A7%C3%A3o-farmaco-nutientes.pdf. Acesso em: 14 abr. 2023.

5. Kampa JCC, Reis L de O, Mezzomo TR, Camargo C de Q. Patients under enteral nutritional therapy and prevalence of drug-nutrient interactions in the hospital environment. RSD [Internet]. 2020;9(3):e162932680. Disponível em: https://rsdjournal.org/index.php/rsd/article/view/2680. Acesso em: 18 jul. 2023.

6. Lacy CF, Armstrong LL, Goldman MP, Lance LL. Medicamentos Lexi-Comp Manole. Barueri: Manole; 2009.

7. Machado CK, et al. Manual de administração de medicamentos por vias enterais: Escolha da forma farmacêutica adequada para administração segura por dispositivo enteral. Equipe Multiprofissional de Terapia Nutricional. Instituto de Assistência Médica ao Servidor Público Estadual de São Paulo. São Paulo; fev. 2020.

8. Ribeiro PC, Silva TA, Barbosa LG, Poltronieri M, Borges JL. Manual para administração de medicamentos para acessos enterais – Hospital Sírio Libanês. São Paulo: Atheneu; 2013.

9. Santos GF, et al. Caracterização dos medicamentos administrados por sonda de nutrição e as possíveis interações fármaco-nutrição enteral. Rev. Bras. Farm. Hosp. Serv. Saúde São Paulo. 2017;8(3):31-36. Disponível em: http://www.sbrafh.org.br/v1/public/artigos/2017080305001196BR.pdf. Acesso em: 15 jul. 2024.

10. Hospital Naval Marcílio Dias. Guia Farmacêutico 2020-2021. Rio de Janeiro. 2020. Disponível em: https://www.marinha.mil.br/hnmd/departamentodefarmacia. Acesso em: 15 jul. 2024.

11. Empresa Brasileira de Serviços Hospitalares. Tabela de Medicamentos de uso via oral em sonda – revisão final. Hospital de Clínicas, Universidade Federal do Triângulo Mineiro; 2021. p.1-28.

12. Lima LC, Gonzalez MC. Nutrição Clínica no dia a dia. Rio de Janeiro: Rubio; 2017.
13. Beserra MP. Método de administração de medicamentos por sonda de alimentação: desenvolvimento, validação e análise da segurança e efetividade [Tese]. Fortaleza, CE: Universidade Federal do Ceará, Faculdade de Medicina; 2016.
14. Abreu GA, Chaves EF, Neto JA, et al. Off-label use of drugs administered by enteral feeding tubes in an intensive care unit in Fortaleza, Brazil. Revista Brasileira de Farmácia Hospitalar e Serviços de Saude. 2021;12(1):0562.
15. Moriel P, et al. Uso off label de medicamentos através de sondas: Divergência entre informações. Rev Bras Farm Hosp Serv Saúde. 2012;3(2).

10

Terapia nutrológica enteral: tipos e indicações

Eline de Almeida Soriano
Júlia W. Drumond
Simone Chaves de Miranda Silvestre
Tiago Pessoa Mendes

INTRODUÇÃO

A nutrição enteral pode ser definida como uma fórmula nutricional completa destinada aos pacientes incapazes ou impossibilitados de atingir suas necessidades nutricionais mediante alimentação oral. Tem como objetivo a manutenção ou recuperação do estado nutricional[1]. É utilizada em ambiente hospitalar, mas em muitos casos também em caráter domiciliar. A administração da terapia nutricional enteral (TNE) pode ser realizada através de sonda nasoentérica, sonda nasogástrica (Figura 1), jejunostomia ou gastrostomia (Figura 2). Na dependência da localização, a fórmula deverá apresentar características específicas de osmolaridade, de pH e de conteúdo dos diferentes nutrientes indispensáveis ao paciente.[1,2]

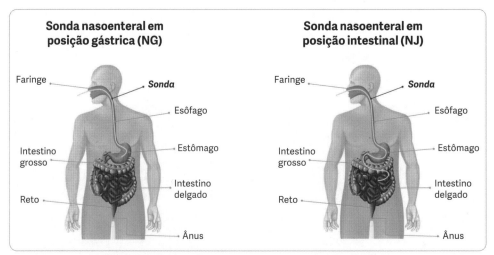

FIGURA 1 Sonda nasoenteral em posição gástrica (NG) e sonda nasoenteral em posição intestinal (NJ).
Fonte: https://accamargo.org.br/sites/default/files/2020-08/Manual-Nutricao-Enteral.pdf.

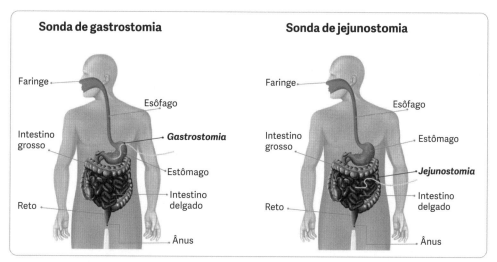

FIGURA 2   Sonda de gastrostomia e sonda de jejunostomia.
Fonte: https://accamargo.org.br/sites/default/files/2020-08/Manual-Nutricao-Enteral.pdf.

POSICIONAMENTO DE SONDA

Via de regra, o posicionamento da extremidade distal da sonda pode ser gástrico ou pós-pilórico (duodeno ou jejuno). Em cada caso, existem vantagens e desvantagens.

O estômago possui boa capacidade de armazenamento e, normalmente, está relacionado a menor ocorrência de efeitos colaterais (como êmeses, diarreia, cólicas, distensão abdominal e até mesmo distúrbios hidroeletrolíticos). Além disso, é um órgão que tolera melhor dietas administradas em padrão intermitente. No entanto, evidentemente, há maior chance de aspiração.[1,2]

Sondas posicionadas pós-piloro, por outro lado, aumentam os riscos dessas consequências indesejadas – especialmente no caso de infusões mais aceleradas. No entanto, trata-se de uma localização interessante no caso de pacientes que possuem, por exemplo, gastroparesias, alto risco de broncoaspiração ou que estejam em contexto de pós-operatório imediato.

É importante ressaltar que, no caso de TNE prolongadas (> 6 semanas), enterostomias cirúrgicas ou percutâneas devem ser avaliadas.

VANTAGENS E DESVANTAGENS

A TNE possibilita o uso fisiológico do trato digestivo, sendo a via de escolha preferencial. Além de preservar a função e integridade da mucosa gastrointestinal, evita o rompimento das barreiras de defesa importantes, como faz a via parenteral (infecção por cateter central), previne a translocação bacteriana (invasão de bactérias pela barreira da mucosa intestinal que invadem os linfonodos e outros, órgãos causando sepse e falência de múltiplos órgãos) e mantém a homeostase e a função imunológica. Tem menor risco, menor chance de complicações e menor custo em relação à nutrição parenteral. Todavia, a administração da dieta enteral pode ser prejudicada por fatores como disfunção do trato gastrointestinal (estase, vômitos, diarreia, distensão abdominal), jejum para exames e, também, suspensão frequente para procedimentos médicos, de enfermagem e de fisioterapia.[3]

INDICAÇÕES

De acordo com a literatura, é consolidado o seguinte dizer em relação à indicação da nutrição enteral: "Sempre que o paciente não pode, não deve ou não quer se alimentar por via oral e quando seu trato gastrintestinal tem a função preservada." Dessa maneira, o início da TNE é indicado em diversas situações, tais como disfagia grave, ingestão dietética insuficiente para suprir 60% das necessidades nutricionais diárias, obstrução do trato gastrointestinal alto (esôfago, estômago, duodeno), paciente crítico, condições neurológicas que alterem ou dificultem a deglutição, doenças metabólicas como grandes queimados, obstrução parcial e fístulas no trato digestivo, dentre outras.[1]

CONTRAINDICAÇÕES

Situações em que o trato gastrointestinal não se encontra íntegro ou funcionante contraindicam o uso da terapia de nutrição enteral. Íleo paralítico, obstruções intestinais e hemorragias digestivas altas, diarreia grave (maior que 1.500 mL/dia), fístulas digestivas externas de alto débito e vômitos incoercíveis são alguns dos exemplos. Além disso, deve-se atentar a condições que podem influenciar o peristaltismo, como mecânica ventilatória, sedação e uso de determinados antibióticos e outras drogas.[4,5]

FÓRMULAS ENTERAIS

As dietas enterais podem ser classificadas de acordo com o modo de preparo, o grau de hidrólise, a especialização, a densidade calórica e o sistema de acondicionamento.[2]

Quanto ao modo de preparo

No que se refere ao modo de preparo, as dietas enterais podem ser artesanais ou industrializadas. As artesanais são preparadas em ambiente doméstico, com alimentos geralmente utilizados na alimentação habitual da família (leite, frutas, arroz, feijão, carne etc.), que devem ser cozidos, liquidificados e coados. Já as industrializadas, são dietas prontas, comercialmente vendidas nas versões em pó (deve ser diluída em água filtrada) e líquida (pronta para uso). A dieta industrializada fornece todos os nutrientes necessários para atender aos requerimentos nutricionais e para a manutenção da saúde.[2,3]

Quanto ao grau de hidrólise

As dietas enterais podem ser classificadas de acordo com o grau de hidrólise. Fórmulas poliméricas são aquelas que possuem nutrientes intactos, sendo compostas por proteínas, carboidratos complexos e triglicérides, a maioria de cadeia longa. Estas fórmulas têm osmolaridade mais baixa que as oligo e monoméricas. É preciso um trato digestório funcionante para digestão completa prévia à absorção.

As fórmulas oligoméricas ou semielementares são compostas por polipeptídeos contendo até 40 aminoácidos, dissacarídeos e 50% dos lipídeos são triglicerídeos de cadeia média (TCM). As fórmulas monoméricas (elementares) possuem dipeptídeos ou aminoácidos, dissacarídeos e 50% dos lipídeos são TCM. Esta fórmula requer menor digestão, exercendo pouco estímulo sobre as secreções digestivas.[1]

A escolha da dieta mais adequada, de acordo com o grau de hidrólise, dependerá do posicionamento da sonda e da capacidade absortiva do paciente. Doentes com a sonda distalmente posicionada ou com funções gastrointestinais prejudicadas podem se beneficiar do uso de dietas oligoméricas ou elementares, visando ao melhor aproveitamento dos nutrientes.

Quanto à especialização

As dietas com formulação padrão são aquelas poliméricas que contêm uma mistura adequada de macronutrientes e adequado teor de vitaminas, podendo conter ou não 10 g a 13 g de fibras por 1.000 mL de solução. As dietas especializadas possuem composição de nutrientes específicos para satisfazer as necessidades de acordo com a comorbidade do paciente (p. ex., fórmulas para diabéticos, hepatopatia, pneumopatia, doença renal, entre outras). A eficácia das fórmulas enterais doença-específicas é controversa, uma vez que a evidência da utilização dessas fórmulas é baseada em resultados de poucos estudos controlados. Além disso, são mais caras, quando comparadas com a fórmula padrão.[2,3]

Em relação a vegetarianos e veganos, existem dietas enterais formuladas também para estes pacientes. Neste caso, a composição deve ser capaz de, paralelamente, cumprir as restrições alimentares desses pacientes e fornecer todo o aporte necessário para atingir a meta proteica, com atenção a cada um dos macronutrientes e micronutrientes essenciais.

Proteínas de origem vegetal podem ser encontradas em fontes como leguminosas, quinoa e produtos a base de soja. Gorduras adequadas são obtidas em abacates, em sementes, em azeites e em óleos vegetais. Carboidratos são obtidos no arroz e em pães integrais, aveia e quinoa.

Ainda assim, pode ser que haja necessidade de suplementação. Por isso, é importante que seja realizada verificação de níveis séricos de micronutrientes (como vitaminas B12 e D, ferro e ômega-3). A depender, o profissional de saúde deverá prescrever a administração/reposição de oligoelementos.

Quanto à densidade calórica

De acordo com o teor energético, as dietas são categorizadas em normocalóricas (1,0 a 1,1 kcal/mL); hipocalóricas (menos de 1,0 kcal/mL); hipercalóricas (mais de 1,1 kcal/mL).

Quanto ao sistema de acondicionamento

As dietas enterais podem ser classificadas em sistema aberto ou sistema fechado (Figura 3). As dietas em sistema fechado são prontas para conexão ao paciente, estéreis, necessitando de mínima manipulação. As dietas em sistema aberto necessitam manipulação do frasco e/ou da fórmula em lactário, o qual deve atender às recomendações da Anvisa.

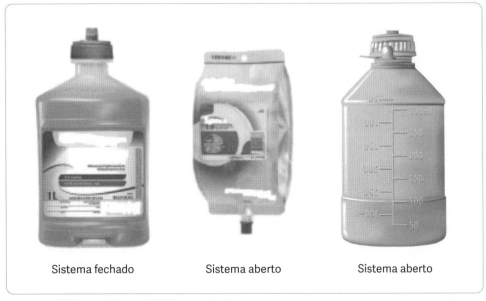

FIGURA 3 Sistemas de acondicionamento.
Fonte: https://www.nestlehealthscience.com.br/marcas/novasource/gc-sistema-fechado-1l; https://danonenutricia.com.br/produtos/details/Nutrison-protein-plus-energy; https://accamargo.org.br/sites/default/files/2020-08/Manual-Nutricao-Enteral.pdf

REFERÊNCIAS

1. Ribas Filho D, Suen VMM. Tratado de Nutrologia. 3.ed. Santana de Parnaíba: Manole; 2022.
2. Araújo IS, Santos HVD. Guia multiprofissional de orientação para pacientes em uso de nutrição enteral domiciliar. Disponível em: https://www.gov.br/ebserh/pt-br/hospitais-universitarios/regiao-nordeste/hu-univasf/saude/GuiaNutrioEnteral2.pdf. Acesso em: 12 de abril de 2024.
3. Fujino V, Nogueira LABNS. Terapia nutricional enteral em pacientes graves: revisão de literatura. Disponível em: https://repositorio-racs.famerp.br/racs_ol/vol-14-4/ID248.pdf. Acesso em: 11 de abril de 2024.
4. Laís LL, Vale SHDL. Guia de nutrição enteral ambulatorial e domiciliar. 2018. Acesso em: 12 de abril de 2024.
5. McClave SA, Taylor BE, Martindale RG, Warren MM, Johnson DR, Braunschweig C, et al.; Society of Critical Care Medicine; American Society for Parenteral and Enteral Nutrition. Guidelines for the provision and assessment of nutrition support therapy in the adult critically Ill patient: society of critical care medicine (SCCM) and American Society for Parenteral and Enteral Nutrition (A.S.P.E.N.). JPEN J Parenter Enteral Nutr. 2016 Feb;40(2):159-211. DOI: 10.1177/0148607115621863. Erratum in: JPEN J Parenter Enteral Nutr. 2016 Nov;40(8):1200. PMID: 26773077.

11

Alta hospitalar com terapia nutricional enteral e suas possíveis complicações

Edite Mariana Neves de Melo Magalhães
Luísa Coelho Marques de Oliveira
Luciana de Oliveira Marques
Thaís Oliveira da Silva

INTRODUÇÃO

A alta hospitalar de um paciente em nutrição enteral (NE) é complexa e precisa de uma orientação multiprofissional bem estruturada e feita desde a introdução dessa terapia, ainda no ambiente hospitalar, com o objetivo de que o paciente, sua família e seus cuidadores possam se adaptar e entender as particularidades desse tipo de terapia nutricional.

A terapia nutricional domiciliar (TND) faz parte dos cuidados de assistência à saúde no domicílio e compreende a terapia nutricional enteral domiciliar (TNED), terapia nutricional parenteral domiciliar (TNPD) e suplemento oral domiciliar (SOD). Sua prática é relevante não apenas no auxílio ao paciente, mas à sociedade, uma vez que uma boa prática da TND tem capacidade de reduzir os custos com a saúde, otimizar os leitos hospitalares e promover atendimento mais humanizado. Esta prática deve ser realizada por uma equipe multiprofissional de saúde, sempre que possível, com especialização em terapia nutricional.

O Ministério da Saúde recomenda, no Manual de Terapia Nutricional na Atenção Especializada, que cada estabelecimento de saúde deve adotar os instrumentos disponíveis que melhor se adequarem, de acordo com as especificidades, para manter o aprimoramento das informações e das boas práticas da terapia nutricional na atenção especializada, na Rede de Atenção à Saúde (RAS) e no Sistema Único de Saúde (SUS).

TERAPIA NUTRICIONAL ENTERAL (TNE)

De acordo com a Resolução da Diretoria Colegiada (RDC) n. 503, de 27 de maio de 2021, que trata sobre os requisitos mínimos exigidos para a terapia de nutrição enteral, podemos definir a nutrição enteral como: alimento para fins especiais, com ingestão controlada de nutrientes, na forma isolada ou combinada, de composição definida ou estimada, especialmente formulada e elaborada para uso por sondas ou via oral, industrializado ou não, utilizada exclusiva ou parcialmente para substituir ou complementar a alimentação oral em pacientes desnutridos ou não, conforme suas necessidades nutricionais, em regime hospitalar, ambulatorial ou domiciliar, visando à síntese ou à manutenção dos tecidos, órgãos ou sistemas.

Classificação

A TNE pode ser classificada, a depender do método de infusão, como:

- Sistema aberto: a nutrição enteral requer manipulação prévia à sua administração, para uso imediato ou atendendo à orientação do fabricante.
- Sistema fechado: nutrição enteral industrializada, estéril, acondicionada em recipiente hermeticamente fechado e apropriado para conexão ao equipo de administração.

Terapia nutricional enteral domiciliar

No âmbito domiciliar, a TNE, denominada terapia nutricional enteral domiciliar (TNED), é a continuação da administração hospitalar de fórmulas enterais via sonda no ambiente domiciliar. A TNED é um dos serviços prestados na assistência domiciliar, que compreende as atividades assistenciais exercidas por profissional de saúde e/ou equipe interprofissional no local de residência do cliente.

Esta modalidade está indicada a pacientes sem condições de se alimentar pela via oral, que estejam com trato digestório íntegro e uma adequação nutricional de 60% ou menos diante da meta nutricional estabelecida.

A terapia nutricional será realizada através de sondas nasoenterais ou ostomias, com administração de dietas líquidas e nutricionalmente completas, em quantidade adequada à meta nutricional estabelecida.

Indicações

As principais categorias de pacientes que irão se beneficiar dessa terapêutica são:

I. Pacientes que não podem se alimentar por via oral: nível de consciência diminuído, lesões orais/mucosites, sequelas de acidente vascular encefálico, neoplasias, doenças desmielinizantes, senilidade.
II. Ingestão oral insuficiente: depressão grave, anorexia, etilismo crônico, neoplasias.
III. Pacientes nos quais a alimentação comum produz dor e/ou desconforto: doença inflamatória intestinal, carcinoma no trato gastrointestinal, quimioterapia, radioterapia.
IV. Pacientes com disfunção do trato gastrointestinal: síndromes de mal absorção, fístulas, síndrome do intestino curto.

CONTRAINDICAÇÕES

Em relação às contraindicações à terapia nutricional enteral, podemos citar como categoriais principais:

I. Disfunção do trato gastrointestinal.
II. Obstrução mecânica do trato gastrointestinal.
III. Refluxo gastroesofágico intenso.
IV. Íleo paralítico.
V. Vômitos e diarreias graves.
VI. Hemorragia ativa do trato gastrointestinal;
VII. Fístulas de alto débito (> 500 mL em 24 h).

EDUCAÇÃO EM SAÚDE PELA EQUIPE MULTIDISCIPLINAR

A terapia nutricional enteral em pacientes internados é comumente utilizada, e o seu uso após a alta pode estar indicado para alguns pacientes. É de suma importância que a transição de cuidado do hospital para o domicílio seja feita de forma segura, com planejamento da alta envolvendo todos os profissionais da equipe assistencial.

A realização adequada da terapia nutricional enteral na residência pode trazer inúmeros benefícios aos pacientes e às instituições, desde a redução de complicações clínicas e nutricionais até a diminuição de reinternações precoces com consequente economia dos recursos para a saúde.

Para isso, a educação em saúde deve proceder no mínimo quatro a cinco dias da alta, motivo pelo qual a comunicação interprofissional precisa ser efetiva, o médico comunicando a enfermagem e nutrição sobre a previsão da alta do paciente com a nutrição enteral, para que essas equipes se programem a colocar em prática o protocolo de alta hospitalar.

Uma vez que a equipe identifica que o paciente possui estabilidade hemodinâmica, metabólica e tolerância à terapia nutricional enteral, dá-se início ao planejamento da alta hospitalar, que envolve as ações educativas ao paciente, familiar e/ou cuidador.

Os profissionais devem avaliar o nível de entendimento/conhecimento do cuidador e paciente e falar em linguagem acessível ao nível de conhecimento deles para adaptar a estratégia a ser utilizada; os recursos podem ser os padronizados pela instituição, como cartilhas e vídeos.

As orientações à beira do leito são propícias para um clima de livre questionamento sobre os procedimentos e rotinas da terapia nutricional enteral, a teoria caminha junto com a prática, em que emissor e receptor conversam e praticam a terapia nutricional enteral na educação permanente em saúde, o cuidador executa e o profissional valida a técnica de forma constante, de preferência cinco dias antes da alta hospitalar.

O assistente social pode ser acionado para avaliar questões sociais que interferem no cuidado ao paciente em nutrição enteral, podendo ser necessária visita domiciliar para avaliar as condições da residência, bem como orientar a família na rede de referência e contrarreferência e encaminhá-los à solicitação da nutrição enteral pelo poder público.

As orientações de alta realizadas por todos os profissionais envolvidos devem ser registradas em prontuário, precedidas de data e horário, ter conteúdo descrito, ser assinadas e carimbadas.

De forma geral, há supervalorização de registro de procedimentos técnicos em detrimento de orientações realizadas, mas no que tange à alta hospitalar, as orientações diárias são a chave do sucesso para a prevenção da não reinternação hospitalar. Os profissionais também se comunicam através de registros bem realizados em prontuário; assim, devem ser realizados de forma clara, objetiva, de forma contínua, resolutiva, sabendo que os demais profissionais da equipe lerão o que está descrito.

Assim, ao longo dos dias de internação o paciente precisa ser orientado sobre a necessidade do uso de dieta enteral mesmo após a alta hospitalar, para que possa se acostumar com a nova realidade, elaborar possíveis dúvidas, prestar atenção nos cuidados rotineiros.

É também de suma importância o envolvimento da família no processo de alta hospitalar de um paciente que necessita de terapia nutricional enteral, uma vez que o indivíduo necessitará de algum grau de apoio de um ou mais cuidadores.

O monitoramento pós-alta interdisciplinar é importantíssimo para garantir o estado nutricional do paciente e prevenir complicações.

ORIENTAÇÕES DE ENFERMAGEM EM TNE PARA ALTA HOSPITALAR

Tipos de dieta e cuidados no preparo

Na alta do paciente a nutricionista fará a prescrição dietética e o paciente poderá adquirir a terapia nutricional sistema aberto ou fechado. No sistema aberto a apresentação se dá em recipiente tetrapak ou em pó. No sistema fechado a apresentação é de embalagem em plástico rígido.

A nutrição enteral em pó exige reconstituição com água filtrada ou fervida. Pode ser administrado através de seringa ou envasado em um frasco sistema aberto conectado a um equipo para dieta, já no sistema fechado a dieta é conectada diretamente ao equipo. Uma desvantagem do sistema aberto é a necessidade de manipulação da dieta, maior risco de contaminação, porém ele tem um custo menor.

Administração da dieta e tipos de infusão

Quando a sonda está locada em posição gástrica e o paciente está hemodinamicamente estável, a infusão poderá ser realizada em bolus através de seringa de 50 ou 60 mL, em infusão entre 15 e 60 minutos. Em casos em que o paciente não tolere altos volumes em pouco tempo ou a sonda está locada em duodeno ou jejuno, a infusão deverá ser realizada de forma gravitacional, através do equipo e com controle do gotejamento através da roldana. Conectar o equipo ao frasco, preenchê-lo completamente com a dieta e somente depois proceder a instalação na sonda do paciente. Realizar pausa na infusão em caso de tosse persistente, cianose e distensão abdominal. Em ambos os casos a dieta deve ser infundida em temperatura ambiente.

Administração da água

A família precisa ser orientada sobre a importância de ofertar água conforme a prescrição, e nunca substituir a irrigação da sonda pela rotina de hidratação do paciente.

Irrigação da sonda

Com a finalidade de evitar obstruções mecânicas e manter a permeabilidade da sonda, é necessário irrigá-la com água potável mineral ou fervida nas seguintes situações: antes e após a administração da dieta, antes e após a administração de medicamentos e entre cada medicamento. Os volumes indicados de irrigação são de 20 mL para sonda enteral, posicionamento gástrico e duodenal e também a sonda jejunal (jejunostomia). Já para as gastrostomias, sondas nasogastrojejunais e sondas gastrojenunais o volume indicado é de 30 mL.

Administração de medicamentos

Cada medicamento deverá ser macerado e diluído separadamente, a fim de evitar interação medicamentosa, e é importante também que tenha na residência um macerador ou pilão próprio para este fim. Antes de administrar o medicamento a sonda deverá ser irrigada com 20 mL de água filtrada, caso o paciente tenha mais de um medicamento no mesmo horário a sonda deverá ser irrigada com 10 mL de água entre os medicamentos, e por fim com 20 mL de água ao término da medicação.

Em caso de GTT ou JTT antes e após a administração do medicamento a sonda deverá ser irrigada com no mínimo 30 mL e entre cada medicação 20 mL de água. Drágeas ou cápsulas não são recomendadas, pelo risco de obstrução do cateter, e sempre que possível optar por xarope ou soluções líquidas.

Administração de suplementos

Não administrar suplementos como prebióticos, probióticos, simbióticos, módulos de proteína ou água concomitantemente à dieta enteral. Nesses casos, deve-se realizar em horários alternados para se evitar o risco de sobrecarga de volume. A administração dos suplementos, quando possível e tolerado pelo paciente, deve ser infundida em no máximo 20 minutos. A sonda deve ser lavada antes e após o suplemento, da mesma forma com as dietas.

Posicionamento do paciente no momento da infusão

Manter o paciente sentado com a cabeceira elevada de 30º a 45º durante a administração da dieta, e no mínimo 30 minutos após a refeição. Em caso de não haver na residência cama hospitalar, coxins, almofadas ou travesseiros podem ser utilizados para posicionar o paciente de forma adequada.

Cuidados com a fixação da SNE e GTT/jejunostomia

Trocar a fixação da SNE conforme orientação do fabricante ou diariamente se a fixação for realizada com fita adesiva microporada; em ambos os casos, a família deverá observar a integridade do curativo e realizar a troca sempre que necessário.

Checagem do posicionamento da sonda

O posicionamento da sonda deverá ser checado antes de administrar cada dieta por meio de um dos dois parâmetros a seguir: sondas que tenham marcação pelo número na rima e sondas que não possuam marcação com fita métrica. Se a família identificar exteriorização de cinco centímetros ou mais deverá ser orientada a não reintroduzir a sonda e dirigir-se imediatamente ao serviço de saúde, visto que a passagem da sonda nasoenteral dentro da equipe de enfermagem é exclusiva do enfermeiro e necessita de radiografia para avaliar o posicionamento com liberação para utilização pelo profissional médico.

Higiene

É importante realizar a higiene oral três vezes ao dia com antisséptico bucal, mesmo que o paciente não esteja se alimentando pela boca. Deverá ser realizada higiene externa da sonda e da região ao seu redor, diariamente.

Validade dos insumos e dieta

- Frascos de dieta sistema aberto: infusão até 4 horas. O frasco tetrapak aberto em geladeira tem validade de 24 horas.
- Frascos de dieta sistema fechado: até 24 horas depois de aberto.
- Equipo sistema aberto: até 24 horas desde que higienizado adequadamente após cada dose da dieta.
- Equipo sistema fechado: até 24 horas.
- Conexão em Y: de acordo com a recomendação do fabricante.
- Sondas para alimentação: antes da recomendação do fabricante somente em caso de deterioração do material ou intercorrências.

Monitoramento pós-alta

Dá-se pelo monitoramento realizado por profissional enfermeiro ou nutricionista de referência. O contato telefônico é realizado 24 horas após a alta e sempre que necessário para sanar as dúvidas e evitar reinternação por motivos evitáveis.

O setor também recebe ligação dos pacientes com possíveis questionamentos quanto a terapia nutricional enteral e seus cuidados em domicílio. Promove discussões interdisciplinares e agenda retornos do paciente no ambulatório de acompanhamento nutricional.

POSSÍVEIS COMPLICAÇÕES DA TERAPIA NUTRICIONAL ENTERAL

O suporte nutricional enteral é um tratamento médico, mas as decisões quanto a melhor via, tipo de dieta e seguimento do paciente em domicílio são mais bem tomadas por equipes multidisciplinares. Visto que todo procedimento tem seus riscos e complicações, estas equipes multiprofissionais realizam um acompanhamento mais completo, minimizando possíveis complicações e com menor custo de saúde.

No Quadro 1 podemos verificar as complicações divididas em: mecânicas, infecciosas e gastrometabólicas. A seguir discorreremos mais sobre algumas das complicações mais frequentes e medidas que podem ser realizadas para solucioná-las.

Complicações gastrometabólicas

Os sintomas gastrointestinais são os mais comuns, como diarreia, constipação intestinal e distensão abdominal.

Diarreia

A diarreia no paciente alimentado por via enteral é a complicação mais comum, sendo sua causa multifatorial; infecções virais e bacterianas, intolerâncias nutricionais e efeitos adversos de medicamentos usados para tratar outras comorbidades são algumas das causas.

Alguns exemplos de medicamentos que podem cursar com efeito diarreico são: antibióticos; medicações com preparações líquidas contendo sorbitol como agente adoçante e dissolvente, pois o próprio sorbitol é um conhecido laxante se doses de 15 g por dia; medicamentos hipertônicos, soluções concentradas de potássio, fósforo e magnésio (citrato de magnésio ou suspensões de hidróxido); solubilizantes como propilenoglicol e polietilenoglicol.

Se os pacientes tiverem diarreia ao receber esses medicamentos, avaliar diluir as preparações com água para diminuir a irritação gastrointestinal. Considerar, se possível, a mudança da terapia ou apresentações em comprimidos, podendo triturá-los para administração enteral.

Se a terapia medicamentosa não pode ser administrada por via enteral, uma alternativa é usar outras vias, como sublingual,

QUADRO 1 Complicações relacionadas à terapia enteral	
Complicações mecânicas	Obstrução ou nó na sonda. Mau posicionamento. Perfuração do trato intestinal. Deslocamento secundário do tubo de alimentação. Remoção acidental da sonda enteral. Quebra e vazamento do tubo. Vazamento e sangramento do local de inserção (gastrostomia ou jejunostomia). Erosão, ulceração e necrose da pele e mucosa. Obstrução intestinal. Hemorragia.
Complicações infecciosas	Infecção no local de inserção do tubo. Pneumonia por aspiração. Infecções nasofaríngeas e de ouvido. Peritonite. Diarreia infecciosa.
Complicações gastrometabólicas	Distúrbios eletrolíticos. Hiperglicemia e hipoglicemia. Deficiências de vitaminas e oligoelementos. Síndrome de realimentação. Distensão abdominal e diarreia. Náuseas, vômitos ou empachamento.

retal, tópica ou até mesmo parenteral, conforme necessário. Se houver suspeita de diarreia infecciosa por *Clostridium difficile*, deve-se diagnosticar corretamente com coletas de toxinas para rapidamente a terapia apropriada ser iniciada, antes mesmo da instituição de regimes antidiarreicos; fracasso em erradicar o microrganismo e interromper a produção de toxinas pode resultar no megacólon tóxico.

A fibra solúvel pode ser uma medida de suplementação eficaz na redução da frequência do número de evacuações. O uso dos pré, pro e simbióticos pode melhorar a diarreia associada a antibióticos não relacionados a infecção pelo *C. difficile*.

Constipação intestinal

A constipação é menos comum que a diarreia durante o tratamento de terapia nutricional enteral, e mais prevalente em pacientes que necessitam deste tratamento a longo prazo. O objetivo principal do manejo da constipação nesses pacientes é a prevenção.

Apesar da falta de dados suficientes na literatura, as fórmulas de fibra ou suplementação de fibras em si podem ser priorizadas naqueles pacientes que necessitam de tratamento prolongado, pois em alguns estudos houve uma tendência decrescente na porcentagem de pacientes que relataram constipação. Além disso, houve uma redução significativa no uso de medicamentos laxativos em pacientes recebendo a dieta enteral.

Distensão abdominal

A distensão abdominal pode resultar da diminuição da motilidade gastrointestinal juntamente à infusão da nutrição enteral contínua ou até mesmo da composição da fórmula enteral; as que contêm lactose ou mais hiperosmolares podem trazer mais este desconforto.

As medicações pró-cinéticas, como metoclopramida, bromoprida e domperidona, podem ser usadas para prevenir ou tratar a distensão abdominal. Adicionar suplementos de fibras insolúveis também é uma opção, pois promove movimentos intestinais regulares, mas sempre atentar à evolução do paciente, pois eles produzem excesso de gás, que pode agravar a distensão em muitos pacientes. E claro, não se deve esquecer de otimizar a hidratação, adicionando água livre pela sonda em bolus ou também é possível mudar para fórmulas enterais menos concentradas.

Síndrome da realimentação

É caracterizada por depleção de eletrólitos, alterações de fluidos e distúrbios de glicose que ocorrem após a reintrodução da alimentação, sendo ela via oral, enteral ou parenteral em pacientes desnutridos. Outras condições comuns associadas ao risco para desenvolver a síndrome de realimentação são hiperêmese, alcoolismo, câncer e síndromes de má absorção, como síndrome do intestino curto, inflamação, doença intestinal, fibrose cística, cirurgias bariátricas e transtornos alimentares.

Deficiências específicas de micronutrientes podem agravar estes problemas. A hipofosfatemia é a mais comum e é responsável por morbidade significativa, até mesmo mortalidade, mas também ocorre hipomagnesemia, hipopotassemia e hipocalcemia. A conscientização sobre os fatores de risco para o desenvolvimento da síndrome é o primeiro passo na prevenção. Qualquer paciente sem ou com ingestão insignificante de alimentos por mais de cinco dias, pacientes subnutridos durante 7 a 10 dias e também aqueles que têm reservas fisiológicas diminuídas e/ou estão gravemente enfermos. As recomendações para terapia e prevenção são:

I. Introdução gradual e o avanço da alimentação ao longo de vários dias. A ingestão calórica geralmente deve começar com aproximadamente 1.000 kcal ou 10-15 kcal/kg (25-50% das necessidades estimadas) diariamente, particularmente durante a primeira semana e ir otimizando em aproximadamente 20% diariamente até que a meta determinada seja alcançada.
II. Monitorar os eletrólitos. Concentrações séricas de fósforo, magnésio, cálcio, potássio, ureia e creatinina devem ser medidas antes da alimentação e repetidas diariamente durante a primeira semana após o início da alimentação.
III. Reposição da tiamina, ainda não há um consenso quanto à dosagem. Alguns autores recomendam 300 mg de tiamina (parenteral ou enteral) antes do início da terapia nutricional e 100 mg diariamente, a partir de então. Na presença de encefalopatia de Wernicke, doses maiores, como 500 mg ao dia, podem ser justificadas.

Complicações mecânicas

Obstrução da sonda

A obstrução é uma das causas comuns de complicações na administração da dieta enteral e medicamentos pelos dispositivos enterais (sondas, gastrostomias, gastrojejunostomias e jejunostomias), com uma incidência de 23% a 35%. A rápida intervenção para desobstrução pode reduzir o impacto clínico nos pacientes e minimizar recursos de saúde dedicados à substituição de tais dispositivos.

A prevenção é a melhor forma para gerenciar os riscos de obstruções dos dispositivos enterais. A escolha do dispositivo é preferivelmente por aquele de maior diâmetro, desde que não cause o desconforto do paciente.

Lavar o dispositivo de acesso enteral em um cronograma a cada 4, 6 ou 8 horas com 20 a 40 mL, a depender do tipo de acesso e diâmetro da sonda, de água filtrada ou soro fisiológico, ajudará na manutenção do lúmen do acesso enteral ou sempre após administrações de medicamentos e dieta intermitente.

Quanto às medidas para desobstrução dos dispositivos é indicada irrigação com água morna ou utilização de enzimas pancreáticas combinadas com bicarbonato de sódio.

Extravasamento e drenagem de conteúdos

As complicações de extravasamento são frequentes em pacientes com gastrostomia e jejunostomia; cerca de 13% a 40% dos pacientes apresentam inflamações e infecções, tecido de granulação e dor periestomal devido ao extravasamento de conteúdo gástrico.

Os cuidados periódicos com a pele e o estoma com curativos são cruciais para a prevenção de infecções locais.

Complicações infecciosas

Pneumonia aspirativa

A pneumonia é uma complicação com alta morbimortalidade, sua incidência tem sido relatada como cerca de 20%. Há broncoaspiração pulmonar de secreções orais ou, menos comumente, de aspiração gástrica e conteúdo do intestino delgado. Pode ocorrer sem nenhuma evidência de vômitos. É mais comum quando os pacientes são alimentados com sondas gástricas. Fatores de risco são pacientes com comprometimento neurológico e traqueostomizados.

Algumas estratégias podem reduzir a broncoaspiração: elevação da cabeceira do leito, alimentação pós-pilórica (nasojejunal e gastrojejunostomia percutânea) e administração de agentes de motilidade para promover o esvaziamento gástrico.

Infecções de feridas periestomais

A infecção local é uma complicação comum após a realização de gastrostomia. Os fatores que predispõem à infecção podem ser relacionados à técnica, como incisão estreita ou falta de profilaxia antibiótica; fatores preexistentes dos pacientes, por exemplo, desnutrição, obesidade, diabetes, malignidade, terapia medicamentosa (medicamentos imunossupressores, uso de corticosteroide crônico); e relacionados aos cuidados de enfermagem, como curativo ou tração excessiva entre o dispositivo interno e a parede do estômago.

Para o tratamento pode ser indicado inicialmente o uso de antibióticos tópicos no local de entrada do tubo e do tecido circundante e, se a infecção não foi resolvida, combinar com antibióticos sistêmicos de amplo espectro. Se a infecção não ceder, o dispositivo deverá ser removido.

CONCLUSÃO

A alta hospitalar com a devida orientação é fundamental para que o paciente e seus familiares sintam-se seguros para manter a TNED.

Assim, a atuação da EMTN atualizada e participativa, tanto durante a internação como na preparação da alta hospitalar, é fundamental para evitar as complicações do paciente no domicílio, principalmente a desnutrição.

SUGESTÕES DE LEITURA

1. Diretriz Brasileira de Terapia Nutricional Domiciliar. Braspen, 2018. https://www.braspen.org/_files/ugd/a8daef_695255f33d114cdfba48b437486232e7.pdf. Acesso em: 5 ago. 2024.

2. Manual de Terapia Nutricional na Atenção Especializada Hospitalar no Âmbito do Sistema Único de Saúde (SUS). Ministério da Saúde. Secretaria de Atenção à Saúde Departamento de Atenção Especializada e Temática, Brasília – 2016. Dsiponível em: https://bvsms.saude.gov.br/bvs/publicacoes/manual_terapia_nutricional_atencao_especializada.pdf. Acesso em: 5 ago. 2024.

3. Resolução de Diretoria Colegiada – RDC n. 503, de 27 de maio de 2021 Dispõe sobre os requisitos mínimos exigidos para a Terapia de Nutrição Enteral. Disponível em: https://bvsms.saude.gov.br/bvs/saudelegis/anvisa/2020/rdc0503_27_05_2021.pdf. Acesso em: 5 ago. 2024.

4. Terapia de nutrição enteral domiciliar: principais implicações dessa modalidade terapêutica, Com. Ciências Saúde. 2010;21(4):309-318. Renata Costa Fortes. Disponível em: https://bvsms.saude.gov.br/bvs/artigos/terapia_nutricao_enteral_domiciliar.pdf. https://bvsms.saude.gov.br/bvs/saudelegis/anvisa/2020/rdc0503_27_05_2021.pdf

5. Piovacari SMF. Equipe Multiprofissional de terapia nutricional em prática, 1ª edição. Rio de Janeiro: Atheneu; 2017.

6. Guia de boas práticas de enfermagem em terapia nutricional enteral/Conselho Regional de Enfermagem de São Paulo. São Paulo: Coren-SP; 2023.

7. Matsuba CST, et al. Diretriz BRASPEN de Enfermagem em Terapia Nutricional Oral, Enteral e Parenteral. BRASPEN journal. 2021;36(Supl 3).

8. Bischoff SC, Austin P, Boeykens K, et al. Espen practical guideline: Home enteral nutrition. Clinical Nutrition. 2022;41:468e488.

9. Bankhead R, et al. Enteral nutrition practice recommendations. Journal of Parenteral and Enteral Nutrition. March/April 2009;33(2).

10. Blumenstein I, Shastri YM, Stein J. Gastroenteric tube feeding: techniques, problems and solutions. World J Gastroenterol. 2014 July 14;20(26):8505-8524.

SEÇÃO IV

Terapia nutrológica parenteral

12

Complicações do uso de nutrição parenteral

Maria Angela de Souza
Isabela Vieira de Sousa
Raphael de Faria Schumann
Isabela C. Leal de Oliva Silva

INTRODUÇÃO

A escolha da via de terapia nutricional deve ser avaliada considerando vários aspectos, como estado clínico e nutricional do paciente. A nutrição enteral (NE) é mais fisiológica e envolve menor risco e custo do que a nutrição parenteral (NP). Entretanto, nem todos os pacientes toleram a totalidade da sua necessidade calórica por esta via, sendo necessária a associação da NP. Além disso, alguns aspectos podem impedir o uso da NE, como impossibilidade do uso do trato gastrointestinal (TGI), fazendo necessário o uso exclusivo da NP.

A NP é utilizada em acesso venoso central ou periférico, com o objetivo de fornecer macro e micronutrientes. Os principais objetivos do seu uso são: manter ou recuperar o estado nutricional, quando a nutrição enteral está contraindicada ou há intolerância dela, e também quando não há função intestinal suficiente para manter ou restaurar o estado nutricional.[1]

Dessa maneira, a NP é uma intervenção terapêutica com benefícios definidos sobre o estado nutricional do indivíduo,[2] influenciando de maneira importante a evolução de situações como cirurgia em pacientes criticamente doentes, pancreatite e queimaduras de grande extensão.

Algumas complicações podem ocorrer durante o processo ou serem resultados da NP e estão divididas em: mecânicas, infecciosas, metabólicas e hepáticas.[1,3]

Pacientes desnutridos estão suscetíveis a um maior risco de complicações. Estudos revelam que a prevalência de desnutrição hospitalar atualmente é elevada, podendo ser maior que 60%, levando a sérios problemas, como aumento do tempo de internação, diminuição da qualidade de vida e aumento da mortalidade.[1,4]

É necessário que os pacientes em uso de NP sejam monitorizados de acordo com parâmetros mecânicos, infecciosos, metabólicos e hepáticos, com finalidade de redução das possíveis complicações. Vale ressaltar que, quanto menor a incidência das complicações, maior será a chance de alcançar as metas nutricionais planejadas, como também um melhor desfecho clínico dos pacientes.

COMPLICAÇÕES

As complicações do uso da NP podem ser divididas em quatro tipos principais: mecânicas, infecciosas, metabólicas e hepáticas.[3]

Mecânicas

As complicações denominadas mecânicas, relacionadas com o procedimento de cateterização venosa, incluem punção arterial, hematoma, sangramento, posicionamento inadequado, pneumotórax, lesões nervosas, trombose, deslocamento e obstrução do cateter.[5,6] A ocorrência de complicações mecânicas está estimada em 5 a 19% das tentativas de cateterização, sendo que punção arterial é a mais observada, ocorrendo em cerca de 4,2 a 9,3% dos procedimentos.[7-9]

Infecciosas

As infecções sanguíneas relacionadas aos cateteres venosos são causa de morbimortalidade nosocomial e quando instalados em unidade de terapia intensiva (UTI) são os responsáveis por infecções mais graves, em que a sua incidência é mais elevada, devido ao maior tempo de permanência, maior colonização com a flora hospitalar e maior manipulação.

Um processo infeccioso nem sempre é diagnosticado clinicamente. Alguns pacientes, como os imunossuprimidos, podem evoluir clinicamente sem os sintomas clássicos de infecção, fato que pode dificultar o diagnóstico precoce e o tratamento do processo infeccioso, além de aumentar a morbimortalidade desta população. Porém, em pacientes que se encontram desnutridos, o uso da NP, quando bem indicada, pode melhorar seu desfecho.

A infecção é a complicação mais grave associada aos cateteres. De uma forma geral, ela ocorre em aproximadamente 19% dos pacientes em uso desse dispositivo, sendo 7% infecções locais e 12% casos de bacteremia associada ao cateter.[10]

A grande maioria dos acessos venosos é feita através de cateteres periféricos, cujo risco de infecção da corrente sanguínea é baixo. Entretanto, o número de cateteres periféricos utilizados é grande, o que torna o índice de infecção elevado, porém de baixa gravidade. As principais infecções relacionadas ao acesso venoso periférico são as tromboflebites sépticas e a necrose tecidual.

Os cateteres semi-implantáveis de longa permanência possuem um trajeto subcutâneo associado a um *cuff* de dácron capaz de criar fibrose em torno do cateter, reduzindo a chance de infecção em relação aos cateteres de curta permanência, como o duplo lúmen. São utilizados em hemodiálise, e a infecção é a complicação tardia mais frequente,[11] sendo o *Staphylococcus aureus* o agente mais isolado,[12,13] seguido por bacilos Gram-negativos e pelo *Staphylococcus coagulase* negativo.[13]

Os totalmente implantáveis (*port-a-cath*), por não possuírem nenhuma parte exteriorizada, têm índice ainda menor de contaminação. O *Staphylococcus aureus* é a bactéria mais prevalente (50% dos casos).

Vários são os fatores relacionados às infecções de cateter venoso central (CVC), dentre os quais se citam: a migração de microrganismos cutâneos para o lúmen do cateter, a manipulação do CVC para administração de medicamentos, as condições clínicas dos pacientes (idade < 1 ano ou > 60 anos, imunossupressão), fatores relacionados ao tipo de solução (contaminação da solução – raro, *overfeeding* com hiperglicemia[14] – aumento o risco de infecção por *Candida* sp.).

A manipulação adequada dos cateteres diminui o risco de infecção. Logo, recomenda-se a utilização de protocolos institucionais validados e a aplicação conjunta de medidas preventivas, visando reduzir as infecções primárias de corrente sanguínea. O protocolo de medidas para reduzir as infecções compreende cinco componentes: higienização das mãos; precaução de barreira máxima; preparo da pele com gluconato de clorexidine; seleção de sítio de inserção; e revisão diária da necessidade de permanência do cateter.

O tratamento das infecções relacionadas a cateteres depende do tipo de microrganismo presente, do tipo de cateter, dos sintomas sistêmicos e do tipo de infecção. A infecção do óstio apresenta menor gravidade e responde bem a cuidados locais com curativo e tratamento tópico, não sendo necessária a retirada do cateter.[15,16] A infecção do túnel ou da bolsa não responde bem à antibioticoterapia sistêmica isolada, sendo necessária a retirada do cateter.[15,16] O tratamento da bacteremia relacionada ao cateter pode ser feito com *locks*, antibioticoterapia e remoção do cateter.[7] Por se tratar de acessos de longa permanência, deve-se tentar o salvamento desses cateteres, porém sem colocar em risco a saúde dos pacientes.

Devemos tentar salvar o cateter em alguns casos, como: ausência de choque séptico, ausência de infecção fúngica e ausência infecção em outros focos. O manejo do salvamento é através de 10 a 14 dias de antibioticoterapia venosa associada à *lock*-terapia e ao não uso de cateter no período. Devem ser realizadas novas culturas após término do tratamento antes de reutilizar o acesso venoso.

Devemos remover o cateter nas seguintes situações: infecção de cateter tunelizado ou *port-a-cath* associada à infecção de corrente sanguínea, tromboflebite séptica, infecção por *Candida* spp. ou *S. aureus*, cultura positiva com mesmo agente infeccioso após 24 horas do término do uso do antimicrobiano e foco séptico localizado durante ou após *lockterapia*.

Metabólicas

As complicações metabólicas associadas à NP são: hiperglicemia, hipoglicemia, hipertrigliceridemia, intoxicação ou deficiência de oligoelementos, síndrome de realimentação e doença metabólica óssea.

A hiperglicemia é a complicação mais frequente durante o uso da NP, podendo acontecer em até 50% dos casos, e está associada a maiores taxas de mortalidade, infecções e tempo prolongado de internação. Uma das principais causas é o *overfeeding*, devido ao cálculo inadequado das metas nutricionais. O manejo da hiperglicemia por uso de NP se dá por meio de: recálculo das metas nutricionais, manter velocidade e de infusão de glicose (VIG) até 5 mg/kg/min em pacientes estáveis ou 4 mg/kg/min em pacientes instáveis, controle glicêmico adequado de pacientes portadores de diabetes mellitus (com glicemias pré-NP abaixo de 120 mg/dL), avaliar se paciente está em uso de medicamentos hiperglicemiantes (como corticosteroides), uso de insulina regular subcutânea (SC) ou na NP individualizada (0,05 a 0,2 UI/g de carboidrato na NP).[7]

A hipoglicemia pode decorrer da súbita interrupção da infusão contínua de NP ou devido ao cálculo inadequado da mesma. O tratamento depende do grau de hipoglicemia. O manejo da hipoglicemia pode ser feito de algumas formas, dependendo da causa: redução de 50% da insulina na NPI ou ajuste da insulina SC, desmame cuidadoso e programado da NP, infusão de soro glicosado 5% intravenoso por 2 horas após interrupção da NP. Realizar glicemia capilar 3 vezes ao dia até estabilização do quadro.

A hipertrigliceridemia ocorre em 25 a 50% dos pacientes que recebem NP. Aconselha-se que, com níveis de triglicerídeos acima de 400 mg/dL, a infusão de lipídeos seja reduzida, e com níveis maiores do que 800 mg/dL a infusão seja interrompida. As principais causas para essa condição durante a NP são: insuficiência renal, glicemias acima de 180 mg/dL, uso de prednisolona acima de 0,5 mL/kg/dia, pancreatite, sepse e a quantidade de carboidratos e lipídios infundidos através da NP. O manejo da hipertrigliceridemia por NP deve ser: recoleta de sangue para novo exame do lado oposto do cateter de NP, rever metas nutricionais (*overfeeding*), rever cálculo de carboidratos e lipídios ofertados na NP, infusão lipídica maior do que 1,0 a 1,2 g/kg/dia, infusão de propofol (avaliar possibilidade de retirar), troca solução lipídica TCM/TCL por SMOF, NP 2:1 (lembrar de ofertar 20 g de lipídeos 2 vezes por semana). Solicitar novo exame em 4 a 5 dias.

A intoxicação por cobre pode ocorrer em pacientes que recebem NP com disfunção hepática ou colestase graves. Pode levar a sintomas como náuseas e vômitos. Em casos graves, pode ocorrer insuficiência hepática e renal aguda. A intoxicação por manganês pelo uso de NP prolongada pode resultar em danos ao sistema nervoso central, com sintomas Parkinson-like, que incluem tremores, rigidez muscular, dificuldade de coordenação motora e distúrbios neuropsiquiátricos, como alterações de humor e dificuldades cognitivas. Em casos graves, pode ocorrer encefalopatia manganês-induzida, caracterizada por danos cerebrais significativos.

A deficiência de selênio pelo uso de NP prolongada pode levar a complicações como fraqueza muscular e disfunção tireoidiana. Em casos graves, a deficiência de selênio pode resultar em uma condição conhecida como síndrome de Keshan, caracterizada por miocardiopatia dilatada. O selênio é um componente importante das enzimas antioxidantes do organismo e desempenha um papel na regulação do metabolismo da tireoide. O tratamento é feito com reposição de ácido selenioso. A deficiência de zinco é comum em pacientes em NP prolongada e pode resultar em comprometimento da cicatrização de feridas, perda de cabelo,

dermatite e imunossupressão. O tratamento se dá com reposição de sulfato de Zn.

Síndrome de realimentação (SR) é caracterizada por um grave distúrbio de eletrólitos, especialmente fósforo, magnésio e potássio, que pode ser acompanhado de anormalidades metabólicas e disfunções sistêmicas. Os fatores de risco potenciais para o aparecimento da SR são:[18] desnutrição, jejum prolongado, alcoolismo, anorexia nervosa, cirurgia bariátrica, neoplasias malignas, quimioterapia, doença renal crônica (falência renal e hemodiálise) e pacientes críticos. Como a NP pode ser indicada em pacientes que passaram por um período de inanição, torna-se importante a adaptação gradual da capacidade metabólica do paciente ao aumento do fornecimento de nutrientes para evitar a SR. A fisiopatologia da SR é explicada pela passagem abrupta do metabolismo catabólico para o metabolismo anabólico com a reintrodução alimentar. A insulina, aumentada pela reintrodução da alimentação, estimula a movimentação de potássio, magnésio e fósforo para o meio intracelular, contribuindo para a redução das concentrações séricas destes íons. Além disso, a reativação das vias metabólicas dependentes de carboidratos aumenta a demanda de tiamina (vitamina B1) e fosfato. As consequências metabólicas da SR são arritmias, alterações neurológicas, sintomas respiratórios, falência cardíaca (com sobrecarga de volume e edema agudo de pulmão), rabdomiólise, coma e morte. A prevenção da SR envolve:[19] identificar pacientes em risco de desenvolvimento de SR, monitorização eletrolítica destes pacientes antes da terapia nutricional parenteral (TNP) e a cada 12 horas nos primeiros 3 dias e iniciar a TNP com 10 a 20 kcal/kg de peso nas primeiras 24 horas, progredindo 1/3 da meta calórica a cada 1 a 2 dias. A correção dos distúrbios eletrolíticos deve ocorrer antes da progressão da

NP. Se necessário, reduzir kcal/g de glicose em 50% e progredir 1/3 a cada 1 a 2 dias. Sugere-se, ainda, a reposição de tiamina 100-300 mg IV por pelo menos 5 a 7 dias.

Doença metabólica óssea (DMO) ocorre em alguns pacientes que recebem NP prolongada (por mais de 6 meses). A fisiopatologia se dá pela adição de insumos (polivitamínicos, oligoelementos, sais de fosfato e de cálcio) contaminados com alumínio na NP. O alumínio impede a conversão de 25(OH)VitD3 em 1,25-dihidroxi-VitD (forma ativa). Os sinais de intoxicação por alumínio são: osteoporose, perda de memória, ataxia, anemia e doença hepática associada a NP. O diagnóstico e o tratamento são limitados. Devemos manter os níveis de ferro (que reduz a ligação alumínio-transferrina) e de vitamina D adequados. A densitometria óssea deve ser realizada a cada 6 meses a 1 ano de NP.

Hepáticas

As principais complicações hepáticas pelo uso de NP são: colestase associada à nutrição parenteral (Pnac), doença hepática associada à nutrição parenteral (Pnald) e doença hepática associada à insuficiência intestinal (Ifald).

A colestase associada à Pnac é definida como colestase associada a uma duração prolongada da administração de NP (geralmente acima de 2 semanas).[19] A apresentação da Pnac (concentrações elevadas de fosfatase alcalina, γ-glutamil transferase, desidrogenase lática, transaminases e bilirrubina conjugada) é idêntica à de outras doenças hepáticas colestáticas.[20-22] A Pnac é, portanto, uma condição que só pode ser diagnosticada com precisão após a exclusão de causas alternativas de colestase, especialmente causas obstrutivas (como atresia biliar extra-hepática), doença hepática primária e doença hepática metabólica (como

tirosinemia hereditária). Os fatores de risco para o desenvolvimento de PNAC incluem: prematuridade e função hepática imatura, falta de alimentação enteral, episódios repetidos de infecção ou sepse e várias toxicidades ou deficiências na solução de nutrição parenteral, número de dias de uso de antibióticos (que presumivelmente está relacionado à infecção), número de laparotomias realizadas no paciente em uso de NP.[19]

A doença hepática associada à nutrição parenteral (PNALD) é caracterizada por inflamação causando colestase e esteatose, resultando em fibrose e eventualmente em cirrose.[23-25] PNALD é definido bioquimicamente como 1,5 vezes o limite superior da elevação normal de duas das três seguintes enzimas hepáticas: ALT, AST ou fosfatase alcalina. A elevação ocorre dentro de 1 a 3 semanas desde o início da NP. Outras causas, como hepatite viral e lesão hepática induzida por medicamentos, devem ser descartadas, o que torna o diagnóstico de PNALD um desafio.[26]

A doença hepática associada à insuficiência intestinal (IFALD) é uma das complicações mais comuns e graves da NP, causando um amplo espectro de manifestações hepáticas, desde esteatose e colestase leve até hipertensão portal e insuficiência hepática em estágio terminal. A prevalência da IFALD depende dos critérios diagnósticos e varia de 4,3% a 65%. Além disso, muitos fatores contribuem para o seu desenvolvimento, incluindo deficiências nutricionais, toxicidade da NP, infecções e alterações no metabolismo dos ácidos biliares e na microbiota intestinal.[27,28]

A prevenção e o manejo da PNAC, IFALD e PNALD visam melhorar ou eliminar os fatores de risco associados. A utilização de formulações de NP com lipídeos SMOF e ciclo de NP, a otimização da estimulação, a prevenção enteral e tratamento precoce de infecções constituem os principais alvos terapêuticos. No entanto, a falha na melhoria e a IFALD grave com insuficiência hepática terminal devem ser consideradas como indicações de transplante intestinal.

CONCLUSÃO

A NP é uma ferramenta de grande importância em pacientes que não podem receber alimentação oral ou enteral de forma adequada, necessitando de vias alternativas de nutrição. O suporte nutricional adequado está associado à melhoria da sobrevida e à diminuição das taxas de readmissão hospitalar entre pacientes hospitalizados com desnutrição.

No entanto, seu uso não está isento de complicações, requerendo uma abordagem multidisciplinar, incluindo cuidadosa seleção de pacientes, monitoramento regular, práticas assépticas de manipulação dos cateteres e ajustes individualizados na formulação da NP. Ao fazer isso, podemos minimizar os riscos e diminuir os desfechos negativos em relação ao uso da NP.

REFERÊNCIAS

1. Worthington P, Balint J, Bechtold M, Bingham A, Chan LN, Durfee S, et al. When is parenteral nutrition appropriate? JPEN J Parenter Enteral Nutr. 2017;41(3):324-77.
2. Machado JDC, Suen VMM, Figueiredo JF de C, Marchini JS. Pacientes assintomáticos apresentam infecção relacionada ao cateter venoso utilizado para terapia nutricional parenteral. Rev Nutr [Internet]. 2009 Nov;22(6):787-93.
3. Ayers P, Boullata J, Sacks G. Parenteral nutrition safety: the story continues. Nutr Clin Pract. 2018;33(1):46-52.
4. Eglseer D, Halfens RJ, Lohrmann C. Is the presence of a validated malnutrition screening tool associated with better nutritional care in hospitalized patients? Nutrition. 2017;37:104-11.
5. 5Kusminsky RE. Complications of central venous catheterization. J Am Coll Surg. 2007;204(4):681-96. DOI: http://dx.doi.org/10.1016/j. jamcollsurg.2007.01.039. PMid: 17382229.
6. Smith RN, Nolan JP. Central venous catheters. BMJ. 2013;347:f6570. DOI: http://dx.doi.org/10.1136/bmj. f6570. PMid:24217269.
7. McGee DC, Gould MK. Preventing complications of central venous catheterization. N Engl J Med. 2003;348(12):1123-33. DOI: http://dx.doi. org/10.1056/NEJMra011883. PMid: 12646670.
8. Patel AR, Patel AR, Singh S, Singh S, Khawaja I. Central line catheters and associated complications: a review. Cureus. 2019;11(5):e4717. DOI: http://dx.doi.org/10.7759/cureus.4717. PMid: 31355077.
9. Bowdle A. Vascular complications of central venous catheter placement: evidence-based methods for prevention and treatment. J Cardiothorac Vasc Anesth. 2014;28(2):358-68. DOI: http://dx.doi. org/10.1053/j.jvca.2013.02.027. PMid: 24008166.
10. Caramori JT, Barretti P, Giannini M. Acessos vasculares para hemodiálise. In: Maffei FHA. Doenças vasculares periféricas. Rio de Janeiro: Medsi; 2002. p.1724-36.
11. Marcondes CRR, Biojone CR, Cherri J, Moryia T, Piccinato CE. Complicações precoces e tardias em acesso venoso central. Análise de 66 implantes. Acta Cir Bras. 2000;15(suppl 2):32-8.
12. Aoki EE, Pizzolitto AC, Garcia LB, Pizzolitto EL. Staphylococcus aureus biofilms on central venous haemodialysis catheters. Braz J Microbiol. 2005;36:342-6.
13. Lentino JR, Baddour LM, Wray M, Wong ES, Yu VL. Staphylococcus aureus and other bacteremias in hemodialysis patients: antibiotic therapy and surgical removal of access site. Infection. 2000;28:355-60.
14. Biffi R, de Braud F, Orsi F, et al. Totally implantable central venous access ports for long-term chemotherapy. A prospective study analyzing complications and costs of 333 devices with a minimum follow-up of 180 days. Ann Oncol. 1998;9:767-73.
15. Nishinari K, Wolosker N. Complicações Infecciosas do Cateter. In: Wolosker N, Kuzniec S. Acessos Vasculares para Quimioterapia e Hemodiálise. São Paulo: Atheneu; 2007. p.73-8.
16. Mermel LA, Farr BM, Sherertz RJ, et al. Infectious Diseases Society of America; American College of Critical Care Medicine; Society for Healthcare Epidemiology of America. Guidelines for the management of intravascular catheter-related infections. Infect Control Hosp Epidemiol. 2001;22:222-42.
17. Raad I, Hanna H, Maki D. Intravascular catheter-related infections: advances in diagnosis, prevention, and management. Lancet Infect Dis. 2007;7:645-57.

18. Compêndio de Nutrição Parenteral, São Paulo, Fresenius Kabi, 2018. Disponível em: https://www.fresenius-kabi.com/br/documents/compendio_10_05_2018.pdf. Acesso em: 7 ago. 2024.

19. da Silva JSV, Seres DS, Sabino K, et al. Parenteral nutrition safety and clinicalparctice committees, American Society for Parenteral and Enteral Nutrition. ASPEN Consensus Recommendations for Refeeding Syndrome. Nutr Clin Pract. 2020;35(2):178-95.

20. Drongowski RA, Coran AG. An analysis of factors contributing to the development of total parenteral nutrition-induced cholestasis. JPEN J Parenter Enteral Nutr.1989;13:586-589.

21. Sokol RJ. Total parenteral nutrition-related liver disease. Zhonghua Min Guo Xiao E' Ke YiXue Hui-Za Zhi. 1997;38:418-428.

22. Nowak K. Parenteral Nutrition-Associated Liver Disease. Clin Liver Dis (Hoboken). 2020 Feb;15(2):59-62. Published online 2020 Mar 26. DOI: 10.1002/cld.888.

23. Kelly DA. Uver complications of pediatric parenteral nutrition-epidemiology. Nutrition. 1998;14:153-157.

24. Pironi L. Definitions of intestinal failure and the short bowel syndrome. Best Pract Res Clin Gastroenterol. 2016;30:173-185.

25. Peden VH, Witzleben CL, Skelton MA. Total parenteral nutrition. J Pediatr. 1971;78:180-181.

26. Beath SV, Kelly DA. Total parenteral nutrition-induced cholestasis: Prevention and management. Clin Liver Dis. 2016;20:159-176.

27. Lal S, Pironi L, Wanten G, Arends J, Bozzetti F, Cuerda C, et al. Clinical approach to the management of intestinal failure associated liver disease (IFALD) in adults: A position paper from the home artificial nutrition and chronic intestinal failure special interest group of ESPEN. Clin Nutr. 2018;37:1794-1797.

28. Fousekis FS, Mitselos IV, Christodoulou DK. New insights into intestinal failure-associated liver disease in adults: A comprehensive review of the literature. Saudi J Gastroenterol. 2021 Jan-Feb; 27(1):3-12.

13

Terapia nutrológica parenteral intradialítica

Sandra Lucia Fernandes
Isolda Maduro
Renata Silva Machado
Lilia Tomaz Godoi

INTRODUÇÃO

Os rins são órgãos situados no espaço retroperitoneal, localizado entre as vértebras L1 e L4; o rim do adulto mede de comprimento (11 a 13 cm), de largura (5 a 7,5 cm) e de espessura (2,5 a 3 cm), pesando em torno de 125 e 170 g. Macroscopicamente, pode ser dividido em córtex e medula, sendo o córtex constituído de glomérulos, túbulos contorcidos proximais e distais e a medula (alça de Henle e túbulos coletores).

A unidade funcional do rim é o néfron, formado pelo corpúsculo renal (glomérulo + cápsula de Bowman), túbulo contorcido proximal, alça de Henle, túbulo contorcido distal e ducto coletor. Há aproximadamente 600.000 a 1,4 milhão de néfrons em cada rim. Os rins têm a função de eliminar produtos tóxicos do metabolismo, além de desempenhar a importante função de conservação de substâncias essenciais para a vida.[1]

O rim filtra o sangue e elimina os produtos finais do metabolismo proteico, enquanto preserva solutos específicos, proteínas (particularmente albumina) e componentes celulares.[2] Com isso, são considerados órgãos reguladores que, seletivamente, excretam e conservam água e vários compostos químicos. Suas principais funções incluem:

- Depuração do sangue.
- Controle do equilíbrio ácido-base e hidroeletrolítico.
- Função endócrina.

A definição e a classificação da doença renal crônica (DRC) evoluíram ao longo do tempo, mas as diretrizes internacionais atuais definem a doença como diminuição da função renal demonstrada pela taxa de filtração glomerular (TFG) inferior a 60 mL/min por 1,73 m^2 ou por marcadores de danos nos rins, ou ambos, com pelo menos três meses de duração, independentemente da causa subjacente.[3,4]

No início de 2013 foi publicada pela Kidney Disease Improving Global Outcomes (KDIGO)[3] uma diretriz sobre avaliação e manuseio da doença renal crônica na prática clínica, e a DRC foi definida como: anormalidades da estrutura e/ou função dos rins presentes por mais de três meses com implicação para a saúde.

O KDIGO[3,5] mantém a orientação de se estimar a TFG a partir da creatinina sérica como o melhor método para o diagnóstico, classificação e o acompanhamento da progressão da DRC. A TFG foi dividida nas seguintes categorias:

- G1 (> 89 L/min/1,73 m²).
- G2 (60-89 L/min/1,73 m²).
- G3a (45-60 L/min/1,73m²).
- G3b (30-44 L/min/1,73 m²).
- G4 (15-29 L/min/1,73 m²).
- G5 (< 15 L/min/1,73 m²).

Representa sinal precoce de disfunção renal a albuminúria/proteinúria persistente, que tem sido considerada o principal marcador de lesão renal.[3,4]

A albuminúria/proteinúria (expressa em mg/g de creatinina) foi categorizada de acordo com a taxa e com o risco de progressão da DRC em:[3,4]

- A1 (normal ou ligeiramente aumentada (< 30 mg/g).
- A2 (moderadamente aumentada, entre 30-300 mg/g).
- A3 (acentuadamente aumentada, (> 300 mg/g)).[3]

Quando se relaciona a TFG com a albuminúria/proteinúria é possível estimar o risco potencial de progressão, de morbidade e de mortalidade da DRC pela seguinte classificação[3,4] (Tabela 1).

Em sua fase mais avançada – Estágio 5 (fase terminal de insuficiência renal crônica [IRC]), os rins não conseguem mais manter a normalidade do meio interno do paciente.[8] Geralmente, esses pacientes necessitam de algum tipo de terapia renal substitutiva (TRS).[2] As modalidades de tratamento são:

- Hemodiálise (HD).
- Diálise peritoneal (DP).
- Transplante (TX).

O melhor indicador disponível para o acompanhamento da função renal como um todo está relacionado com alterações funcionais, principalmente na TFG, que é um componente da função de excreção, como o melhor índice para avaliação funcional, embora os rins tenham muitas outras funções, inclusive endócrinas e metabólicas.

TABELA 1   Classificação da doença renal crônica – risco

DRC Classificação e Estadiamento				Estágio de dano do rim Razão albumina/creatinina urinária Descrição e variação		
Risco baixo (RB)						
Risco moderado (RM)				A1	A2	A3
Risco alto (RA)				Aumento normal a leve < 30 mg/g	Aumento moderado 30-300 mg/g	Aumento grave > 300 mg/g
Risco muito alto (RMA)						
Estadiamento da função renal TFG (mL/ min/1,73m²) Descrição e variação	G1	Normal ou alto	≥ 90	RB	RM	RA
	G2	Diminuição leve	60-89	RB	RM	RA
	G3a	Diminuição leve a moderada	45-59	RM	RA	RMA
	G3b	Diminuição moderada a grave	30-44	RA	RMA	RMA
	G4	Diminuição grave	15-29	RMA	RMA	RMA
	G5	Insuficiência renal	< 15	RMA	RMA	RMA

DRC: doença renal crônica; TFG: taxa de filtração glomerular.
Fonte: adaptação de KDIGO 2023.[4]

A TFG é definida como a capacidade dos rins de eliminar uma substância do sangue, e representa a quantidade total de fluido filtrado pelos néfrons funcionantes por unidade de tempo.[6,7] Tem sido considerada a melhor medida geral da função renal e a mais facilmente compreendida por médicos e pacientes.[2] É considerada padrão-ouro para avaliar a função renal e determinar os estágios de doença renal.[3] É calculada a partir da creatinina sérica, mas não a creatinina sérica isoladamente, sendo considerados também para o cálculo: idade, tamanho corporal e gênero. É inversamente proporcional à idade. A taxa estimada é de 116 mL/min (20 a 29 anos) e 75 mL/min (> 70 anos), o que corresponde a uma queda de aproximadamente 6 a 8 mL/min a cada 10 anos. Uma TFG menor que 60 mL/min por três meses ou mais, ou acima de 60 mL/min com danos renais, indica a presença de DRC.[3] Ressalta-se que em adultos com risco de DRC, recomendamos o uso da taxa de filtração glomerular estimada com base na creatinina. Mas, se a cistatina C estiver disponível, a categoria da TFG deve ser estimada a partir da combinação de creatinina e cistatina.[3]

A DRC surge a partir de diversas doenças que alteram a função e a estrutura dos rins de modo irreversível, durante meses ou anos. Apresenta etiologia multifatorial por diversos fatores de risco, como:[1,8]

- Hipertensão arterial sistêmica (HAS).
- Diabetes *melittus* (DM).
- Obesidade.
- Tabagismo.
- Influências genéticas.
- Idade.
- Glomerulopatias.
- Rins policísticos.

Dentre as principais causas da doença, em países de renda alta e média, e em mui-

tos países de renda baixa estão o DM e a HAS. O DM representa a principal causa em 30 a 50% dos pacientes com DRC, e afeta 285 milhões de adultos (6,4%) da população mundial. Em 2030, este número tende a aumentar em 69% em países de alta renda e 20% em países de baixa e média renda. Foi estimado no ano de 2000 mais de um quarto da população adulta com HAS, e esta proporção foi projetada para aumentar em aproximadamente 60% em 2025. Estudos observacionais demonstram que o descontrole da pressão arterial está associado a um risco crescente de desenvolver DRC, além de progressão mais rápida da doença.[9]

A hemodiálise consiste na diálise realizada por máquina, em que se promove a filtração extracorporal do sangue, removendo o excesso de líquido e de metabólitos. A HD ocorre, em geral, três vezes por semana, aproximadamente quatro horas cada sessão, e é uma terapia dialítica intermitente.[1]

A DESNUTRIÇÃO

A prevalência da desnutrição nos pacientes em HD é elevada, variando entre 40% e 80%.[10,11] Pode variar de leve a moderada ou grave, e é considerada um marcador de mau prognóstico na DRC.[12,13]

Problemas nutricionais podem estar relacionados ao acúmulo de metabólitos entre as sessões dialíticas e a perda de aminoácidos e outros nutrientes que ocorrem durante o procedimento de diálise.[14] Esse quadro parece ser resultado das alterações no metabolismo energético e proteico inerentes à DRC e ao próprio procedimento dialítico.[14-16]

A influência do procedimento dialítico sobre o metabolismo energético e proteico foi demonstrada pela redução de aminoácidos plasmáticos e síntese intracelular de proteína muscular, ocorrendo proteólise muscular, na tentativa de manter a concentração plasmática de aminoácidos. Estes eventos resultam em estado catabólico, que se estende até duas horas após a sessão de diálise. Essa cadeia de eventos é acompanhada por aumento no gasto de energia durante e até duas horas após a sessão de diálise.[14]

O tratamento de HD pode contribuir para a diminuição das reservas corporais de proteína e energia, apesar dos benefícios que permitem prolongar a vida dos pacientes com DRC. As condições impostas pela doença e pelo próprio tratamento dialítico resultam em uma série de alterações orgânicas, com complicações agudas, crônicas e nutricionais.[17]

Desnutrição energético-proteica

A desnutrição energético-proteica (DEP) constitui complicação prevalente em pacientes com DRC[17] e contribui para a morbidade e mortalidade dos pacientes renais crônicos, principalmente em diálise.[17] A DEP é caracterizada por redução da massa muscular, anormalidades no metabolismo de aminoácidos e reduzidas concentrações de proteínas séricas.[17]

O risco de DEP é inerente ao processo de HD, e pode se agravar à medida que o tempo de HD aumenta.[18]

Vários são os fatores que predispõem à DEP em pacientes em HD, como o procedimento dialítico, que resulta em perda de nutrientes e aumento do catabolismo, diminuição da síntese de proteínas, redução da ingestão calórica e proteica devido aos sintomas de uremia, incluindo anorexia, náuseas e vômitos, aceleração da atrofia muscular resultante da resistência à insulina e acidose metabólica, por ser catabólica e antianabólica, além de distúrbios hormonais e gastrointestinais, restrições dietéticas, uso de medicamentos que

influenciam na absorção de nutrientes, diálise insuficiente e presença constante de comorbidades.[19]

Outro fator que pode comprometer o estado nutricional diz respeito à ingestão alimentar baixa e inadequada de energia, proteínas e nutrientes, frequente nos pacientes em HD.[16,20,21] A ingestão deficiente de energia e proteínas tem sido apontada como a maior causa de desnutrição dos pacientes em HD.[20]

Anorexia

A anorexia é definida como perda do desejo de se alimentar e é relativamente comum em pacientes em HD. Ela pode ocorrer devido a toxicidade urêmica, efeitos debilitantes da doença crônica, depressão emocional, infecções que podem tanto reduzir o apetite como aumentar o catabolismo do paciente, processo inflamatório e alteração hormonais. Restrições rigorosas de sódio, potássio e líquidos, em dieta de difícil adesão e pouco palatável, também podem estar relacionadas à anorexia.[1]

Estado urêmico

A diálise inadequada pode resultar em um estado urêmico, com náuseas, vômitos e anorexia, com consequente prejuízo no consumo alimentar.[1]

Perdas de nutrientes

As perdas de nutrientes durante HD podem ser um fator importante para a desnutrição dos pacientes. São perdidos, primariamente, aminoácidos, peptídeos e vitaminas hidrossolúveis. Em cada sessão de HD são eliminados aproximadamente de 2 a 3 g de proteínas e de 4 a 8 g de aminoácidos.[15,16]

As variações na área de superfície das diferentes membranas dialisadoras e nas taxas de fluxo sanguíneo podem influenciar as perdas de aminoácidos no dialisato.[22]

Dentre os fatores associados à DEP em pacientes renais crônicos, a acidose metabólica desenvolve um papel importante na patogênese, e é frequente em pacientes com DRC, principalmente em estágios avançados.[22]

AVALIAÇÃO DO ESTADO NUTRICIONAL

A avaliação nutricional deve ser realizada em todo paciente em HD no início do tratamento e periodicamente. A monitoração periódica do estado nutricional deve fazer parte do seguimento de pacientes em diálise, e o conhecimento e caracterização do estado nutricional é fundamental para prevenir, diagnosticar e tratar a DEP.

O método capaz de melhor identificar DEP em pacientes em HD ainda está em debate, e a dificuldade de se estabelecer o melhor método para avaliar a DEP está no fato de que todos esses parâmetros apresentam limitações quando avaliados isoladamente. Não há um marcador isolado que seja capaz de avaliar o estado nutricional de pacientes com DRC, em razão das diversas anormalidades inerentes à enfermidade.[23]

Diversos métodos podem ser utilizados para a avaliação do estado nutricional de indivíduos renais crônicos, tais como métodos subjetivos (história clínica e exame físico nutricional) e objetivos (exames bioquímicos, métodos antropométricos, além de bioimpedância), além de método de triagem/avaliação nutrológica específica para esses pacientes: (avaliação subjetiva global para pacientes dialisados, com pontuação > 9 pontos sendo relacionada à desnutrição energético-proteica).[24]

Dada a alta incidência e prevalência de DRC, fazem-se necessárias intervenções nutricionais adequadas, com dieta específica dentro dos parâmetros econômicos de cada paciente, podendo melhorar a qualidade de vida, retardar a evolução da doença e as complicações.[25]

As medidas antropométricas e da composição corporal são componentes que auxiliam a estimar a adiposidade e a massa magra dos pacientes renais. A antropometria inclui medidas e análises da estatura, peso corporal atual, porcentagem do peso atual, IMC, pregas cutâneas, circunferências e diâmetros de outras partes corporais. Entretanto, não é capaz de identificar alterações nutricionais em curto prazo, nem a deficiência específica de um nutriente. Além disso, o estado de hidratação do paciente pode influenciar na avaliação de todas as medidas antropométricas.[25]

Peso seco é uma característica antropométrica específica dos pacientes renais crônicos. Calcula-se o peso seco aferindo o peso pré-dialítico e o peso após a sessão de HD (denominada *peso seco* [PS]), a fim de identificar a perda de peso durante a sessão dialítica, subtrai-se o peso após a sessão de HD do peso da entrada e avalia-se a perda de peso no procedimento.[25] Avalia-se o peso quando a pressão arterial sistêmica alcança níveis normais, sem o desenvolvimento de hipotensão, e na ausência de sinais clínicos de sobrecarga hídrica (edema periférico, congestão pulmonar). A avaliação do peso deve ser avaliada de modo regular (em geral, trimestralmente) e com maior frequência quando há alguma intervenção nutricional. Geralmente a estimativa do PS é mais acurada após 60 dias do início da diálise.[1]

Os pacientes em HD podem apresentar ganho de peso significativo no período interdialítico. Como o ganho de peso é líquido, ele deve ser retirado durante as sessões de diálises posteriores, o que chamamos de ganho de peso interdialítico, que deve estar entre 3 e 5% do peso "seco".[1]

O sucesso da terapia dialítica é dependente de nutrição adequada. A desnutrição energético-proteica constitui complicação prevalente em pacientes com insuficiência renal crônica e contribui para a morbidade e mortalidade dos pacientes renais crônicos, principalmente em diálise. Sendo assim, é fundamental o conhecimento e a caracterização do estado nutricional tanto para prevenir como para diagnosticar e tratar a desnutrição proteico-calórica.

NUTRIÇÃO PARENTERAL INTRADIALITICA

A nutrição parenteral intradialítica (NPID) é uma opção terapêutica benéfica em pacientes em hemodiálise que sofrem desnutrição energética proteica (DEP) e pode ser empregada nessa população com bons resultados. Uma abordagem razoável para identificar pacientes que necessitam de terapia deve sempre incluir o monitoramento da pré-albumina como marcador do estado nutricional.

Em condições de desnutrição moderada a NPID deve ser iniciada para melhorar o estado nutricional por períodos mais longos e melhorar a sobrevida em pacientes desnutridos em hemodiálise.[26]

Os benefícios observados incluíram melhorias nos parâmetros antropométricos e níveis séricos de albumina e pré-albumina.[27]

De acordo com a diretriz atualizada NKF/KDOQI 2020, o nível de albumina sérica tem sido considerado o preditor mais robusto de mortalidade entre os indicadores bioquímicos para avaliação de DEP em pacientes em HD.[28]

O KDOQI recomenda tentativa com nutrição parenteral intradialítica (NPID) para pacientes em HD, quando as necessidades nutricionais não foram alcançadas com a via oral e SVO (suplemento via oral) ou sonda.[3]

O objetivo da NPID é melhorar o estado nutricional em pacientes em HD ou, pelo menos, evitar declínios no estado nutricional ao longo do tempo.[29]

A NPID não depende da adesão do paciente e pode ser considerada uma estratégia para complementar a ingestão oral espontânea dos pacientes, que não atendem às diretrizes nutricionais apenas com dieta e SVO.[29]

Critérios clínicos

Os critérios clínicos sugeridos para nutrição parenteral intradialítica são:

- Diagnóstico de desnutrição energético proteica.
- Tentativa fracassada de nutrição oral com baixa adesão ao suplemento nutricional oral.

Cálculo da NPID

Para o cálculo da NPID utiliza-se o peso seco do paciente, com aporte máximo de macronutrientes por diálise (4 h) em torno de 1.000 kcal (15 kcal/kg/diálise) e 50 a 60 g de aminoácidos (0,8 g/kg/diálise) cada vez, aproximadamente 3.000 kcal e 150 a 180 g de aminoácidos por semana.[30]

Os eletrólitos (sódio, potássio, magnésio, cálcio e fósforo) geralmente não fazem parte da composição da NPID, a maioria dos fabricantes oferecem opção de bolsa sem eletrólitos, que pode ser preferida nesses pacientes, devido aos distúrbios hidroeletrolíticos da patologia. Vitaminas e oligoelementos são adicionados quando necessário.[29]

Administração e composição da NPID

A NPID é administrada durante toda a sessão de HD, que normalmente dura cerca de 4 horas e geralmente é realizada três vezes por semana, utilizando acesso venoso da hemodiálise (fístula arteriovenosa ou cateter venoso central), eliminando a necessidade da punção de um cateter adicional.[30]

Para o fornecimento de uma quantidade adequada de aminoácidos e calorias, considerando uma taxa de infusão máxima, sugere-se que a NPID seja administrada durante uma sessão com duração mínima de 3 horas e 30 minutos.[28]

Normalmente, a NPID contém glicose, aminoácidos e lipídios e pode conter eletrólitos, oligoelementos e vitaminas, sendo considerada uma forma de suporte nutricional suplementar reservada para situações em que outras estratégias, como aconselhamento dietético ou suplemento nutricional oral, falham em manter o estado nutricional.[30]

A NPID requer uma consideração das necessidades individuais do paciente e seria ideal atingir um teor de aminoácidos que, pelo menos, superasse as perdas intradialíticas de aminoácidos.[29]

Volumes de um litro de NPID são bem tolerados por sessão, três vezes por semana, podendo ofertar quantidades de nutrientes semelhantes ao uso diário de suplemento oral.[30]

A NPID deve ser iniciada de forma gradativa, com 1/3 da quantidade alvo durante a primeira semana, 2/3 na segunda semana e valor total da 3ª semana.

Remove-se fluido adicionado com a NPID ajustando a ultrafiltração dos pacientes e calcular a velocidade de infusão com base nas 4 horas de diálise (velocidade máxima de 250 mL/h).[30] Inicia-se a administração após 15 minutos de diálise, quando as pressões da máquina de diálise e os parâmetros do paciente são estáveis, e infunde-se a nutrição parenteral na câmara de gotejo venosa, sempre utilizando uma bomba de infusão.[30]

Se durante uma sessão de diálise a nutrição parenteral for temporariamente interrompida por qualquer motivo e depois retomada, a taxa de infusão não deve ser aumentada para tentar compensar a perda de tempo. É preferível aumentar a duração da sessão HD ou descartar o excesso de volume da bolsa após a sessão HD.[29]

Se for necessária a transfusão de hemoderivados ou o uso de ferro endovenoso durante a sessão de HD além da bolsa de NPID, esses produtos devem ser administrados pela câmara arterial, mantendo a nutrição parenteral pela câmara venosa.

Quanto à administração concomitante de antibióticos que requerem um tempo de infusão prolongado, como a vancomicina, sugere-se a não administração da bolsa de nutrição parenteral.[29]

Uma vantagem da NPID é a taxa de retenção de nutrientes via parenteral, que é quase de 100%, comparada à intestinal, que é em torno de 60%.[30]

O início da NPID a uma sessão de HD requer planejamento e configuração do equipamento por profissionais especificamente treinados na administração, enfatizando que o tempo e o processo adequados para a preparação da bolsa também devem ser considerados[29] (Figura 1).

Contraindicações

As possíveis contraindicações ou fatores que requerem um atraso no início da NPID são:[29]

- Desnutrição grave que requer intervenção mais intensiva, incluindo nutrição parenteral total.
- Nível basal de triglicerídeos > 500 mg/dL.
- Diabetes ou hipertensão não controlada.
- Evidência de hipervolemia.
- Ingestão espontânea de < 20 Kcal/kg e/ou < 0,8 g de proteína/kg/dia (considerar início de dieta enteral).

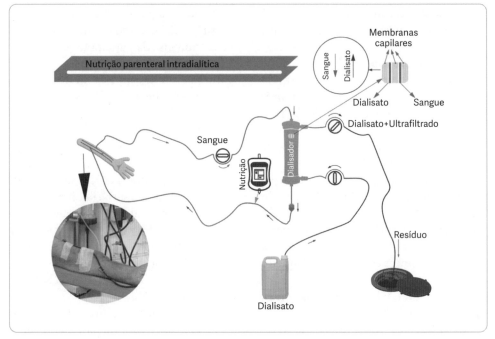

FIGURA 1 Administração da nutrição parenteral intradialítica.
Fonte: adaptação de Carrero et al.[29]

Segurança e tolerância

Parâmetros sugeridos para avaliar a segurança e tolerância da NPID:[29,30]

- Monitoramento hemodinâmico (pressão arterial, frequência cardíaca) e volemia durante e após cada sessão de HD.
- Avaliar o peso e a duração adequada da sessão de diálise para uma taxa de ultrafiltração adequada, ajustada para remover o fluido extra fornecido pela nutrição parenteral.
- Em pacientes diabéticos, medir glicemia antes do início da HD e após 2 horas e antes do término da sessão.
- Em não diabéticos, medir durante as primeiras 3 sessões e então descontinuar o monitoramento, a menos que tenha alteração da glicemia.
- Em caso de hiperglicemia > 220 mg/dL, avaliar uso de insulina regular e em hipoglicemia orientar os pacientes a consumir lanche rico em carboidratos 20-30 minutos antes do final da sessão de diálise.
- Dosar a função hepática antes da sessão durante a primeira semana e depois de 4-6 semanas nos exames de rotina da hemodiálise; caso haja alterações deve-se interromper a NPID até melhora dos exames. Em casos de hipertrigliceridemia grave, a NPID é suspensa ou é infundida uma solução que exclui lipídios. Embora a duração ideal da NPID possa depender de fatores individuais do paciente, é ideal continuar por no mínimo 3 meses, até 6 meses, salvo necessidade de interrupção, a fim de permitir uma avaliação do estado nutri-

cional para orientar a necessidade de manter a NPID.

Avaliação do efeito da NPID

Para avaliar o efeito da NPID, recomendamos avaliar dois ou mais biomarcadores por vez e interpretá-los em conjunto, pois todos são medidas imperfeitas que podem ser influenciadas por processos como inflamação ou sobrecarga hídrica. Como albumina, pré-albumina, composição corporal (p. ex., bioimpedância, pregas cutâneas, velocidade de marcha, força de preensão manual).[29]

CONCLUSÃO

A NPID pode ser uma estratégia nutricional útil para pacientes com desnutrição enérgico-proteica isoladamente ou em combinação com SVO. A necessidade de profissional treinado para configuração e monitoramento do paciente e os custos associados à NPID em comparação com o SVO ou aconselhamento permanecem desafios importantes para seu uso.[29]

REFERÊNCIAS

1. Riella MC, Martins C. Nutrição e rim. 2.ed. Rio de Janeiro: Guanabara Koogan; 2013.
2. Bastos MG, Bregman R, Kirsztajn GM. Doença renal crônica: frequente e grave, mas também prevenível e tratável. Rev Assoc Med Bras. 2010;56(2):248-253.
3. Kidney Disease: Improving Global Outcomes (KDIGO) CKD WorkGroup. KDIGO 2024 Clinical practice guideline for the evaluation and management of chronic kidney disease. April: 2024.
4. Kidney Disease: KDIGO 2023 Clinical practice guideline for the evaluation and management of chronic kidney disease. Kidney Int Suppl. 2023;1-339.
5. Levey AS, Coresh J, Balk E, Kausz AT, Levin A, Steffes MW, et al. National Kidney Foundation practice guidelines for chronic kidney disease: evaluation, classification, and stratification. Ann Intern Med. 2003 July;139(2):137-47.

6. Kirsztajn GM, Salgado Filho N, Draibe SA, Pádua Netto MV, Thomé FS, Souza E, et al. Leitura rápida do KDIGO 2012: Diretrizes para avaliação e manuseio da doença renal crônica na prática clínica. J Bras Nefrol. 2014;36(1):63-73.
7. Webster AC, Nagler EV, Morton RL, Masson P. Chronic Kidney Disease. Lancet 2017 Mar 25;389 (10075):1238-1252.
8. Kazancioğlu R. Risk factors for chronic kidney disease: an update. Kidney International Supplements. 2013;3(4):368-371.
9. Kearney PM, Whelton M, Reynolds K, Muntner P, Whelton PK, He J. Global burden of hypertension: analysis of worldwide data. Lancet. 2005;365:217-223.
10. Burrowes JD, Cockram DB, Dwyer JT, Larive B, Paranandi L, Bergen C, et al. Cross-sectional relationship between dietary protein and energy intake, nutritional status, functional status, and comorbidity in older versus younger hemodialysis patients. J Ren Nutr. 2002;12:87-95.
11. Cano NJ, Roth H, Aparicio M, Azar R, Canaud B, Chauveau P, et al. Malnutrition in hemodialysis diabetic patients: evaluation and prognostic influence. Kidney Int. 2002;62:593-601.
12. Shah SN, Abramowitz M, Hostetter TH, Melamed ML. Serum bicarbonate levels and the progression of kidney disease: A Cohort Study. Am J Kidney Dis. 2009 Aug;54(2):270-7.
13. Cardozo MT, Vieira IO, Campanella LCA. Alterações nutricionais em pacientes renais crônicos em programa de hemodiálise. Rev Bras Nutr Clin. 2006;21:284-9.
14. Raj DS, Zager P, Shah VO, Dominic EA, Adeniyi O, Blandon P, et al. Protein turnover and amino acid transport kinetics in end-stage renal disease. Am J Physiol Endocrinol Metab. 2004;286:e136-43.
15. Maduro IPNN, Elias NM, Borges CBN, Padovan GJ, Costa JAC, Marchini JS. Total nitrogen and free amino acid losses and protein calorie malnutrition of hemodialysis patients: Do They really matter?'. Nephron Clinical Practice. December 2006;105(1):c9-c17. DOI: https://doi.org/10.1159/000096980.
16. Maduro IPNN, Nonino CB, Sakamoto LM, Meirelles MG, Marchini JAC. Red meat snacks for chronic hemodialysis patients: effect on inflammatory activity (A Pilot Study). Renal Failure. 2013;35(6):830-834, DOI: 10.3109/0886022X.2013.794659.
17. Rani VN, Kavimani S, Soundararajan P, Chamundeeswari D, Gopal K. Correlation between anthropometry, biochemical markers and subjective global assessment – dialysis malnutrition score as predictors

of nutritional status of the maintenance hemodialysis patients. Int J Med Res Health Sci. 2015;4:852-6.

18. Stefanelli C, Andreoti FD, Quesada KR, Detregiachi CRP. Avaliação nutricional de pacientes em hemodiálise. J Health Sci Inst. 2010;28(3):268-71.

19. Mehrotra R, Koople JD, Wolfson M. Metabolic acidosis in maintenance dialysis patients: clinical considerations. Kidney Int. 2003 December;64(88):S13-25

20. Chen J, Peng H, Zhang K, Xiao L, Yuan Z, Chen J, et al. The insufficiency intake of dietary micronutrients associated with malnutrition-inflammation score in hemodialysis population. PLoS One. 2013 June 25;8:e66841.

21. Kalantar-Zadeh K, Morton K, Dunne E, et al. A modified quantitative subjective global assessment of nutrition for dialysis patients. Nephrol Dial Transplant. 1999;14:1732-1738.

22. Bossola M, Muscaritoli M, Tazza L, Giungi S, Tortorelli A, Fanelli FR, et al. Malnutrition in Hemodialysis Patients: What Therapy? American Journal of Kidney Diseases. 2005 September;46(3):371-386.

23. Kamimura MA, Avesani CM, Cuppari L. Métodos de avaliação nutricional no paciente com doença renal crônica. In: Cruz J. Atualidades em Nefrologia. São Paulo: Sarvier; 2006.

24. Kuhlmann MK, Kribben A, WittwerM, Horl WH. OPTA-Malnutrition in chronic renal failure. Nephrol Dial Transplant. 2007 June 1;22(3):iii13-iii19.

25. Kalantar Zadeh K, Fouque D. Nutritional Management of Chronic Kidney Disease. N Engl J Med. 2017 Nov 2;377(18):1765-76.

26. Marsen TA, Beer J, Mann H. Intradialytic parenteral nutrition in maintenance hemodialysis patients suffering from protein-energy wasting. Results of a multicenter, open, prospective, randomized trial. Clinical Nutrition. 2017;36:107e117.

27. Sarav M, Friedman AN. Use of intradialytic parenteral nutrition in patients undergoing hemodialysis. Nutrition in Clinical Practice. 2018;33(6):767-771. DOI: https://doi.org/10.1002/ncp.10190.

28. Kittiskulnam P, Banjongjit A, Metta K, et al. The beneficial efects of intradialytic parenteral nutrition in hemodialysis patients with protein energy wasting: a prospective randomized controlled trial. Scientific Reports. 2022;12:4529. DOI: https://doi.org/10.1038/s41598-022-08726-8.

29. Carrero JJ, Severs D, Aguilera D, et al. Intradialytic parenteral nutrition for patients on hemodialysis: when, how and to whom? Clinical Kidney Journal. 2023;16(1):5-18.

30. Diretriz BRASPEN de Terapia Nutricional no Paciente com Doença Renal. BRASPEN J. 2021;36(2 Supl 2):2-22.

14

Interação fármaco-nutriente via parenteral

Cinthia Kellermann Machado
Maria Angela de Souza

INTRODUÇÃO

Interação medicamentosa é a resposta farmacológica, toxicológica, clínica ou laboratorial causada pela combinação de um medicamento com outros medicamentos, alimentos, substâncias químicas ou doenças.[1]

As interações fármaco-nutriente são um tipo de interação medicamentosa que ocorrem quando se administram fármacos e nutrientes de modo simultâneo. No que tange às interações por vias parenterais especificamente, observam-se alterações na farmacocinética dos medicamentos envolvendo as etapas de distribuição, metabolismo e eliminação de fármacos, podendo ocorrer inefetividade terapêutica ou até mesmo toxicidade. Pode haver também alteração na absorção dos nutrientes, prejudicando a recuperação e/ou manutenção do estado nutricional do paciente.[2]

As interações fármaco-nutriente ocorrem por via parenteral quando são administrados medicamentos injetáveis e nutrição parenteral (NP) simultaneamente, pelo mesmo acesso venoso. Entretanto, também podem ocorrer interações entre NP e medicamentos quando estes são administrados por outras vias, como a oral ou a enteral por exemplo.

Pacientes criticamente doentes são particularmente suscetíveis a essas interações, pois costumam ser são tratados com múltiplas drogas, fato que associado à terapia nutricional parenteral (TNP) eleva a ocorrência de interações fármaco-nutriente moderadas ou severas.[2]

Pacientes idosos, obesos ou com desnutrição grave também são propensos às interações fármaco-nutriente, visto que apresentam comprometimento dos processos de absorção, metabolismo e excreção de fármacos, redução da capacidade de absorção de nutrientes e alterações nos processos de distribuição dos fármacos no organismo.[2] Os pacientes desnutridos cursam com hipoalbuminemia e baixas concentrações plasmáticas de albumina interferem na farmacocinética dos medicamentos.[3]

Um estudo de avaliação das prescrições de NP observou índices relevantes de interações fármaco-nutriente, constatando que 80% das prescrições avaliadas apresentavam algum tipo de incompatibilidade ou interação entre os medicamentos prescritos e a nutrição parenteral.[4] Outro estudo sobre o conhecimento dos profissionais de saúde acerca dos procedimentos e interações medicamentosas em terapia nutricional demonstrou que 54% dos participantes não tinham conhecimento sobre a estabilidade de fármacos na nutrição parenteral e que 58% desconheciam as possíveis interações fármaco-nutriente em NP.[5]

NUTRIÇÃO PARENTERAL

A nutrição parenteral consiste em uma solução ou emulsão composta basicamente por carboidratos, aminoácidos, lipídios, vitaminas e minerais, estéril e apirogênica, acondicionada em recipiente de vidro ou plástico, destinada à administração intravenosa em pacientes desnutridos ou não, em regime hospitalar, ambulatorial ou domiciliar, visando à síntese ou à manutenção dos tecidos, órgãos ou sistemas.[6] Pode ser padronizada (industrializada), cuja formulação possui constituição definida e está pronta para uso, ou individualizada, manipulada conforme prescrição médica. Sua infusão é feita por acesso periférico ou central, a depender da osmolaridade e da indicação médica. Quanto à composição, estão classificadas da seguinte forma:[7]

- Sistema glicídico, binário ou "dois em um": sistema composto por duas soluções de grande volume – solução de aminoácidos como fonte de nitrogênio e solução de glicose como fonte de energia.[7]
- Sistema lipídico, ternário ou "três em um": sistema composto por três soluções de grande volume – solução de aminoácidos como fonte de nitrogênio, solução de glicose como fonte de energia e solução de lipídios como fonte energética e de ácidos graxos essenciais.[7]

A NP integra a lista de medicamentos potencialmente perigosos (MPP), também denominados medicamentos de alta vigilância (MAV), pois apresenta risco aumentado de provocar danos significativos aos pacientes quando há falhas na sua utilização. Os erros que envolvem MPP não são os mais frequentes, porém, quando ocorrem, as consequências tendem a ser mais graves para os pacientes, podendo ocasionar lesões permanentes ou morte.[8]

A terapia medicamentosa que envolve a NP está sujeita a vários erros, desde indicação, prescrição, manipulação, dispensação e administração. Por este motivo, devem ser seguidas recomendações de segurança e protocolos para a prevenção de erros que envolvem este medicamento.

Segundo a Portaria MS n. 272/1998, a NP individualizada não deve receber aditivos após a manipulação. Entretanto, a Portaria, publicada antes do surgimento das fórmulas industrializadas, não estabelece norma para esse tipo de NP.[9] Porém, caso sejam necessárias adições, deve ser realizada detalhada análise de compatibilidade e estabilidade.

Polivitamínicos e oligoelementos devem ser oferecidos diariamente aos pacientes em uso de NP, de preferência aditivados à formulação. No entanto, quando a aditivação é impossibilitada por motivos de incompatibilidades, ou no caso das formulações industrializadas, estes micronutrientes devem ser infundidos separadamente.[9]

INTERAÇÕES ENTRE MEDICAMENTOS E NUTRIÇÃO PARENTERAL

As interações fármaco-nutriente decorrentes da administração de fármacos e NP são menos estudadas e, portanto, menos conhecidas, quando comparadas às interações ocorridas entre medicamentos e NE, e as evidências para apoiar a administração de medicamentos pelo mesmo acesso da NP são escassas.[2,9]

As interações fármaco-nutriente podem alterar a resposta farmacológica, produzir reações adversas ou conduzir à ineficácia do suporte nutricional, o que justifica a avaliação criteriosa de possíveis interações e o acompanhamento clínico multiprofissional dos pacientes em terapia nutricional parenteral.

A infusão de NP deve ser realizada sempre em via própria e exclusiva, conforme preconizado na Portaria n. 272/98, porém alguns pacientes possuem limitação de acessos venosos, o que dificulta e por vezes inviabiliza a infusão da NP em via independente. Nos casos em que é necessária a administração de medicamentos e NP pelo mesmo acesso, ainda que utilizado o cateter multilúmen, devem ser verificadas a estabilidade, a compatibilidade físico-química e as possíveis interações entre os constituintes da NP e os fármacos administrados. É imprescindível a avaliação farmacêutica relativa ao pH do medicamento, aos diluentes, à concentração dos íons divalentes na NP, à presença de eletrólitos e à concentração final do medicamento.[10]

Evidências clínicas devem confirmar a efetividade terapêutica dos medicamentos coinfundidos; além disso, devem ser considerados os parâmetros empregados na literatura como doses, concentrações e fabricantes. Qualquer potencial de incompatibilidade ou instabilidade decorrente da interação físico-química é uma preocupação de segurança. Além disso, somente a compatibilidade e a estabilidade química não são critérios suficientes para indicar o uso de um medicamento pela mesma via de acesso da NP. A ação farmacológica ou a eficácia terapêutica devem ser mantidas ou melhoradas, sem qualquer risco de reações adversas.[9]

As interações fármaco-nutriente em vias parenterais podem ocorrer *in vivo* ou *in vitro*. As interações farmacocinéticas que envolvem os processos de distribuição, metabolismo e excreção de fármacos e as interações farmacodinâmicas, nas quais se observa a resposta do paciente em relação à interação dos medicamentos com os nutrientes, são consideradas interações *in vivo*. Enquanto as interações físico-químicas, denominadas incompatibilidades, são consideradas interações fármaco-nutriente *in vitro*.[3]

Já as deficiências nutricionais podem ser induzidas pelos medicamentos, sendo mais frequentes as depleções de vitaminas e de minerais.[11]

INTERAÇÕES FARMACOCINÉTICAS

Envolvem os processos de distribuição, metabolismo e excreção dos fármacos e são o tipo mais comum de interação fármaco-nutriente. Após a administração dos fármacos a sua distribuição é carreada por proteínas, entre elas a albumina. Muitos fármacos são fortemente ligados às proteínas, o que reduz a sua fração livre no soro e consequentemente reduz a sua biodisponibilidade, bem como seu metabolismo e eliminação.

A coadministração de alguns medicamentos e NP altera a fração da droga livre, sendo esta aumentada quando ocorrem aumentos de ácidos graxos livres no soro.[2] Tanto a redução quanto o aumento da fração livre dos fármacos são situações relevantes, uma vez que pode ocorrer redução da biodisponibilidade da droga, o que impacta na efetividade terapêutica esperada, ou toxicidade, devido à alteração nos processos de metabolismo e eliminação. Assim sendo, é importante a avaliação cuidadosa dos medicamentos e das doses administradas em pacientes que recebem NP.

Os fármacos anticonvulsivantes têm sido mais estudados no contexto de interações fármaco-nutriente e a coadministração de NP pode alterar significativamente a fração livre destes medicamentos. A ligação do ácido valproico às proteínas plasmáticas, principalmente à albumina, varia entre 90 e 95% e o aumento na concentração de ácidos graxos livres no soro também determina um aumento da fração livre de ácido valproico. Em relação à fenitoína, a ligação às proteínas é significativamente diminuída e por conseguinte, os ácidos graxos livres a partir de emulsões de gordura na NP podem se deslocar a drogas de seus sítios de ligação da albumina. Em estudo realizado *in vitro* o qual avaliou a interação entre alguns anticonvulsivantes e fluidos de NP no soro humano ficou demonstrado que fenobarbital, fenitoína, procainamida, quinidina e ácido valproico apresentam maior fração livre da droga, enquanto a carbamazepina apresenta redução na fração sérica livre.[2,3]

Em relação ao metabolismo dos fármacos, os constituintes da NP podem influenciar na atividade enzimática do citocromo p450 microssomal hepático, enzima envolvida na biotransformação de inúmeros medicamentos, alterando assim o tempo de meia-vida desses fármacos e por conseguinte afetando o processo de eliminação, o que também pode gerar toxicidade ou inefetividade terapêutica. As proteínas podem aumentar o fluxo sanguíneo hepático, aumentando assim o metabolismo da droga.[3]

No que concerne à excreção dos fármacos, os aminoácidos presentes na NP interferem no *clearence* renal, pois alteram o fluxo plasmático do rim e a velocidade de filtração glomerular (VGF). Estudos apontam que pacientes em TNP cíclica apresentam aumento na VGF. Além disso, fármacos diuréticos também alteram a excreção, contribuindo para as interações.[3]

INTERAÇÕES FARMACODINÂMICAS

Expressam alterações fisiológicas e metabólicas diante da interação de fármacos e nutrientes. O antagonismo é um tipo de interação farmacodinâmica que ocorre quando um componente da NP anula ou reduz significativamente o efeito do fármaco, sobretudo pela competição pelo sítio de ação deste.

As interações farmacodinâmicas decorrentes da coadministração de medicamentos e NP acarretam alterações metabólicas, entre elas hiperglicemia, hipoglicemia, hipertrigliceridemia e aumento ou redução na excreção de nitrogênio urinário.[3]

Complicações metabólicas como hiperglicemia são frequentes em indivíduos em TNP e pacientes em estado crítico tendem a apresentar maior resistência à insulina, em resposta metabólica ao trauma, independentemente do fato de serem diabéticos. Pacientes com histórico de dislipidemia, pancreatite e insuficiência hepática devem ser acompanhados com cautela, devido ao risco aumentado para hipertrigliceridemia.[11] Pacientes em uso concomitante de NP com lipídios e propofol devem ser rigorosamente monitorados, uma vez que o anestésico em questão é veiculado em emulsão lipídica, o que também aumenta o risco de hipertrigliceridemia. Nesse contexto, é de suma importância a monitorização dos parâmetros fisiológicos através de exames laboratoriais, bem como a avaliação da utilização de fármacos que sabidamente alteram o perfil glicêmico e lipêmico, visto que tais alterações podem se apresentar de forma exacerbada em decorrência das interações entre medicamentos e NP.[4,5,8,11,12] No Quadro 1 verificam-se as alterações metabólicas decorrentes da interação entre medicamentos e NP, e no Quadro 2 se observam os medicamentos que alteram o perfil glicêmico e lipêmico.

QUADRO 1   Alterações metabólicas decorrentes da interação entre medicamentos e nutrição parenteral

Alteração metabólica	Medicamento
Hiperglicemia	Ciclosporina, clorpromazina, corticoides, diuréticos tiazídicos, dopamina, fenitoína, furosemida, indometacina, inibidor de protease, norepinefrina, octreotida, propranolol, tacrolimus.
Hipoglicemia	Haloperidol, octreotida
Hipertrigliceridemia	Ciclosporina, dexametasona, propofol, propranolol, tacrolimus
Aumento da excreção de nitrogênio urinário	Corticoides, quimioterápicos antineoplásicos
Redução na excreção de nitrogênio urinário	Pentobarbital

Fonte: Calixto-Lima et al.[3]

QUADRO 2   Fármacos que alteram o perfil glicêmico e lipêmico

Fármacos que alteram o perfil glicêmico	Amprenavir, corticoides, carvedilol, diuréticos tiazídicos e de alça, isoniazida, metoprolol, propranolol, ritonavir, tacrolimus, triancionolona.
Fármacos que alteram o perfil lipêmico	Propranolol, diuréticos tiazídicos e de alça, itraconazol

Fonte: Calixto-Lima et al.[3]

Alterações no balanço eletrolítico também se apresentam como interações fármaco-nutriente quando se administram medicamentos e nutrição parenteral simultaneamente.[3] Por este motivo, a monitorização dos eletrólitos é igualmente importante, uma vez que alterações eletrolíticas como hipernatremia, hiponatremia, hipercalemia ou hipocalemia podem ocorrer em pacientes submetidos à TNP e há que se avaliar o uso de medicamentos diuréticos e corticoides nessa circunstância.[11]

Os níveis séricos de sódio, potássio, cálcio, magnésio e fósforo, devem ser monitorados e a oferta destes íons deve ser reavaliada caso necessário. O Quadro 3 ilustra as alterações no balanço eletrolítico provenientes da interação entre medicamentos e NP.

INCOMPATIBILIDADES EM NUTRIÇÃO PARENTERAL

As incompatibilidades em nutrição parenteral são um tipo de interação fármaco-nutriente que acontecem *in vitro*, conforme explanado no início deste capítulo.

Pacientes com número limitado de acessos venosos muitas vezes necessitam da mesma via de acesso da NP para a administração de medicamentos e nesse caso recomenda-se a utilização de cateter multilúmen. Deve haver rigorosa avaliação farmacêutica no que tange à estabilidade, a compatibilidade físico-química e às possíveis interações entre os constituintes da NP e os fármacos administrados. É imprescindível a análise relativa ao pH do medicamento, aos diluentes, à presença de eletrólitos e à concentração final do medicamento.[10]

O conhecimento sobre a concentração final do fármaco é relevante no que concerne à compatibilidade entre o medicamento e a NP, uma vez que alguns medicamentos como o ciprofloxacino injetável não necessitam de diluição, pois a sua apresentação já é pronta para administração. Porém, a concentração deste fármaco que seria compatível com a NP é inferior à concentração

QUADRO 3 Alterações no balanço eletrolítico decorrentes da interação entre medicamentos e nutrição parenteral

Eletrólito	Alteração metabólica	Medicamento
Potássio	Hipocalemia	Albuterol, anfotericina b, anfotericina b formulação lipídica, bisacodil, bumetanida, carbamazepina, corticoides, digoxina, diuréticos tiazídicos e de alça,dobutamina, indapamida, dobutamina, insulina, fluconazol, lactulose, manitol, salicilatos, teofilina
	Hipercalemia	Amilorida, captopril, ciclosporina, digoxina, enalapril, espironolactona, heparina, manitol, procainamida, propranolol, succnilcolina, ibuprofeno, indometacina, losartana, penicilina g, sulfametoxazol+trimetoprima, tacrolimus, valsartana
Sódio	Hiponatremia	Ciclofosfamida, cisplatina, clomipramina, espironolactona, furosemida, heparina, laxantes, salicilatos, vincristina
	Hipernatremia	Bicarbonato de sódio, clonidina, corticoides, manitol
Cálcio	Hipocalcemia	Alendronato, anfotericina B, cisplatina, corticoides, diuréticos de alça, gentamicina, laxantes
	Hipercalcemia	Diuréticos tiazídicos
Magnésio*	Hipomagnesemia	Aminoglicosídeos, anfotericina B, ciclosporina, cisplatina, diuréticos de alça e tiazídicos, lactulose e laxantes
	Hipermagnesemia	Lítio
Fósforo	Hipofosfatemia	Corticoides, sucralfato, teofilina
	Hiperfosfatemia	Clindamicina, fosfoenemas e propofol

* O sulfato de magnésio pode potencializar as ações dos relaxantes musculares não despolarizantes, como o pancurônio, possivelmente resultando em profunda e grave depressão respiratória.[12]
Fonte: Calixto-Lima et al.;[3] Caruso e Sousa.[13]

"pronta para uso" apresentada pelo fabricante, não sendo possível alterá-la. Dessa forma, este fármaco torna-se incompatível com a NP.[3]

Diversas reações físico-químicas podem ocorrer entre os constituintes da NP e os fármacos, entre elas precipitação, oxidação e desestabilização da emulsão, o que compromete tanto a efetividade farmacoterapêutica quanto a terapia nutricional.

No que diz respeito à adição de medicamentos ou suplementos à NP, a Portaria 272/98 contra indica o procedimento quanto às formulações manipuladas. Em relação às formulações industrializadas, não contempladas pela Portaria, devem ser seguidas as recomendações dos fabricantes.[9]

Outra questão igualmente importante em relação às incompatibilidades, se refere à interação entre a formulação de NP e o seu recipiente de acondicionamento. As formulações do tipo três em um reagem com componentes presentes em bolsas de PVC, possibilitando a infusão de substâncias potencialmente tóxicas. Por este motivo, os recipientes de envase da NP devem ser livres de PVC.[3]

O Quadro 4 apresenta a incompatibilidade físico-química entre alguns fármacos e nutrição parenteral, considerando as formulações do tipo dois em um (isenta de lipídios) e a formulação do tipo três em um (composta por lipídios). Os fármacos injetáveis foram testados em sua concentração final máxima, após diluição.

Para a coinfusão de medicamentos e NP, a efetividade terapêutica sempre deve estar respaldada por evidências clínicas e a compatibilidade e estabilidade devem estar embasadas na literatura científica, caso contrário não é recomendada a administração simultânea. Para os medicamentos incompatíveis, é contraindicada a administração na mesma via da NP.

QUADRO 4 Compatibilidade entre medicamentos e nutrição parenteral

Fármaco	Concentração máxima compatível com nutrição parenteral dois em um	Concentração máxima compatível com nutrição parenteral três em um
Aciclovir	Incompatível	Incompatível
Amicacina	250 mg/mL	5 mg/mL
Aminofilina	2,5 mg/mL	2,5 mg/mL
Ampicilina	20 mg/mL	40 mg/mL
Anfotericina B lipossomal	Incompatível	Incompatível com cloreto de sódio
Caspofungina	Incompatível	Não testado
Cefazolina	10 mg/mL	20 mg/mL
Cefepime	90 mg/mL	100 mg/mL
Cefoxitina	200 mg/mL	20 mg/mL
Ceftriaxona	Incompatível	Incompatível com cálcio presente em algumas formulações
Ciprofloxacino	Incompatível	1 mg/mL
Clindamicina	150 mg/mL	12 mg/mL
Clorpromazina	2 mg/mL	2 mg/mL
Ciclosporina	0,15 mg/mL	5 mg/mL
Dexametasona	1 mg/mL	4 mg/mL
Difenidramina	50 mg/mL	50 mg/mL
Doxiciclina	10 mg/mL	Não testado
Folinato de cálcio	2 mg/mL	2 mg/mL
Foscavir	24 mg/mL	Incompatível
Furosemida	Compatível somente na concentração 10 mg/mL	10 mg/mL
Fenobarbital	5 mg/mL	Incompatível
Fentanila	0,05 mg/mL	0,05 mg/mL
Fluconazol	2 mg/mL	2 mg/mL
Gluconato de cálcio	40 mg/mL	40 mg/mL
Hidrocortisona	1 mg/mL	1 mg/mL
Hidroxizine	2 mg/mL	Não testado
Imipeném	Compatível somente na concentração 10 mg/mL	Compatível somente na concentração 10 mg/mL

(continua)

QUADRO 4 Compatibilidade entre medicamentos e nutrição parenteral (*continuação*)

Fármaco	Concentração máxima compatível com nutrição parenteral dois em um	Concentração máxima compatível com nutrição parenteral três em um
Insulina regular	2 UI/mL	1 UI/mL
Meropeném	Não testado	50 mg/mL
Mesna	10 mg/mL	10 mg/mL
Metilprednisolona	5 mg/mL	5 mg/mL
Metoclopramida	0,58 mg/mL	5 mg/mL
Metronidazol	5 mg/mL	5 mg/mL
Micafungina	1,5 mg/mL	Não testado
Midazolam	0,5 mg/mL	Incompatível
Morfina	30 mg/mL	5 mg/mL
Oxacilina	167 mg/mL	20 mg/mL
Penicilina G potássica	500.000 UI/mL	40.000 UI/mL
Prometazina	Incompatível	2 mg/mL
Sulfametoxazol + trimetoprima	4 mg/mL	4 mg/mL
Sulfato de magnésio 10%	100 mg/mL	100 mg/mL
Tacrolimus	1 mg/mL	1 mg/mL
Teicoplanina	0,2 mg/mL	0,2 mg/mL
Vancomicina	50 mg/mL	10 mg/mL
Voriconazol	Incompatível	Incompatível

Fonte: Miranda e Ferraresi.[10]

REFERÊNCIAS

1. Agência Nacional de Vigilância Sanitária. Resolução n. 406, de 22 de julho de 2020. Dispõe sobre as Boas Práticas de Farmacovigilância para Detentores de Registro de Medicamento de uso humano, e dá outras providências. Biblioteca Virtual de Saúde do Ministério da Saúde. Disponível em: https://bvsms. saude.gov.br/bvs/saudelegis/anvisa/2020/ rdc0406_22_07_2020.pdf. Acesso em: 15 jul. 2024.

2. Heldt T, Loss SH. Interação fármaco-nutriente em unidade de terapia intensiva: revisão da literatura e recomendações atuais. Rev bras ter intensiva [Internet]. 2013 Apr;25(2):162-7.

3. Calixto-Lima L, et al. Manual de Nutrição Parenteral. Rio de Janeiro: Rubio; 2010.

4. Avaliação das prescrições de nutrição parenteral de pacientes adultos internados em hospital terciário. Rev Bras Nutr Clin. 2015;30(2):106-10. Disponível em: https://www.researchgate.net/profile/Carla-Bea-trice-Crivellaro-Goncalves/publication/300017654_ Avaliacao_das_prescricoes_de_nutricao_parente-ral_de_pacientes_adultos_internados_em_hospi-tal_terciario_httpptcalameocomread00055177988ce-cf806615/links/594c7995aca272ea0a91511b/ Avaliacao-das-prescricoes-de-nutricao-parenteral-de-pacientes-adultos-internados-em-hospital-ter-ciario-http-ptcalameocom-read-00055177988ce-cf806615.pdf. Acesso em: 15 jul. 2024.

5. Conhecimento dos profissionais de saúde sobre procedimentos e interações medicamentosas em terapia nutricional. Com. Ciências Saúde. 2014;24(3):231-238. Disponível em: https://bvsms.saude.gov.br/bvs/ artigos/ccs/conhecimento_profissionais_saude_te-rapia_nutricional.pdf. Acesso em: 15 jul. 2024.

6. Secretaria de Vigilância Sanitária do Ministério da Saúde. Portaria n. 272, de 8 de abril de 1998. Aprova o Regulamento Técnico para Fixar os requisitos mínimos exigidos para a Terapia de Nutrição Parenteral. Biblioteca Virtual de Saúde do Ministério da Saúde. Disponível em: https://bvsms.saude.gov.br/

bvs/saudelegis/svs1/1998/prt0272_08_04_1998.html. Acesso em: 15 jul. 2024.

7. Comissão de Farmácia Hospitalar do Conselho Federal de Farmácia. Nutrição parenteral total: da produção à administração. Encarte Pharmacia Brasileira – Setembro/Outubro 2009. Brasília; 2009. Disponível em: https://www.cff.org.br/sistemas/geral/revista/pdf/122/encarte_farmAcia_hospitalar_pb72.pdf. Acesso em: 15 jul. 2024.

8. Medicamentos Potencialmente Perigosos de uso ambulatorial e para instituições de longa permanência. Lista Atualizada 2022. Boletim ISMP. Vol. 11, n. 1. Instituto para práticas seguras no uso de medicamentos. Setembro; 2022. Disponível: https://www.ismp-brasil.org/site/wp-content/uploads/2022/09/MEDICAMENTOS-POTENCIALMENTE-PERIGOSOS-LISTAS--ATUALIZADAS-2022.pdf. Acesso em: 15 jul. 2024.

9. Gonçalves Costa R, et al. Manual Braspen de competências relacionadas à dispensação e à administração de nutrição parenteral. Braspen J. 2019;34(3):217-32. Disponível: https://www.researchgate.net/profile/Mario-Silva-15/publication/337171140_Manual_BRASPEN_de_Competencias_Relacionadas_a_Dis-

pensacao_e_a_Administracao_de_Nutricao_Parenteral/links/5dc9aa70299bf1a47b2fdaf1/Manual-BRASPEN-de-Competencias-Relacionadas--a-Dispensacao-e-a-Administracao-de-Nutricao-Parenteral.pdf. Acesso em: 15 jul. 2024.

10. Miranda TMM, Ferraresi A de A. Compatibility: drugs and parenteral nutrition. Einstein (São Paulo) [Internet]. 2016Jan;14(1):52-5.

11. Costa MJC, Silva EM. Nutrição parenteral: uma abordagem metabólica para nutricionistas. João Pessoa: Editora da UFPB; 2014.

12. Matos VCD, Guimarães DRDS, Ferreira GA, Costa AKMD, Nobre ACL, Romeu GA. Evaluation of parenteral nutrition requirements of users of a public hospital of Fortaleza. Rev Bras Farm Hosp Serv Saude [Internet]. 2019 Mar. 11;3(2). Disponível em: https://rbfhss.org.br/sbrafh/article/view/126. Acesso em: 15 jul. 2024.

13. Caruso L, Sousa AB de. Manual da equipe multidisciplinar de terapia nutricional (EMTN) do Hospital Universitário da Universidade de São Paulo – HU/USP [Internet]. 2014. Disponível em: https://www.hu.usp.br/wp-content/uploads/sites/74/2015/11/MANUAL-EMTN.pdf. Acesso em: 15 jul. 2024.

15

Programando alta com nutrição parenteral

Juliana Peres Vidotto de Jesus
Daniela Mendes Latrechia
Ricardo Ferrer

INTRODUÇÃO

Preparar um paciente para receber alta com nutrição parenteral total (NPT) é um processo fundamental que requer uma abordagem interdisciplinar e cuidadosa para garantir uma transição segura do ambiente hospitalar para o domiciliar. Esse procedimento envolve avaliar a estabilidade clínica do paciente, educar tanto o paciente quanto os cuidadores sobre a administração da NPT, oferecer suporte emocional e prático, e estabelecer um plano de acompanhamento adequado.

É essencial que a equipe de saúde participe ativamente no planejamento da alta, assegurando que o paciente e os cuidadores estejam bem instruídos sobre a terapia, incluindo a manipulação dos equipamentos, a administração dos nutrientes, o monitoramento de possíveis complicações e a importância da adesão ao tratamento. Além disso, é crucial fornecer suporte psicossocial ao paciente e à família, pois a transição para a nutrição parenteral domiciliar (NPD) pode ser desafiadora e impactar significativamente a qualidade de vida.[1]

Ao preparar um paciente de alta com NPT, é importante considerar a continuidade do cuidado, garantindo a existência de um plano de acompanhamento bem estruturado, com consultas regulares e monitoramento da resposta ao tratamento. A comunicação eficaz entre a equipe de saúde, o paciente e os cuidadores desempenha um papel fundamental para o sucesso da terapia em ambiente domiciliar.[2]

A preparação de um paciente de alta com NPT requer uma abordagem abrangente e personalizada, visando garantir a segurança, a eficácia e a qualidade de vida do indivíduo durante a transição para o cuidado domiciliar. A colaboração entre os profissionais de saúde, o paciente e a família desempenha um papel crucial nesse processo, a fim de promover uma transição bem-sucedida.

PANORAMA DA NUTRIÇÃO PARENTERAL DOMICILIAR

A terapia nutricional parenteral domiciliar (TNPD) é uma prática amplamente adotada em diversos países ao redor do mundo, com protocolos e diretrizes estabelecidos para garantir a segurança e a eficácia do tratamento. Países como os Estados Unidos, Canadá, Reino Unido e várias outras nações europeias possuem programas consolidados de TNPD, contando com equipes multidisciplinares especializadas para atender às necessidades dos pacientes.[1,2]

No contexto brasileiro, a TNPD está em fase de desenvolvimento, com um aumento progressivo no número de pacientes beneficiados por esse tipo de tratamento. Entretanto, desafios relacionados ao acesso a medicamentos e insumos, à capacitação dos profissionais de saúde e à estruturação de serviços especializados ainda são enfrentados. Apesar disso, iniciativas estão sendo implementadas com o intuito de ampliar o acesso à TNPD e aprimorar a qualidade de vida dos pacientes que dependem desse tipo de intervenção.[3,4]

Portanto, a TNPD representa uma alternativa crucial para pacientes com falência intestinal, dentre outras condições clínicas, sendo fundamental uma avaliação criteriosa das indicações e contraindicações, bem como a implementação de um acompanhamento adequado para garantir a segurança e eficácia do tratamento, tanto em âmbito global quanto no contexto em evolução do cenário brasileiro.

Indicações

A TNPD é uma opção viável para pacientes que apresentam falência intestinal ou incapacidade de absorver nutrientes de forma adequada, sendo uma alternativa crucial para garantir a nutrição e a hidratação necessárias para a manutenção da saúde[3]. Pacientes com condições como síndrome do intestino curto, doença inflamatória intestinal grave, câncer avançado ou outras condições que comprometem a absorção intestinal podem se beneficiar significativamente da terapia nutricional parenteral domiciliar. Portanto, podemos utilizar a NPD nos seguintes casos:[4,5]

- Incapacidade de alimentação enteral ou oral adequada: pacientes que não conseguem receber nutrientes suficientes por via oral ou enteral devido a obstru-

ções gastrointestinais, disfunção motora, doenças que afetam a absorção de nutrientes ou cirurgias que impedem a ingestão normal de alimentos.
- Necessidades nutricionais específicas: pacientes com condições médicas que requerem uma composição nutricional exclusiva que não pode ser fornecida por via oral ou enteral, como pacientes com síndrome do intestino curto ou distúrbios metabólicos.
- Doença inflamatória intestinal: pacientes com doença inflamatória intestinal, como doença de Crohn ou colite ulcerativa, que estão em períodos de exacerbação e não podem tolerar alimentação enteral ou oral.
- Complicações pós-cirúrgicas: pacientes que passaram por cirurgias abdominais extensas ou outras intervenções cirúrgicas que afetam a capacidade de ingestão de alimentos, como ressecções intestinais ou pancreatectomias.
- Desnutrição grave: pacientes com desnutrição grave que não conseguem alcançar ou manter um estado nutricional adequado com outras formas de alimentação.

Devemos lembrar que o paciente com TNPD não terá a mesma frequência de assistência multidisciplinar que recebe no ambiente hospitalar; portanto, este deve estar estável clinicamente, mantendo boa hidratação e sem distúrbios hidroeletrolíticos para que a alta seja planejada com segurança.

Contraindicações

Por outro lado, existem algumas contraindicações importantes para a TNPD, como as listadas a seguir:[6]

- Possibilidade de recuperação da função gastrointestinal: se houver expectativa de recuperação da função gastrointestinal em um período curto a médio prazo, a TNPD pode ser adiada em favor da alimentação enteral ou oral.

- Falência de múltiplos órgãos: em pacientes com falência de múltiplos órgãos ou condições médicas terminais em estágio avançado, a TNPD pode não ser benéfica, assim como aumentar o risco de complicações.
- Contraindicações absolutas para acesso vascular: pacientes com história de trombose venosa profunda recorrente ou infecções graves, podem não ser candidatos adequados para TNPD.
- Falta de adesão do paciente ou cuidador: se não houver capacidade ou vontade do paciente e/ou de seus cuidadores de seguir rigorosamente o regime de TNPD, isso pode ser uma contraindicação devido ao risco de complicações relacionadas à gestão inadequada do cuidado.

É importante que a decisão de iniciar a nutrição parenteral domiciliar seja feita após uma avaliação completa do paciente por uma equipe multidisciplinar de saúde, levando em consideração tanto as indicações quanto as contraindicações específicas do caso.

Fórmula: qual é a melhor formulação pensando na desospitalização?

A formulação mais adequada para a transição da terapia nutricional parenteral hospitalar para o ambiente domiciliar em pacientes requer cuidados específicos visando à segurança e à eficácia do tratamento. Alguns aspectos fundamentais a serem considerados na elaboração da formulação incluem:

- Estabilidade e compatibilidade: é essencial garantir que a formulação seja está-

vel e compatível com os componentes utilizados, preservando a integridade dos nutrientes durante o armazenamento e administração.
- Concentração de nutrientes: a concentração de macronutrientes e micronutrientes deve ser ajustada de acordo com as necessidades nutricionais individuais do paciente, levando em consideração fatores como idade, peso, condição clínica e metabolismo.
- Facilidade de administração: a formulação deve ser de fácil administração, preferencialmente pronta para uso ou com instruções claras de preparo, facilitando a rotina do paciente e dos cuidadores.
- Minimização de complicações: deve-se elaborar a formulação de modo a reduzir o risco de complicações, como infecções relacionadas ao cateter ou distúrbios metabólicos.
- Monitoramento e ajustes: é importante possibilitar o monitoramento da resposta do paciente à terapia nutricional e realizar ajustes na formulação conforme necessário, com acompanhamento regular por uma equipe multidisciplinar de saúde.
- Custo-efetividade: considerar a viabilidade econômica da formulação, buscando opções que atendam às necessidades do paciente de forma eficaz e sustentável.

O tempo de infusão da nutrição parenteral também pode ser ajustado e prescrito de maneira cíclica (período que pode variar de 12 a 24 horas), conforme a rotina do paciente e sua família, de acordo com as disponibilidades de cada serviço, a fim de contribuir para a qualidade de vida e a adesão ao tratamento.

Ao personalizar a formulação da TNPD para a desospitalização, é crucial levar em conta as necessidades específicas de cada paciente, bem como seguir as diretrizes e recomendações clínicas vigentes, além das formulações disponíveis em cada serviço. Não existe uma recomendação de bolsa pronta para uso e bolsa individualizada, mas devemos levar em conta como será a assistência e a especialização da equipe que vai assistir esse paciente em ambiente domiciliar.[7]

Monitoramento

O acompanhamento adequado dos pacientes em TNPD desempenha um papel fundamental na garantia da eficácia do tratamento, na prevenção de complicações e na promoção da qualidade de vida. É recomendado que os pacientes sejam monitorados regularmente para revisão das indicações, eficácia e riscos do tratamento, com a frequência de monitoramento adaptada à estabilidade do paciente e à duração do suporte nutricional.

O monitoramento deve ser realizado pela equipe de saúde com equipe multidisciplinar de especialistas em cuidados domiciliares e/ou terapia nutricional, garantindo uma abordagem integrada e coordenada. Além disso, é essencial capacitar os pacientes e cuidadores para monitorar o estado nutricional, balanço hídrico e o cateter de infusão, capacitando-os a reconhecer sinais precoces de complicações e a lidar com possíveis alterações no tratamento.[8]

Os parâmetros a serem monitorados incluem a eficácia nutricional, tolerância à nutrição parenteral, manejo do cateter de infusão, qualidade de vida e qualidade do cuidado, com indicadores como taxa de infecção relacionada ao cateter e taxa de readmissão sendo acompanhados. Em pacientes clinicamente estáveis em terapia nutricional parenteral de longo prazo, é recomendado medir o peso corporal, com-

posição corporal, estado de hidratação, balanço energético e parâmetros bioquímicos em intervalos programados.[3,8]

É fundamental que o monitoramento seja realizado de forma multidisciplinar, envolvendo profissionais de saúde como nutricionistas, enfermeiros, médicos e farmacêuticos, a fim de garantir uma avaliação abrangente e integrada do paciente em terapia nutricional parenteral domiciliar. A implementação de um plano de monitoramento personalizado e abrangente pode contribuir significativamente para a qualidade da assistência, prevenção de complicações e melhoria dos resultados clínicos e de qualidade de vida dos pacientes em TNPD.

Planejamento educacional e acompanhamento nutricional

Assegurar a nutrição adequada dos pacientes durante uma internação hospitalar é um desafio e, atualmente, quando consideramos a desnutrição em âmbito hospitalar, temos taxas globais que variam de 20% a 50%, sendo que no Brasil a prevalência dessa condição é em torno de 48,1%. A desnutrição causa diversos prejuízos aos indivíduos e entre os pacientes desnutridos observa-se maior tempo de internação, maior risco de desenvolvimento de lesão por pressão, aumento da mortalidade e consequentemente maiores custos com hospitalizações.[9]

Isto posto, é necessário que os profissionais de saúde garantam que os pacientes e os seus respectivos familiares e cuidadores mantenham a vigilância sob o cuidado nutricional após a alta hospitalar, a fim de minimizar os riscos de eventos indesejados e também garantir melhores desfechos.

O planejamento educacional para início de um programa de TNPD deve se iniciar quando o paciente apresentar estabilidade metabólica e clínica adequadas, e o ambiente domiciliar apresentar condições aceitáveis.[6]

A fim de favorecer a implementação do planejamento educacional, é recomendando que todos os atendimentos relacionados a terapia nutricional, principalmente aqueles prestados pela Equipe Multiprofissional de Terapia Nutricional (EMTN), possuam caráter educativo, considerando o preparo do paciente e responsáveis para o autocuidado a fim de promover, proteger, recuperar e reabilitar, uma vez que o processo de aprendizagem é progressivo e o conteúdo a ser abordado bastante amplo.[10]

O planejamento educacional voltado para um programa de nutrição parenteral domiciliar deve conter as seguintes etapas:[6]

1. Identificação precoce dos sujeitos envolvidos no processo educacional.
2. Conhecimento acerca da história clínico-nutricional do paciente.
3. Avaliação do nível de conhecimento dos sujeitos envolvidos no processo educacional para compreensão das orientações necessárias.
4. Envolvimento da equipe multidisciplinar para elaboração de um cronograma adequado para a alta hospitalar.
5. Visita e avaliação do ambiente domiciliar para eventuais adaptações, quando possível.
6. Realização de treinamentos com os sujeitos envolvidos no processo educacional durante a internação hospitalar.
7. Entrega de material com orientações por escrito.
8. Avaliação e monitoramento do estado clínico-nutricional pós-alta.

O planejamento educacional voltado para o programa de nutrição parenteral domiciliar deve contemplar como objetivos: incentivar a autonomia do paciente a partir do autocuidado, manter o paciente em casa e com qualidade de vida, assim como evitar hospitalizações desnecessárias. Para atingir esses objetivos, é fundamental que a EMTN tenha conhecimento sobre as opções de dispositivos e tratamentos mais eficazes que minimizem potenciais complicações mecânicas e infecciosas para elaboração de um plano individualizado de TNPD, conforme planejamento sugerido.[6,10-12]

Uma infusão segura de nutrição parenteral requer treinamento do paciente e cuidador, bem como do profissional de saúde responsável pelos cuidados domiciliares com monitoramento adequado e reconhecimento precoce de possíveis complicações, como infecção de corrente sanguínea relacionada ao cateter e complicações metabólicas. Essa instrução também deve incluir os resultados esperados e metas do tratamento, duração prevista da terapia, riscos e benefícios, técnica de administração da solução, uso de bombas de infusão, opções de dispositivos e cuidados específicos, efeitos adversos associados ao tratamento e como acessar os serviços de saúde em caso de necessidade urgente e em relação aos retornos ambulatoriais para acompanhamento da nutrição parenteral domiciliar.[6,10-12]

A recomendação para abordagem desses pontos e para implementação das etapas do planejamento educacional são as seguintes:

1. Reconhecimento das possíveis barreiras de aprendizado e comunicação: visual, auditiva, de fala, cultural, religiosa, psicomotora, emocional.
2. Identificação dos sujeitos envolvidos no processo educacional: paciente, familiar, cuidador formal ou informal, equipe de *home care.*
3. Início do processo de orientação durante o período de internação hospitalar e o mais precocemente possível.
4. Definição do melhor método de ensino, de acordo com as características dos su-

jeitos envolvidos: demonstração, recurso audiovisual, verbal, folheto, cartilha.

5. Avaliação da compreensão dos sujeitos envolvidos.
6. Identificação de necessidade de reforço das orientações.
7. Confirmação de alcance do objetivo com a realização da técnica do *teach back* (pedir ao sujeito que explique com as próprias palavras aquilo que foi orientado).

É importante que a compreensão e o desempenho do paciente/cuidador sejam avaliados no início da terapia, conforme mencionado, e periodicamente. A incidência de infecção relacionada ao cateter, incidência de readmissão hospitalar e a qualidade de vida também podem ser utilizadas como critérios para avaliar a eficácia do atendimento do programa domiciliar.[6,11]

O paciente com nutrição parenteral domiciliar também deve ter seu estado nutricional monitorado através do peso corporal, equilíbrio hidroeletrolítico, tolerância metabólica, controle glicêmico, complicações relacionadas a terapia nutricional, desempenho funcional e respostas psicológicas.[11]

Orientações e cuidados com o cateter

A educação do paciente e família ou cuidadores em relação aos cuidados com o dispositivo endovenoso envolve mudança de comportamentos e limitação de atividades, consistindo em um dos principais desafios educacionais.[6,10-12] A escolha do cateter deve ser realizada pelo paciente em conjunto com a EMTN e o profissional responsável pela implantação, levando também em consideração o tempo previsto para a terapia.[6,10]

O local de inserção do cateter deve ser de fácil visualização e acesso para o autocuidado, preferencialmente não estar próximo a feridas, punções anteriores, estomas ou fístulas. Os cateteres para nutrição parenteral domiciliar podem ser: tunelizados ou semi-implantados, totalmente implantados ou cateteres centrais de inserção periférica (PICC). Dentro do possível, recomenda-se preferencialmente um cateter de lúmen único, devido a menor risco de infecção. Para pacientes que necessitam de nutrição parenteral domiciliar por um longo período, é recomendado preferencialmente um cateter tunelizado ou semi-implantável, visto que estes podem oferecer uma barreira à proliferação bacteriana.[6,10]

As complicações mais comuns para a TNPD relacionadas ao dispositivo incluem complicações mecânicas, como obstrução do lúmen do cateter em decorrência da permeabilização inadequada, perda acidental de cateter PICC que, por não ser suturado, requer troca de curativo mais complexa e infecções da corrente sanguínea associadas ao cateter.[10]

A presença de um cateter venoso de longa permanência exige do paciente adaptação e limitação em certas atividades de vida diária. O paciente precisa ser orientado quanto à restrição de ficar submerso em água e à necessidade de proteção impermeável durante o banho para reduzir a probabilidade de contaminação do dispositivo.[6]

A administração da nutrição parenteral deve ser realizada por meio de bomba de infusão por um profissional enfermeiro, conforme Resolução COFEN 453/2014.[13] O procedimento deve ser realizado de acordo com as recomendações no Quadro 1. Os cuidadores e pacientes também devem ser orientados em relação a essas recomendações a fim de evitar complicações e prevenir infecções, e assim atuarem de maneira ativa no processo do cuidado.

QUADRO 1 Recomendações de cuidados com cateteres venosos de longa permanência (totalmente implantados, tunelizados e PICC) em uso de nutrição parenteral

Higiene das mãos	▪ Realizar antes e após o contato com o paciente e dispositivo. Utilizar solução a base de álcool isopropílico 70% quando as mãos estiverem visivelmente limpas. ▪ Em caso de mãos visivelmente sujas, utilizar água e sabão. ▪ Higienizar por pelo menos 20 segundos. ▪ Educar paciente e cuidadores sobre a técnica e momentos indicados.
Desinfecção dos conectores	▪ Realizar fricção dos conectores sem agulha com *swab* ou gaze com álcool 70% antes da conexão com outros artefatos. ▪ Conectar apenas dispositivos estéreis com técnica asséptica. ▪ Considerar tampas de barreiras assépticas.
Troca de artefatos	▪ Trocar equipo e dispositivo complementar de nutrição parenteral a cada instalação. ▪ Desconexões repetidas com consequente reconexão do sistema aumentam o risco de contaminação. ▪ Se for utilizado cateter totalmente implantado, a agulha deve ser trocada a cada 7 dias.
Manutenção da permeabilidade do cateter	▪ Realizar *flushing* de solução fisiológica 0,9% antes e após a administração endovenosa. ▪ Considerar solução com propriedades antimicrobianas quando o cateter não for mais utilizado rotineiramente para prevenção de formação de biofilmes ou para evitar infecções recorrentes.
Curativo	▪ Transparente, estéril e semipermeável. ▪ Troca a cada 7 dias, ou antes, na presença de sujidade ou descolamento. ▪ Utilizar solução alcoólica de clorexidine 0,5-2% durante as trocas de curativo e antissepsia da pele. ▪ Uso de dispositivo de estabilização para fixação de cateter PICC a fim de evitar tração. ▪ Em caso de sangramento ou sudorese excessiva, preferir gaze e fita adesiva estéril com troca a cada 48 horas. ▪ As coberturas, cateteres e conexões devem ser protegidos com plástico ou outro material impermeável durante o banho. ▪ Qualquer tipo de cobertura deve ser trocada de imediato, independentemente do prazo, se estiver suja, solta ou úmida.

Fonte: Pironi et al.;[6] Kovacevich et al.;[10] Gorski et al.;[11] Anvisa.[12]

CONSIDERAÇÕES FINAIS

A nutrição parenteral domiciliar é uma intervenção essencial para pacientes com condições clínicas complexas que requerem suporte nutricional especializado fora do ambiente hospitalar. Por meio da personalização do tratamento, monitoramento regular e educação dos pacientes e cuidadores, a nutrição parenteral domiciliar não apenas atende às necessidades nutricionais especí-

ficas, mas também promove a independência e a qualidade de vida dos pacientes.

A colaboração de uma equipe multidisciplinar, composta por profissionais de saúde qualificados, desempenha um papel crucial na prestação de cuidados abrangentes e individualizados. O acompanhamento periódico dos parâmetros clínicos e bioquímicos, juntamente com a avaliação da resposta ao tratamento, permite ajustes precisos, prevenção de complicações e otimização dos resultados clínicos. Além disso, a educação dos pacientes e cuidadores sobre o autocuidado, reconhecimento de sinais de alerta e manejo adequado de possíveis intercorrências contribui significativamente para a segurança e a eficácia do tratamento em casa. A adesão a diretrizes atualizadas e aos protocolos de boas práticas são fundamentais para garantir a qualidade e a segurança da nutrição parenteral domiciliar.

A TNPD não é apenas uma forma de tratamento, mas um modelo de cuidado centrado no paciente. Ao oferecer suporte nutricional personalizado, promover a autonomia e a qualidade de vida, e garantir a continuidade dos cuidados, a nutrição parenteral domiciliar desempenha um papel vital na promoção da saúde e no bem-estar dos pacientes com necessidades nutricionais complexas.

REFERÊNCIAS

1. Dibb M, Lal S. Home parenteral nutrition: vascular access and related complications. Nutr Clin Pract. 2017;32:769e76.
2. Winkler M, Guenter P. Long-term home parenteral nutrition: it takes an interdisciplinary approach. J Infus Nurs. 2014;37:389e95.
3. Staun M, Pironi L, Bozzetti F, Baxter J, Forbes A, Joly F, et al. ESPEN guidelines on parenteral nutrition: home parenteral nutrition (HPN) in adult patients. Clin Nutr. 2009;28:467e79.
4. Bischoff S, Arends J, D€orje F, Engeser P, Hanke G, K€ochling K, et al. S3-Leitlinie der Deutschen Gesellschaft für Ern€ahrungsmedizin (DGEM) in Zusamme-narbeit mit der GESKES und der AKE. Aktuelle Ern€ahrungsmed. 2013;38:e101e54.
5. Durfee SM, Adams SC, Arthur E, Corrigan ML, Hammond K, Kovacevich DS,et al. A.S.P.E.N. Standards for nutrition support: home and alternate site care. Nutr Clin Pract. 2014;29:542e55.
6. Pironi L, Boeykens K, Bozzetti F, Joly F, Klek S, Lal S, et al. ESPEN guideline on home parenteral nutrition. Clin Nutr. 2020;39:1645e66.
7. Gavin NC, Button E, Keogh S, McMillan D, Rickard C. Does parenteral nutrition increase the risk of catheter-related bloodstream infection? A systematic literature review. J Parenter Enter Nutr. 2017;41:918e28.
8. Schneider PJ. Nutrition support teams: an evidence-based practice. Nutr Clin Pract. 2006;21:62e7
9. Toledo DO, Castro MG. A desnutrição do paciente crítico. In: Terapia nutricional em UTI. 2.ed. Rio de Janeiro: Rubio; 2019. p.3-6.
10. Kovacevich DS, Corrigan M, Ross VM, McKeever L, Hall AM, Braunschweig C. American Society for parenteral and Enteral Nutrition Guidelines for the Selection and Care of Central Venous Acces Devices for Adult Home Parenteral Nutrition Administration. JPEN. 2018 Out;19;43(1):15-31.
11. Gorski LA, Hadaway L, Hagle ME, Broadhurst D, Clare S, Kleidon T, et al. Infusion therapy standards of practice. 8.ed. J Infus Nurs. 2021 Jan;44(Suppl 1):S1-224.
12. Agência Nacional de Vigilância Sanitária. Caderno 4 – Medidas de Prevenção de Infecção Relacionada à Assistência à saúde.pdf – Português (Brasil) [Internet]. Brasília, DF: Anvisa; 1998. Disponível em: https://www.gov.br/anvisa/pt-br/centraisdeconteudo/publicacoes/servicosdesaude/publicacoes/caderno-4-medidas-de-prevencao-de-infeccao-relacionada-a-assistencia-a-saude.pdf/view. Acesso em: 7 ago. 2024.
13. Brasil. Conselho Federal de Enfermagem. Resolução n. 0453, 28 janeiro 2014.

16

Terapia nutrológica parenteral: cálculo e prescrição

Rodrigo Fernandes Weyll Pimentel
Sandra Lucia Fernandes
Simone Chaves de Miranda Silvestre

INTRODUÇÃO

A terapia nutrológica parenteral é um dos atos médicos que mais requerem atenção. Todo o processo, desde a indicação até a administração, é cercado de riscos potenciais. É fundamental que os prescritores de nutrição parenteral (NP) sigam ritos cada vez mais padronizados para minimizar efeitos danosos das suas prescrições.[1]

Estudos na literatura revelam que existem três maiores inconsistências na prescrição de NP. A primeira delas é a possibilidade de as prescrições serem emitidas em formatos diferentes dentro da mesma instituição. Isto engloba desde a ordem dos macronutrientes até a expressão deles em medidas diferentes (mililitro, gramas, calorias etc.). O segundo ponto de destaque é a necessidade de transcrição entre diferentes meios de prescrição (do papel para sistema eletrônico, entre aplicativos etc.). Por fim, o terceiro maior entrave seria a possibilidade de prescrição por diferentes profissionais médicos dentro da mesma instituição.[2]

Idealmente, sugere-se que o médico prescritor de NP seja sempre um nutrólogo. Este é o especialista que possui dentro da sua formação treinamento e competências para um desempenho eficaz e capazes de assegurar a segurança do paciente. Competências, neste caso, são o conjunto de conhecimento, habilidades e atitudes que permitam o exercício da medicina com excelência, em contínua modificação baseada no treinamento e aprendizado e adequada ao contexto social em que ocorre.[3]

Alguns princípios orientados pelo *National Health System* britânico sobre a prescrição efetiva são particularmente pertinentes à prescrição de NP, como demonstrado no Quadro 1.

Uma vez definido quem serão os prescritores de NP numa instituição, faz-se necessário que as prescrições sejam realizadas em formato de pedido padronizado e aplicável a pacientes de todas as idades e portadores das mais diversas patologias. Pensando nisso, trazemos nas próximas sessões uma sugestão de protocolo para o ordenamento dos cálculos de NP e um modelo de prescrição.

FORMULANDO A NUTRIÇÃO PARENTERAL

Determinando as metas calórica e proteica

A formulação de uma NP deve sempre começar pelo estabelecimento das metas

QUADRO 1	Adaptação de competências para prescrição de nutrição parenteral

Competência A: seguro
- Conhece os seus limites de conhecimento e habilidade e trabalha dentro deles.
- Sabe quando buscar orientação de outro especialista.
- Só prescreve um medicamento se tem conhecimento e está atualizado sobre as ações, indicações, dose, contraindicações, interações, precauções e efeitos colaterais.
- Calcula com precisão as doses e verifica rotineiramente os cálculos.
- Mantém-se atualizado sobre métodos e questões de segurança de prescrição.
- Conhece os tipos comuns de erros de prescrição e como preveni-los.
- Faz registros precisos, legíveis e atualizados de anotações clínicas de decisões sobre a sua prescrição.
- Utiliza eficazmente os sistemas necessários para prescrever medicamentos (p. ex., prontuários de medicamentos, prescrição eletrônica etc.).
- Escreve prescrições legíveis, inequívocas e completas que atendam aos requisitos legais.

Competência B: profissional
- Aceita a responsabilidade pessoal pela prescrição e compreende as implicações legais e éticas de fazê-lo.
- Toma decisões de prescrição com base nas necessidades dos pacientes e não em suas convicções pessoais.
- Conhece e aplica normativos legais e éticos que balizam a prescrição.
- É responsável pelo seu próprio aprendizado e desenvolvimento profissional.
- Mantém a confidencialidade do paciente alinhada com as melhores práticas, normas regulatórias e requisitos contratuais.

Competência C: melhorando sempre
- Aprende e muda a partir da reflexão sobre a prática.
- Compartilha e debate a própria prática de prescrição e a de outros e age mediante *feedback* e discussão.
- Interfere quando percebe a prescrição inadequada de outros colegas usando mecanismos apropriados.
- Compreende e usa ferramentas para melhorar a prescrição e evitar recorrências.

Fonte: adaptado de Guenter et al.[2]

calórica e proteica individualizada, de acordo com a idade, sexo, peso, altura e patologia do paciente. Especificamente para a meta calórica, sugere-se, se disponível, a utilização da calorimetria indireta como método padrão-ouro para sua determinação. Na ausência do equipamento, pode-se utilizar as equações preditivas ou fórmulas de bolso para cada condição específica, descritas nas diretrizes ou no consenso de sociedades de especialidades.

Já para a determinação da meta proteica, deve-se levar em consideração a realização do balanço nitrogenado ou os referenciais pré-estabelecidos na literatura para as mais diversas condições clínicas do paciente.

Para fins de demonstração neste capítulo, tomemos como exemplo um indivíduo de 70 kg que tenha como meta calórica 30 kcal/kg/dia e meta proteica 1,5 g/kg/dia. Para o cálculo da quantidade energética total necessária para as próximas 24 horas, bastaria multiplicar a meta calórica pelo peso atual do paciente.

$$\text{Meta calórica} = \frac{30\frac{\text{kcal}}{\text{kg}}}{\text{dia}} \times 70 \text{ kg} = 2.100 \text{ kcal/dia}$$

Já para o estabelecimento da quantidade de proteína a ser consumida em 24 horas, seria necessário multiplicar a meta proteica pelo peso atual do paciente.

$$\text{Meta proteica} = \frac{1,5\dfrac{\text{g}}{\text{kg}}}{\text{dia}} \times 70 \text{ kg} = 105 \text{ g/dia}$$

Determinando o volume das soluções de macronutrientes

Aminoácidos

Como a quantidade de proteína a ser ofertada na solução de parenteral para 24 horas já foi calculada, é necessário transformar a dose de gramas para volume. Para isso, deve-se conhecer o tipo de solução disponível na instituição de manipulação. Existem soluções de aminoácidos com concentrações diferentes (8%, 10% ou 15%) e com misturas diferentes (específicas para adultos, crianças, com maior concentração de aminoácidos de cadeia ramificada). Uma vez ciente do tipo de solução, basta multiplicar a quantidade de proteína necessária por 100 mL, dividindo o resultado pela concentração da solução em grama.

Veja a sequência do exemplo anterior, considerando a disponibilidade de uma solução de aminoácidos a 10%:

$$\text{Volume de AA a 10\%} = \frac{105 \text{ g} \times 100 \text{ mL}}{10 \text{ g}} = 1.050 \text{ mL}$$

Lipídios

Os lipídios fornecem 9 kcal a cada grama. Todo os pacientes, se não houver contraindicação, devem receber emulsões lipídicas em suas soluções de NP, a fim de manter a oferta de ácidos graxos essenciais diariamente. Acredita-se que as necessidades diárias de um indivíduo sejam mantidas em 1 g/kg/dia de gorduras. Algumas medicações são administradas utilizando-se veículos lipídicos, que fornecem calorias adicionais (p. ex., propofol). Sendo assim, para se determinar a quantidade de lipídio a ser ofertado, deve-se levar em consideração a análise da prescrição de medicamen-

tos a serem administrados no paciente, especialmente aqueles em estado crítico.

As emulsões lipídicas disponíveis no mercado podem ter diferentes combinações do tipo de gordura (óleo de peixe, triglicéride de cadeia média, triglicéride de cadeia longa etc.).

Há a apresentação de concentração de 10% de lipídeos e a de 20%, que é a mais comumente utilizada. Desta última, cada mL da solução fornece 2,0 kcal. Sendo assim, aplicando o princípio matemático da regra de três, é possível determinar o volume, convertendo a quantidade de gramas necessária para as 24 horas em calorias.

Pode-se calcular inicialmente a quantidade de gramas de lipídeos que desejamos ofertar ao dia, ou as calorias provenientes desse macronutriente a serem ofertadas. Deve-se sempre lembrar de checar se não se está ultrapassando a infusão máxima de 1,5 g/kg/dia.

Veja o exemplo:

$$\text{Meta lipídica} = \frac{1,0\dfrac{\text{g}}{\text{kg}}}{\text{dia}} \times 70 \text{ kg} = 70 \text{ g/dia}$$

$$\text{Transformando em calorias} = \frac{70 \text{ g} \times 9 \text{ kcal}}{1} = 450 \text{ kcal/dia}$$

$$\text{Volume de lipídio a 20\%} = \frac{450 \text{ kcal} \times 1 \text{ mL}}{2,0 \text{ kcal}} = 225 \text{ mL}$$

Carboidratos

Por fim, os carboidratos da NP são fornecidos em forma de glicose monoidratada em soro glicosado a 5%, 10%, 25% ou 50%. Nestas apresentações, 1 g de glicose representa 3,4 kcal de energia. O mais importante no momento da prescrição de carboidratos da solução de NP é saber que existe um limite de processamento de glicose pelas células, estipulado em até 0,5 mg/kg/min, o que chamamos de taxa de infusão de glicose (TIG).

Assim como foi realizado para estimar o volume de emulsões lipídicas, também é necessário transformar a quantidade de calorias restantes a serem ofertadas em gramas de glicose e, em seguida, converter o montante deste macronutriente em volume, com auxílio da regra de três. Sendo assim, a determinação da quantidade de calorias necessárias a ser fornecida em forma de carboidratos será, no exemplo sugerido:

$$\text{kcal de glicose} = \text{total de calorias em 24 h} -$$
$$(\text{kcal de AA} + \text{kcal de lipídio}$$

$$\text{kcal de glicose} = 2.100 \text{ kcal} -$$
$$(210 \text{ kcal de AA} + 450 \text{ kcal de lipídio}$$

$$\text{kcal de glicose} = 2.100 \text{ kcal} -$$
$$660 \text{ kcal de AA e lipídio}$$

$$\text{kcal de glicose} = 1.400 \text{ kcal}$$

Em seguida, deve-se converter quantidade de calorias em gramas de glicose, como segue:

$$\text{Grama de glicose} = \frac{1.440 \text{ kcal} \times 1 \text{ g}}{3,4 \text{ kcal}} \cong 425 \text{ mL}$$

Agora, converte-se a quantidade de gramas de glicose em volume, considerando que será usada uma solução a 50% para preparo da NP:

$$\text{Volume de glicose a 50\%} = \frac{425 \text{ g} \times 100 \text{ mL}}{50 \text{ g}} = 850 \text{ mL}$$

Para verificar se a quantidade de glicose a ser infundida não ultrapassa o limite de processamento celular, deve-se calcular a TIG, considerando que em 24 horas (tempo de infusão total da NP) temos 1.440 min; baseado no exemplo dado neste capítulo, o cálculo é:

$$\text{TIG [(mg/kg)/min]} = \text{miligramas de glicose} \div \text{kg}$$
$$\text{de peso do paciente } 1.440 \text{ TIG} = (425.000 \text{ mg}$$
$$\text{de glicose})/70 \text{ kg} = (6.071,43 \text{ mg/kg})/1.440 \text{ min} =$$
$$4,22 \text{ mg/kg/min}$$

Relação de gramas de nitrogênio por calorias não proteicas

Para se verificar a quantidade de ingestão de proteína avaliando o direcionamento dessa ingestão para a síntese proteica corporal, pode-se utilizar a relação das calorias não proteicas por gramas de nitrogênio (CNP/gN). Esta razão representa o equilíbrio entre energia e proteína. É um índice que demonstra a quantidade de carboidratos e lipídios que devem ser consumidos para que a proteína consumida possa ser efetivamente utilizada.[4]

Para seu cálculo, deve-se levar em consideração que a cada 100 g de proteínas, obtém-se 16 g de nitrogênio. Utilizando os princípios da regra de três, tem-se o cálculo da CNP/gN do exemplo:

$$\frac{\text{CNP}}{\text{gN}} = \frac{(\text{kcal de glicose} + \text{kcal de lipídios})}{\text{gramas de AA} \div 6,25} = \text{kcal não proteica/gN}$$

$$\frac{\text{CNP}}{\text{gN}} = \frac{(1.440 \text{ kcal de glicose} + 450 \text{ kcal de lipídios})}{105 \text{ g de AA} \div 6,25} = \frac{1.890 \text{ kcal}}{16,8 \text{ N}} = 112,5{:}1$$

Acredita-se que a relação de gramas de nitrogênio por calorias não proteicas deve ser mantida abaixo de 150:1 nas situações de estresse metabólico.

Determinando o volume das soluções de micronutrientes

Eletrólitos

A determinação da necessidade de eletrólitos depende das perdas avaliadas e da função renal.

a. Sódio = 35-150 mEq/L (variável: 0 – 200 mEq/L)

b. Cloro = 100-150 mEq/d (~ para manter equilíbrio acidobásico)

c. Potássio = 60-120 mEq/d (variável: 0-240 mEq/d)

d. Fósforo* = 15-40 mmol/d (variável: 0-60 mmol/d)
e. Cálcio = 5-15 mEq/d (variável: 0-25 mEq/d)
f. Magnésio = 5-40 mEq/d (variável: 0-48 mEq/d)
g. Acetato* = 35-150 mEq/d (~ para manter o equilíbrio acidobásico)

As soluções disponíveis para administração de eletrólitos são:

a. NaCl 20%/1 mL = 3,4 mEq de Na^+ e 3,4 mEq de Cl^-
b. KCl 19,1%/1 mL = 2,5 mEq
c. KCl 10%/1 mL = 1,3 mEq
d. Fosfato de potássio 2 mEq/mL/1 mL = 2 mEq de K^+ e 1,1 mmol de P
e. Fosfato monoácido de potássio 10%/1 mL = 0,76 mmoL de P e 1,25 mEq de K^+
f. Fósforo orgânico/1 mL = 0,33 mmoL de P e ~ 0,66 mEq de Na^+
g. Gluconato de cálcio 10%/1 mL = 10 mg = 0,5 mEq de Ca^{+2}
h. Sulfato de magnésio 10%/1 mL = 0,8 mEq de Mg^{+2}
i. Sulfato de magnésio 50%/1 mL = 4 mEq de Mg^{+2}

Vitaminas e elementos-traço

As vitaminas e elementos-traço devem ser suplementados conforme a necessidade preconizada (Tabela 1).

O cobre e o manganês devem ser reduzidos na síndrome colestática. Já o selênio deve ser diminuído em pacientes com insuficiência renal. O zinco, por sua vez, deve ter sua oferta aumentada em pacientes com fístula gastrointestinal, com diarreia, com fístulas pancreáticas e enterocutâneas, em grandes queimados e em pacientes com feridas.

---

*O acetato é constituinte dos aminoácidos. Suplemento adicional de acetato deve ser feito em casos de acidose metabólica, pois o acetato é convertido para bicarbonato *in vivo*.

Calculando a osmolaridade da solução

A osmolaridade é importante, pois determina a possibilidade de uso das vias venosas periférica ou central. As soluções com osmolaridade acima de 900 mOsm/L devem, preferencialmente, ser administradas em veias centrais através de cateter venoso central.[6]

Para o cálculo da osmolaridade, deve-se seguir este passo a passo:

a. Multiplicar as gramas, mEq ou mL pela mOsm/Unit dos componentes da mistura (Tabela 2).
b. Somar todas as mOsm dos componentes da mistura (mOsm Total).
c. Somar cada volume da formulação para dar o volume total da mistura em litros.
d. Dividir a mOsm total pelo volume total para determinar a mOsm/L da formulação.

Outra possibilidade seria utilizar a fórmula de bolso, representada na Tabela 3.

Iniciando a nutrição parenteral

A fim de evitar ou minimizar a resposta metabólica à NP, é recomendável que, inicialmente, a velocidade de infusão da NP seja gradualmente aumentada. Esta medida é mais útil nos pacientes diabéticos (evita hiperglicemia e desequilíbrio metabólico), em pacientes com risco de síndrome de realimentação e naqueles em jejum prolongado.

A glicose é o macronutriente da NP que causa mais problemas, podendo, nos pacientes de risco, ser aumentada paulatinamente, mantendo-se a oferta objetivada dos demais componentes da mistura.

MONTANDO A PRESCRIÇÃO FINAL

A prescrição final deve conter todos os descritivos de todas as soluções usadas e seus

16 TERAPIA NUTROLÓGICA PARENTERAL: CÁLCULO E PRESCRIÇÃO

TABELA 1 Recomendações segundo a ESPEN (2022) para doses diárias de vitaminas e elementos-traço

	NP de longa duração	NP com necessidades aumentadas	DRI para adultos (31-70 anos)
Elementos-traço			
Cromo	10-15 µg	15 µg	20-35 µg
Cobre	0,3-0,5 mg	0,5-1,0 mg	0,9 mg
Flúor	0-1 mg	0-1 mg	3-5 mg
Iodo	130 µg	130 µg	150 µg
Ferro	1 mg	1 mg	8 mg (18 mg ♀ 19-50 anos)
Manganês	55 µg	55 µg	1,8-2,3 mg
Molibdênio	19-25 µg	19-25 µg	45 µg
Selênio	60-100 µg	150-200 µg	55 µg
Zinco	3-5 mg	6-12 mg	8-11 mg
Vitaminas lipossolúveis			
A (retinol)	800-1.100 µg	1.100 µg	700-900 µg
D3 (colecalciferol)	200 UI / 5 µg	800-1.000 UI / 20-25 µg	15-20 µg
E (alfa-tocoferol)	9 mg	20 mg	15 mg
K	150 µg	1-10 mg	90-120 µg
Vitaminas hidrossolúveis			
B1 (tiamina)	2,5 mg	100-200 mg	1,1-1,2 mg
B2 (riboflavina)	3,6 mg	10 mg	1,1-1,3 mg
B3 (niacina)	40 mg	40 mg	11-16 mg
B5 (ácido pantatênico)	15 mg	15 mg	5 mg
B6 (piridoxina)	4 mg	6 mg	1,5-1,7 mg
B7 (biotina)	60 µg	60 µg	30 µg
B9 (ácido fólico)	400 µg	600-1.000 µg	400 µg
B12 (cianocobalamina)	5 µg	5 µg	2,4 µg
C (ácido ascórbico)	100-200 mg	200-500 mg	75-90 mg

DRI: Dietary Reference Intake; NP: nutrição parenteral.
Fonte: adaptada de Berger, 2022.[5]

TABELA 2 Osmolaridade dos componentes da nutrição parenteral

Componente	mOsm/Unit
Água	0,00
Glicose 5%, 10%, 50% (3,4 kcal/g)	~ 5 mOsm/g
Aminoácidos 8,5%, 10% (4 kcal/g)	~ 10 mOsm/g

Lipídios
  ■ 10% (1,1 Kcal/mL)
  ■ 20% (2,0 Kcal/mL)
  ■ 30% (3,0 Kcal/mL)
	~ 0,280 mOsm/mL

(continua)

TABELA 2 Osmolaridade dos componentes da nutrição parenteral (*continuação*)

Componente	mOsm/Unit
Gluconato de cálcio	0,662 mOsm/mEq
Sulfato de magnésio	1 mOsm/mEq
Oligoelementos (MTE-5)	0,36 mOsm/mL
Multivitaminas (MVI-2)	41,1 mOsm/dose
Acetato de potássio	2 mOsm/mEq
Cloreto de potássio	2 mOsm/mEq
Fosfato de potássio	2,47 mOsm/mMol
Acetato de sódio	2 mOsm/mEq
Cloreto de sódio	2 mOsm/mEq
Fosfato de sódio	4 mOsm/mMol

Fonte: elaboração dos autores.

TABELA 3 Fórmulas de bolso

Componente	Unidade	Multiplica por	Osmolaridade
Glicose a 50%	kcal totais	1,5	a
Aminoácidos a 10%	Gramas totais	10	b
Lipídio a 20%	kcal totais	0,15	c
Eletrólitos	200	1	d
		Osmolaridade total:	$a + b + c + d$
		Volume total (L):	e
		Osmolaridade/L:	$\dfrac{(a + b + c + d)}{e}$

Fonte: elaboração dos autores.

volumes, além do volume total, a vazão, a via de acesso a ser utilizada e o tempo total de infusão. Observe abaixo o exemplo adotado.

AA a 10% = 1.050 mL
Glicose a 50% = 850 mL
Lipídio a 20% = 225 mL
Volume total = 2.125 mL

Vazão: 88,5 mL/h, em bomba de infusão, em 24 h
Via exclusiva de cateter venoso central

REFERÊNCIAS

1. Boullata JI, Gilbert K, Sacks G, Labossiere RJ, Crill C, Goday P, et al. A.S.P.E.N. Clinical Guidelines. Journal of Parenteral and Enteral Nutrition [Internet]. 1 mar. 2014;38(3):334-77. Disponível em: https://onlineli-brary.wiley.com/doi/full/10.1177/0148607114521833. Acesso em: 7 ago. 2024.

2. Guenter P, Boullata JI, Ayers P, Gervasio J, Malone A, Raymond E, et al. Standardized competencies for parenteral nutrition prescribing. nutrition in clinical practice [Internet]. 1 ago. 2015;30(4):570-6. Disponível em: https://onlinelibrary.wiley.com/doi/full/10.1177/0884533615591167. Acesso em: 7 ago. 2024.

3. María J, Herreros P. Competencias médicas. Educación Médica [Internet]. 2005;8:04-6. Disponível em: https://scielo.isciii.es/scielo.php?script=sci_arttext&pid=S1575-18132005000600002&lng=es&nrm=iso&tlng=es. Acesso em: 7 ago. 2024.

4. Fukuda Y, Ochi M, Kanazawa R, Nakajima H, Fukuo K, Nakai M. Positive correlation between changes in serum albumin levels and breakfast non-protein calorie/nitrogen ratio in geriatric patients. J Clin

Med Res [Internet]. fev. 2023;15(2):109. Disponível em: https://pubmed.ncbi.nlm.nih.gov/36895620/. Acesso em: 7 ago. 2024.

5. Berger MM, Shenkin A, Schweinlin A, Amrein K, Augsburger M, Biesalski HK, et al. ESPEN micronutrient guideline. Clin Nutr [Internet]. 1 jun. 2022;41(6):1357-424. Disponível em: https://pubmed.ncbi.nlm.nih.gov/35365361/. Acesso em: 7 ago. 2024.

6. Pittiruti M, Hamilton H, Biffi R, Macfie J, Pertkiewicz M. ESPEN Guidelines on Parenteral Nutrition: Central Venous Catheters (access, care, diagnosis and therapy of complications). Clin Nutr. 2009 Aug;28(4):365-77.

17

Terapia nutrológica parenteral: tipos e indicações

Eline de Almeida Soriano
Júlia W. Drumond
Simone Chaves de Miranda Silvestre

INTRODUÇÃO

A nutrição parenteral (NP) é composta basicamente por carboidratos, aminoácidos, lipídios, vitaminas, água e minerais, podendo atingir 30 ou 40 unidades elementares nutritivas em uma só solução. O objetivo é assegurar um aporte hidroeletrolítico e calórico-proteico adequado ao paciente.[1]

INDICAÇÕES

Pacientes que enfrentam dificuldade ou impedimento da nutrição pelas vias fisiológicas se beneficiam da terapia parenteral como coadjuvante do tratamento ou como terapia primária em certos casos.[2] Deve-se sempre considerar se o benefício do uso dessa terapêutica é superior aos riscos, sobretudo naqueles pacientes em estágios terminais. No adulto, as principais indicações são:

- Interferência de doença de base em ingestão, digestão ou absorção dos alimentos.
- Estados hipermetabólicos como grandes queimados, pacientes sépticos, politraumatismo extenso, pancreatite aguda, fístulas intestinais de alto débito.

- Falência intestinal em decorrência de íleo paralítico e mecânico (pós-operatório).
- Trauma.
- Doença inflamatória intestinal.
- Enterocolite (relacionada ao HIV, quimioterapia/radioterapia).
- Ressecção intestinal (síndrome do intestino curto).
- Câncer gastrointestinal.
- Pacientes pediátricos neonatos.
- Colite ulcerativa complicada ou em período perioperatório.
- Hemorragia gastrointestinal persistente.
- Abdome agudo/íleo paralítico prolongado.

Na criança/recém-nascido, a nutrição parenteral pode ser indicada para prematuros de baixo peso, malformações do trato gastrointestinal, diarreia crônica intensa etc.

CONTRAINDICAÇÕES

Pacientes que apresentam instabilidade circulatória não devem utilizar a nutrição parenteral. Dessa forma, instabilidade hemodinâmica, insuficiência cardíaca crônica com retenção hídrica, insuficiência renal crônica sem tratamento dialítico e primeiras horas após o trauma, cirurgia ou o aparecimento de uma infecção grave são situações que contraindicam a NP. Ademais, deve-se avaliar se o risco desta terapêutica nutricional excede o potencial benefício.[2]

TIPOS DE NUTRIÇÃO PARENTERAL

Os principais tipos de nutrição parenteral incluem:

1. Nutrição parenteral total (NPT): forma de nutrição completa que fornece todos os nutrientes necessários e pode ser infundida por veias superficiais ou periféricas. Nela, utiliza-se lipídios como uma das principais fontes de calorias, isto é, cerca de 30 a 40% das necessidades calóricas são em forma de emulsão lipídica a 10%.
2. Nutrição parenteral incompleta ou parcial: forma de nutrição que fornece apenas alguns nutrientes específicos, como aminoácidos ou lipídios, enquanto o paciente é capaz de receber nutrição oral ou enteral, ou seja, situações em que apenas uma parte do trato gastrointestinal está comprometida ou sua função está em gradual recuperação.[3,4]

No que se refere às vias de acesso, a administração da nutrição parenteral pode ser realizada por duas principais vias:

1. Via periférica: infusão por veia periférica, sendo indicadas soluções com baixa osmolaridade (menos do que 900 mOsm/L) devido ao risco de tromboflebite e irritação venosa. Essa via geralmente é utilizada na fase inicial da NPT ou quando a duração prevista do suporte nutricional é curta, geralmente até 14 dias.[5]
2. Via central: infusão em veia central de grosso calibre (normalmente veia cava superior) por cateter venoso central de inserção periférica (PICC) e cateter venoso central (CVC). Podem ser administradas por essa via soluções de elevada osmolaridade (maior que 900 mOsm/L), sendo a via preferencial para um suporte prolongado.[5]

Ademais, as bolsas de nutrição parenteral podem ser padronizadas ou individualizadas.

As bolsas prontas para uso (padronizadas) são soluções nutricionais contendo macronutrientes em quantidades pré-definidas. Não possuem vitaminas e oligoelementos. São fabricadas em laboratórios especializados, sem a necessidade de qualquer manipulação adicional para administração. Opção segura para pacientes com necessidade nutricional padrão.

Já as bolsas individualizadas são preparadas de acordo com as necessidades nutricionais específicas de cada paciente. São compostas por diferentes componentes que são selecionados e dosados de acordo com a demanda do paciente; entretanto, podem ter maior custo.[5]

REFERÊNCIAS

1. Pironi L, et al. ESPEN guideline on home parenteral nutrition. Clin Nutr. 2020;39(6):1645-1666.
2. McClave SA, Taylor BE, Martindale RG, et al. Guidelines for the provision and assessment of nutrition support therapy in the adult critically Ill Patient: society of critical care medicine (sccm) and american society for parenteral and enteral nutrition (A.S.P.E.N.). JPEN J Parenter Enteral Nutr. 2016;40(2):159-211.
3. Silva CM, Olm ICK, Lacerda RA. Nutrição parenteral: programa de assistência domiciliária. Rev Bras Enferm. 1987;40(4).
4. Marchini JS, Okano N, Cupo P, Passos NMRdSR, Sakamoto LM, Basile-Filho A. Nutrição parenteral – princípios gerais, formulários de prescrição e monitorização. Simpósio: Nutrição Clínica 31. 1998;31:62-72.
5. Gastaldi M, Siqueli AG, Reis e Silva AC, Silveira DSG. Farmacovigilância hospitalar: como implantar. Nutrição parenteral total: da produção a administração. Pharmacia Brasileira. Set./out. 2009.

SEÇÃO V

O paciente cirúrgico

18

Neurocirurgia: técnicas que dificultam a alimentação e o seu manejo nutrólogo

Rodolfo Casimiro Reis

INTRODUÇÃO

As demandas nutricionais e metabólicas no paciente neurocirúrgico passaram a ser estudadas com mais detalhes apenas mais recentemente. Lesões cerebrais (tumores, isquemias, trauma), principalmente nos primeiros dias pós-operatórios, podem gerar uma resposta metabólica sistêmica caracterizada por hipercatabolismo, hiperglicemia e alterações imunológicas.[1] Junto a esses efeitos nocivos, tem-se frequentemente uma dificuldade de se manter um aporte calórico adequado aos pacientes, haja vista alguns não manterem nível neurológico adequado para a nutrição via oral, além de possíveis danos a nervos cranianos baixos (IX a XII), dificultando o processo da deglutição. A adequada nutrição enteral é, então, fundamental nessas primeiras 72 horas pós-operatórias, já estando demonstrada a sua associação com uma menor morbimortalidade nesses pacientes.[1]

DEGLUTIÇÃO

É de fundamental importância conhecer o processo de deglutição, bem como os nervos cranianos envolvidos nele, haja vista as suas alterações serem frequentemente observadas em pós-operatório de pacientes neurocirúrgicos com patologias envolvendo o tronco cerebral.

A deglutição pode ser dividida em quatro fases: (1) fase oral preparatória; (2) fase oral (ou de transporte); (3) fase faríngea; e (4) fase esofágica. As duas primeiras fases (1) e (2) são voluntárias, ao passo que as fases faríngea e esofágica são involuntárias. A fase oral preparatória da deglutição é uma fase mecânica e envolve a transformação do alimento do estágio sólido para uma fragmentação.[2] A fase oral (ou de transporte) envolve uma série de movimentos coordenados da língua que, junto à contração do milo-hióideo, transporta o bolo alimentar até a orofaringe. A fase faríngea da deglutição é involuntária, com contração dos músculos supra-hióideos, faríngeos, laríngeos e linguais, resultando em alongamento da faringe e interrupção da respiração, o que impede a dissipação da pressão do transporte do bolo para a rinofaringe e as fossas nasais.[3] A contração faríngea facilita o movimento do bolo para o esôfago. Entretanto, outros fatores, como a propulsão lingual, a gravidade e a elevação laríngea, transportam o bolo na direção craniocaudal.[3] Na fase esofágica, há um relaxamento da musculatura supra-hióidea e a laringe retorna à posição de repouso, reiniciando a respiração. O transporte esofágico envolve peristalse do corpo de esôfago e termina com o relaxamento do esfíncter inferior esofágico e a passagem do bolo para o estômago.[4]

A deglutição estará prejudicada no paciente neurológico com rebaixamento do nível de consciência, naqueles com lesões frontais, as quais podem gerar apraxia, ou naqueles com lesões de fossa posterior que envolvam o V, VII, IX, X, XI, XII nervos cranianos.

NUTRIÇÃO DO PACIENTE CRÍTICO

São frequentes também problemas relacionados à digestão em pacientes neurocríticos. A nutrição enteral tem sido recomendada preferencialmente à parenteral, uma vez que a alimentação via sonda está associada a melhores resultados, haja vista manter a permeabilidade intestinal e diminuir a translocação bacteriana. Por outro lado, muitos desses pacientes se encontram inconscientes, deitados no pré e pós-operatório, com um maior risco de broncoaspiração.[5] Borzotta et al. mostraram que, com quantidades equivalentes de alimentação, tanto nutrição parenteral quanto enteral são igualmente eficazes.[6]

Após o traumatismo cranioencefálico (TCE), mais da metade dos pacientes apresenta intolerância à terapia nutricional enteral (TNE).[10] Há uma relação entre os níveis de pressão intracraniana e a Escala de Coma de Glasgow (ECG) com o tempo de tolerância da TNE em concentração e volume estipulados.[5] Com o aumento da pressão intracraniana, observa-se redução em até 80% da contratilidade gástrica.[5] Não é incomum que os pacientes apresentem dismotilidade gastrointestinal, com a ocorrência de diarreia, obstipação, náuseas, vômitos e distensão abdominal.[7] Além disso, em pacientes críticos, há uma disfunção do sistema imunológico gastrintestinal, o que pode gerar translocação bacteriana, liberação de citocinas e uma maior suscetibilidade a infecções.[8]

Além dessas alterações, pacientes graves acabam sendo submetidos a procedimentos que necessitam de jejum e interrupção da TNE frequentemente, situações que dificultam ainda mais a adequação das metas programadas.[9] Essa situação é ainda mais importante em pacientes com doenças neurológicas cujo tratamento cirúrgico foi no contexto de urgência.[10] O débito energético acumulado na primeira semana de UTI é um forte preditor de desfechos clínicos, sendo que a demora para o início da TNE pode expor os pacientes a um déficit energético que, provavelmente, não será compensado durante a internação.[11] O cenário é ainda pior quando se leva em consideração que, devido ao estado catabólico em que se encontram, os pacientes neurocirúrgicos apresentam necessidades calóricas aumentadas, podendo atingir 120 a 150% da taxa metabólica basal.[5]

NUTRIÇÃO DO PACIENTE EM RECUPERAÇÃO

Passada a fase aguda da lesão cerebral ou os primeiros dias de pós-operatório, desde que o nível de consciência do paciente tenha melhorado e haja progresso na reabilitação da disfagia, começa o período de transição da dieta via sonda nasoenteral para a oral. A literatura sugere que um regime intermitente de alimentação via sonda seja adotado, com o objeto de estimular a sensação de fome e assegurar a adequação da via oral antes de cessar a nutrição enteral.[12] A progressão da dieta deve ser discutida por uma equipe multiprofissional, constituída por nutricionistas, nutrólogos, fonoterapeutas e enfermeiros.[13]

REFERÊNCIAS

1. Militsa B. Nutrition in neurologic and neurosurgical critical care. Neurol India. 2001;49(1):S75-9.
2. Ertekin C, Aydogdu I. Neurophysiology of swallowing. Clin Neurophysiol. 2003;114(12):2226-44.
3. Yamada EK, Siqueira KO, Xerez D, Koch HA, Costa MMB. A influência das fases oral e faríngea na dinâmica da deglutição. Arq Gastroenterol. 2004;41(1):18-23.
4. Dantas R. A videofluroscopia no estudo das fases oral e faringeana da deglutição. Arq Gastroenterol. 1996;33(3):122-3.
5. Riboldi BP, Contini B, Santos FT, Silva LS, Oliveira VR, Cunha FM, et al. Nutrição e neurocirurgia: uma revisão. Jornal Brasileiro de Neurocirurgia. 2011;22(2):38-43.
6. Borzotta AP, Pennings J, Papasadero B, Paxton J, Mardesic S, Brozotta R, et al. Enteral versus parenteral nutrition after severe closed head-injury. J Trauma Injury Infect Crit Care. 1994;37(3):459-468.
7. Bretón I. Nutritional support in neurological diseases Topic 25: Module 25.1: Nutritional and metabolic consequences of neurological diseases [Internet].

[place unknown]: LLL Programme in Clinical Nutrition and Metabolism. 2016. 12p. Disponível em: http://lllnutrition.com/mod_lll/TOPIC25/m251.pdf. Acesso em: 2017.
8. Clark JA, Coopersmith CM. Intestinal crosstalk: a new paradigm for understanding the gut as the "motor" of critical illness. Shock. 2007;28:384-93.
9. Arabi YM, Casaer MP, Chapman M, Heyland DK, Ichai C, Marik PE, et al. The intensive care medicine research agenda in nutrition and metabolism. Intensive Care Med. 2017;43(9):1239-1256. DOI: 10.1007/s00134-017-4711-6.
10. Freitas MMT, Stanich P, Diccini S. Estado e terapia nutricional em pacientes de neurocirurgia eletiva e urgência. Revista Brasileira de Enfermagem. 2019;72(1):79-86.
11. Ochoa Gautier JB, Martindale RG, Rugeles SJ, Hurt RT, Taylor B, Heyland DK, McClave SA. How much and what type of protein should a critically Ill patient receive? Nutr Clin Pract [Internet]. 2017;32(1S):6S-14S. DOI: https://doi. org/10.1177/0884533617693609.
12. Kozeniecki M, Fritzshall R. Enteral nutrition for adults in the hospital setting. Nutr Clin Pract. 2015;30:634-51.
13. Dux Claire, Lim SC, Jeffree R, Heaydon S, Jersey S. Improving nutrition care for neurosurgery patients through a nurse-led transition feeding protocol. Nutrition E Dietetics. 2019;76(2):158-165.

19

Preparando o paciente cirúrgico

Daniela Mendes Latrechia
Leonardo C. Fontes
Ricardo Vieira Machado Garcia

INTRODUÇÃO

A nutrição desempenha um papel vital na recuperação de pacientes cirúrgicos, e sua avaliação e diagnóstico adequados são essenciais para garantir um bom resultado clínico. Nas últimas décadas, tem havido uma crescente preocupação com a prevalência de desnutrição hospitalar em todo o mundo. Estudos têm mostrado que entre 30% e 50% dos pacientes, tanto clínicos quanto cirúrgicos, estão em risco de desnutrição durante a internação hospitalar.[1]

No entanto, definir desnutrição e avaliar adequadamente o estado nutricional do paciente continuam sendo um desafio, porém sabemos que é de suma importância identificar esses pacientes antes do procedimento cirúrgico, já que os indivíduos desnutridos têm piores desfechos.[2]

AVALIAÇÃO NUTRICIONAL HOSPITALAR: UMA VISÃO GERAL

O conceito de desnutrição proteico-calórica

A desnutrição é uma condição que decorre de uma interação complexa entre fatores clínicos, sociais e culturais, e está fortemente correlacionada com uma série de desfechos adversos em pacientes hospitalizados. Estudos demonstraram que a desnutrição está associada a uma maior incidência de complicações pós-operatórias, incluindo retardo na cicatrização de feridas, aumento do tempo de internação hospitalar, custos hospitalares mais elevados e maior mortalidade.[3] Essa condição é multifatorial e pode resultar de uma ingestão inadequada de nutrientes, problemas de absorção, doenças crônicas subjacentes ou condições socioeconômicas desfavoráveis. Portanto, a identificação precoce e o tratamento adequado da desnutrição são fundamentais para melhorar os desfechos clínicos e reduzir os custos associados ao cuidado hospitalar.

O diagnóstico de desnutrição pode envolver uma avaliação abrangente que inclui diferentes métodos e ferramentas. Alguns dos métodos comuns para diagnosticar desnutrição incluem:

- Avaliação antropométrica: envolve a medição de parâmetros, como peso corporal, altura, circunferência do braço e espessura das dobras cutâneas para determinar o estado nutricional do indivíduo. Essas medidas são comparadas com padrões de referência para identificar qualquer desvio que possa indicar desnutrição.[3,4]

- Avaliação bioquímica: testes laboratoriais podem ser realizados para medir os níveis séricos de nutrientes como albumina, pré-albumina, transferrina, entre outros. Alterações nos níveis desses nutrientes podem indicar deficiências nutricionais e ajudar no diagnóstico de desnutrição.[5]

A avaliação das proteínas séricas tem sido reconhecida na literatura como uma ferramenta valiosa para identificar e monitorar a desnutrição em pacientes gravemente enfermos. A síntese das proteínas hepáticas está diretamente relacionada à disponibilidade de aminoácidos no organismo, sendo que pacientes desnutridos frequentemente apresentam deficiência desses aminoácidos.[3,4]

A albumina sérica é um dos marcadores bioquímicos mais amplamente utilizados para avaliar a desnutrição, além de ser considerada um preditor de mortalidade e morbidade. No entanto, é importante ressaltar que a hipoalbuminemia, um dos principais indicadores de desnutrição, não deve ser avaliada isoladamente. Em situações de lesão, como em pacientes críticos, a concentração de albumina pode diminuir devido a vários fatores, incluindo a inibição de sua síntese pelas citocinas e o aumento da permeabilidade vascular, levando ao extravasamento para o espaço extracelular.[4,5]

Embora a albumina seja frequentemente utilizada como indicador de resposta inflamatória, seu uso tem limitações, especialmente em pacientes que recebem nutrição parenteral, pois a albumina é frequentemente administrada nessas soluções, o que pode distorcer os resultados. Além disso, a albumina possui uma meia-vida longa e uma concentração relativamente alta, o que pode afetar a precisão da avaliação do estado nutricional do paciente.[6]

- Avaliação clínica: os profissionais de saúde podem realizar uma avaliação clínica detalhada para identificar sinais e sintomas de desnutrição, como perda de peso não intencional, fraqueza muscular, fadiga e comprometimento do estado geral de saúde.[4]
- Questionários e ferramentas de triagem: existem várias ferramentas de triagem e questionários validados que podem ajudar a identificar pacientes em risco de desnutrição, a mais utilizada é o NRS-2002; quando a triagem é positiva para os riscos nutricionais, devemos realizar uma avaliação do estado nutricional com ferramentas também validadas, as mais utilizadas são a Avaliação Subjetiva Global e a o GLIM para pacientes oncológicos.[4,5]

Ao combinar esses diferentes métodos de avaliação, os profissionais de saúde podem diagnosticar efetivamente a desnutrição e desenvolver um plano de tratamento adequado para melhorar o estado nutricional do paciente. Os guidelines preconizam que essas ferramentas sejam aplicadas nas primeiras horas de internação[3,4,7,8] e a terapia nutricional deve ser iniciada de forma precoce, independentemente da via escolhida (oral, enteral ou parenteral), já que o retardo no início da terapia nutricional pode degradar o estado nutricional desses pacientes.

NECESSIDADES CALÓRICAS E PROTEICAS DO PACIENTE CIRÚRGICO

Assegurar a ingestão adequada de calorias e proteínas desempenha um papel crucial na recuperação pós-operatória de pacientes submetidos a cirurgias. Durante esse período, o corpo enfrenta um aumento na demanda metabólica devido ao estresse cirúrgico, o que pode resultar em um estado catabólico e perda de massa muscular. Portanto, é essencial fornecer uma nutrição adequada para otimizar os resultados após a cirurgia.[7,8]

Necessidades calóricas

As necessidades calóricas do paciente cirúrgico podem variar dependendo de vários fatores, como o tipo e a extensão da cirurgia, idade, peso corporal, composição corporal e estado de saúde geral. De acordo com as diretrizes atuais, recomenda-se um aumento nas necessidades calóricas de aproximadamente 10 a 20% durante o período perioperatório para compensar o aumento do gasto energético associado ao estresse metabólico da cirurgia.

O método padrão ouro para determinar as necessidades energéticas é a calorimetria indireta. Porém esse método de análise não está disponível na maioria dos locais. Quando não se dispõe desse recurso, podemos utilizar a fórmula de bolso, que é muito utilizada na prática clínica e recomendada por quase todas as sociedades de nutrição enteral e parenteral internacionais e tem se mostrado uma fórmula prática e rápida com bons resultados. Portanto, é recomendado que o paciente cirúrgico receba entre 25 e 30 kcal/kg/dia.[9,10]

Necessidades proteicas

As proteínas desempenham um papel fundamental na reparação e síntese de tecidos durante o processo de recuperação pós-operatória. Recomenda-se uma ingestão proteica aumentada para evitar o catabolismo muscular e promover a cicatrização de feridas. Seguindo as diretrizes recentes, sugere-se uma ingestão de proteínas de aproximadamente 1,5 a 2,0 g por quilograma de peso corporal por dia para pacientes submetidos a cirurgias de grande porte ou com alto risco de complicações.[9,10]

ABREVIAÇÃO DO JEJUM PRÉ-OPERATÓRIO: UMA PERSPECTIVA ATUALIZADA

A prática da abreviação do jejum pré-operatório tem despertado um interesse crescente entre profissionais de saúde, especialmente cirurgiões e anestesiologistas, em meio a um cenário de debates e questionamentos. Tradicionalmente, o jejum pré-operatório foi adotado para reduzir os riscos de aspiração pulmonar durante a cirurgia. No entanto, evidências recentes têm levantado dúvidas sobre a necessidade de períodos prolongados e rígidos de jejum. Compreendendo melhor a fisiologia gástrica e com os avanços na anestesia, surge a oportunidade de reavaliar e ajustar essas práticas relacionadas ao jejum. O jejum noturno "nada pela boca", amplamente praticado ao longo dos anos, parece não ser a melhor estratégia de preparo para pacientes submetidos a cirurgias eletivas, tanto em termos metabólicos quanto de bem-estar do paciente.[11,12]

Os critérios estabelecidos para o jejum pré-operatório de 6 a 8 horas foram inicialmente baseados na relação descrita por Mendelson em 1946 entre alimentação e aspiração pulmonar do conteúdo gástrico durante o parto com anestesia geral. No entanto, estudos mais recentes sugerem que períodos de jejum mais curtos podem ser igualmente seguros e até benéficos. Jejuns prolongados, especialmente antes de cirurgias extensas, podem desencadear alterações significativas na resposta endócrino-metabólica ao trauma cirúrgico.[13]

A preocupação com a prevenção da broncoaspiração tem sido um foco central na prática anestésica desde o início da especialidade. O objetivo do jejum pré-operatório é garantir que o estômago esteja relativamente vazio durante a indução e a recuperação da anestesia geral, reduzindo assim o risco de aspiração. Nos últimos anos, as bases do período de jejum pré-operatório têm sido questionadas, com evidências fortes indicando que a ingestão de líquidos claros, como água, café, chá e sucos sem polpa, até duas horas antes do procedimento, não aumenta o risco para os pacientes saudáveis. No entanto, são necessários mais estudos para determinar a segurança dessa prática em pacientes com condições específicas, como obesidade, refluxo gastroesofágico e diabetes.[13,14]

Programas de recuperação precoce após cirurgia têm introduzido soluções contendo carboidratos no período pré-operatório, evidenciando benefícios significativos em relação à recuperação e aos resultados pós-operatórios. O projeto ACERTO, alinhado com as práticas modernas de minimizar o jejum prolongado, recomenda a administração de uma solução de carboidrato (maltodextrina) 6 horas e 2 horas antes do procedimento, resultando em melhorias no conforto do paciente, estabilidade hemodinâmica durante a indução anestésica e preservação da massa muscular no período pós-operatório.[14]

Além disso, é crucial considerar o tempo de suspensão de certos medicamentos, como os análogos do GLP-1, antes de procedimentos envolvendo anestesia, devido ao risco aumentado de broncoaspiração. A orientação sobre a suspensão desses medicamentos deve ser individualizada, considerando os riscos e benefícios para cada paciente.[15]

Em suma, a abreviação do jejum pré-operatório surge como uma prática em evolução, visando melhorar o bem-estar dos pacientes e os resultados cirúrgicos. No entanto, é essencial que essa abordagem seja implementada de maneira segura e personalizada, levando em consideração as características individuais de cada paciente e as recomendações específicas de cada procedimento cirúrgico.

IMUNONUTRIENTES E IMUNOMODULAÇÃO PERIOPERATÓRIA

A imunomodulação no contexto perioperatório tem sido cada vez mais reconhecida como uma estratégia importante para melhorar os resultados clínicos e reduzir complicações após cirurgias. Os imunonutrientes, compostos bioativos encontrados em certos alimentos ou suplementos, desempenham um papel crucial na modulação da resposta imune e no fortalecimento do sistema imunológico. Esta abordagem nutricional visa otimizar a resposta do hospedeiro ao estresse cirúrgico, promovendo uma recuperação mais rápida e reduzindo o risco de infecções pós-operatórias.

Principais imunonutrientes utilizados

- Glutamina: aminoácido condicionalmente essencial que desempenha um papel fundamental na função imunológica e na integridade intestinal. Estudos têm demonstrado que a suplementação com glutamina pode reduzir a incidência de infecções pós-operatórias, melhorar a cicatrização de feridas e promover a recuperação muscular após cirurgias.
- Arginina: aminoácido semiessencial com propriedades vasodilatadoras e imunomoduladoras. A suplementação com arginina tem sido associada a uma melhoria na resposta imune, redução da inflamação e promoção da cicatrização de feridas. Em pacientes cirúrgicos, a arginina pode ajudar a manter a função imunológica e reduzir o risco de infecções.

- Ácidos graxos ômega-3: encontrados em peixes gordurosos e óleos vegetais, têm propriedades anti-inflamatórias e imunomoduladoras. A suplementação com ômega-3 tem sido associada a uma redução na resposta inflamatória sistêmica, melhoria na função imune e redução do tempo de internação hospitalar em pacientes cirúrgicos.
- Vitaminas e minerais antioxidantes: vitaminas como a C e a E, e minerais como o zinco e selênio, desempenham um papel importante na função imunológica e na proteção contra danos oxidativos. A suplementação com antioxidantes pode ajudar a reduzir o estresse oxidativo induzido pela cirurgia, melhorar a resposta imune e acelerar a recuperação pós-operatória.

Benefícios da imunonutrição perioperatória

- Redução da incidência de infecções pós--operatórias.
- Melhoria na cicatrização de feridas e recuperação funcional.
- Diminuição do tempo de internação hospitalar e dos custos associados ao tratamento.
- Fortalecimento do sistema imunológico e redução do risco de complicações relacionadas à cirurgia.

Como utilizar?

A imunonutrição perioperatória, por meio do uso de imunonutrientes específicos, representa uma estratégia promissora para melhorar os resultados clínicos em pacientes cirúrgicos. No entanto, é importante que as intervenções nutricionais sejam individualizadas e baseadas nas necessidades específicas de cada paciente e tipo de cirurgia. Atualmente a imunonutrição é feita em pa-

cientes de cirurgia do trato gastrointestinal e cabeça e pescoço. Os estudos são promissores em todos os pacientes cirúrgicos.

A imunonutrição mostra efeito na resposta imunológica quando utilizada de 7 a 14 dias; no pré-operatório se recomenda o uso de 5 a 7 dias e o mesmo período de suplementação no pós-operatório.[14] Existem suplementos no mercado já completos para imunonutrição e devem ser consumidos em torno de 600 mL ao dia por via oral; em caso de infusão enteral o volume recomendado é de 1.000 mL ao dia.[13]

Ressalta-se que esse período não é suficiente para uma reabilitação nutricional, mas com a modulação da resposta inflamatória em pacientes que têm uma certa urgência para a cirurgia já se mostra eficiente na melhora dos desfechos.

Pré-habilitação

A pré-habilitação antes da cirurgia é um conceito emergente no campo da saúde, visando preparar os pacientes para procedimentos cirúrgicos através de intervenções multidisciplinares. Ao contrário da reabilitação, que ocorre após a cirurgia, a pré-habilitação busca melhorar o estado funcional e de saúde do paciente antes mesmo da intervenção cirúrgica.

Essa abordagem integrada pode incluir uma variedade de estratégias, como programas de exercícios específicos para fortalecimento muscular e melhoria da capacidade cardiorrespiratória, orientação nutricional para otimização do estado nutricional, controle de doenças crônicas, como diabetes e hipertensão, e suporte psicológico para redução da ansiedade e do estresse relacionados à cirurgia.

Estudos recentes têm destacado os benefícios da pré-habilitação, demonstrando que pacientes submetidos a esse tipo de intervenção apresentam menor tempo de internação hospitalar, menor incidência de complicações pós-operatórias e uma recuperação mais rápida e eficaz em comparação com aqueles que não passam pelo processo de preparação prévia à cirurgia.[15-17]

Em suma, a pré-habilitação visa maximizar as condições físicas, mentais e emocionais dos pacientes antes da cirurgia, proporcionando uma base sólida para um melhor resultado cirúrgico e uma recuperação mais suave e satisfatória no pós-operatório.[18,19]

REFERÊNCIAS

1. Cederholm T, Barazzoni R, Austin P, et al. ESPEN guidelines on definitions and terminology of clinical nutrition. Clin Nutr. 2017;36(1):49-64.
2. Thibault R, Coëffier M, Joly F, et al. Utilisation des acides gras omega-3 en périopératoire: recommandations du groupe de travail de la Société francophone de nutrition clinique et métabolisme (SFNEP). Nutr Clin Metab. 2017;31(2):129-137.
3. Smith, Robert A, et al. Cancer screening in the United States, 2019: A review of current American Cancer Society guidelines and current issues in cancer screening. CA: a Cancer Journal for Clinicians. 2019;69.3:184-210.
4. Cederholm T, et al. GLIM criteria for the diagnosis of malnutrition – a consensus report from the global clinical nutrition community. Journal of Cachexia, Sarcopenia and Muscle. 2019;10(1):207-217.
5. Lobo DN, et al. Perioperative nutrition: Recommendations from the ESPEN expert group. Clinical nutrition. 2020;39(11):3211-3227.
6. Elkhwesky Z, Salem IE, Ramkissoon H, Castañeda-García JA. A systematic and critical review of leadership styles in contemporary hospitality: a roadmap and a call for future research. International Journal of Contemporary Hospitality Management. 2022 Apr 4;34(5):1925-58.
7. Carvalho CAL de B, et al. Benefícios metabólicos e inflamatórios da abreviação do jejum pré-operatório em cirurgia pediátrica. Revista do Colégio Brasileiro de Cirurgiões. 2020;(47):e20202353.Zhang et al., 2019
8. Ripollés-Melchor J, et al. Aceleração da recuperação após protocolo cirúrgico versus cuidados perioperatórios convencionais em cirurgia colorretal. Um estudo de coorte em centro único. Brazilian journal of anesthesiology. 2018;68(4):358-368.
9. Correia MI, Hegazi RA, Diaz-Pizarro Graf JI, et al. Medical Students' Perceptions and Knowledge about Clinical Nutrition. Nutr Hosp. 2019;36(5):1067-1072.
10. EN guideline: Clinical nutrition in surgery. Clin Nutr. 2017;36(3):623-650. Muñoz Jiménez I, Molina Recio G, Molina Luque R, et al. Prevalence of malnutrition in elderly patients in a hospital setting using the new ESPEN definition. Nutr Hosp. 2019;36(6):1368-1375.
11. Mortensen K, Nilsson M, Slim K, Schäfer M, Mariette C, Braga M, et al.; Enhanced Recovery After Surgery (ERAS*) Group Dejong CHC Fearon KCF. Consensus guidelines for enhanced recovery after gastrectomy. Journal of British Surgery. 2014 Sep;101(10):1209-29.
12. Cuerda C, Camblor M, Bretón I, et al. Nutritional status of non-critically ill patients admitted to hospital for medical treatment: Results from the PREDyCES® study. Clin Nutr. 2017;36(5):1399-1406.
13. Resende AMS de. Avaliação do tempo de jejum pré-operatório em pacientes cirúrgicos: estado nutricional e complicações no pós-operatório. (2023).
14. de Aguilar-Nascimento JE, Salomão AB, Waitzberg DL, Dock-Nascimento DB, Correa MITD, Campos ACL, et al. ACERTO guidelines of perioperative nutritional interventions in elective general surgery. Revista do Colégio Brasileiro de Cirurgiões. nov. 2019;44(6):633-48. DOI: 10.1590/0100-69912017006003.
15. Mizubuti GB, et al. Perioperative management of patients on glucagon-like peptide-1 receptor agonists. Current Opinion in Anesthesiology. 2024:10-1097.
16. Calder PC. Omega-3 fatty acids and inflammatory processes: from molecules to man. Biochem Soc Trans. 2017;45(5):1105-1115.
17. Marik PE, Zaloga GP. Immunonutrition in high-risk surgical patients: a systematic review and analysis of the literature. JPEN J Parenter Enteral Nutr. 2010;34(4):378-386.
18. Li J, Han Z, Ma Q, et al. Glutamine enhances tight junction protein expression and modulates corticotropin-releasing factor signaling in the jejunum of weanling piglets. J Nutr. 2016;146(4):724-730.
19. Drover JW, Dhaliwal R, Weitzel L, et al. Perioperative use of arginine-supplemented diets: a systematic review of the evidence. J Am Coll Surg. 2011;212(3):385-399.

SEÇÃO VI

O paciente oncológico

20

Terapia nutrológica no câncer

Eline de Almeida Soriano
Alexandre Nogueira Matos
Simone Chaves de Miranda Silvestre
Bianca Weber
Sabrina Carvalho Ribeiro

INTRODUÇÃO

A desnutrição energético-proteica (DEP) tem alta prevalência em pacientes oncológicos e estima-se que seja responsável por até 30% da mortalidade em alguns tipos de câncer.[1]

A perda quantitativa e o comprometimento funcional da massa magra traz maior morbimortalidade, e compromete a qualidade de vida e a autonomia do paciente, além de aumentar a toxicidade do tratamento.[1]

A etiologia da DEP pode se relacionar ao câncer ou ao tratamento: baixa ingestão, aumento de gasto energético, distúrbios metabólicos relacionados ao tumor e, em alguns casos, a disabsorção. A hiporexia pode ocorrer em até 80% dos casos e deve-se a náuseas, disgeusia, disfagia, dor e depressão, entre outros.

A triagem nutricional deve ser feita em todo o paciente oncológico,[2] devido ao seu risco reconhecido de DEP e por se tratar de um fator de risco modificável.

A abordagem pré-quimioterapia, radioterapia e cirurgia é mister para o sucesso do tratamento.

Para aqueles em cuidados de fim de vida, a adequação da abordagem garante conforto ao paciente e a familiares.

Infelizmente, estima-se que somente 30 a 70% dos pacientes oncológicos com risco de desnutrição são avaliados, e apenas cerca de metade recebe uma intervenção apropriada.[3]

Ainda, devemos lembrar que a terapia nutrológica (TN) inclui também a prevenção da doença, e uma alimentação saudável é preconizada para toda a população.

TRIAGEM E DIAGNÓSTICO

A triagem deve ser feita para todos os casos no momento do diagnóstico, durante todo o tratamento e para os sobreviventes, nos anos que seguem a cura.[2]

Para a triagem de risco nutricional, usa-se uma ferramenta validada chamada NRS-2002 (Nutritional Risk Screening – 2002), desenvolvida por Kondrup et al.[2] e certificada pela European Society for Parenteral and Enteral Nutrition (ESPEN).

O estado nutricional do paciente se correlaciona com a gravidade da doença e com seu prognóstico.[2]

As ferramentas de triagem e diagnóstico nutricional correlacionam efeitos de causa e de consequência da desnutrição. Como causa estão a baixa ingestão, baixa absorção ou o aumento do gasto energético. Como consequência, a perda de peso, o baixo IMC e/ou a perda de compartimentos.[4]

No NRS-2002, todas as variáveis de causa e consequência recebem uma pontuação de acordo com a sua gravidade. Uma pontuação maior ou igual a três indica risco nutricional. Pacientes idosos ganham um ponto a mais no NRS-2002, pois possuem um risco inerente à sua idade.[2] A etapa inicial consiste na realização de 4 perguntas (Etapa 1), sendo que, se a resposta for SIM a qualquer uma delas, deve-se prosseguir para a etapa consequente (Etapa 2).

Os diagnósticos nutricionais possíveis em oncologia são: estado nutricional adequado, sarcopenia, desnutrição e caquexia (Figura 1).[5,6]

A sarcopenia é um distúrbio muscular esquelético que se correlaciona com risco de quedas, fraturas, incapacidade física e mortalidade. Também pode ocorrer no envelhecimento ou em casos de obesidade sarcopênica. Seu diagnóstico depende da avaliação da força, massa e performance muscular.[6]

A caquexia é associada a um estado catabólico e perda de massa magra e, frequentemente, comprometimento de massa gordurosa.[5] Apesar de não ser exclusiva do câncer, é bem prevalente nessa patologia e costuma ser definida como caquexia refratária nos últimos 3 meses de vida.

DIAGNÓSTICO DE CAQUEXIA[5]

A desnutrição pode ocorrer em qualquer patologia e para seu diagnóstico utilizamos o GLIM (*Global Leadership Initiative on Malnutrition*; Quadro 1).[4] É baseado em critérios etiológicos e fenotípicos e este inclui exames de avaliação de composição corporal, como DEXA, bioimpedância ou tomografia computadorizada.

Exames laboratoriais

A albumina pode ser utilizada como marcador do estado nutricional, desde que não haja inflamação – quando ela pode estar reduzida por se tratar de um reagente de fase aguda negativo.

O valor de albumina sérica pré-operatória está inversamente relacionado a maior incidência de fístulas e complicações infecciosas no pós-operatório.[7] Alguns estudos utilizam o valor sérico de proteínas totais no perioperatório como parte do cálculo de risco para fístulas anastomóticas.

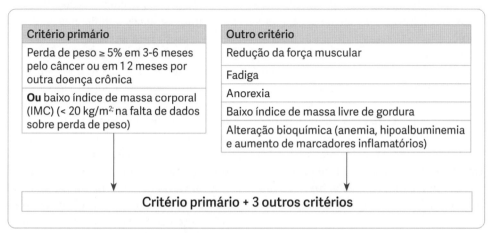

FIGURA 1   Critérios diagnósticos de caquexia.
Fonte: Evans et al.[5]

QUADRO 1 Global Leadership Initiative on Malnutrition

Critério fenotípico			Critério etiológico	
Perda de peso (%)	Baixo IMC	Massa magra reduzida	Baixa ingestão ou assimilação	Inflamação
> 5% em 6 meses (desnutrição moderada) ou > 10% em 6 meses (desnutrição grave)	< 20 se <70 anos ou < 22 se > 70 anos Asiáticos: < 18,5 se < 70 anos ou < 20 se: 70 anos	Detectada por método validado de avaliação de composição corporal	≤ 50% do gasto energético por mais de 1 semana ou qualquer redução por mais de 2 semanas ou qualquer condição gastrointestinal crônica que impacta a assimila- ção ou absorção	Doença/lesão aguda ou doença crônica

Fonte: Cederholm, 2019.[4]

O Escore Prognóstico de Glasgow é outro exemplo de cálculo prognóstico, em que o nível sérico de albumina associado ao valor da proteína C reativa reflete o estado nutricional e o grau de inflamação em pacientes com diferentes tipos de câncer.[8]

TERAPIA NUTRICIONAL

Terapia nutricional no momento do diagnóstico

O manejo nutrológico é fundamental para a prevenção de perdas, suporte ou recuperação, sendo uma conduta não farmacológica e adjuvante essencial para a quimioterapia, radioterapia, imunoterapia e/ou cirurgia.

Pacientes oncológicos que forem se submeter a cirurgia, para minimizar seus impactos e reduzir risco metabólico, devem ser preparados nutricionalmente para o procedimento.[1]

A otimização da oferta diária de calorias deve ser calculada em torno de 25 a 30 kcal por quilograma e acima de 1,0 g de proteína por quilograma, chegando a 1,5 g por quilo.[1]

Para atingir essa meta, a terapia nutricional (TN) inclui suplemento oral hiperproteico e hipercalórico, quando o paciente é capaz de ingerir mais de 60% das suas necessidades calóricas. Caso a ingestão seja menor do que 60% das necessidades, um acesso enteral deve ser realizado. Na impossibilidade de atingir metas por comprometimento gastrointestinal parcial, ou por falência intestinal, a parenteral suplementar ou total, respectivamente, está indicada.[1]

Para pacientes com perspectiva cirúrgica, deve-se realizar uma pré-habilitação mínima de 7 a 14 dias antes da cirurgia, podendo-se adiar o procedimento com esse intuito.[1,9] Essa orientação tem sido estudada para tratamentos oncológicos não cirúrgicos, com quimioterapia e radioterapia,[9] antes de cada sessão, mostrando benefícios em morbimortalidade e tempo de internamento.

Atualmente, estudos têm evidenciado que a utilização de probióticos de 3 a 8 dias no pré-operatório de pacientes com câncer colorretal poderia diminuir complicações infecciosas no pós-operatório, como também melhora da permeabilidade intestinal com redução de translocação bacteriana.[10]

Evidências para uso de imunonutrição são principalmente para pacientes desnutridos com neoplasias do trato gastrointestinal alto, no qual deve ser realizada a suplementação enriquecida com ácidos graxos ômega-3, arginina e nucleotídeos.[1,9] A abordagem multimodal sistematizada do ERAS[11] (*Enhanced Recovery After Surgery*) e do projeto ACERTO[9] inclui a TN em posição de destaque como conduta que modifica o resultado cirúrgico.

Atualmente, a pré-habilitação tem sido indicada como um preparo também para quimio, radio e imunoterapia. Uma atenção especial deve ser dedicada a pacientes com cânceres de cabeça e pescoço que passarão por radioterapia. Esses pacientes são os que evoluem com piora drástica do estado nutricional e de hidratação, sendo o motivo de interrupção do tratamento e de internações frequentes.

Os protocolos de pré-habilitação incluem o preparo clínico, psicológico, nutricional e fisioterápico, visando que o paciente esteja na melhor condição clínica possível para a terapêutica proposta, seja cirúrgica, quimio ou radioterápica[9]. O manejo de depressão é de suma importância, visto que pode impactar a ingestão, a realização da fisioterapia e o prognóstico do paciente.

Deve-se atentar para os pacientes com índice de massa corporal elevado e neoplasia, uma vez que há alta incidência de obesidade sarcopênica, o que pode impactar o prognóstico e o resultado do tratamento.[6]

Terapia nutricional durante o tratamento

Cerca de 50% dos pacientes com câncer do trato gastrointestinal apresentam alteração do paladar no momento do diagnóstico.[1] Quando sob quimioterapia ou radioterapia, pode haver ainda mucosite oral, náusea, vômitos e diarreia, além de disfagia.

Sintomas do TGI devem ser prevenidos e tratados; e o ajuste de cardápio e de consistência auxilia na aceitação da dieta oral. Podem comprometer ainda a ingestão os jejuns recorrentes para exames e procedimentos.

Uma vez instalada a desnutrição, compromete-se o desfecho e o prognóstico do paciente.[6]

Para o manejo da anorexia, uma opção é a utilização de ômega 3, preferencialmente de EPA, na dose de 600 mg a 2,2 g/dia. Entretanto, há doses diversas na literatura, variando de 1 g a 3 g ao dia de uma combinação de EPA:DHA na relação de 1,5 a 2,0. Alguns medicamentos, como mirtazapina de 15 a 45 mg/dia ou olanzapina 5 mg/dia, podem ser usados no tratamento da anorexia.

Apesar de algumas evidências sugerirem o uso de acetato de megestrol e de corticosteroides, eles não são considerados como primeira opção devido a efeitos colaterais: 1 em 4 pacientes apresentam aumento no apetite e 1 em 12 aumento de peso; entretanto, 1 em 6 evoluem com fenômenos tromboembólicos e 1 em 23 evoluem para óbito em decorrência do medicamento.[12]

Terapia nutricional na prevenção de neoplasias

Entre os diversos fatores relacionados ao câncer estão a inflamação crônica, o estresse oxidativo, alterações do ciclo celular e ativação de pró-oncogenes.

A qualidade da alimentação influi sobremaneira no risco de desenvolvimento do câncer. As medidas preventivas baseadas em mudança do estilo de vida, nas quais se insere a prática de atividade física e dieta saudável, podem trazer impacto para cerca de 3 a 4 milhões de novos casos ao longo do mundo.[13] Algumas dietas vêm sendo estudadas para prevenção e uso durante o tratamento oncológico, como a dieta do Mediterrâneo e dieta cetogênica, as quais abordaremos a seguir, porém há outras, a saber: dieta paleolítica, dieta vegetariana, *fasting mimicking diet* e jejum intermitente, entre outras.

Dieta do Mediterrâneo

Tem-se avaliado o potencial de redução do risco de câncer da dieta do Mediterrâneo (DM), por seu perfil de alimentos anti-inflamatórios, contendo antioxidantes, polifenóis e ômega-3. Os seus antioxidantes e polifenóis estão associados a um efeito anti-neoplásico.[14]

A DM baseia-se no consumo de alimentos vegetais, frutas frescas, cereais não refinados, oleaginosas, grãos integrais, frutos do mar, azeite de oliva e lácteos, como leite de vaca e queijos com baixo teor de gordura. O vinho é permitido e a carne vermelha e açúcares devem ser ocasionais.[14]

A DM é abundante em antioxidantes como a vitamina C e E, e fitoquímicos como flavonoides e carotenoides. Esses componentes protegem o DNA dos radicais livres, reduzindo o risco de câncer.

A DM possui gorduras de fontes como óleo de oliva, oleaginosas e peixe. Com isso, obtém-se um aporte adequado de ácidos graxos polinsaturados (AGPI) ômega-3 e ácidos graxos monossaturados ômega-9. Este perfil de ácidos graxos (AG) pode reduzir a inflamação, um fator correlacionado às doenças oncológicas.

Este padrão de dieta oferece ainda um aporte adequado de fibras. As fibras auxiliam na digestão, mantêm a microbiota saudável e têm o potencial de redução do risco de câncer colorretal.

O consumo restrito de carne vermelha na DM reduz o risco para alguns cânceres, incluindo o colorretal.[15] A preferência é para carnes magras, como aves e peixe.

O consumo moderado de vinho pode proteger contra certas neoplasias, apesar de se saber que não há dose mínima segura de ingestão de etanol.

O estilo de vida mediterrâneo inclui ainda a realização de atividades físicas regulares e atividades em conjunto, as quais contribuem para o bem-estar e podem reduzir o risco de câncer.

O controle do peso pode ocorrer por haver um melhor controle do apetite por meio dietas de maior densidade nutricional. A manutenção do peso saudável é essencial para reduzir o risco de vários tipos de cânceres, incluindo mama, colorretal e endometrial.[15] Essa característica é importante para a prevenção do câncer, mas devemos ficar atentos para os casos em que já há o diagnóstico de uma doença oncológica.

Dieta cetogênica

As dietas baseadas em jejum têm sido muito estudadas. Entre elas estão a dieta cetogênica (DC), o jejum propriamente dito e a *fasting mimicking diet.*

A DC é uma dieta rica em gordura e pobre em carboidrato. Pode auxiliar na prevenção e no tratamento oncológico, podendo ter ainda efeitos anticancerígenos.

A premissa teórica é que a célula neoplásica utiliza a glicose como substrato energético, através do efeito Warburg, que consiste da fermentação aeróbica (ou glicólise aeróbica). Ao se privar a célula oncológica de carboidrato, pode-se comprometer o desenvolvimento dela e a sua sobrevivência. A DC poderia reduzir a inflamação crônica – a qual se correlaciona com a oncogênese e crescimento e invasão tumoral, e a resistência à insulina.[15]

Deve-se salientar que, apesar dos benefícios demonstrados in vitro, até o momento não temos suficientes estudos clínicos e não há evidências científicas que apoiem o uso dessa dieta durante o tratamento oncológico.[15]

Além disso, a dieta cetogênica, assim como outras dietas de cunho restritivo, dificilmente é sustentada a longo prazo. Pode também trazer deficiências nutricionais, constipação e risco cardiovascular se não for acompanhada de perto por um profissional nutrólogo.

Alimentos a serem evitados

Para a prevenção dessa doença, a diminuição do consumo de gorduras saturadas e gorduras trans pode reduzir o risco de câncer de mama e colorretal, como também é aconselhável a redução do consumo de carnes processadas, como bacon e linguiças, associadas com câncer colorretal.[15]

Segundo a Organização Mundial da Saúde e o Fundo Internacional de Mundial de Pesquisa no Câncer, recomendam-se padrões dietéticos baseados na ingestão regular de frutas, vegetais e, consequentemente, alimentos ricos em selênio, ácido fólico, vitaminas (B12 ou D) e antioxidantes (p. ex., carotenoides e licopeno), que desempenham um papel protetor contra o aparecimento do câncer, devendo ser priorizadas na alimentação saudável. O ômega-3, contido abundantemente em peixes, especialmente em sardinhas e cavala, ajuda a retardar o desenvolvimento do câncer.

Uma alta ingestão de produtos ricos em fibras (p. ex., grãos integrais) e uma ingestão moderada de leite e laticínios podem reduzir a incidência de diferentes tipos de câncer, como colorretal, pulmão, estômago, mama, esôfago e de boca.

CONCLUSÃO

O câncer é um diagnóstico ubíquo e é uma das maiores causas de mortalidade no mundo.

O manejo nutrológico inclui sempre a prevenção com hábitos de vida saudáveis e, quando há o diagnóstico oncológico, a triagem deve ser imediata e o acompanhamento do estado nutricional deve ser seguido de perto.

A prevenção de perdas durante o curso da doença, principalmente durante o tratamento e internamento, deve ser objetivada.

A terapia nutrológica é uma intervenção indispensável para o paciente e inclui medidas para a manutenção do apetite, da massa magra, alcance de metas calórico proteicas, suplementação de macro e micronutrientes, indicação de via alimentar e antecipação da perda funcional, que garantem a independência do paciente, a qualidade de vida e a melhor sobrevida.

REFERÊNCIAS

1. Muscaritoli M, Arends J, Bachmann P, Baracos V, Barthelemy N, Bertz H, et a. ESPEN practical guideline: Clinical Nutrition in cancer. Clin Nutr. 2021 May;40(5):2898-2913. DOI: 10.1016/j.clnu.2021.02.005. Epub 2021 Mar 15. PMID: 33946039.

2. Kondrup J, Rasmussen HH, Hamberg O, Stanga Z; Ad Hoc ESPEN Working Group. Nutritional risk screening (NRS 2002): a new method based on an analysis of controlled clinical trials. Clin Nutr. 2003 Jun;22(3):321-36. DOI: 10.1016/s0261-5614(02)00214-5. PMID: 12765673.

3. Aprile G, Basile D, Giaretta R, Schiavo G, La Verde N, Corradi E, et l. The Clinical Value of Nutritional Care before and during Active Cancer Treatment. Nutrients. 2021 Apr 5;13(4):1196. DOI: 10.3390/nu13041196. PMID: 33916385; PMCID: PMC8065908.

4. Cederholm T, Jensen GL, Correia MITD, Gonzalez MC, Fukushima R, Higashiguchi T, et al.; GLIM Core Leadership Committee; GLIM Working Group. GLIM criteria for the diagnosis of malnutrition – A consensus report from the global clinical nutrition community. Clin Nutr. 2019 Feb;38(1):1-9. DOI: 10.1016/j.clnu.2018.08.002. Epub 2018 Sep 3. PMID: 30181091.

5. Meza-Valderrama D, Marco E, Dávalos-Yerovi V, Muns MD, Tejero-Sánchez M, Duarte E, Sánchez-Rodríguez D. Sarcopenia, malnutrition, and cachexia: adapting definitions and terminology of nutritional disorders in older people with cancer. Nutrients. 2021 Feb 26;13(3):761. DOI: 10.3390/nu13030761. PMID: 33652812; PMCID: PMC7996854.

6. Horie LM, Barrére APN, Castro MG, Liviera AMB, Carvalho AMB, Pereira A, et al. Diretriz BRASPEN de terapia nutricional no paciente com câncer. BRASPEN J 2019;34 (Supl 1):2-32.

7. Truong A, Hanna MH, Moghadamyeghaneh Z, Stamos MJ. Implications of preoperative hypoalbumi-

nemia in colorectal surgery. World J Gastrointest Surg. 2016 May 27;8(5):353-62. DOI: 10.4240/wjgs. v8.i5.353. PMID: 27231513; PMCID: PMC4872063.

8. Wang DS, Ren C, Qiu MZ, Luo HY, Wang ZQ, Zhang DS, et al. Comparison of the prognostic value of various preoperative inflammation-based factors in patients with stage III gastric cancer. Tumour Biol. 2012 Jun;33(3):749-56. DOI: 10.1007/s13277-011-0285-z. Epub 2011 Dec 24. PMID: 22198641.

9. Sampaio MAF, Sampaio SLP, Leal PDC, Moura ECR, Alvares LGGS, DE-Oliveira CMB, et al. Acerto project: impact on assistance of a public emergency hospital. Arq Bras Cir Dig. 2021 Jan 15;33(3):e1544. DOI: 10.1590/0102-672020200003e1544. PMID: 33470374; PMCID: PMC7812687.

10. Chen Y, Qi A, Teng D, Li S, Yan Y, Hu S, Du X. Probiotics and synbiotics for preventing postoperative infectious complications in colorectal cancer patients: a systematic review and meta-analysis. Tech Coloproctol. 2022 Jun;26(6):425-436. DOI: 10.1007/s10151-022-02585-1. Epub 2022 Mar 29. PMID: 35348943.

11. Scott MJ, Baldini G, Fearon KC, Feldheiser A, Feldman LS, Gan TJ, et al. Enhanced Recovery After Surgery (ERAS) for gastrointestinal surgery, part 1: pathophysiological considerations. Acta Anaesthesiol Scand. 2015 Nov;59(10):1212-31. DOI: 10.1111/aas.12601. Epub 2015 Sep 8. PMID: 26346577; PMCID: PMC5049676.

12. Lim YL, Teoh SE, Yaow CYL, Lin DJ, Masuda Y, Han MX, et al. A systematic review and meta-analysis of the clinical use of megestrol acetate for cancer-related anorexia/cachexia. J Clin Med. 2022 Jun 28;11(13):3756. DOI: 10.3390/jcm11133756. PMID: 35807039; PMCID: PMC9267332.

13. Costanzo R, Simonetta I, Musso S, Benigno UE, Cusimano LM, Giovannini EA, et al. Role of Mediterranean diet in the development and recurrence of meningiomas: a narrative review. Neurosurg Rev. 2023 Sep 22;46(1):255. DOI: 10.1007/s10143-023-02128-8. PMID: 37736769; PMCID: PMC10517030.

14. Almanza-Aguilera E, Cano A, Gil-Lespinard M, Burguera N, Zamora-Ros R, Agudo A, Farràs M. Mediterranean diet and olive oil, microbiota, and obesity-related cancers. From mechanisms to prevention. Semin Cancer Biol. 2023 Oct;95:103-119. DOI: 10.1016/j.semcancer.2023.08.001. Epub 2023 Aug 4. PMID: 37543179.

15. Talib WH, Mahmod AI, Kamal A, Rashid HM, Alashqar AMD, Khater S, et al. Ketogenic diet in cancer prevention and therapy: molecular targets and therapeutic opportunities. Curr Issues Mol Biol. 2021 Jul 3;43(2):558-589. DOI: 10.3390/cimb43020042. PMID: 34287243; PMCID: PMC8928964.

21

Manejo nutrológico das complicações do trato gastrointestinal

Alexandre Nogueira Matos
Bruno Felipe Pereira da Costa
Pedro Dal Bello
Simone Chaves de Miranda Silvestre

Os agentes neoplásicos podem afetar o trato gastrointestinal e causar diversos efeitos colaterais.[1] Os sinais e sintomas relacionados a essa toxicidade variam entre náuseas, vômitos, diarreia, constipação e distensão abdominal.[1,2]

NÁUSEAS E VÔMITOS

Estima-se que aproximadamente 70% a 80% dos pacientes que recebem quimioterapia apresentam náuseas e vômitos.[3]

O controle inadequado desses sintomas pode implicar má adesão ao tratamento oncológico e, além disso, pode acarretar em outras complicações, como: anorexia, desidratação e desequilíbrio eletrolítico, além de fragilizar ainda mais o estado psicológico do paciente.[3]

O tratamento farmacológico das náuseas e vômitos induzidos por quimioterapia (NVIQT) é baseado na utilização de fármacos antieméticos, com o intuito de impedir ou reduzir esses efeitos colaterais.[3]

Diversas moléculas estão envolvidas no processo da êmese, como a serotonina, a dopamina, a histamina e a neurocinina.[3] O controle completo das náuseas e vômitos é desafiador, já que há diversos receptores no trato gastrointestinal que são estimulados por esses neurotransmissores liberados por estímulo dos agentes antineoplásicos.[3] Dessa forma, um fármaco pode inibir a estimulação de um neurotransmissor a um determinado receptor sem impedir sua ligação a outro receptor. Logo, a tendência atual é que se combinem diferentes classes farmacológicas a fim de bloquear mais de uma via de estímulo do vômito.[3]

As principais classes de fármacos antieméticos disponíveis incluem os antagonistas dopaminérgicos, corticosteroides, antagonistas dos receptores de serotonina (5-HT3), os benzodiazepínicos e os antagonistas dos receptores da neurocinina (NK1).[3,4]

Referindo-se aos antagonistas dopaminérgicos, a principal droga dessa classe é a metoclopramida, cujo mecanismo farmacológico é bloquear a ação quimiorreceptora do gatilho, fazendo que haja estimulação da musculatura lisa intestinal, promovendo esvaziamento gástrico e impedindo que ocorra estase e distensão estomacal, que são fatores responsáveis pelo reflexo do vômito.[3,4]

Os efeitos adversos mais comuns da metoclopramida envolvem distonias agudas, acatisia e sintomas extrapiramidais.[3,4]

Outro membro dessa classe é a domperidona, que possui grande vantagem sobre a metoclopramida por apresentar baixa penetração na barreira hematoencefálica, cursando com menos efeitos colaterais no sistema nervoso central.[3,4]

Para os corticoides, acredita-se que seu efeito seja por interferir na ação das prostaglandinas, que também agem na patogênese do vômito. Além disso, os glicocorticoides podem potencializar a ação de outros antieméticos como os antagonistas dopaminérgicos e os antagonistas dos receptores de serotonina.[3,4]

Atualmente, os antagonistas 5-HT3 (Tabela 1) são os antieméticos mais utilizados e a primeira escolha a ser utilizada na profilaxia e no tratamento de náuseas e vômitos induzido pela quimioterapia.[3-5]

Apresentam ação de inibir a ligação da serotonina aos receptores gastrointestinal e do sistema nervoso central, inibindo a estimulação dos vômitos.[3]

Entre os benzodiazepínicos, as drogas mais usadas para tratar as NVIQT são diazepam e lorazepam, que agem inibindo estímulos advindos do córtex cerebral ao centro do vômito.[3]

A classe dos antagonistas (NK-1), que agem como receptores da substância P, ganhou notoriedade na última década. Esses receptores estão presentes nas células enterocromafins do trato gastrointestinal e seu nível sérico encontra-se elevado após a administração de antineoplásicos.[5]

O receptor de neurocinina é um dos componentes do reflexo do vômito, que controla a ação emetogênica da substância P, que está presente nas fibras aferentes vagais que inervam a área postrema e o núcleo do trato solitário do cérebro.[3-5]

Esses antagonistas atuam seletivamente nos receptores NK-1. O primeiro representante desta classe medicamentosa, amplamente utilizado na prática clínica, é o aprepitanto. Dessa forma, o bloqueio deste receptor é capaz de prevenir as êmeses agudas e tardias.[3,4]

CONSTIPAÇÃO E DIARREIA

A constipação induzida por quimioterapia (CIQ) e a diarreia (DIQ) representam um desafio constante no tratamento eficiente do câncer e estão entre os principais contribuintes para reduções de dose, atrasos e interrupção do tratamento.[6] Estima-se que a CIQ afete aproximadamente 16% dos pacientes com câncer,[6] enquanto a incidência de DIQ foi estimada em até 80%.[6] A fisiopatologia não está totalmente clara, mas acredita-se que estes sintomas são resultados de uma combinação de mecanismos, incluindo inflamação, disfunções secretoras, dismotilidade gastrointestinal (GI) e alterações na inervação GI.[6]

O manejo da CIQ pode ser realizado com mudanças do estilo de vida, como aumento da prática de atividade física, aumento da ingesta de líquidos e fibras e suspensão

TABELA 1 Medicamentos da classe dos antagonistas 5-HT3

Medicamento	Via de administração	Dose oral recomendada	Dose intravenosa recomendada
Ondasetrona	Oral IV	24 mg	8 mg ou 0,16 mg/kg
Granisetrona	Oral IV	2 mg	1 mg ou 0,1 mg/kg
Dolasetrona	Oral IV	100 mg	100 mg ou 1,8 mg/kg
Palonosetrona	IV	0,25 mg	
Tropisetrona	Oral IV	5 mg	

Fonte: adaptada de Kris et al.[10]

de fármacos que podem induzir a constipação, como opioides.[6]

A intervenção farmacológica pode ser feita com o uso de emolientes, lubrificantes, laxativos orais, formadores de massa retais e laxantes osmóticos ou salinos.[6]

Laxantes formadores de massa, como metilcelulose, *psyllium* e policarbofila, assemelham-se mais aos mecanismos fisiológicos envolvidos na promoção da evacuação gastrointestinal. Entretanto, esses laxantes requerem que os pacientes bebam líquidos extras; caso contrário, uma massa viscosa pode se formar e agravar a constipação intestinal, ocasionando distensão e dor abdominal.[6]

Laxantes osmóticos, como lactulose, sorbitol, polietilenoglicol e laxantes salinos (hidróxido de magnésio), atraem e retêm fluidos no trato GI.[6] Os laxantes osmóticos incluem sais de cátions pouco absorvíveis (magnésio), ânions (fosfato, sulfato), bem como moléculas que não são absorvidas no intestino delgado, mas são metabolizadas no cólon (lactulose e sorbitol) e compostos metabolicamente inertes, como o polietilenoglicol. A presença dessas moléculas no lúmen resulta na retenção de água para manter a osmolaridade normal das fezes.[6]

Laxantes estimulantes, como os derivados de difenilmetano (fenolftaleína, picossulfato de sódio, antranoides (senna e cáscara), ácido ricinoleico (óleo de rícino) e agentes de ação de superfície, estimulam diretamente os neurônios mioentéricos para aumentar o peristaltismo, resultando em absorção líquida reduzida de água e eletrólitos do intraluminal.[6]

Os laxantes lubrificantes emulsificam-se na massa fecal, revestindo as fezes e o reto para uma passagem mais fácil, associada à ação de retardar a absorção de água colônica, fazendo que haja o amolecimento simultâneo das fezes. A parafina líquida, também conhecida como óleo mineral, é o principal laxante lubrificante em uso.[6]

Sobre o manejo da diarreia, a primeira linha do tratamento farmacológico é a loperamida, que é um opiáceo sintético que tem efeitos diretos na musculatura lisa gastrointestinal.[6,7] Atua diminuindo a peristalse intestinal e aumentando o tônus do esfíncter anal.[6,7] Possui mínima absorção intestinal e não possui ação no sistema nervoso central. Pode ser iniciada na dose de 4 mg, podendo chegar à dose máxima diária de 16 mg.[6,7]

A octreotida é um análogo sintético da somatostatina que promove a redução do fluxo sanguíneo mesentérico, reduz a secreção de polipeptídio vasoativo intestinal, lentificando o trânsito intestinal e reduzindo a secreção pancreática.[6,7] É utilizada para tratar tanto a diarreia complicada quanto a diarreia refratária à loperamida, e geralmente é reservada como tratamento de segunda linha para pacientes que não respondem à loperamida após 48 horas, apesar do escalonamento da dose de loperamida.[6] A dose usual é de 100 µg em três tomadas diárias, com dose máxima de 500 µg.[6,7]

MUCOSITE

A mucosite oral, caracteriza-se por uma reação inflamatória causada pela ação citotóxica da radioterapia e quimioterapia, podendo acometer todo o tubo digestivo, desde a boca até o ânus.[8] Essa entidade afeta a qualidade de vida dos pacientes que a desenvolvem, aumentando o tempo de internação, reduzindo tolerância à ingesta alimentar e até mesmo induzindo a interrupção do tratamento oncológico.[8]

A mucosite tem com manifestação clínica o aparecimento inicial de eritema seguido de ulcerações dolorosas na mucosa da cavidade oral.[8] Além disso, propicia o surgimento de infecções secundárias nos pacientes imunossuprimidos.[8]

O seu tratamento envolve medidas farmacológicas e não farmacológicas. Entre as medidas não farmacológicas, deve haver rigorosa higiene da cavidade oral, avaliação odontológica periódica para excluir fatores que possam agravar o quadro.[9] Além disso, deve-se evitar dietas cariogênicas e irritativas para a mucosa, assim como cessar o tabagismo.[8,9]

Em relação ao tratamento farmacológico, são comumente utilizados os sialogogos, como a pilocarpina e a clorexidina, que agem como antissépticos de amplo espectro contra fungos e bactérias.[8] A iodopovidona também pode ser utilizada como opção antisséptica.[8,9,]

Para o tratamento de infecções fúngicas oportunistas, como a candidíase oral, pode-se lançar mão de antifúngicos como a nistatina, cetoconazol, fluconazol, clotrimazol e a anfotericina b.[8,9] Anestésicos tópicos como lidocaína e a tetracaína, assim como analgésicos opioides sistêmicos, podem ser usados para controle álgico.[8,9]

REFERÊNCIAS

1. Kameo SY, Amorim BF, Barbosa-Lima R, Costa J dos S, Silva GM, Marinho PML, Sawada NO. Toxicidades Gastrointestinais em Mulheres durante Tratamento Quimioterápico do Câncer de Mama. Rev. Bras. Cancerol. [Internet]. 14 de julho de 2021 [cited 2023];67(3):e-151170.

2. Forsgard RA, Korpela R, Holma R, et al. Intestinal permeability to iohexol as an in vivo marker of chemotherapy-induced gastrointestinal toxicity in Sprague-Dawley rats. Cancer Chemother Pharmacol. 2016;78:863-74.

3. Castilhos M, Borella M. Uso de antieméticos no tratamento de náuseas e vômitos em pacientes oncológicos. Infarma – Ciências Farmacêuticas [Internet]. 2012 Dec 11; [cited 2023 Aug 11];23(9/12):53-57.

4. Rodrigues LC, Alves GP, Godoi DR de S, Lopes AF. Principais antieméticos utilizados no tratamento de pacientes oncológicos/Main antiemetics used in the treatment of oncological patients. Braz J Develop. [Internet]. 2021 Mar. 26 [cited 2023 Aug 10];7(3):30845-59.

5. Rodrigues LC, Alves GP, Godoi DR, Lopes AF. Principais antieméticos utilizados no tratamento de pacientes oncológicos / Main antiemetics used in the treatment of oncological patients. Brazilian Journal of Development. 2021;7:30845-30859. DOI: https://doi.org/10.34117/bjdv7n3-691.

6. McQuade RM, Stojanovska V, Abalo R, Bornstein JC, Nurgali K. Chemotherapy-induced constipation and diarrhea: pathophysiology, current and emerging treatments. Front Pharmacol. 2016 Nov 3;7:414. DOI: 10.3389/fphar.2016.00414. PMID: 27857691; PMCID: PMC5093116.

7. Bossi P, Antonuzzo A, Cherny NI, Rosengarten O, Pernot S, Trippa F, et al.; ESMO Guidelines Committee. Diarrhoea in adult cancer patients: ESMO Clinical Practice Guidelines. Ann Oncol. 2018 Oct 1;29(Suppl 4):iv126-iv142. DOI: 10.1093/annonc/mdy145. PMID: 29931177.

8. Silva KO, Coutinho KF, Messias GC, Santos GS, De Souza Érika P. Conduta de pacientes oncológicos com mucosites orais quanto ao tratamento farmacológico e não farmacológico. 2016 Dec 15;15:375-381. Disponível em: https://periodicos.ufba.br/index.php/cmbio/article/view/17354. Acesso em: 7 ago. 2024.

9. Elad S, Cheng KKF, Lalla RV, Yarom N, Hong C, Logan RM, et al.; Mucositis Guidelines Leadership Group of the Multinational Association of Supportive Care in Cancer and International Society of Oral Oncology (MASCC/ISOO). MASCC/ISOO clinical practice guidelines for the management of mucositis secondary to cancer therapy. Cancer. 2020 Oct 1;126(19):4423-4431. DOI: 10.1002/cncr.33100. Epub 2020 Jul 28. Erratum in: Cancer. 2021 Oct 1;127(19):3700. PMID: 32786044; PMCID: PMC7540329.

10. Diretriz da Sociedade Americana de Oncologia Clínica para Antieméticos em Oncologia: Atualização de 2006. JCO. 2006;24:2932-2947. DOI: 10.1200/JCO.2006.06.9591

22

Condutas nutrológicas em neoplasias hematológicas e transplante de células-tronco hematopoiéticas

Cezar Emiliano Fernandes Gonçalves
Vera Lucia de Piratininga Figueiredo
Perla Vicari
Liane Brescovici Nunes de Matos

INTRODUÇÃO

O aspecto nutricional é muitas vezes negligenciado no paciente com neoplasias hematológicas. No entanto, cerca de 40 a 80% dos pacientes com câncer desenvolvem algum grau de desnutrição.[1] A causa da desnutrição é multifatorial e ocorre por alterações metabólicas da própria doença ou por efeitos adversos do tratamento como anorexia, náuseas, vômitos, disgeusia, mucosite e diarreia (Figura 1). Um dos principais componentes para a perda de peso nestes pacientes é a baixa massa muscular, com consequente deterioração do estado clínico e funcional do paciente e pior prognóstico.

A avaliação inicial do estado nutricional do paciente é essencial para uma intervenção precoce, contínua e direcionada. Recomenda-se a verificação periódica do consumo alimentar, mudança de peso e o IMC, e também a utilização de um instrumento de triagem validado, como (*QR Code* no fim do capítulo) ou o *Controlling Nutritional Status* (Conut). O escore Conut é baseado em três parâmetros: albumina, colesterol total e contagem absoluta de linfócitos. Estudos sugerem que pode ser um fator de prognóstico em linfoma, mieloma múltiplo e leucemia.[2] Na ausência de inflamação com proteína C reativa (PCR) dentro da normalidade, valores de albumina menores que 3,0 g/dL caracterizam doente provavelmente desnutrido e com pior prognóstico.[3]

A desregulação nutricional atua na etiologia e progressão do câncer, e seu efeito na proliferação de linfócitos foi descrito em pacientes com linfoma.[4]

Há estudos que indicam que a ativação de células B é o suposto mediador entre genes responsáveis pelo controle nutricional e o início da progressão do linfoma. O linfoma, por sua vez, desencadeia uma série de eventos patológicos e inflamatórios que geram um colapso metabólico resultando em desnutrição.

Outro ponto de interesse é a microbiota intestinal, um conjunto de microrganismos que colonizam o corpo humano e tem funções como prover nutrientes e interagir com o sistema imunológico. O efeito modulatório da microbiota não é apenas local, mas também sistêmico, e pode afetar vários órgãos, sendo um dos mecanismos propostos para a progressão de formas assintomáticas (*smoldering*) para mieloma múltiplo sintomático. Além disso, a flora intestinal afeta a progressão, resposta ao tratamento e toxicidade em pacientes com mieloma múltiplo. A microbiota pode ser modulada com estratégias de intervenção nutrológica como uso de prebióticos, probióticos e transplante de microbiota fecal.[5]

NECESSIDADES NUTRICIONAIS DO PACIENTE COM NEOPLASIA HEMATOLÓGICA

De acordo com a *American Society for Parenteral and Enteral Nutrition* (ASPEN), a calorimetria indireta é o método recomendado para determinar as necessidades calóricas em pacientes oncológicos críticos.[7] No entanto, métodos simples que utilizam calorias por quilo de peso atual ou ajustado possuem boa aplicabilidade e efetividade para cálculo dos requerimentos energéticos.

As necessidades nutricionais do paciente com câncer podem variar e dependem do estado nutricional basal, da atividade da doença, da presença de má absorção intestinal e da necessidade de ganho de peso (Quadro 1). Conforme a diretriz da *European Society for Clinical Nutrition and Metabolism* (ESPEN), recomenda-se de 30 a 35 cal/kg ao dia para pacientes em tratamento ambulatorial e de 20-25 cal/kg ao dia para acamados.[8] As necessidades diárias de proteína também variam de acordo com a programação de tratamento e complicações presentes, e a recomendação é de 1,2 a 2,0 g de proteína/kg para garantir uma ótima oferta de nitrogênio. Os requerimentos hídricos são de 1,0 mL/kcal ou de 30 a 35 mL/kg, e devem ser ajustados na presença de desidratação ou de retenção hídrica.

Terapia nutricional

Indicada para todos os pacientes em tratamento antineoplásico, desnutridos ou em risco nutricional e incapazes de ingerir ou absorver os nutrientes necessários para sua condição. A intervenção nutricional adequada está relacionada a maior taxa de

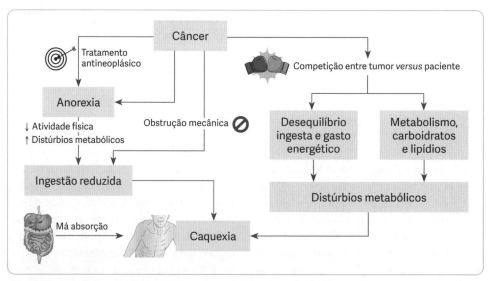

FIGURA 1 Etiologia multifatorial da má nutrição em pacientes com câncer.
Fonte: adaptada de Van Cutsem e Arends.[6]

sobrevida, capacidade funcional e qualidade de vida.

As vias de acesso para terapia nutricional são oral (TNO), enteral (TNE) e parenteral (TNP). A TNO é a primeira opção desde que o paciente tenha condições clínicas (com avaliação de profissional de fonoaudiologia, se necessário), além de ser a via mais fisiológica e de fácil acesso. Deve ser indicada sempre que o paciente apresentar uma ingesta inferior a 70% de suas necessidades nutricionais. A TNE é o tratamento de escolha para pacientes que não podem manter suficiente ingesta oral, mas mantêm funcionalidade do trato gastrintestinal, e está indicada quando o paciente apresentar uma ingesta inferior a 60% de suas necessidades nutricionais. Recomenda-se seu início precoce em casos de linfoma cervical ou mediastinal com compressão de esôfago, o que leva rapidamente a deterioração nutricional. A TNP está indicada quando o trato gastrintestinal não está apto a receber alimentos de forma total ou parcial. Também pode ser um complemento à TNE no caso de oferta insuficiente por esta via.

Na presença de instabilidade hemodinâmica, a terapia nutricional por qualquer via deve ser suspensa. Em condições como vômitos incoercíveis, distensão abdominal persistente com volume residual gástrico elevado e sangramento digestivo também deve-se suspender a TNO e/ou TNE até que o problema tenha sido resolvido.

Micronutrientes

Muitos minerais têm sido implicados no câncer. Alguns oligoelementos estão positivamente ligados à patogênese do câncer, enquanto outros têm uma correlação negativa e estão até associados à redução dos riscos de câncer. Isto é devido às atividades e papéis desempenhados por estes oligoelementos em muitas enzimas reguladoras do câncer. Mercúrio, cádmio e chumbo são os principais oligoelementos associados ao aumento do risco de câncer.

Pacientes com neoplasias hematológicas podem apresentar deficiência de micronutrientes em função do aumento das necessidades e diminuição da ingesta alimentar. Recomenda-se a oferta em níveis adequados que contemplem de uma da duas vezes a ingestão dietética de referência.[9] O uso de doses altas deve ser desencorajado na ausência da deficiência específica.[8]

O selênio é um mineral adquirido na dieta. O alimento mais rico em selênio é a castanha-do-pará, seguido por carnes de órgãos e frutos do mar. Existem três formas dietéticas de selênio: orgânica, inorgânica e nanopartículas contendo selênio, todas com efeitos benéficos. Uma ampla gama de funções do selênio no corpo o torna eficaz na redução do risco de vários tipos de câncer, incluindo leucemias. O selênio inibe as enzimas do citocromo P450, as enzimas que produzem compostos prejudiciais ao DNA, e ativa os genes sinalizadores p53 e do retinoblastoma (Rb),

QUADRO 1 Necessidades nutricionais no paciente com neoplasia hematológica

Necessidades calóricas	Obesos: 20-25 kcal/kg Manutenção de peso: 25-30 kcal/kg Ganho de peso: 30-35 kcal/kg
Recomendações proteicas	Tratamento sem complicações: 1,0-1,2 g/kg/dia Estresse moderado: 1,2-1,5 g/kg/dia Estresse grave: 1,5-2,0 g/kg/dia
Recomendações hídricas	1,0 mL/kcal ou 30-35 mL/kg

Fonte: adaptado de Consenso Nacional de Nutrição Oncológica.[9]

o que aumenta a função antioxidante, resultando na diminuição do dano ao DNA e induzindo a apoptose das células cancerosas.[10]

A suplementação de selênio pode aliviar os efeitos colaterais do tratamento de neoplasias hematológicas com melhora na qualidade de vida.[11]

As principais fontes alimentares de zinco são cogumelos, leguminosas, cereais integrais e carnes. O zinco é o oligoelemento mais abundante porque é necessário para a função de mais de 3.000 fatores de transcrição e é um cofator para mais de 300 enzimas e proteínas de reparo de DNA. Possui diversas funções, incluindo proliferação celular, função imune, reparo do DNA e funções antioxidantes. Além disso, atua no gene sinalizador p53 para iniciar o reparo do DNA. A deficiência ou baixos níveis séricos de zinco têm sido observados em pacientes com leucemia, e a sua suplementação tem sido proposta como tratamento adjuvante.[3]

É essencial antecipar, identificar e tratar a hipomagnesemia em pacientes com câncer. Embora o Mg seja frequentemente referido como o "íon esquecido", é o segundo cátion intracelular mais abundante, atua como cofator para centenas de reações enzimáticas e tem funções estruturais tanto para proteínas quanto para ácidos nucleicos. Em geral, a hipomagnesemia frequentemente se desenvolve em pacientes com câncer, e pacientes hospitalizados ou gravemente doentes apresentam risco aumentado de hipomagnesemia, ocorrendo em até 50% a 60% dos pacientes.

O câncer geralmente resulta em comprometimento da imunidade, predominantemente tumores líquidos ou que afetam a hematopoiese. Além disso, a maioria das terapias contra o câncer compromete o sistema imunológico, e os pacientes apresentam risco excepcionalmente alto de infecções oportunistas.

A administração de antibióticos e antivirais contribui para a hipomagnesemia. As complicações cardiovasculares e renais decorrentes do câncer e da terapia oncológica frequentemente requerem o uso de medicações cardiovasculares que podem contribuir para a hipomagnesemia. Os quimioterápicos tradicionais causam hipomagnesemia, que pode persistir por meses a anos após a interrupção da terapia oncológica.[12]

A cisplatina e, em menor grau, a carboplatina, estão associadas à hipomagnesemia, mais do que qualquer outra deficiência eletrolítica. A hipomagnesemia afeta 40% a 90% dos pacientes em uso de cisplatina. Por outro lado, 10% dos pacientes tratados com carboplatina ou oxaliplatina experimentam hipomagnesemia. A hipomagnesemia induzida pela platina pode persistir por até 6 anos após a interrupção do tratamento e é atribuída principalmente à perda de Mg renal. A cisplatina causa lesão direta às células tubulares e pode levar à perda de Mg do intestino porque vômitos, diarreia e anorexia são complicações comuns da terapia com ela. É importante ressaltar que a hipomagnesemia pode potencializar a lesão renal aguda (LRA) induzida pela cisplatina, e estudos pré-clínicos mostraram um efeito protetor de níveis séricos normais de Mg em modelos de nefrotoxicidade induzida pela cisplatina.

Outras drogas, como o venetoclax, um inibidor seletivo do BCL-2 aprovado para o tratamento da leucemia linfocítica crônica e mieloide aguda, foram implicadas no desenvolvimento de distúrbios eletrolíticos, dentre os quais hipomagnesemia. A combinação de hipocalemia e hipomagnesemia sugere envolvimento do túbulo convoluto distal.[13]

CONDUTAS NUTRICIONAIS NO TRANSPLANTE DE CÉLULAS-TRONCO HEMATOPOIÉTICAS

O transplante de células-tronco hematopoiéticas (TCTH) é uma modalidade de tratamento para algumas neoplasias hematológicas. Envolve um regime de condicionamento com quimioterapia em alta dose com ou sem radioterapia, com o objetivo de erradicar a doença, imunossuprimir o paciente e permitir a enxertia de células-tronco infundida (do próprio paciente na modalidade autóloga ou de outra pessoa na modalidade alogênica). Os pacientes geralmente apresentam náusea, vômito e diarreia, sinais associados à mucosite, que ocorre em mais de 50% dos pacientes.[3]

O TCTH alogênico tem considerável toxicidade e leva a uma resposta inflamatória importante, com risco de piora do estado nutricional e até caquexia. Além disso, a doença do enxerto contra o hospedeiro (DECH) em TCTH alogênico pode influenciar diretamente o estado nutricional do paciente. A diminuição da ingesta oral e o aumento das necessidades nutricionais levam à necessidade de uma abordagem individualizada.

O paladar é uma modalidade sensorial que envolve aspectos cognitivos e emocionais marcados por experiências ao longo da vida. A mucosite derivada do esquema de condicionamento pode modificar esta experiência alimentar. Uma boa conduta alimentar melhora o prognóstico, reduz efeitos da toxicidade do tratamento e contribui para uma melhor experiência de internação hospitalar.

Para avaliação nutricional, são utilizados instrumentos validados como o NRS-2002, medidas antropométricas como peso corporal e altura e avaliação bioquímica de forma complementar. Sintomas como vômitos, diarreia e mucosite podem ser contornados com mudança na oferta de alimentos, controle da temperatura e consistência da dieta, introdução de enzimas (lactase por exemplo) e uso de suplementos nutricionais. A avaliação nutricional por fases do TCTH encontra-se no Quadro 2.

O uso prolongado e sem variedade de suplementos pode piorar a adesão e reduzir a tolerância a esta estratégia. Deve-se ter cuidado com formulações de alta concentração osmolar em quadros diarreicos, e naquelas com nutrientes que podem piorar sintomas ou funcionar como irritantes de mucosa, como as fibras, mono e dissacarídeos. Em relação à suplementação de probióticos no pós-TCTH, alguns trabalhos sugerem que podem restabelecer a disbiose intestinal e prevenir a DECH. Efeitos adversos temidos, como a bacteremia e a translocação bacteriana, não foram relatados.[3]

Necessidades nutricionais no transplante de células-tronco hematopoiéticas

Para manter um balanço nitrogenado zero, são necessárias 30 a 50 kcal/kg ao dia para adolescentes e adultos. No pós-TCTH a hiperglicemia e alterações lipídicas são comuns, aumentando o risco de comorbidades. A glicose deve ser ofertada em uma proporção de menos de 5 g/kg/dia e os lipídios devem ser usados para complementar o requerimento calórico, compondo 20 a 30% do requerimento energético total.

O aumento do metabolismo ocorre pelo próprio regime de condicionamento, além de febre e infecções. A necessidade proteica deve variar de 1,4 a 1,5 g/kg/dia, e pode chegar a 2,0 g/kg/dia para atender às demandas nutricionais exigidas pelo transplante.

Dieta para pacientes com neutropenia

A neutropenia é definida como contagem de neutrófilos abaixo de 500 células/mm³, ou menor de 1.000 células/mm³ com previsão para queda abaixo de 500 células/mm³ em 2 dias. Nesta situação, algumas

QUADRO 2 Resumo da triagem e da avaliação nutricional do paciente adulto onco-hematológico TCTH em diversas fases do tratamento

Fase do TCTH	Triagem e avaliação nutricional sugerida
Ambulatorial	Todos os pacientes, independentemente do tipo de TCTH, devem ser avaliados. Se risco nutricional em até 15 dias e ausência de risco nutricional em até 30 dias. Ferramentas: NRS-2002, ASG-PPP ou ASG Avaliar perda de peso não intencional Análise de composição corporal por algum método: p. ex., bioimpedância elétrica ou tomografia computadorizada Exames laboratoriais sugeridos: hemograma, eletrólitos, função renal e hepática. Albumina e/ou pre-álbumina, 25(OH)D, vitamina A, vitamina B12, ácido fólico, ferro, ferritina, transferrina, hemoglobina glicada e colesterol total e frações.
Admissão para transplante	Triagem nutricional em até 24-48 horas – NRS-2002, ASG-PPP ou ASG Dinamometria Análise de composição corporal por algum método: p. ex., bioimpedância elétrica ou tomografia computadorizada Anamnese alimentar
Durante a internação	Sintomas do trato gastrointestinal de impacto nutricional por mais de 3 dias ou alternados, como esofagite, mucosite, diarreia, disgeusia e xerostomia Aceitação alimentar (ideal > 75%) Peso semanal Dinamometria a cada 7-10 dias
1 mês após TCTH	Sintomas do trato gastrointestinal de impacto nutricional ASG-PPP Percentagem de perda de peso Dinamometria Bioimpedância elétrica ou outro método de avaliação da composição corporal
3 meses, 6 meses e 1 ano após o TCTH Seguimento ambulatorial	Sintomas do trato gastrointestinal de impacto nutricional ASG-PPP Percentagem de perda de peso Dinamometria Bioimpedância elétrica ou outro método de avaliação da composição corporal

ASG: avaliação subjetiva global; ASG-PPP: avaliação subjetiva global produzida pelo paciente; TCTH: transplante de células-tronco hematopoiéticas.
Fonte: adaptado de Barban.[3]

medidas devem ser tomadas para evitar o risco de infecção. No entanto, não existe consenso na literatura sobre o uso da dieta para neutropênico, que restringe vegetais crus, frutas, castanhas, iogurtes, ovos e carne malpassada.

A orientação atual é que, ao invés de dietas restritivas, o foco deve ser na qualidade dos procedimentos de higienização de modo a permitir dietas mais flexíveis com cuidados na aquisição, armazenagem e preparo dos alimentos.

Utilize o *QR Code* abaixo para acessar a plataforma Nutritional Risk Screening:

REFERÊNCIAS

1. Ravasco P. Nutrition in cancer patients. J Clin Med. 2019 Aug 14;8(8):1211. DOI: 10.3390/jcm8081211. PMID: 31416154; PMCID: PMC6723589.
2. Zhang Y, Chen Q, Lu C, Yu L. Prognostic role of controlling nutritional status score in hematological malignancies. Hematology. 2022 Dec;27(1):653-658. DOI: 10.1080/16078454.2022.2078040. PMID: 35622088.
3. Barban JB, Simões BP, Moraes BD, Anunciação CR, Rocha CS, Pintor DC, et al. Consenso Brasileiro de Nutrição em Transplante de Células-Tronco Hematopoiéticas: Adultos. Einstein (São Paulo). 2020;18:eAE4530. DOI: http://dx.doi.org/10.31744/einstein_journal/ 2020AE4530.
4. Mancuso S, Mattana M, Santoro M, Carlisi M, Buscemi S, Siragusa S. Host-related factors and cancer: Malnutrition and non-Hodgkin lymphoma. Hematol Oncol. 2022 Aug;40(3):320-331. DOI: 10.1002/hon.3002. Epub 2022 Apr 18. PMID: 35398917; PMCID: PMC9544175.
5. Brevi A, Cogrossi LL, Lorenzoni M, Mattorre B, Bellone M. The insider: impact of the gut microbiota on cancer immunity and response to therapies in multiple myeloma. Front Immunol. 2022;13:845422. DOI: 10.3389/fimmu.2022.845422.
6. Van Cutsem E, Arends J. The causes and consequences of cancer-associated malnutrition. Eur J Oncol Nurs. 2005;9(Suppl 2):S51-63. DOI: 10.1016/j.ejon.2005.09.007. PMID: 16437758.
7. August DA, Huhmann MB; American Society for Parenteral and Enteral Nutrition (A.S.P.E.N.) Board of Directors. A.S.P.E.N. clinical guidelines: nutrition support therapy during adult anticancer treatment and in hematopoietic cell transplantation. JPEN J Parenter Enteral Nutr. 2009;33(5):472-500.
8. Muscaritoli M, Arends J, Bachmann P, Baracos V, Barthelemy N, Bertz H, et al. ESPEN practical guideline: clinical nutrition in cancer. Clin Nutr. 2021 May; 40(5):2898-2913. DOI: 10.1016/j.clnu.2021.02.005. Epub 2021 Mar 15. PMID: 33946039.
9. Consenso Nacional de Nutrição Oncológica/Instituto Nacional de Câncer José Alencar Gomes da Silva, Coordenação Geral de Gestão Assistencial, Hospital do Câncer I, Serviço de Nutrição e Dietética; organização Nivaldo Barroso de Pinho. – 2. ed. rev. ampl. atual. Rio de Janeiro: Inca; 2015.
10. Fagbohun OF, Gillies CR, Murphy KPJ, Rupasinghe HPV. Role of antioxidant vitamins and other micronutrients on regulations of specific genes and signaling pathways in the prevention and treatment of cancer. Int J Mol Sci. 2023 Mar 23;24(7):6092. DOI: 10.3390/ijms24076092. PMID: 37047063; PMCID: PMC10093825.
11. Ehudin MA, Golla U, Trivedi D, Potlakayala SD, Rudrabhatla SV, Desai D, et al. Therapeutic Benefits of Selenium in Hematological Malignancies. Int J Mol Sci. 2022 Jul 19;23(14):7972. DOI: 10.3390/ijms23147972. PMID: 35887320; PMCID: PMC9323677.
12. Workeneh BT, Uppal NN, Jhaveri KD, Rondon-Berrios H. Hypomagnesemia in the Cancer Patient. Kidney360. 2020 Nov 11;2(1):154-166. DOI: 10.34067/KID.0005622020. PMID: 35368816; PMCID: PMC8785729.
13. van der Lubbe N, Lugtenburg PJ, Hoorn EJ. Electrolyte disorders secondary to venetoclax. Clin Kidney J. 2020 Jun 15;14(4):1272-1274. DOI: 10.1093/ckj/sfaa091. PMID: 33936590; PMCID: PMC8060912.

23

Paciente oncológico cirúrgico: preparo nutrológico

Maria Graciela Luongo de Matos
Ytauan Barros Calheiros

INTRODUÇÃO[1]

O câncer é um problema de saúde pública em todo o mundo. Na última década houve um aumento de 20% na incidência e espera-se que, em 2030, ocorram mais de 25 milhões de novos casos no mundo.

De acordo com publicação do MS-INCA, a estimativa de 2023 atingirá a marca de 704 mil novos casos de câncer no Brasil para cada ano do triênio 2023-2025, sendo que as regiões sul e sudeste concentram aproximadamente 70% da incidência. A neoplasia prevalente no sexo masculino é o câncer de próstata, correspondendo a 30%, e no sexo feminino o câncer de mama corresponde a 30,1%; em segundo lugar, temos o câncer de colón e reto com 9,2% e 9,7% no sexo masculino e feminino, respectivamente.

O tumor maligno mais incidente no Brasil é o de pele não melanoma (31,3% do total de casos), seguido pelos de mama feminina (10,5%), próstata (10,2%), cólon e reto (6,5%), pulmão (4,6%) e estômago (3,1%).

Durante o ano de 2021, tivemos 231,6 mil óbitos, sendo 52,1% e 47,9%, no sexo masculino e feminino respectivamente.

O consumo de fumo e de álcool, a inatividade física e o consumo de dieta pouco saudável são os principais fatores de risco de câncer no mundo, e fatores de risco para outras doenças não transmissíveis.

DESNUTRIÇÃO NO PACIENTE ONCOLÓGICO[4-6,11,18]

A desnutrição ocorre na maioria dos pacientes com câncer, é uma das principais causas de morbidade e mortalidade em doença avançada. A desnutrição define-se como um estado em que há deficiência de energia, proteínas e outros nutrientes, resultando em efeitos adversos mensuráveis nos tecidos e no organismo como um todo. Aproximadamente 50% deles experimentarão perda de peso superior a 10% durante o curso da doença. Uma perda de peso maior que 10%, nos 6 meses anteriores ao diagnóstico, é considerada uma preocupação e fator de risco independente para a sobrevida. Portadores de neoplasia de estômago, esôfago, pâncreas e cabeça e pescoço são os mais suscetíveis a desnutrição.

Uma forma de desnutrição associada ao câncer é a caquexia, caracterizada por perda de peso progressiva e involuntária, com consumo muscular significativo. É uma síndrome complexa que envolve anormalidades metabólicas, incluindo sintomas como anorexia, saciedade precoce, edema, fadiga, com comprometimento da função imunológica e alterações no paladar.

A desnutrição tem um impacto negativo significativo na qualidade de vida e no prognóstico dos pacientes com câncer, afetando a resposta ao tratamento antineoplásico e a sobrevivência. A desnutrição associada ao câncer pode ocorrer por diversos mecanismos, os relacionados ao próprio tumor, à resposta do hospedeiro ao tumor e ao tratamento. Esses mecanismos incluem perda de apetite, alterações na absorção e metabolismo de nutrientes, comprometimento da função orgânica e efeitos colaterais dos tratamentos, como alterações no paladar, aversão alimentar, efeitos gastrointestinais e sintomas psicológicos como medo, depressão e ansiedade.

As consequências da desnutrição associada ao câncer incluem qualidade de vida prejudicada; resposta reduzida à quimioterapia; aumento do risco de toxicidade induzida por quimioterapia; imunológica prejudicada; desempenho e função muscular reduzidos; aumento do risco de complicações pós-operatórias; maior permanência hospitalar; e menor tempo de sobrevida.

Devido às necessidades nutricionais específicas desses pacientes e aos impactos da desnutrição na sua saúde, o apoio nutricional desempenha um papel muito importante no tratamento. Estratégias nutricionais adequadas podem ajudar a aplacar os efeitos da desnutrição e melhorar os resultados do tratamento. É extremamente importante avaliar cada paciente individualmente, considerando sintomas, tratamento, necessidades nutricionais e estado emocional, para desenvolver um plano de apoio nutricional adequado.

A desnutrição perioperatória tem se mostrado um desafio, pois o estado nutricional deficiente é um preditor independente de resultados insatisfatórios pós-operatórios. Estima-se que entre 25 e 65% dos pacientes cirúrgicos estão em risco nutricional.

Os pacientes cirúrgicos desnutridos têm maior morbidade; maior tempo de internação; maior chance de complicações; maior taxa de reinternação e maior mortalidade pós-operatória, eventos que podem ser minimizados com uma otimização nutricional pré-operatória, visando à redução das complicações perioperatórias.

A otimização da nutrição perioperatória e o suporte nutricional são importantes para fazer frente ao período catabólico que segue o procedimento cirúrgico.[18]

A prevenção da desnutrição ou o seu manejo adequado por meio de uma terapia nutricional oportuna é cada vez mais considerada um ponto-chave essencial nas vias terapêuticas do câncer. Pacientes oncológicos representam uma população com alto risco nutricional e maior prevalência de desnutrição. Manifestam sintomas precoces debilitantes com impacto nutricional, que por sua vez levam à deterioração do estado funcional. Isso requer uma intervenção imediata e uma abordagem proativa e não reativa.

CUIDADOS PERIOPERATÓRIOS MULTIMODAIS[2,7]

Em 2001, surgiu o **ERAS**®, do inglês – *Enhanced Recovery After Surgery Group*, reunião de cinco departamentos de cirurgia europeus com o objetivo de estabelecer e desenvolver rotinas pré, intra e pós-operatórias, para reduzir complicações e melhorar a recuperação de pacientes submetidos a procedimentos cirúrgicos de grande porte. Essa associação foi responsável pelo desenvolvimento de uma série de *guidelines* específicos para cada subespecialidade cirúrgica.

Analogamente, em 2005, no Departamento de Clínica Cirúrgica do Hospital Universitário Júlio Muller, em Minas Gerais, surgiu o Projeto **ACERTO** (**ACE**leração da **R**ecuperação **TO**tal Pós-operatória), baseado no trabalho europeu preexistente (ERAS). O protocolo brasileiro aborda os temas apresentados na Figura 1. Somam-se aos pontos explicitados na figura a prevenção de náuseas e vômitos pós-operatórios, o desestímulo ao uso de opioides no pós-operatório e o uso racional de antibióticos.[2]

PROTOCOLO ACERTO[2,7]

É uma estratégia de cuidados, que tem como objetivo o suporte nutricional perioperatório, redução do estresse cirúrgico, a manutenção da função fisiológica no pós-operatório, menores taxas de morbidade, recuperação mais rápida e menor permanência hospitalar.

TERAPIA NUTRICIONAL PERIOPERATÓRIA[2-7,11]

Mesmo a prevalência de desnutrição sendo extremamente alta entre pacientes hospitalizados, uma pequena porcentagem recebe suporte nutricional. A terapia nutricional nesta fase tem como objetivo a manutenção da massa magra, incluindo a massa muscular (o maior "reservatório" de aminoácidos), sendo essencial para apoiar a cicatrização de feridas, imunidade e autonomia. Pacientes com depleção muscular, como os oncológicos, têm reserva limitada para fazer frente à resposta ao estresse, elevando suas chances de desenvolver complicações, aumentando o tempo de internação e contribuindo para baixa sobrevida, além do aumento dos custos hospitalares.

Para prevenir desfechos desfavoráveis, o projeto ACERTO recomenda:[2]

- Triagem nutricional através da NRS-2002 (*Nutritional Risk Screening*), nas

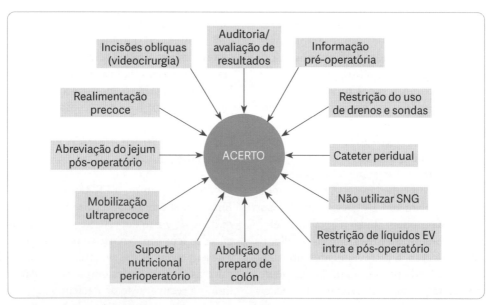

FIGURA 1   Principais pontos do Protocolo ACERTO.
EV: endovenoso; SNG: sonda nasogástrica.
Fonte: ACERTO.[2]

primeiras 24 horas após a internação, selecionando os que necessitam de avaliação detalhada do estado nutricional por meio da Avaliação Subjetiva Global (ASG), método validado para identificar pacientes cirúrgicos em risco nutricional.

- De posse do resultado da ASG, com escores B ou C que indicam desnutrição moderada ou grave, respectivamente, os pacientes serão candidatos a receber terapia nutricional pré-operatória, por 7 a 14 dias que antecedem a cirurgia, dependendo da gravidade da desnutrição.

A nutrição pré-operatória pode ser feita:[2,4-7]

- Dieta via oral + suplemento nutricional oral (SNO), hipercalórico, hiperproteico, com ou sem imunonutrientes.[13,14]
- Terapia nutricional enteral (TNE), quando a via oral for insuficiente (ingesta menor que 70% das necessidades nutricionais) ou quando a via oral não pode ser utilizada (p. ex., câncer de cabeça e pescoço).[16]
- Terapia nutricional parenteral (TNP), quando o trato gastrointestinal não puder ser usado (p. ex., obstrução intestinal.).[16]

Nas cirurgias oncológicas de grande porte, devemos associar uma dieta imunomoduladora por um período de 7 a 14 dias no pré-operatório, e mantê-la por 7 dias no pós-operatório (Figura 2).[2,4,6,8-10]

- A dieta imunomoduladora é composta por nutrientes imunomoduladores específicos que se tornam condicionalmente essenciais em estados oncológicos e cirúrgicos, como arginina, glutamina, nu-

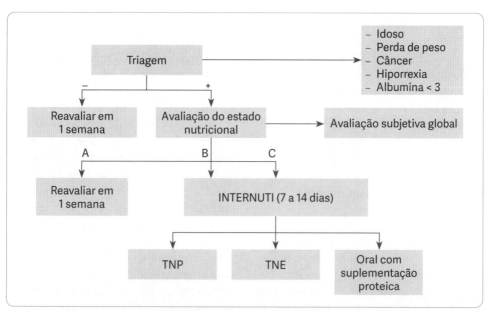

FIGURA 2 Fluxograma da INTERNUTI para o paciente candidato a cirurgia de médio e grande porte.

Internuti: intervenção nutricional imediata; TGI: trato gastrointestinal; TNE: terapia nutricional enteral; TNP: terapia nutricional parenteral.
Fonte: ACERTO.[2]

cleotídeos, ácidos graxos poli-insaturados ômega 3, vitaminas e minerais.

Abreviação do jejum pré-operatório[2-6]

O jejum pré-operatório convencional é geralmente entre 14 e 16 horas, chegando a 24 horas em muitos hospitais no Brasil, visando garantir o esvaziamento gástrico e evitar broncoaspiração na indução anestésica. O jejum aumenta a resistência à insulina (RI), tanto no pré quanto no pós-operatório. A abreviação do jejum reduz a RI em 50%. Tanto a RI quanto a hiperglicemia são responsáveis pelo aumento de complicações pós-cirúrgicas.

A recomendação do protocolo ACERTO inclui regras mais liberais, mantendo o jejum para sólidos por seis a oito horas, antes da cirurgia, mas permitindo o uso de líquidos claros até duas horas antes da operação. Estudos indicam que o uso de uma solução de líquido enriquecida com carboidrato (maltodextrina) a 12% determinaria menor irritabilidade, menor número de vômitos, aumento do pH gástrico e uma menor resposta orgânica ao estresse cirúrgico. Como exceção a esta prática encontram-se os casos de gastroparesia, diabéticos graves, refluxo gastroesofágico importante e obstrução do trato gastrointestinal (TGI).

Preparo mecânico do cólon[2,4]

Apesar de o preparo intestinal facilitar tecnicamente a cirurgia, muitos outros fatores colocam essa conduta em questão, pois há evidências que comprovam a desidratação, translocação bacteriana para os nódulos linfáticos mesentéricos quando realizado o preparo, maior contaminação peritoneal transoperatória devido ao estado líquido das fezes e desconforto gastrointestinal envolvendo diarreia, distensão abdominal e náuseas. Há também consequências sistêmicas, como distúrbios hidroeletrolíticos e risco de alteração cardíaca em cardiopatas.

O preparo do cólon não deve ser realizado rotineiramente nas cirurgias colônicas convencionais. Fica a critério do cirurgião realizá-lo ou não, nos casos de cirurgia videolaparoscópica e colonoscopia intraoperatória, em que um cólon limpo ajudaria na mobilização das alças e visualização do conteúdo intestinal, respectivamente.

Os resultados são semelhantes quanto a pacientes que foram submetidos a preparo mecânico isolado *versus* preparo mecânico mais antibióticos. Porém, há fundamentação em cirurgias eletivas para o tratamento de câncer colorretal.

Hidratação venosa perioperatória[2,7,15]

A reposição volêmica exacerbada leva a maior mortalidade e inúmeras complicações perioperatórias.

O projeto ACERTO recomenda: evitar período superior a 6 horas de jejum pré-operatório, reduzindo a necessidade de reposição volêmica pré-anestesia.

Não prescrever hidratação venosa no pós-operatório nas cirurgias de pequeno porte, nas de médio porte deve ser mantida no máximo até 6 a 8 horas após a cirurgia e nas cirurgias de grande porte, manter apenas até a reintrodução da dieta. Iniciar precocemente dieta oral ou enteral, a fim de diminuir o volume de fluidos venosos no pós-operatório, utilizando a via mais fisiológica. Se houver necessidade de cristaloides, dar preferência para soluções hidroeletrolíticas balanceadas (p. ex., solução de ringer lactato).

Muitas vezes com a concordância do cirurgião e anestesista, pode-se fazer a realimentação líquida já na sala de recuperação pós-anestésica.

Prevenção de náuseas e vômitos no pós-operatório[2,7,15]

O uso de opioides está relacionado com efeitos colaterais como: depressão respiratória, retenção urinária, íleo pós-operatório prolongado e predisposição a náuseas e vômitos.

Utilizar antieméticos para prevenção nos pacientes com risco moderado a elevado, especialmente deiscência de suturas, formação de hematoma, ruptura esofágica e pneumonia aspirativa. Nos pacientes de risco moderado, profilaxia com monoterapia ou terapia combinada, e para os de risco elevado, profilaxia com dois ou três fármacos antieméticos de classe diferente. Para os pacientes com risco reduzido recomenda-se ausência de profilaxia.

Uso racional de sonda nasogástrica e drenos[2,7]

O uso de sonda nasogástrica (SNG) deve ser evitado em operações eletivas e não complicadas como as de ressecção hepática, gástrica e colorretal. Nos pacientes de alto risco, o uso deve ser individualizado e por tempo limitado.

Drenos abdominais rotineiros não previnem formação e drenagem de coleção abdominal, não oferecem proteção, redução de complicações nem gravidade de deiscência de anastomoses.

O uso de dreno como rotina em cirurgia abdominal justifica-se apenas em dois tipos de cirurgia, gastrectomia total e esofagectomia.

Analgesia no pós-operatório[2,7]

A dor pós-operatória é aguda e se relaciona com ansiedade tanto pelos resultados cirúrgicos quanto ao controle da própria dor, diferentemente da dor crônica, que se relaciona com componentes depressivos. A dor aguda é tratada tradicionalmente com medicamentos opioides para acionar mecanismos centrais na percepção da dor. A analgesia é importante nos protocolos multimodais, pois está associada à aceleração da recuperação pós-operatória.

Recomenda-se utilizar analgésicos não opiáceos, com ou sem anti-inflamatórios (AINE), podendo associar relaxantes musculares no controle álgico. Nas dores moderadas ou severas, utilizam-se opioides fracos ou fortes, respectivamente.

Realimentação precoce e deambulação ultraprecoce no pós-operatório[2,7,12-14,16,17]

Não há evidência científica quanto à prática de retorno da dieta, apenas após a resolução do íleo, em pacientes submetidos a anastomoses. Tradicionalmente, acredita-se que permitir que o intestino descanse e se recupere é importante para a cicatrização das anastomoses digestivas, reduzindo o risco de deiscência.

A duração do íleo pós-operatório médio, ou insuficiência de motilidade, é diferente nas diferentes regiões do TGI: estômago: 24 horas; intestino delgado: 5 a 7 horas; cólon direito: 24 a 48 horas e cólon esquerdo: 60 horas. Considera-se "íleo prolongado ou paralitico" quando o íleo dura mais de 4 dias.

A realimentação precoce no pós-operatório, a deambulação precoce, não usar sonda nasogástrica e abordagem por via laparoscópica diminuem o período do íleo pós-operatório e aceleram a recuperação do paciente. Goma de mascar no pós-operatório tem sido usada para abreviar o período de íleo, comprovada por meio de estudos randomizados, provavelmente pelo início precoce da mastigação e ativação da fase cefálica da digestão. [2,7,12]

A deambulação precoce, idealmente no mesmo dia do procedimento cirúrgico, previne complicações como pneumonia, íleo adinâmico, tromboembolismo pulmonar e atelectasia, evitando a perda de massa magra e atrofia muscular.[2,7]

Uso racional de antibióticos e condutas profiláticas contra infecção do sítio cirúrgico[2,7]

A infecção do sítio cirúrgico é a terceira causa mais frequente de infecção, representando um percentual médio de 15% em pacientes hospitalizados e aproximadamente 40% em pacientes cirúrgicos.

As principais infecções hospitalares que podem acometer pacientes cirúrgicos são: a de corrente sanguínea pelo uso de cateter venoso central; pneumonia por ventilação mecânica; infecção urinária por cateter vesical; infecção do sítio cirúrgico, e estão relacionadas à qualidade da assistência à saúde da instituição.

Este tópico abrange a prescrição de antibióticos aos pacientes cirúrgicos, com base em protocolos daquele serviço específico que tenha sido padronizado. Ela precisa seguir diretrizes validadas, a fim de reduzir a incidência de infecção, devendo ser supervisionada pela Comissão de Controle de Infecções Hospitalares (CCIH).

O projeto ACERTO tem como recomendação auditoria trimestral no serviço para avaliar os índices de infecção de sítio cirúrgico.[2,7]

Vasta literatura aponta que, em instituições nas quais foi introduzido o projeto ACERTO, houve melhora significativa nos resultados cirúrgicos, expressa por menor tempo de permanência hospitalar, diminuição dos casos de infecção do sítio cirúrgico e complicações.

CONCLUSÃO

A nutrologia hospitalar tem contribuído significativamente para o preparo nutricio-

nal do paciente, tanto para prosseguir com o tratamento por meio de quimioterapia e radioterapia, como para intervenções cirúrgicas, recuperação cirúrgica, redução de incidência de complicações, menos tempo de permanência hospitalar e melhora na qualidade de vida de pacientes oncológicos.

REFERÊNCIAS

1. Instituto Nacional de Câncer José Alencar Gomes da Silva. Estimativa 2023: incidência do Câncer no Brasil. Rio de Janeiro: INCA, 2022. Disponível em: https://www.gov.br/inca/pt-br/assuntos/cancer/numeros/estimativa. Acesso em: 6 ago. 2023.
2. ACERTO – Acelerando a Recuperação Total Pós-operatória. 3.ed. Rio de Janeiro: Rubio; 2016.
3. Nutrologia na Oncologia – Série Terapias de Suporte em Oncologia: Atheneu, 2019.
4. Wischmeyer PE, Carli F, Evans DC, Guilbert S, Kozar R, Pryor A, Thiele RH, Everett S, Grocott M, Gan TJ, Shaw AD, Thacker JKM, Miller TE, Hedrick TL, McEvoy MD, Mythen MG, Bergamaschi R, Gupta R, Holubar SD, Senagore AJ, Abola RE, Bennett-Guerrero E, Kent ML, Feldman LS, Fiore JF Jr; Grupo de Trabalho da Iniciativa de Qualidade Perioperatória (POQI) 2. Declaração de Consenso Conjunto da American Society for Enhanced Recovery and Perioperative Quality Initiative sobre Triagem e Terapia Nutricional dentro de uma Via de Recuperação Cirúrgica Aprimorada. Anesth Analg. jun. 2018;126(6):1883-1895. Errata em: Anesth Analg. nov. 2018;127(5):e95.
5. Weimann A, Braga M, Carli F, Waitzberg D, Bischoff S, Singer P. ESPEN practical guideline: Clinical Nutrition in surgery. Clinical Nutrition. 2021;40:4745-4761.
6. Muscaritoli M, Arends J, Bachmann P, Van der Schueren M, Preiser JC, ESPEN practical guidelines: Clinical nutrition in câncer. Clinical Nutrition. 2021;40:2898-2913.
7. Aguilar-Nascimento JE, Salomão AB, Waitzberg DL, Dock-Nascimento DB, Correa MITD, Campos ACL, et al. ACERTO guidelines of perioperative nutritional interventions in elective general surgery. Rev Col Bras Cir. 2017;44(6):633-48.
8. Kavalukas S, McClave SA. Imunonutrition vs standard nutrition for patients with cancer. ASPEN Nutr. Clin Pract. 2023;1-8.
9. Kaily Yu , et al. Imunonutrition vs standard nutrition for cancer patients for cancer patients: A Systematic Review and Meta-Analysis Part 1 Journal of Paren-

teral and Enteral Nutrition 2019 ASPEN. JPEN J Parenter Enteral Nutr. 2020 Jul;44(5):742-767.

10. Zheng X, et al. Effects of Imunonutrition on Chemoradiotherapy Patients: A Systematic Review and Meta-Analysis. Journal of Parenteral and Enteral Nutrition 2019 ASPEN. 2020;44(5):768-778.

11. Romanowski KS, Askari R. Overview of perioperative nutrition support – UpToDate www.uptodatw.com – Topics updated jun 2023.

12. Aguilar-Nascimento JE, Goelzer J. Early feeding after intestinal anastomose: risks or benefits?Rev Assoc Med Bras. 2002;48(4):348-52.

13. Laffitte AM, Polakowski CB, Kato M, Early oral re-feeding on oncology patients submitted to gastrectomy for gastric cancer. Arq Bras Cir Dig. 2015;28(3):200-3.

14. Lopes LP, Menezes TM, Toledo DO, DE-Oliveira ATT, Longatto-Filho A, Nascimento JEA. Early oral feeding post-upper gastrointestinal tract resection and primary anastomosis in oncology. Arq Bras Cir Dig. 2018;31(1):e1359.

15. Marquini GV, Pinheiro FEDS, Vieira AUDC, Pinto RMDC, Uyeda MGBK, Girão MJBC, et al. Preoperative Fasting Abbreviation and its Effects on Postoperative Nausea and Vomiting Incidence in Gynecological Surgery Patients. Rev Bras Ginecol Obstet. 2020;42(8):468-75. Epub 2020 Jun 19.

16. Aminah J, Loprinski CL. The role of parenteral and enteral/oral nutritional support in patients with cancer. UpToDate accessed July 29, 23

17. Romanowski KS, Askari R. Overview of perioperative nutrition support. UpToDated accessed July 29, 23.

18. Zhong JX, Kang K, Shu X. Effect of nutritional support on clinical outcomes in perioperative malnourished patients: a meta-analysis. Asia Pacific journal of clinical nutrition, 2015.

SEÇÃO VII

Paciente crítico

24

Abordagem nutrológica no grande queimado

Taline Alisson Artemis Lazzarin Silva
Paula Schimidt Azevedo Gaiolla
Filipe Welson Leal Pereira
Marcos Ferreira Minicucci

GRANDE QUEIMADO

A definição de grande queimado (GQ) varia de acordo com a idade do paciente e com a complexidade da queimadura. Fatores como a região acometida, tipo de lesão, natureza e grau da queimadura estão envolvidos nessa definição. De modo geral, em adultos, consideram-se GQ pacientes com queimaduras de segundo grau em mais de 20% da superfície corpórea, queimadura de terceiro grau em mais de 10% de superfície corpórea, queimadura de origem elétrica ou com acometimento de via aérea.[1]

Fisiopatologia

O dano térmico causado por queimaduras ocasiona uma resposta metabólica ao estresse. Os principais mecanismos subjacentes incluem alterações imunológicas, inflamatórias e endócrinas que atuam em duas principais fases. Imediatamente após a lesão os pacientes têm o período de redução do metabolismo e da perfusão tecidual, conhecido como fase de refluxo. Mas, progressivamente, essa fase é substituída pela fase de fluxo, caracterizada por circulação hiperdinâmica, hipermetabolismo, elevação de hormônios catabólicos (catecolaminas, cortisol, glucagon e dopamina), citocinas inflamatórias e espécies reativas de oxigênio. A nível celular, ocorre aumento do consumo de oxigênio para produção de adenosina trifosfato (ATP), utilizado para o metabolismo da glicose e dos ácidos graxos. No entanto, outros fatores, como o desacoplamento mitocondrial, interferem na síntese de ATP nesse cenário. O desacoplamento mitocondrial é caracterizado por alteração da permeabilidade de membrana, com dissipação do gradiente de prótons, interferência no transporte de elétrons e maior dificuldade na síntese do ATP.[2]

O estado hipermetabólico, resistência insulina e intenso catabolismo proteico são os principais determinantes dessa fase e os principais alvos da terapia nutrológica. O estado hipermetabólico caracteriza-se por aumento na demanda de nutrientes, no consumo de oxigênio e no gasto energético (GE). O hipermetabolismo secundário ao dano térmico pode persistir por vários meses após a lesão, o que difere da resposta metabólica ao trauma ou sepse, por exemplo, que ocorre em grau e duração significativamente menor. A resposta metabólica ao estresse é descrita em todos os pacientes críticos, mas a gravidade, extensão e magnitude são únicas no grande queimado. Além disso, no dano térmico há significativa perda de macronutrientes (proteínas) e micronutrientes (oligoelementos e vitaminas) pela própria área queimada.[2]

As principais consequências clínicas desse estado patológico incluem perda de massa muscular, comprometimento imunológico, retardo na cicatrização de feridas, disfunção orgânica e aumento da mortalidade.[2] Assim, diante desse cenário singular do GQ, a terapia nutrológica personalizada tem suma importância na recuperação dos pacientes.

TERAPIA NUTROLÓGICA

As principais diretrizes de prática clínica definem como ideal a nutrição enteral (NE) precoce, iniciada dentro de 24 horas após a lesão.[3-5]

A via enteral é segura e econômica. A presença de nutrientes no lúmen do intestino estimula a função das células intestinais, preserva a arquitetura e a função da mucosa, estimula o suprimento sanguíneo, diminui a translocação bacteriana e melhora a função imune associada ao intestino. Evidências apontam benefícios associados a NE precoce, como diminuição das concentrações de hormônios catabólicos circulantes (catecolaminas, cortisol e glucagon), menor perda de massa muscular, melhor cicatrização de feridas, menor risco de formação de úlceras e menor permanência na unidade de terapia intensiva. Apesar da predileção pela via enteral, no cenário de íleo prolongado ou intolerância à nutrição enteral, a nutrição parenteral torna-se necessária.

Devido à importância da nutrição, esta não deve ser adiada pelo posicionamento da sonda em região gástrica. Apesar de taxas mais baixas de pneumonia associada à alimentação pós-pilórica, não há diferença no tempo de internação ou mortalidade quando comparamos os locais de posicionamento da sonda. Assim, as principais diretrizes do assunto recomendam que a NE não deva ser adiada para obter acesso ao intestino delgado.[3-5]

Atenção especial deve ser dada para garantir o aporte nutricional adequado desses pacientes. Devido às extensas áreas de queimaduras, muitas vezes, os GQs requerem múltiplas cirurgias, o que, por sua vez, resultam em períodos prolongados de jejum perioperatório. Nesse sentido, a nutrição enteral intraoperatória propõe otimizar a nutrição em pacientes queimados. Falta na atualidade evidências de benefícios robustos inerentes à técnica; no entanto, isso é baseado em estudos limitados e mais estudos devem ser conduzidos nesse cenário para respaldar orientações consistentes a respeito.[6]

Gasto energético

A quantidade de calorias a ser administrada é de difícil mensuração e varia evolutivamente. Fatores que interferem nesta recomendação incluem o estado nutricional do paciente antes da admissão, o tempo decorrido até o início da dieta e a fase metabólica em que o paciente se encontra após o dano térmico. A técnica padrão ouro para cálculo do GE é a calorimetria indireta (CI). No entanto, a CI não é prática nem disponível para ser realizada rotineiramente na maioria dos serviços. Para doentes em ventilação mecânica, se a CI não estiver disponível, recomenda-se o cálculo do GE com uso do VCO_2 (consumo de gás carbônico) e VO_2 (consumo de oxigênio) obtido do ventilador mecânico (GE = $VCO_2 \times 8{,}19$).[3-5,7]

Outra forma para avaliar o GE consiste no uso das equações preditivas, que, apesar da elevada imprecisão, ainda consiste em prática comum. Não há superioridade comprovada para qualquer equação. No entanto, acredita-se que o uso de fórmulas fixas leva à subalimentação durante os períodos de maior utilização de energia e à superalimentação no final do tratamento. Nesse sentido, a ESPEN indica o uso da equação Toronto [GE = – 4343 + (10,5 × % superfície corpórea queimada) + (0,23 × ingestão calórica do dia anterior) + (0,84 × GE basal estimado por Harris Benedict) + (114 × temperatura em °C) – (4,5 × dias após a queimadura)] para os GQs. Sua indicação baseia-se no fato de ser dinâmica e considerar a variabilidade das necessidades energéticas à medida que a doença evolui.[3]

Necessidades de macronutrientes

Proteínas

A suplementação proteica é um dos pilares mais importantes da terapia nutrológica do GQ com o objetivo de atender às demandas, manter a massa corporal magra e fornecer substrato para a função imunológica e cicatrização de feridas.

A necessidade proteica está aumentada nos GQs devido à perda de proteínas pelo exsudato das feridas, catabolismo proteico, perda urinária e neoglicogênese. Estima-se perda de até 25% do peso corporal após a queimadura grave e uma quantidade significativa corresponde a perda de massa magra.[8]

As diretrizes atuais apresentam consenso para recomendação de dieta hiperproteica aos GQ, é proposto o aporte de 1,5 a 2,0 g/kg/dia para adultos. O fornecimento de doses supranormais de proteína não interrompe o catabolismo dos estoques endógenos de proteína, mas facilita a síntese proteica e reduz o balanço negativo de nitrogênio.[3-5]

Aminoácidos especiais

O aminoácido mais estudado no paciente queimado é a glutamina (GLN). A quei-

madura grave está tipicamente associada a diminuição significativa das concentrações de GLN. Pequenos estudos investigando a suplementação de glutamina em pacientes com queimaduras graves mostraram benefícios como redução da bacteremia, permanência hospitalar e mortalidade. Algumas diretrizes recomendavam a administração desse aminoácido na dose de 0,3 a 0,5 g/kg/dia via enteral por 10 a 15 dias. Porém, recentemente, foram publicados ensaios clínicos maiores seguidos de revisões e metanálises nas quais a suplementação de GLN não melhorou os resultados clínicos em pacientes adultos gravemente queimados.[9] Nesse sentido, atualmente os guidelines são controversos em relação à suplementação de glutamina.[4,7]

Outros aminoácidos, como alanina e arginina, também participam da composição muscular; no entanto, dados atuais são insuficientes e mais estudos são necessários antes que seu uso possa ser recomendado.[4]

Lipídios

A lipólise é suprimida como parte da resposta hipermetabólica, limitando o grau em que os lipídios podem ser usados como energia. Apenas 30% dos ácidos graxos livres disponíveis conseguem ser degradados, e o restante sofre reesterificação e se acumula no fígado, causando esteatose. Além disso, vários estudos sugerem que o aumento da ingestão de gordura afeta adversamente a função imunológica. Assim, apesar da importância dos lipídios em prevenir a deficiência de ácidos graxos essenciais, sua utilização é recomendada em quantidades limitadas.[10]

As evidências disponíveis até o momento apoiam o uso de dietas com muito baixo teor de gordura (< 15% do total de calorias) em GQ, com possíveis benefícios clínicos em comparação com maior teor, incluindo menos complicações infecciosas, tempo de internação hospitalar, síndrome do desconforto respiratório agudo e tempo de cicatrização.[10]

Além da quantidade, deve-se considerar a composição da gordura administrada. Ácidos graxos ômega-6 são metabolizados em ácido araquidônico, precursor de prostaglandinas e leucotrienos pró-inflamatórios. Já os ácidos graxos ômega-3 (AG ω-3) são metabolizados sem produzir compostos pró-inflamatórios e têm sido associados à melhora da resposta imune. Independentemente de seus efeitos anti-inflamatórios, acredita-se que o ômega-3 tenha propriedades anabólicas musculares, particularmente em associação com outros estímulos anabólicos, como ingestão de proteínas e atividade física. Apesar do embasamento teórico, o benefício clínico dos AG ω-3 sobre outros tipos de gordura ainda não está claro.[11]

Carboidratos

Dietas ricas em carboidratos promovem a cicatrização de feridas e conferem efeito poupador de proteínas. Isso torna os carboidratos parte importante da dieta do paciente queimado; no entanto, existe taxa máxima na qual a glicose pode ser metabolizada (7 g/kg/dia). Essa taxa pode ser menor do que a quantidade calórica necessária para evitar a perda de massa corporal magra, o que significa que pacientes gravemente queimados podem ter maiores necessidades de glicose do que pode ser administrado com segurança. A administração em excesso de carboidratos gera complicações como hiperglicemia, conversão de glicose em gordura, glicosúria, desidratação e problemas respiratórios.[12]

Além disso, outro ponto-chave do metabolismo dos carboidratos é que o ambiente hormonal de estresse promove resistência à insulina; portanto, infusões de insulina, em conjunto com dieta rica em carboidratos e proteínas, muitas vezes se

faz necessária. A hipoglicemia é um risco da terapia com insulina e os pacientes devem ser monitorados de perto para evitar tal complicação.[12]

Necessidades de micronutrientes

Os micronutrientes, ou seja, oligoelementos, vitaminas e eletrólitos, atuam no metabolismo dos macronutrientes, imunidade, defesa antioxidante, função endócrina, reparação gênica e sinalização celular. A queimadura leva a intenso estresse oxidativo, que combinado com a resposta inflamatória contribui para o esgotamento das defesas antioxidantes endógenas, que são altamente dependentes de micronutrientes. Verificou-se concentrações reduzidas de vitaminas A, C e D e ferro (Fe), cobre (Cu), selênio (Se) e zinco (Zn) nos grandes queimados.[12]

O fornecimento de micronutrientes pode ser promissor, porém carece de evidências clínicas. De tal forma que a atual recomendação sugere que os micronutrientes devem ser fornecidos diariamente na terapia nutrológica, em doses relatadas como seguras, porém sem padronização de dosagem, frequência, duração e via de terapia. Devido à ausência de padronização, para auxílio na prescrição dos micronutrientes, recomendamos consultar as *Dietary reference intakes (DRI)*. Destacamos, ainda, que nenhum micronutriente deve ser ofertado como monoterapia em altas doses sem deficiência comprovada. Assim, no Quadro 1 temos um resumo das principais recomendações.

ATIVIDADE FÍSICA

A terapia nutrológica pode ser mais eficaz para manter a massa muscular se combinada com atividade física. De fato, a imobilização prejudica a resposta de síntese muscular. A mobilização e a reabilitação

QUADRO 1   Principais recomendações na terapia nutrológica do grande queimado

	Recomendação dietéticas
Oferta energética	Avaliar GE com calorimetria indireta (padrão-ouro), VCO_2 ou equações preditivas (p. ex., Toronto). Início de dieta nas primeiras 24 horas, via enteral preferencialmente.[3-5]
Proteínas	1,5-2 g/kg/dia.[3-5]
Glutamina	Indicação controversa. Se prescrito, utilizar na dose de 0,3-0,5 g/kg/dia via enteral por 10-15 dias.[7,9]
Lipídios	< 15% do total de calorias; preferencialmente ômega-3.[10]
Carboidratos	Máximo 7 g/kg/dia, associado a insulinoterapia se necessário.[12]
Micronutrientes	Reposição diária necessária (de acordo com as DRI). Não realizar monoterapia em altas doses sem deficiência documentada.[12]

DRI: dietary reference intakes; GE: gasto energético; VCO_2: consumo de gás carbônico.

precoce foram recentemente recomendadas para reduzir a fraqueza muscular em pacientes queimados. Supõe-se também que melhorem a função pulmonar e atenuem a resistência anabólica.[13]

TERAPIA MEDICAMENTOSA

Várias estratégias farmacológicas foram estudadas para reduzir o catabolismo e/ou melhorar o anabolismo no GQ. Nesse sentido, agentes anabolizantes, como hormônio de crescimento, oxandrolona, fator de crescimento semelhante à insulina e sua proteína de ligação, bem como medicamentos como propranolol e antidiabéticos (análogos do GLP-1, metformina, pioglitazonas) foram estudados e podem compor a terapêutica em situações específicas.[12]

ACOMPANHAMENTO

Os principais objetivos do monitoramento da terapia nutrológica são garantir que as necessidades de macro e micronutrientes sejam prescritas e fornecidas; prevenir ou detectar possível complicação; monitorar a resposta e detectar as síndromes de superalimentação ou realimentação.

Variáveis comumente utilizadas para tal monitorização incluem dosagens laboratoriais, como exames de função e lesão hepática, eletrólitos, enzimas colestáticas, albumina, glicemia e triglicérides. O balanço nitrogenado, antropometria e avaliação da composição corporal também podem ser utilizados na monitorização, porém com a ressalva de que cada técnica contém sua limitação. Nenhum método individual é universalmente confiável ou aplicável para o acompanhamento de pacientes queimados, e o quadro clínico geral deve ser incorporado à avaliação.[12]

Perspectivas futuras para a monitorização dos GQ incluem uso da ultrassonografia muscular, bem como uso de novos biomarcadores como análise de proteômica e metabolômica.[14]

TERAPIA NUTROLÓGICA APÓS A ALTA

É importante que os pacientes continuem a receber nutrição adequada após a alta hospitalar, mas praticamente não existem dados sobre a dieta ideal após a fase aguda. Como o estado hipermetabólico pode persistir por mais de um ano após a queimadura, o aumento da ingestão calórica com alto componente proteico é geralmente recomendado nesse primeiro ano após a alta. O exercício de resistência também é recomendado para combater a perda contínua de massa muscular. Avaliações nutrológicas devem ser consistentes no acompanhamento ambulatorial de pacientes queimados.[12,13]

CONCLUSÃO

O GQ é submetido a estresse extremo associado a uma resposta metabólica única. A abordagem nutrológica é importante pilar terapêutico nesses pacientes. Avaliação cautelosa e seriada das necessidades energéticas deve ser realizada. No cenário atual, destaca-se a manutenção da dieta hiperproteica, e há controvérsia em relação à suplementação de glutamina.

REFERÊNCIAS

1. Piccolo NS, Correa MD, Amaral CR, Leonardi DF, Novaes FN, Prestes MA, et al. Queimaduras. Sociedade Brasileira de Cirurgia Plástica. In: Projeto Diretrizes. São Paulo: Associação Médica Brasileira, Conselho Federal de Medicina; 2011.
2. Houschyar M, Borrelli MR, Tapking C, Maan ZN, Rein S, Chelliah MP, et al. Burns: modified metabolism and the nuances of nutrition therapy. J Wound Care. 2020;29(3):184-91.
3. Rousseau AF, Losser MR, Ichai C, Berger MM. ESPEN endorsed recommendations: Nutritional therapy in major burns. Clin Nutr. 2013;32(4):497-502.
4. Castro MG, Ribeiro PC, Matos LBN, Abreu HB, Assis T, Barreto PA, et al. Diretriz BRASPEN de Terapia Nutricional no Paciente Grave. BRASPEN Journal. 2023;38(2).
5. McClave SA, Taylor BE, Martindale RG, Warren MM, Johnson DR, Braunschweig C, et al. Society of Critical Care Medicine; American Society for Parenteral

and Enteral Nutrition. Guidelines for the provision and assessment of nutrition support therapy in the adult critically Ill patient: Society of Critical Care Medicine (SCCM) and American Society for Parenteral and Enteral Nutrition (A.S.P.E.N.). JPEN J Parenter Enteral Nutr. 2016;40(2):159-211. Erratum in: JPEN J Parenter Enteral Nutr. 2016;40(8):1200.
6. Pham CH, Fang M, Vrouwe SQ, Kuza CM, Yenikomshian HA, Gillenwater J. Evaluating the safety and efficacy of intraoperative enteral nutrition in critically Ill burn patients: a systematic review and meta-analysis. J Burn Care Res Off Publ Am Burn Assoc. 2020;41(4):841-8.
7. Singer P, Blaser AR, Berger MM, Calder PC, Casaer M, Hiesmayr M, et al. ESPEN practical and partially revised guideline: Clinical nutrition in the intensive care unit. Clin Nutr. 2023 Jul 15;42(9):1671-1689.
8. Newsome TW, Mason AD Jr, Pruitt BA Jr. Weight loss following thermal injury. Ann Surg. 1973;178(2):215-7.
9. Ortiz-Reyes L, Lee ZY, Chin Han Lew C, Hill A, Jeschke MG, Turgeon AF, et al. The efficacy of glutamine supplementation in severe adult burn patients: a systematic review with trial sequential meta-analysis. Crit Care Med. 2023.
10. Shields BA, VanFosson CA, Pruskowski KA, Gurney JM, Rizzo JA, Cancio LC. High-carbohydrate vs high-fat nutrition for burn patients. Nutr Clin Pract Off Publ Am Soc Parenter Enter Nutr. 2019; 34(5):688-94.
11. Siritientong T, Thet D, Buangbon M, Nokehoon P, Leelakanok N, Methaneethorn J, et al. Nutritional support with omega-3 fatty acids in burn patients: a systematic review with meta-analysis of randomized controlled trials. Nutrients. 2022;14(14):2874.
12. Clark A, Imran J, Madni T, Wolf SE. Nutrition and metabolism in burn patients. Burns Trauma. 2017;17;5:11.
13. Rousseau AF, Pantet O, Heyland DK. Nutrition after severe burn injury. Curr Opin Clin Nutr Metab Care. 2023;26(2):99-104.
14. Huang J, Chen Y, Guo Z, Yu Y, Zhang Y, Li P, et al. Prospective study and validation of early warning marker discovery based on integrating multi-omics analysis in severe burn patients with sepsis. Burns Trauma. 2023;11:tkac050.

25

Manejo nutrológico no paciente crítico

Giovana Delboni
Rebeca Klarosk Ismael
Edvaldo Guimarães Júnior
Ederlon Alves de Carvalho Rezende

INTRODUÇÃO

A doença grave se associa a um estado de estresse catabólico decorrente de trauma, sepse ou qualquer outra agressão aguda que cause a resposta inflamatória sistêmica, podendo assim causar disfunção de múltiplos órgãos, aumento da morbidade, mortalidade, hospitalização prolongada e aumento dos custos hospitalares.[1,2] Diante de tal situação, a terapia nutrológica tem grande impacto, que pode ser negativo ou positivo, na evolução do paciente crítico, a depender de como seja conduzida. O suporte nutrológico nesse cenário pode ser, portanto, decisivo para uma boa evolução dos pacientes.[1,2]

A terapia nutrológica enteral precoce, a oferta adequada de macro e micronutrientes e o controle glicêmico podem melhorar o curso clínico do doente crítico, além de reduzir as complicações e o tempo de internação na unidade de terapia intensiva.[1-3]

O paciente crítico internado em unidade de terapia intensiva (UTI) frequentemente se encontra em estado hipermetabólico. A imobilidade prolongada e a dificuldade de alimentação potencializam o catabolismo e predispõem ao déficit nutricional; alguns fatores como idade avançada e desnutrição preexistentes potencializam e agravam o problema.[1,2]

A terapia nutricional nesses pacientes tem como objetivos preservar a massa magra, manter a função imune, evitar complicações metabólicas, atenuar a resposta metabólica ao estresse, prevenir o dano oxidativo celular e modular a resposta imune de maneira favorável.[1,3]

Na escolha da adequada terapia nutricional e de sua via de administração devem ser levados em consideração alguns fatores, como o diagnóstico e as condições clínicas do paciente. A via enteral é a mais fisiológica e sempre que possível deve ser preferível. Nos casos em que não seja possível utilizá-la, a via parenteral será a indicada, tanto para suplementar a nutrição enteral como para suprir toda a demanda de nutrientes de que o paciente necessite naquele momento.[1,2]

A oferta calórica deve atender às necessidades basais do paciente, e a proteica, garantir material para síntese proteica. Minerais, vitaminas e água devem ser ajustados e individualizados para as necessidades e o quadro clínico de cada paciente.[1,2]

Pacientes com instabilidade hemodinâmica importante, traduzida por necessidades de doses de drogas vasoativas crescentes e manutenção de lactato sérico > 2,2 mmol/L, acidose metabólica pH < 7,25, nessa fase de gravidade, não se beneficiariam de nutrição.[3,4]

Muitos são os desafios para achar a melhor forma para nutrir adequadamente o paciente sob estresse fisiológico. Protocolos institucionais devem ser elaborados e seguidos, com o objetivo de orientar a condução da terapia nutricional no paciente crítico.[3]

RESPOSTA METABÓLICA NO PACIENTE CRÍTICO

No que se refere à resposta metabólica ao estresse, pode-se caracterizá-la basicamente em três fases: fase do refluxo, fase catabólica e fase anabólica.[1,2]

A fase de refluxo se caracteriza por alterações circulatórias que requerem manobras de ressuscitação com fluidos, sangue e derivados e dura cerca de 8 a 24 horas. A fase catabólica geralmente tem duração de 3 a 10 dias, conhecida como resposta de fase aguda, podendo estender-se por um tempo maior. Fase essa desencadeada por citocinas liberadas pelos linfócitos e macrófagos, interleucina-1, interleucina-6 e fator de necrose tumoral alfa. Nessa fase ocorre perda de massa muscular, balanço nitrogenado negativo, aumento da necessidade proteica e redistribuição dos aminoácidos dos tecidos periféricos para os órgãos esplâncnico, sendo os aminoácidos mobilizados do músculo esquelético, tecido conjuntivo e intestino para promover a cicatrização das feridas e a síntese hepática de proteínas de fase aguda, e se tornam substrato para a gliconeogênese. Ocorre diminuição da síntese de albumina, aumentando a síntese de proteínas de fase aguda, entre elas, proteína C-reativa, mucoproteínas, fibrinogênio, transferrina, ceruloplasmina e fatores do complemento. Há uma mobilização e aumento da utilização de nutrientes como ácidos graxos, aminoácidos e glicose. Na fase anabólica inicia-se com a regressão do catabolismo e o início do anabolismo, fase na qual começam os processos de síntese e reparação.[1,2]

FASES DA RESPOSTA INFLAMATÓRIA

Muitos dos pacientes internados em Unidade de Terapia Intensiva (UTI) apresentam a chamada SIRS (*systemic inflammatory response syndrome*) ou síndrome da resposta inflamatória sistêmica, a qual consiste em uma resposta inflamatória exacerbada diante da determinada agressão (cirurgia, traumatismo, infecções) (Figura 1). Durante a SIRS, há liberação de citocinas inflamatórias e anti-inflamatórias e de proteínas de fase aguda, as quais encontram-se elevadas durante a resposta inflamatória. Quando não há uma resposta equilibrada entre mediadores pró-inflamatórios e anti-inflamatórios, ocorre um estado de inflamação persistente, denominado PICS (*persistent inflammation-immunossupression and catabolism syndrome*) ou síndrome da inflamação, imunossupressão e catabolismo persistentes. Os pacientes com PICS encontram-se cronicamente inflamados, com disfunções orgânicas controladas e episódios de infecção repetidos. Os avanços em terapias de suporte à vida contribuíram para o surgimento do doente "crítico crônico". Do ponto de vista nutricional, esses pacientes desenvolvem uma perda de massa magra importante e frequentemente associada a desfechos negativos.[5]

Como já visto anteriormente, a inflamação leva ao hipermetabolismo, com aumento da taxa metabólica basal e comprometimento da síntese de proteínas. Os resultados desse processo são: maior incidência de infecções, dificuldade de cicatrização e perda de força muscular.[5]

Os objetivos da terapia nutricional são manter a síntese de proteínas de fase aguda, preservar as funções imunológicas e orgânicas e atenuar a resposta catabólica.[5]

DESNUTRIÇÃO NO PACIENTE GRAVE

A desnutrição no paciente crítico é consequência de toda a resposta inflamatória e alteração metabólica desencadeada pela doença de base. A perda de massa muscular é progressiva e inevitável, seja qual for a condição prévia à internação do paciente na unidade de terapia intensiva.[1,3]

A principal fonte de aminoácidos para a neoglicogênese e síntese de proteínas de fase aguda provém do tecido muscular esquelético, levando à sarcopenia. Grande parte dos pacientes que sobrevivem à internação na UTI permanecerão com sequelas graves, como fraqueza muscular, fragilidade, disfunção respiratória etc.[1]

O comprometimento do estado nutricional do paciente crítico é multifatorial: gravidade da doença e estado inflamatório, idade do paciente e má condução da terapia nutricional. Além disso, a desnutrição pode ser preexistente, agravando-se após a internação em UTI. Uma estratégia nutricional adequada pode reduzir as consequências do catabolismo exacerbado, contribuindo para uma melhor evolução clínica.[1,3]

SÍNDROME DE REALIMENTAÇÃO

A síndrome de realimentação (SR), inicialmente descrita em prisioneiros após a

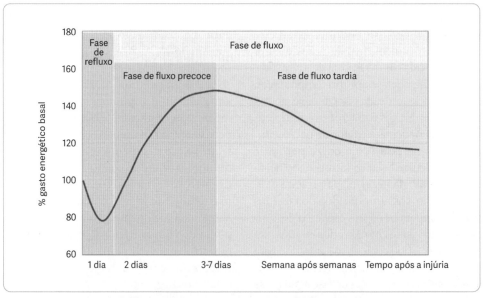

FIGURA 1 Resposta metabólica à injúria proposta por Cuthberston et al. Uma fase de refluxo curta caracterizada por hipermetabolismo ocorre imediatamente após a injúria e é caracterizada por uma diminuição na taxa metabólica, consumo de oxigênio, temperatura corporal e atividade enzimática. A fase de refluxo é seguida por uma fase com fluxo metabólico mais longo, caracterizada por um aumento no catabolismo, com um alto consumo de oxigênio e uma elevada taxa de GEB.

Fonte: adaptada de Delsoglio et al.[6]

Segunda Guerra Mundial, alimentados após períodos prolongados de jejum, nos quais foi observada a ocorrência de alterações cardíacas como arritmias até estados de falência cardíaca com morte súbita, sintomas respiratórios e neurológicos, manifestados poucos dias após retomarem a nutrição.[7,8]

A síndrome tem espectro que vai de sintomas desde leves até potencialmente letais, pode ser definida como uma manifestação clínica complexa, que engloba alterações hidroeletrolíticas potencialmente graves de eletrólitos e fluidos corporais; estas podem ocorrer em consequência do suporte nutricional (oral, enteral ou parenteral), fornecido a pacientes desnutridos.[8]

A SR está associada a anormalidades metabólicas graves, como desequilíbrio no metabolismo da glicose, hipofosfatemia, hipocalemia, hipomagnesemia e deficiência de tiamina, independentemente da via enteral ou parenteral.[9]

Qualquer paciente que tenha recebido pouca ou nenhuma ingestão nutricional por vários dias consecutivos ou que esteja passando por um período em que esteja metabolicamente estressado devido a uma doença crítica ou uma cirurgia de grande porte está em risco de ter síndrome de realimentação. Quanto mais fatores de risco o paciente possuir, maior o risco de desenvolvimento.[9]

A SR pode ocorrer em pacientes com neoplasias, distúrbios alimentares, síndrome do intestino curto, uso crônico de álcool e drogas, déficit de crescimento, Kwashiorkor/marasmo, diabéticos crônicos, uso crônico de diuréticos, doença inflamatória intestinal, pancreatite crônica, uso prolongado de antiácidos, hiperêmese gravídica, doenças infecciosas crônicas, como Aids, tuberculose, fibrose cística, doença cardíaca congênita, pós-operatório, idosos, obesos mórbidos com grande perda de peso, doentes críticos e população de pacientes sem teto.[7-9]

Em relação à fisiopatologia, no início da privação alimentar ocorre a queda na glicemia, implicando queda na insulina e aumento do glucagon. Essa alteração inicial estimula a glicogenólise no fígado e a lipólise dos triglicerídeos nas reservas de gordura, produzindo assim ácidos graxos e glicerol, utilizados pelos tecidos como fonte de energia e convertidos em corpos cetônicos no fígado.[7,8,10] À medida que as reservas de glicogênio vão se esgotando, a gliconeogênese no hepatócito é estimulada e usa como substrato os aminoácidos (do tecido muscular), lactato e glicerol; essa reação resultará na síntese de glicose para o uso no cérebro e células. Em decorrência dessas mudanças, o organismo começa a utilizar proteínas e gorduras para fonte primordial de energia, ocorrendo assim uma diminuição importante da taxa metabólica.[8]

Na tentativa de conservar proteínas e tecidos musculares, o corpo diminui o uso de corpos cetônicos e utiliza ácidos graxos, estimulando o cérebro a trocar a glicose pelos corpos cetônicos como fonte principal de energia. O fígado diminui a taxa de gliconeogênese; nesse processo, vários minerais intracelulares são depletados.[8]

Ao reiniciar a nutrição ocorre uma transição abrupta de um estado catabólico para um estado anabólico. Quando há um estado catabólico, a oxidação de ácidos graxos se torna a principal fonte de energia, já no estado anabólico, temos predomínio da utilização de carboidratos para a geração de energia. Na realimentação, muitas alterações metabólicas e hormonais ocorrem. A glicose, ao ser absorvida, aumenta a glicemia sérica, que proporciona um aumento na insulina e diminuição do glucagon, culminando na síntese de glicogênio, gordura e proteínas. No estado anabólico alguns elementos são fundamentais, como o potássio, fósforo, magnésio e a tiamina. Ocorre a promoção da entrada dos eletrólitos na célula pela ação da insulina, o que culmina em diminuição de seus níveis séricos, em consequência a água passa para o meio intracelular por osmose.[8]

Após o compartimento intracelular ser esgotado, ocorre um rápido esgotamento dos íons extracelulares. Com o objetivo de manter o gradiente osmótico neutro, homeostase, o sódio é retido, a água causa hipervolemia e edema, que causam anasarca. Essa hipervolemia e o deslocamento de eletrólitos aumentam o trabalho e a frequência cardíaca, levando a insuficiência cardíaca aguda.[10]

Os eletrólitos possuem uma função importante na homeostase do organismo, e a mobilização de carboidratos para o meio intracelular ocasiona a utilização de tiamina como cofator em várias atividades enzimáticas; sendo assim, a administração de tiamina intravenosa antes da realimentação pode reduzir os riscos de hipotiaminemia aguda e seus sintomas.[9]

A deficiência de tiamina, coenzima essencial ao metabolismo dos carboidratos, pode levar à síndrome de Korsakoff e à encefalopatia de Wernicke (anormalidades oculares, ataxia, confusão mental, hipotermia e coma).[8-10]

Graus variados de depleção de fosfato, magnésio, potássio e tiamina podem ocorrer na SR e, portanto, os efeitos clínicos também variam.[7] Etilistas crônicos e pacientes em jejum prolongado são mais vulneráveis às consequências metabólicas de múltiplas deficiências minerais e elementares independentes. A apresentação dos sinais e sintomas varia de acordo com a variação da intensidade dos distúrbios eletrolíticos.[8]

A presença de hipofosfatemia está relacionada à ocorrência da SR em pacientes críticos, principalmente na população de idosos, sendo a manifestação predominante da síndrome de realimentação a hipofosfatemia (fósforo < 2,5 mg/dL).

Uma vez que o fósforo pode ser encontrado em alimentos como carnes, peixes, laticínios, nozes e soja, sua deficiência pode ser considerada uma condição rara nas populações com dieta normal. Porém, em indivíduos internados principalmente em UTI, ocorre em média com 30% dos pacientes, estando a hipofosfatemia relacionada à ocorrência de SR nesses pacientes críticos, principalmente nas primeiras 72 horas de alimentação.[7,10]

Uma função importante do fósforo é participar do armazenamento de energia na forma de ATP, sendo responsável também pela afinidade na ligação entre a hemoglobina e o oxigênio.[8,9]

A hipofosfatemia severa < 1,5 mg/dL pode produzir manifestações graves como a rabdomiólise aguda, disfunção hematológica, insuficiência respiratória, cardiopatia e alterações neurológicas, fraqueza muscular, mialgia, parestesias, plaquetopenia e hemólise.[7]

O potássio é um cátion intracelular importante e depletado em pacientes desnutridos. Tendo sua concentração corporal total regulada pelos rins, pelo aumento da aldosterona, na dieta hipercalêmica e pelo aumento de sódio no túbulo distal. A hipocalemia pode causar alterações eletroquímicas nos potenciais de membrana celular, produzindo arritmias, hipotensão, constipação intestinal, íleo paralítico e alcalose metabólica.[7,8]

Em casos de hipocalemia severa, concentração plasmática abaixo de 3,0 mEq/L pode causar alterações importantes, como, principalmente, a arritmia cardíaca e a hipomotilidade intestinal.[7,8]

O magnésio é cátion intracelular abundante e essencial para o funcionamento celular, estando envolvido como cofator em muitas reações enzimáticas. E participa de inúmeros processos metabólicos, atuando no metabolismo de carboidratos e na regulação da secreção e ação da insulina. Sendo íon necessário para a integridade estrutural do DNA, RNA e ribossomos, pode afetar o potencial de membranas, e sua deficiência pode levar à disfunção cardíaca e a complicações neuromusculares como tetania, ataxia, convulsões, tremores e arritmias.[7,8]

A SR está associada com a hipomagnesemia, resultado do movimento para o meio intracelular de íons decorrentes de dietas contendo alto teor de carboidratos e baixo deste cátion; baixas concentrações séricas prévias de magnésio podem exacerbar a hipomagnesemia. Quando severa, definida como Mg sérico < 1,0 mEq/L, poderá resultar em complicações clínicas.[7]

Em relação ao manejo clínico desses pacientes, a prevenção e a identificação precoce constituem pilares fundamentais para evitar o desenvolvimento da SR. Uma equipe multidisciplinar deve fazer o acompanhamento desses pacientes.[8]

Uma ferramenta extremamente útil para a identificação dos pacientes em risco de SR são os critérios da National Institute for Health and Care Excellence (NICE).[8]

Paciente com um ou mais dos seguintes: índice de massa corporal (IMC) menor que 16 kg/m²; perda de peso não intencional maior que 15% do peso corpóreo entre os últimos 3 a 6 meses; mínima ou nenhuma nutrição por mais de 10 dias; baixos níveis de fósforo, potássio e magnésio antes da alimentação.[8]

Paciente com dois ou mais dos seguintes: IMC menor que 18,5 kg/m²; perda de peso não intencional maior que 10% do peso corpóreo entre os últimos 3 a 6 meses; mínima ou nenhuma nutrição por mais de 5 dias; histórico de abuso de álcool ou drogas, incluindo insulina, quimioterapia, antiácidos e diuréticos.[8]

Para iniciar a terapia nutricional, seja por via oral, enteral ou parenteral, é funda-
mental o estabelecimento de metas nutricionais, para que a reintrodução da dieta seja feita com cautela e de modo gradual, com reposição de eletrólitos, minerais e vitaminas. A reposição pode ocorrer antes ou em paralelo com o início da dieta.[7]

Em relação à reposição de vitaminas, pode ser feita com tiamina 200 a 300 mg por dia, complexo B, polivitamínicos.[10] Essa suplementação deve ser mantida por pelo menos dez dias. Já para os pacientes em risco moderado, que não se alimentaram adequadamente por cinco dias ou mais, a recomendação é de que não seja ofertado mais do que 50% de suas necessidades diárias, com progressão lenta e avaliando se não ocorreram alterações significativas. Para os pacientes de alto risco, iniciar com 10 kcal/kg/dia, podendo chegar à meta da dieta entre o quarto e o sétimo dia. Em pacientes extremamente desnutridos, com IMC menor que 14 ou má alimentação por 2 semanas ou mais, a dieta deverá iniciar com 5 kcal/kg/dia, com monitorização cardiológica devido ao risco de arritmias, dando atenção também para evitar o excesso de volume. Diariamente devem ser verificados os níveis de eletrólitos durante a primeira semana; e na segunda podem ser reduzidos para 3 vezes por semana.[8]

A tiamina deve ser administrada cerca de 30 minutos antes do início da nutrição para prevenir a encefalopatia de Wernicke. O monitoramento de ECG é recomendado em pacientes com risco SR grave. Se K < 2,5 mmol/L, PO4 < 0,32 mmol/L, Mg < 0,5 mmol/L, monitorização cardíaca deve ser considerada. A ingestão de sódio e a monitorização da ingesta de água deve ser restrita se ocorrer edema. A correção rápida de distúrbios eletrolíticos durante a alimentação é a melhor prática.[10]

A fisiopatologia da SR pode ser resumida na Figura 2.

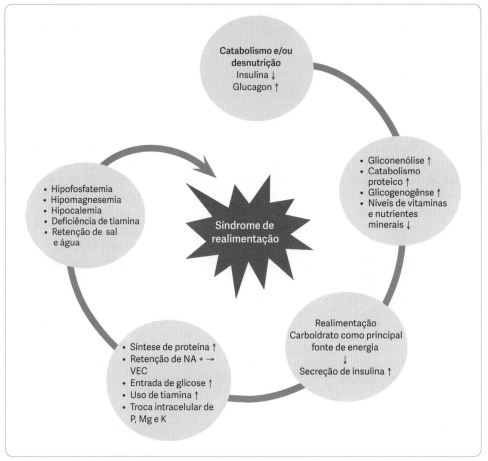

FIGURA 2   Fisiopatologia da SR.
Fonte: Aubry et al.[10]

AVALIAÇÃO DO ESTADO NUTRICIONAL

A triagem nutricional é a primeira etapa do processo de cuidado nutricional, cujo objetivo é reconhecer pacientes em risco de desnutrição, estabelecer o diagnóstico nutricional e implementar a terapia nutricional adequada. Pacientes em risco nutricional, ou já desnutridos, apresentam um aumento do tempo e do custo da internação, maior número de complicações e maior risco de mortalidade. A avaliação do estado nutricional do paciente crítico deve ser precoce, em até 24 a 48 horas de admissão em UTI.[1,11]

A avaliação do estado nutricional do paciente é feita através de exame físico, história clínica e medidas antropométricas (peso, altura, IMC, prega tricipital, circunferência média do braço).[1,11] Existem vários instrumentos para realizar a triagem nutricional no paciente hospitalizado, eles são compostos por fatores de risco clássicos para determinar a desnutrição. Isso inclui a perda ponderal recente, baixo índice de massa corporal, alteração da ingestão alimentar e sintomas gastrointestinais.[11] Destacam-se a Miniavaliação Nutricional (MAN), a Ferramenta de Triagem de Desnutrição (MST) e o Instrumento Universal de Triagem de Desnutrição (MUST).[12]

Porém, no paciente crítico, devido à dificuldade em se realizar medidas antropométricas, essa ferramenta possui uso restrito. Além disso, a dosagem de albumina e pré-albumina, que são marcadores de síntese proteica, não é medida fidedigna para avaliação do estado nutricional do paciente crítico, pois nessa situação reflete a resposta de fase aguda e não o estado nutricional.[1] Considerando que o estado inflamatório persistente e o hipercatabolismo dos pacientes graves seja responsável pelo processo de desnutrição, conclui-se que o risco nutricional do paciente critico não depende apenas do estado nutricional, mas também da gravidade da sua doença.[13]

As ferramentas mais validadas pelas diretrizes para a avaliação do estado nutricional do paciente crítico são Nutrition Risk in Critically Ill (NUTRIC) e NRS-2002, uma vez que contemplam a avaliação de gravidade da doença crítica. Destaca-se que o NUTRIC possui uma análise mais acurada da gravidade, pois usa um conjunto de índices prognósticos de UTI, o Acute Physiology and Chronic Health Evaluation II (APACHE II), e o Sepsis-Related Organ Failure Assessment (SOFA). Considera-se risco nutricional quando NRS é maior que 3 e alto risco com NRS maior que 5, ou NUTRIC maior que 5 quando se inclui a interleucina 6 e maior que 6 quando a IL-6 não está inclusa.[1]

O sistema de pontuação NUTRIC foi concebido para quantificar o risco de doentes críticos desenvolverem efeitos adversos potencialmente modificáveis por terapia nutricional agressiva. A pontuação, de 0-10, é baseada em seis variáveis explicadas na Tabela 1. O sistema de pontuação é demonstrado nas Tabelas 2 e 3.

TABELA 1 Variáveis NUTRIC Score

Parâmetros	Intervalo	Pontuação
Idade	< 50	0
	50 ≤ 75	1
	≥ 75	2
APACHE II (Acute Physiology and Chronic Health Evaluation II)	< 15	0
	15 ≤ 20	1
	20-28	2
	≥ 28	3
SOFA (Sepsis-Related Organ Failure Assessment)	< 6	0
	6 ≤ 10	1
	≥ 10	2
Número de comorbidades	0-1	0
	≥ 2	1
Dias de internamento antes da admissão à UTI	0 ≤ 1	0
	≥ 1	1
IL-6	0-1< 400	0
	≥ 400	1

Fonte: adaptada de Heyland.[14]

TABELA 2   Sistema de pontuação NUTRIC Score: IL-6 disponível

Pontuação	Categoria	Explicação
6-10	Pontuação alta	Associado a piores resultados clínicos (mortalidade, ventilação) Esses doentes têm maior probabilidade de se beneficiar de uma terapia nutricional agressiva.
0-5	Pontuação baixa	Esses doentes apresentam baixo risco nutricional.

Fonte: adaptada de Heyland.[14]

TABELA 3   Sistema de pontuação NUTRIC Score: IL-6 indisponível*

Pontuação	Categoria	Explicação
5-9	Pontuação alta	Associado a piores resultados clínicos (mortalidade, ventilação) Esses doentes têm maior probabilidade de se beneficiar de uma terapia nutricional agressiva.
0-4	Pontuação baixa	Esses doentes apresentam baixo risco nutricional.

* É aceitável não incluir IL-6 quando não é utilizada por rotina; foi demonstrado ter um valor muito baixo na predição global da pontuação NUTRIC score.
Fonte: adaptada de Heyland.[14]

QUANDO E COMO INICIAR A TERAPIA NUTRICIONAL NO PACIENTE CRÍTICO?

O início da terapia nutricional no paciente crítico deve ser precoce, ou seja, em até 48 horas, desde que não haja instabilidade hemodinâmica. A via preferencial de administração da TN é a oral ou enteral, caso haja viabilidade do trato gastrointestinal (Figura 3). O uso de droga vasoativa por si só não contraindica o início ou manutenção da TN. No entanto, doses crescentes de aminas vasoativas, hipotensão e aumento dos níveis de lactato constituem sinais de instabilidade hemodinâmica e devem ser valorizados na decisão de não iniciar ou de descontinuar qualquer tipo de terapia nutricional, seja enteral ou parenteral. Com base nos dados existentes, a dose considerada segura para início de terapia nutricional no paciente crítico não deve ultrapassar 0,1 a 0,3 mcg/kg/min, sendo doses acima de 0,5 mcg/kg/min de maior risco.[11]

A análise do gasto energético por calorimetria indireta (CI) é o padrão-ouro para estimar as necessidades energéticas no paciente crítico. O princípio da CI consiste em quantificar o consumo de O_2 e a produção de CO_2. O uso da calorimetria indireta, no entanto, não está disponível na maioria dos hospitais. Para estimar o gasto energético do paciente crítico, usam-se as equações preditivas ou fórmula de bolso.[1,12]

DIETA ENTERAL

Como já visto anteriormente, a doença crítica ocasiona alterações metabólicas e hormonais que levam a um estado de inflamação, resultando em aumento do gasto energético de repouso e, principalmente, catabolismo proteico. A resposta metabólica ao estresse pode ser atenuada pela adequada oferta de macro e micronutrientes através da introdução precoce da dieta enteral em pacientes estáveis hemodinamicamente.[1,15] A terapia nutricional enteral (TNE) ajuda a minimizar o hipermetabolismo e o catabolismo associados à resposta inflamatória, favorece o trofismo intestinal, contribuindo para a manutenção da função de barreira dos enterócitos. A TNE está contraindicada em pacientes com instabilidade hemodinâmica, hipoxemia e acidose graves (não compensadas), hemorragia digestiva alta, débito de resíduo gástrico maior que 500 mL em 6 horas, isquemia intestinal, obstrução intestinal, síndrome compartimental abdominal e fístula intestinal de alto débito quando a sonda nasoenteral distal (pós-pilórica) não estiver disponível.[13,15]

A sonda deve estar em posição gástrica como padrão. O posicionamento da sonda em região pós-pilórica deve ser reservado para pacientes com alto risco para aspiração, intolerância à dieta não resolvida com procinéticos ou se contraindicada clinicamente a alimentação via gástrica.[11,12,15] Sintomas e sinais observados em pacientes com intolerância à dieta são: vômitos, diarreia, resíduo gástrico aumentado e distensão abdominal. Para a administração da dieta enteral, a cabeceira deve ser mantida elevada entre 35° e 45° a fim de evitar broncoaspiração e, consequentemente, pneumonia.[1,3]

Apesar de não haver superioridade na infusão contínua de dieta enteral sobre a administração intermitente, a infusão contínua costuma ser mais bem tolerada pelos pacientes, além de oferecer menor risco de aspiração, menor incidência de diarreia e vômitos e maior facilidade em fornecer maior aporte energético.[1,11]

OFERTA CALÓRICA E PROTEICA

A oferta de calorias inicial recomendada para o paciente crítico utilizando a calorimetria indireta é de 70% do gasto energético total (GET), calculado através da taxa metabólica basal (TMB) aferida pelo exame. Ao optar pela utilização das equações preditivas também devem ser respeitados 70% do GET encontrado. Na utilização da fórmula de bolso, deve-se ofertar entre 15 e 20 kcal/kg/dia. A oferta deve ser progressiva, atingindo a

meta de 2 e 3 dias de infusão. Após o terceiro ou quarto dia de TN pode-se evoluir para 100 do GET ou utilizando a fórmula de bolso entre 20 e 25 kcal/kg/dia. A meta calórica pode ser atingida em até 7 dias, mas o ideal é que seja atingida antes. A dose de proteína deve ser de 1,2 a 2 g/kg/dia, segundo a ASPEN, e 1,3 g/kg/dia, segundo a ESPEN.[11,16]

Nos pacientes obesos críticos também existem diferenças entre as recomendações internacionais. Deve-se utilizar, segundo a ASPEN, a oferta de 11 a 14 kcal/kg/dia do peso real para pacientes com IMC entre 30 e 50 kg/m^2 e 22 a 25 kcal/kg/dia do peso ideal para IMC maior que 50 kg/m^2. Em relação à oferta proteica, deve-se fornecer 2 g/kg/dia também do peso ideal, caso IMC entre 30 a 40kg/m^2, e até 2,5g/kg/dia se IMC maior que 40 kg/m^2. Já a ESPEN preconiza oferta calórica de 20 a 25 kcal/kg/dia do peso ajuste e recomenda que a oferta proteica seja de 1,3 g/kg/dia também do peso ajustado. O peso ideal é calculado através do IMC eutrófico, ou seja, entre 18,5 e 24,99 kg/m^2 para adultos e 22 a 26,99 kg/m^2 para idosos. Normalmente utiliza-se peso ideal máximo. Para fins de cálculo pode ser considerado 25 para o adulto e 27 para o idoso.[16]

Exemplo: paciente de 37 anos, 1,75 m e 150 kg. Qual é o peso ideal?

IMC = P ideal (kg) altura^2 (m)

25 = P ideal (kg) 1,75^2 (m)

P ideal = 25 × 1,75^2

P ideal = 76,56 kg

Qual é o peso ajustado?

P ajustado = P ideal + (P real – P ideal) × 0,33

P ajustado = 76,56 + (150 – 76,56) × 0,33

P ajustado = 100,8 kg

Na cirrose hepática, a oferta proteica é a mesma dos demais pacientes críticos. A restrição proteica é prejudicial aos pacientes com cirrose e só deve ser realizada em pacientes com hiperamonemia e encefalopatia hepática grau III e IV. Para pacientes com lesão renal aguda, a recomendação de oferta proteica nos quadros sem terapia de reposição renal (TRR) é de 1,3 a 1,5 g/kg/dia. Para os pacientes em TRR intermitente, a recomendação é de 1,5 g/kg/dia, e para os indivíduos em TRR contínua, a recomendação é de 1,7-2,5 g/ kg/dia. Proteínas não devem ser restringidas para pacientes hipercatabólicos com objetivo de evitar ou retardar o início de TRR. [1]

NUTRIÇÃO PARENTERAL

A nutrição parenteral (NPT) está indicada para os pacientes com impossibilidade do uso do trato gastrointestinal, seja por cirurgias, hemorragia, intolerância etc. A NPT também deve ser introduzida de forma precoce, em até 48h da admissão na UTI, desde que haja condições hemodinâmicas para tal.[3,11,16]

A NPT pode ser infundida por acesso periférico ou acesso venoso central. No paciente crítico, NPT infundida em acesso periférico possui uso restrito, uma vez que não atende às demandas energético-proteicas do paciente, o qual se encontra em estado hipercatabólico. As dietas para infusão em acesso central são mais frequentemente utilizadas, podendo-se infundir soluções hipertônicas, facilitando a oferta de nutrientes. A NPT carrega riscos inerentes associados à inserção do cateter central, tais como infecção, trombose, pneumotórax, entre outros. É importante lembrar que a NPT deve ser infundida em uma via exclusiva do cateter central, não podendo ser desconectada até o término da infusão.[1,3]

As indicações do uso de NPT são: impossibilidade do uso do trato gastrointestinal, síndrome do intestino curto, enterite por radiação, diarreia grave, hemorragia digestiva, obstrução intestinal, fístula intestinal de alto débito, vômitos incoercíveis, cirurgias gastrointestinais, doenças inflamatórias intestinais não responsivas ao tratamento clínico, impossibilidade de acesso enteral etc.[1,3,17]

As vitaminas e microelementos devem fazer parte da terapia nutricional parenteral. As formulações prontas para uso não possuem esses nutrientes em sua formulação devido a problemas de estabilidade do produto, por isso devem ser prescritos separadamente da NPT.[1]

Pacientes que estão em uso de NPT devem ser monitorizados rigorosamente quanto a síndrome de realimentação, complicações infecciosas (principalmente infecções fúngicas sistêmicas), alterações eletrolíticas, tromboses, complicações metabólicas (hiperglicemia, hipertrigliceridemia), alterações hepáticas e pancreáticas. Recomenda-se avaliação laboratorial de TGO, TGP, gama GT, fosfatase alcalina ao menos 1 vez por semana; dosagem de triglicérides antes do início da NPT e pelo menos a cada 15 dias após o seu início; dosagem de eletrólitos conforme a gravidade do paciente (na UTI, geralmente a dosagem é diária), além da monitorização da função renal.[3,5]

É importante ressaltar que muitos pacientes críticos se encontram sedados devido a suas próprias condições clínicas de gravidade. O propofol, medicação sedativa amplamente utilizada na UTI, é uma emulsão lipídica que, na concentração de 10%, possui 1,1 kcal/mL. Para evitar que o paciente apresente hipertrigliceridemia com a combinação da infusão de propofol e NPT, é recomendado descontar as calorias do propofol para o cálculo das necessidades calóricas do paciente. [5,11]

Atenção especial também deve ser dada à glicemia do paciente, uma vez que a hiperglicemia é uma complicação do uso de NPT. No paciente crítico, o alvo glicêmico deve estar entre 140 e 180 mg/dL.[3,5]

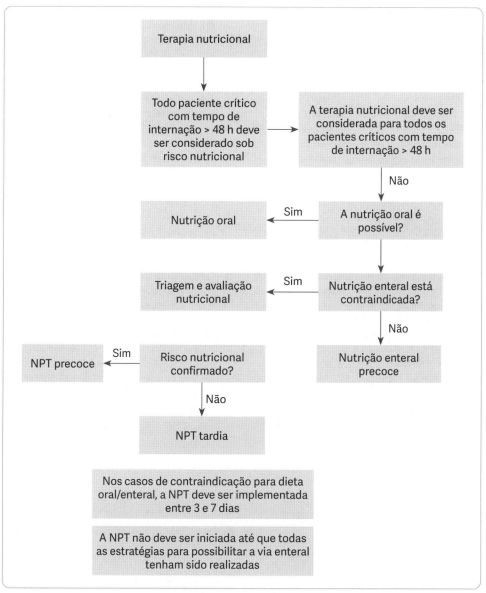

FIGURA 3   Fluxograma para terapia nutricional – quando e por qual via iniciar.
NPT: nutrição parenteral.
Fonte: adaptada de Singer et al.[11]

REFERÊNCIAS

1. Ribas D, Suen V. Tratado de nutrologia. 2.ed. Barueri: Manole; 2019.
2. Knobel E. Condutas no paciente grave. 4.ed., vol. 1. São Paulo: Atheneu; 2016. cap. 136-137. p. 1321-1329.
3. Azevedo L et al. Medicina intensiva: abordagem prática. 5.ed. Santana de Parnaíba: Manole; 2022.
4. Reintam Blaser A, Starkopf J, Alhazzani W, Berger MM, Casaer MP, Deane AM, et al. Early enteral nutrition in critically ill patients: ESICM clinical practice guidelines. Intensive Care Med. 2017 Mar;43(3):380-

398. DOI: 10.1007/s00134-016-4665-0. Epub 2017 Feb 6. PMID: 28168570; PMCID: PMC5323492.

5. Toledo D, Castro M. Terapia nutricional em UTI. 2.ed. Rio de Janeiro: Rubio; 2019.

6. Delsoglio M, Achamrah N, Berger MM, Pichard C. Indirect calorimetry in clinical practice. J Clin Med. 2019 Sep 5;8(9):1387. DOI: 10.3390/jcm8091387. PMID: 31491883; PMCID: PMC6780066.

7. Viana L, Burgos M, Silva R. Qual é a importância clínica e nutricional da síndrome de realimentação? Arquivos brasileiros de cirurgia digestiva [Brazilian archives of digestive surgery]. 2012;25(1):56-59. DOI: https://doi.org/10.1590/s0102-67202012000100013.

8. Sakai A, Costa N. Síndrome de realimentação: da fisiopatologia ao manejo. Rev Fac Ciênc Med Sorocaba. 2018;20(2):70-2. DOI: 10.23925/1984-4840.2018v20i2a2.

9. Da Silva J, Seres D, Sabino K, Adams S, Berdahl G, Citty S, et al. ASPEN Consensus Recommendations for Refeeding Syndrome. Nutrition in Clinical Practice. April 2022;35(2):178-195. DOI: 10.1002/ncp.10474.

10. Aubry E, Friedli N, Schuetz P, Stanga Z. Refeeding syndrome in the frail elderly population: prevention, diagnosis and management. Clin Exp Gastroenterol. 2018 Jul 10;11:255-264. DOI: 10.2147/CEG.S136429. PMID: 30022846; PMCID: PMC6045900.

11. Singer P, Blaser AR, Berger MM, Alhazzani W, Calder PC, Casaer MP, et al. ESPEN guideline on clinical nutrition in the intensive care unit. Clin Nutr. 2019 Feb;38(1):48-79. DOI: 10.1016/j.clnu.2018.08.037. Epub 2018 Sep 29. PMID: 30348463.

12. Chowdhury R, Lobaz S. Nutrition in critical care. BJA Educ. 2019 Mar;19(3):90-95. DOI: 10.1016/j.bjae.2018.11.007. Epub 2019 Jan 26. PMID: 33456876; PMCID: PMC7808007.

13. Hill A, Elke G, Weimann A. Nutrition in the Intensive Care Unit-A Narrative Review. Nutrients. 2021 Aug 19;13(8):2851. DOI: 10.3390/nu13082851. PMID: 34445010; PMCID: PMC8400249.

14. Heyland DK. Identifying critically ill patients who benefit the most from nutrition therapy: the development and initial validation of a novel risk assessment tool. Crit Care. 2011.

15. Preiser JC, Arabi YM, Berger MM, Casaer M, McClave S, Montejo-González JC, et al. A guide to enteral nutrition in intensive care units: 10 expert tips for the daily practice. Crit Care. 2021 Dec 14;25(1):424. DOI: 10.1186/s13054-021-03847-4. PMID: 34906215; PMCID: PMC8669237.

16. Lambell K, Tatucu-Babet O, Chapple LA, Gantner D, Ridley E. Nutrition therapy in critical illness: a review of the literature for clinicians. Crit Care. 2020 Feb 4;24(1):35. DOI: 10.1186/s13054-020-2739-4. PMID: 32019607; PMCID: PMC6998073.

17. NICE. Overview | Nutrition support for adults: oral nutrition support, enteral tube feeding and parenteral nutrition | Guidance | NICE [Internet]. Nice.org.uk. NICE; 2006. Disponível em: https://www.nice.org.uk/Guidance/CG32. Acesso em: 10 set. 2024.

SEÇÃO VIII

Alterações metabólicas: como eu trato

26

Controle glicêmico no paciente hospitalizado

Evandro de Souza Portes
Renata Moreira Marques Passos
Gustavo Lacerda da Silva Calestini

INTRODUÇÃO

A hiperglicemia pode ser observada em até 38% dos pacientes hospitalizados. Essa condição engloba tanto os indivíduos com diagnóstico prévio de diabetes mellitus (DM) quanto aqueles que desenvolvem elevação anormal da glicemia, pela primeira vez, durante a internação.

A hiperglicemia diagnosticada durante a internação pode ser secundária ao aumento abrupto de citocinas pró-inflamatórias, induzida por processos inflamatórios e infecciosos, por infusões de soluções hiperglicídicas e/ou hipercalóricas via parenteral ou enteral, pela administração de medicamentos hiperglicemiantes (p. ex., glicocorticoides, antipsicóticos, antirretrovirais, entre outros) ou pelo estresse induzido pela patologia que motivou a internação (p. ex., infarto agudo do miocárdio, acidente vascular cerebral, entre outras condições clínicas e cirúrgicas).[1]

Tanto os pacientes com diagnóstico prévio quanto os com diagnóstico durante a internação, se permanecerem hiperglicêmicos durante a internação, evoluem com pior prognóstico. O descontrole glicêmico está diretamente associado ao aumento de complicações cardiovasculares, distúrbios hemodinâmicos e hidroeletrolíticos, episó-dios infecciosos, eventos trombóticos e lentificação no processo cicatricial. Isso terá impacto no tempo de internação hospitalar, e consequentemente no aumento do custo social e financeiro do tratamento.[2]

Em um trabalho publicado em 1999, por Moss et al., foi observado que ao longo de um ano aproximadamente 25% dos indivíduos portadores de DM tipo 1, e quase 30% dos portadores de DM tipo 2, necessitam de hospitalização, sendo que aqueles com níveis mais elevados de hemoglobina glicada (A1C) apresentavam maior risco de serem internados.[3] Nos dias atuais estes percentuais diminuíram muito. Isso se deve a melhora do tratamento dos portadores de DM, principalmente pela disponibilização de nossas classes terapêuticas, melhor conscientização dos pacientes e seus familiares em relação a esta doença, maior capacitação da equipe de saúde e principalmente pelo maior acesso ao tratamento. Entretanto, tanto pelo aumento populacional quanto pelo aumento percentual de diabéticos na população, ainda é crescente o número de internações de pacientes com esta condição clínica.

Dessa forma, é fundamental avaliar o perfil glicêmico de todo paciente em ambiente hospitalar, procurando identificar aqueles que apresentam hiperglicemia, para que seja instituída o mais breve possível a terapêutica ideal, que leve o paciente a manter níveis glicêmicos adequados ao seu quadro clínico.

ABORDAGEM INICIAL DO PACIENTE INTERNADO

Todo paciente internado para tratamento hospitalar, independentemente do motivo, deve ter sua glicemia aferida na admissão. Nos pacientes com diagnóstico prévio de DM, a hemoglobina glicada também deve ser realizada. A hemoglobina glicada maior ou igual a 6,5% confirma o diagnóstico prévio de DM. Esta dosagem visa também avaliar o grau de comprometimento do paciente com seu tratamento, e auxiliar na orientação terapêutica quando da alta hospitalar.

Em pacientes sem histórico de DM, com glicemia de entrada maior que 200 mg/dL, com sintomas clássicos de DM, como desidratação, poliúria, polidipsia, emagrecimento, dentre outros, devemos também solicitar a dosagem da hemoglobina glicada, e tratá-los como os pacientes diabéticos. Naqueles com glicemia aleatória menor de 200 mg/dL, e sem diagnóstico prévio de DM, a glicemia de jejum deve ser realizada. Se maior que 126 mg/dL, a hemoglobina glicada deve ser solicitada. Se maior que 6,5% o paciente também deve ser conduzido dentro do ambiente hospitalar, como os pacientes diabéticos.

Caso o paciente seja portador de uma glicemia elevada na admissão, é necessário verificar se ele está em uso de medicações que aumentam os níveis glicêmicos. As medicações mais comumente relacionadas à hiperglicemia são os glicocorticoides, antipsicóticos, drogas antineoplásicas, antirretrovirais e diuréticos, embora várias outras drogas já tenham sido citadas.

O ideal desde a internação é aferir nos pacientes com diagnóstico de DM a glicemia capilar antes e 2 horas após café, almoço, jantar e às 22 h, porém caso não haja possibilidade a aferição da glicemia pelo menos 4 vezes ao dia (antes do café, almoço, jantar e às 22 h) já nos fornece um bom panorama do perfil glicêmico do paciente. Caso o paciente esteja em uso de dieta enteral ou parenteral, é indicado aferir a glicemia capilar a cada 6 horas.

O uso de sensores de glicemia intersticial, acoplados a tecnologia *bluetooth*, mais conhecidos como monitores contínuos de glicose, é uma opção, principalmente para pacientes que necessitam de reduzido contato com os profissionais de saúde (como no caso de doenças altamente transmissíveis, por exemplo, covid-19) ou em pacientes com elevado risco de hipoglicemia.[4,5]

A dieta a ser prescrita para os pacientes internados deve estar de acordo com a via possível de alimentação, buscando alcançar as necessidades calóricas necessárias para cada paciente, além de respeitar suas restrições alimentares já conhecidas. Devemos sempre que possível priorizar a via oral, mas no impedimento desta, optar pela alimentação por sonda enteral ou pela dieta parenteral. O mais importante é que o paciente receba uma dieta apropriada para que se mantenha nutrido, da melhor forma possível, durante sua permanência hospitalar. Vários fatores, principalmente as condições clínicas e o plano terapêutico, influenciam nas decisões. Após ajustadas estas questões, se as glicemias persistirem maiores que 180 mg/dL, iniciar insulinização.

OBJETIVOS

Os objetivos no tratamento do paciente hiperglicêmico internado são:

- Garantir a ingesta nutricional adequada.
- Prevenir episódios de hipoglicemia.
- Evitar quadros graves de hiperglicemia.

- Esclarecer, orientar e capacitar o paciente para dar continuidade ao seu tratamento após a alta hospitalar.

CORREÇÃO DA HIPERGLICEMIA

As tabelas progressivas de correção de hiperglicemia, com insulina, de acordo com o dextro, *sliding scale*, devem ser desencorajadas, visando à diminuição dos episódios de hipoglicemia e à grande variabilidade glicêmica que essa conduta ocasiona.

Manejo do paciente diabético sem insulina

Se o paciente internado for portador de DM, em uso de medicações orais ou análogos do GLP1 (oral ou injetável), devemos considerar fortemente a suspensão dessas medicações. O controle glicêmico desses pacientes deverá ser realizado com alimentação adequada, e se necessário com a introdução de insulina. Abaixo estão listadas algumas medicações usadas para controle glicêmico e suas possíveis complicações em pacientes internados.

- Metformina: deve sempre ser evitada nos pacientes que possam ser submetidos a exames contrastados durante a internação, ou que estejam infectados, sejam portadores de doença cardíaca, renal, pulmonar ou hepática descompensadas, pelo risco aumentado de acidose lática.
- Sulfonilureias: por serem secretagogos de insulina e terem meia-vida longa, podem gerar hipoglicemia prolongada em pacientes com baixa ingesta alimentar. Esta classe de medicamento também pode afetar o pré-condicionamento isquêmico pós-infarto agudo do miocárdio.
- Inibidores do SGLT2: pelo efeito diurético, aumentam a chance de desidrata-

ção em pacientes sem livre acesso a água, e que estejam com restrição hídrica. Pela glicosúria, aumentam a chance de infecção pélvica por fungos, principalmente nos pacientes acamados, sem sonda vesical e em uso de fraldas. Além disso, existe um risco aumentado de cetoacidose diabética euglicêmica em pacientes com baixa produção de insulina, sem reposição adequada dela, durante a internação.
- Análogos do GLP – 1: por diminuírem a ingesta alimentar, em um momento que a ingesta calórica adequada geralmente é muito importante, e por estarem associados a episódios de náuseas, vômitos e dor abdominal.
- Inibidores do DPP 4: se o paciente estiver em uso desta classe de medicamentos, e apresentar bom controle glicêmico, estes medicamentos podem ser mantidos na internação, se houver esta possibilidade e indicação. Ficar atento à função renal do paciente, para se for o caso ajustar a dose de alguns medicamentos desta classe, ou trocar pela linagliptina ou evogliptina, que não requerem ajuste.
- Glitazonas: devem ser evitadas em pacientes com insuficiência cardíaca ou outras condições que levem a retenção hídrica.

Insulinização de paciente não crítico

A meta glicêmica para pacientes não críticos é manter a glicemia pré-prandial < 140 mg/dL, com valores 2 horas após refeições < 180 mg/dL.[6,7]

A dose total de insulina necessária para atingir um bom controle glicêmico pode variar de 0,4 a 1,0 UI/kg, sendo 50% dela em forma de insulina basal (NPH ou análogos de insulina). Se a insulina for a NPH, deve

Nutrição enteral e parenteral

ser dividida em 3 doses, aplicadas antes do café, antes do almoço e antes de dormir (às 22 h). Se a insulina for um análogo de liberação lenta, a dose pode ser aplicada 1 vez ao dia, ou mesmo fracionada em 2x, a depender da medicação. Os outros 50% devem ser aplicados na forma de insulina de ação rápida ou ultrarrápida, dividida em três doses (antes do café, antes do almoço e antes do jantar). Quando optar pela insulina NPH, ela pode ser administrada junto com a regular, na mesma seringa, antes do café e almoço. Para isso, a insulina regular sempre deve ser aspirada antes da insulina NPH.

Para pacientes idosos, ou adultos jovens com IMC < 25, sugere-se iniciar com dose total de 0,4 UI/kg. Para pacientes com maior resistência a insulina, como os obesos, infectados, em uso de antipsicóticos ou de corticosteroides, sugere-se iniciar com a dose total de 0,8 UI/kg. Estas doses são referências para o início, mas necessitam de ajustes no decorrer da internação, seja um aumento ou redução. O local mais indicado para aplicação da insulina é o subcutâneo das regiões medial do abdome, as laterais das coxas, as partes posteriores dos braços e as regiões superiores das nádegas. Evitar áreas submetidas a procedimentos cirúrgicos, ou expostas a traumas, queimaduras ou muito edemaciadas, pela baixa absorção da insulina nessas regiões.

Caso clínico

Paciente de 87 anos, 60 kg, com IMC de 27, mantendo glicemias acima de 200 mg/dL. Calcular dose de insulina: 0,4 UI/kg × 60 kg = 24 UI/dia de insulina. 50% de insulina basal = 12 UI. Se NPH, dividir em três doses: 4 UI antes do café, almoço e antes de dormir. Se análogo de insulina, 12 UI 1 vez ao dia ou 6 UI 2 vezes ao dia. Os outros 50% serão de insulina de ação rápida ou ultrarrápida: 12 UI. Dividida em 3 doses: 4 UI antes do café, almoço e jantar.

Nutrição enteral e parenteral

Para pacientes com dieta enteral ou parenteral, usar esquema de insulina NPH dividida em três doses iguais, aplicadas a cada 8 horas, ou análogo de insulina de longa ação, 1 a 2x ao dia, e se necessário fazer dose de correção, sempre que a glicemia estiver acima do limite superior desejado, com insulina regular ou ultrarrápida a cada 6 horas. Como exemplo, se paciente apresentar glicemia acima de 200 mg/dL e não tiver evidências de resistência aumentada à insulina, aplicar 4 unidades de insulina rápida ou ultrarrápida. Se tiver perfil compatível com maior resistência insulínica (p. ex., obesidade, uso de glicocorticoide, estiver infectado ou apresentar outra condição clínica associada ao aumento de resistência, aplicar seis unidades). Em pacientes com dieta parenteral, o controle glicêmico pode ser realizado como nos pacientes com dieta enteral. Devemos ficar atentos se a dieta enteral ou parenteral está sendo infundida corretamente. Caso tenha qualquer dificuldade de infusão, por atraso de chegada da bolsa ou frasco de infusão, perda de acesso ou suspensão da dieta por qualquer outro motivo, imediatamente a infusão de um soro glicosado a 5 ou 10% deverá ser iniciada no paciente. Caso o paciente não atinja a meta glicêmica estipulada, aumentar as doses de insulina basal a cada 48 a 72 horas. Acrescentar, em cada ajuste, de 10 a 30% da dose total de insulina utilizada. Aumentos superiores a 30% da dose total diária não são encorajados.

Manejo do paciente cirúrgico diabético

O paciente diabético deverá, se possível, ser submetido a procedimentos cirúrgicos preferencialmente pela manhã. Se estiver plenamente insulinizado, a dose de insulina de ação rápida/ultrarrápida deverá ser suspensa na manhã do dia da cirurgia, pois o paciente ficará em jejum. Se ele já estiver usando insulina NPH como basal, a dose deve ser aplicada normalmente. Caso esteja em uso de análogo de insulina, a dose deve ser reduzida em 50%.

Realizar glicemia capilar, e se a glicemia estiver acima da meta, corrigir com 4 a 6 unidades de insulina rápida ou ultrarrápida. Se no alvo, iniciar a infusão de um soro glicosado a 5%. Até o início da cirurgia, monitorar a glicemia a cada hora. Durante a cirurgia, a monitorização glicêmica ficará com a equipe de anestesia.

Caso a glicemia pela manhã esteja abaixo do alvo, corrigir com glicose EV de 10 a 20 g, e manter a infusão de soro glicosado. Acompanhar glicemia a cada hora até o início da cirurgia. Após a cirurgia, suspender o soro glicosado assim que o paciente volte à alimentação oral ou tenha sido iniciada a alimentação enteral ou parenteral.

Enquanto não houver definição da via de alimentação, o soro glicosado 5% a 10% deve ser mantido a cada 6 a 8 horas. Manter o esquema de insulina NPH (1/3 da dose total a cada 8 horas), enquanto o paciente estiver em jejum e com soro glicosado EV, ou com dieta enteral ou parenteral. Quando a alimentação por via oral for reintroduzida, alterar o horário de aplicação da insulina NPH para antes do café, almoço e às 22 h. Voltar para o esquema habitual de aplicação da insulina rápida antes do café da manhã, almoço e jantar, quando voltar a se alimentar por via oral.

Manejo do paciente diabético em hemodiálise

Pacientes em hemodiálise necessitam de dose total diária de insulina mais próxima a 0,4 U/kg do que 1,0 U/kg. A dose é dividida em 50% de insulina basal (NPH ou análogo) e 50% de insulina rápida ou ultrarrápida. No dia da diálise, usar a insulina basal normalmente e suprimir a aplicação da dose de insulina regular ou ultrarrápida que antecede a diálise. Por exemplo, faz-se diálise pela manhã, suspender a insulina regular ou ultrarrápida antes do café da manhã. Faz-se diálise à tarde, suprimir a dose antes do almoço. Realizar avaliação da glicemia capilar após 2 horas do início da diálise e no final. Fazer correções da glicemia se houver necessidade.

Insulinização de paciente crítico

Em pacientes graves, no ambiente de UTI, a abordagem mais recomendada consiste no uso da insulina por meio de infusão intravenosa contínua (Figura 1). A meia-vida curta da insulina intravenosa oferece uma maior adaptabilidade ao ambiente de UTI, pois possibilita ajustes precisos na sua administração diante de alterações agudas no estado clínico dos pacientes, tais como mudanças no tipo de alimentação e outras situações imprevisíveis.[8,9]

A infusão de insulina é iniciada quando os níveis de glicemia encontram-se persistentemente acima de 180 mg/dL. A solução a ser infundida é preparada com 100 mL de soro fisiológico 0,9% acrescido de 100 UI de insulina regular. Desta solução devemos descartar 10 vmL pelo equipo, antes de iniciar a infusão no paciente. Este soro com a insulina é colocado em uma estrutura que denominamos "bomba de infusão" e a velocidade de infusão da solução é calculada mediante a variáveis como o peso e a condição clínica de cada paciente, como veremos a seguir. Esta solução deve ser trocada a cada 6 horas.

Segundo o protocolo Joint British Diabetes Society, recomenda-se iniciar a infusão com base na glicemia atual: entre 181 e 220 mg/dL, iniciar com 2 unidades/h, entre 221 e 260 mg/dL iniciar 4 unidades/h, entre 261 e 300 mg/dL iniciar com 6 unidades/h. Realizar controle de glicemia capilar de hora

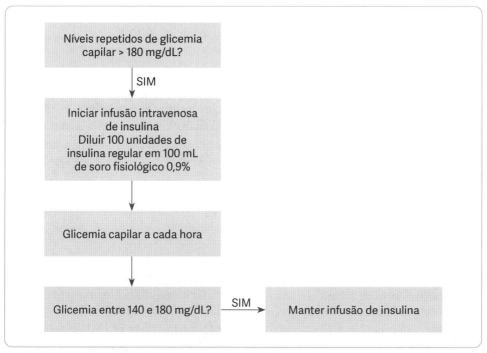

FIGURA 1   Protocolo geral de início de insulinoterapia endovenosa.
Fonte: elaboração dos autores.

em hora até glicemia no alvo (140-180 mg/dL) por pelo menos 3 medições. Depois, realizar a avaliação a cada 2 horas. Se os níveis glicêmicos estiverem estáveis por mais de 12 horas com a mesma taxa de infusão, manter avaliação dos níveis glicêmicos a cada 4 horas. Caso haja necessidade de alteração das doses (Quadro 1), reiniciar avaliação de glicemia de hora em hora.[10]

Quando o paciente estiver estável, seguir esquema de insulinização de paciente não crítico ou realizar cálculo a partir da necessidade de infusão intravenosa de insulina. É recomendado somar a quantidade total de insulina intravenosa administrada nas últimas 6 ou 8 horas e multiplicar por 4 ou 3, respectivamente, com uma redução de 20% para obter a dose de insulina basal. Esse método é preferível em pacientes com necessidades de insulina e condições hemodinâmicas estáveis, presumindo que o paciente não esteja se alimentando oralmente durante a infusão de insulina intravenosa.[11]

Complicações agudas do diabetes *mellitus*

Cetoacidose diabética

A cetoacidose diabética (CAD) é uma complicação aguda que ocorre tipicamente no diabetes tipo 1 (DM1), mas pode ocorrer em paciente portador de DM secundário a outras etiologias, inclusive em pacientes com DM do tipo 2 (DM2). É definida pela presença de hiperglicemia, acidose metabólica e cetose.[12]

- Glicemia geralmente acima de 200 mg/dL (exceto os usuários de inibidores do cotransportador de sódio e glicose do

QUADRO 1 Ajustes na bomba conforme glicemia capilar a cada hora

Glicemia capilar	Conduta
< 70 mg/dL	Desligar bomba de insulina e realizar glicose hiperosmolar 50% na dose de 30 mL, por via endovenosa. Religar bomba quando a glicemia estiver acima de 110 mg/dL.
70-109 mg/dL	Diminuir a infusão para 0,5 mL/h. Após glicemia capilar > 140 mg/dL, voltar para dosagem anterior com 1 mL/h a menos que estava sendo utilizada.
110-140 mg/dL	Diminuir a infusão de insulina em 1 mL/h da dose que estava sendo utilizada.
140-180 mg/dL	Faixa ideal. Manter a dose de insulina se as glicemias estiverem estáveis nesta faixa ou diminuir 1 mL/hora do que está prescrito caso esteja caindo em relação ao horário anterior.
181-250 mg/dL	Manter infusão de glicemia se a glicemia capilar estiver em queda, ou aumentar 1,5 mL/h caso esteja estável ou aumentando.
> 250 mg/dL	Aumentar em 2 mL/h a infusão.

Fonte: elaboração dos autores.

tipo 2 [SGLT2], que podem desenvolver cetoacidose euglicêmica).

- Acidose metabólica (ph < 7,30 ou bicarbonato < 15 mEq/L).
- Presença de cetose: cetonemia maior ou igual a 3 nmol/L ou cetonúria maior ou igual a 2 + em tira reagente.

Estado hiperglicêmico hiperosmolar

O estado hiperglicêmico hiperosmolar (EHH) é uma complicação típica do DM2, principalmente naqueles pacientes com dificuldade de acesso à água e, consequentemente, de se manterem hidratados. Conforme a glicemia tende a aumentar, a osmolalidade sanguínea aumenta, levando a um aumento da sede. Desta forma, os pacientes que são acamados, idosos ou com síndrome demencial são os mais acometidos. Os critérios diagnósticos são:

- Glicemia acima de 600 mg/dL. ph > 7,3 e bicarbonato > 18 mEq/L.
- Ausência de cetose: cetonemia menor que 3 nmol/L ou apenas traços de cetonúria.
- Osmolalidade sérica efetiva > 320 mOsm/kg.

Manifestações clínicas da cetoacidose diabética e do estado hiperglicêmico hiperosmolar

O quadro clínico da CAD inclui poliúria, polidipsia, perda de peso, náuseas, dor abdominal, vômitos e, em casos mais avançados, sonolência, torpor e coma. Ao exame físico pode ser observado hiperpneia (respiração de Kussmaul), bem como sinais de desidratação como taquicardia, hipotensão e aumento do tempo de enchimento capilar. Já o paciente com EHH normalmente não apresenta dor abdominal ou vômitos, preponderando o quadro de declínio neurológico.

Os fatores precipitantes mais comuns destas complicações são infecções (geralmente pneumonia ou infecções do trato urinário), descontinuação da terapia com insulina, abuso de álcool, trauma, embolia pulmonar, infarto agudo do miocárdio ou medicamentos que aumentam a glicemia como glicocorticoides, diuréticos tiazídicos em altas doses e os antipsicóticos atípicos.

Na suspeita de CAD/EHH os seguintes exames deveriam ser solicitados, se disponíveis no hospital onde o paciente está sendo atendido: hemograma, glicemia, proteína C-reativa, gasometria, urina tipo 1, corpos cetônicos (beta-hidroxibutirato sérico), ureia, creatinina, sódio, potássio, fósforo, cloro, osmolalidade sérica, urocultura (se tiver sintomas de ITU), radiografia de tórax (quando existir suspeita de pneumonia), ECG (se potássio elevado ou sintomas de síndrome coronariana aguda). Outros exames, como hemocultura e angiotomografia de tórax, devem ser solicitados, se necessário, a partir da avaliação clínica.

Tratamento da cetoacidose diabética e do estado hiperglicêmico hiperosmolar

O tratamento da CAD/EHH segue a seguinte sequência:

1. Reposição volêmica: deve-se proceder a infusão de solução salina isotônica de cloreto de sódio (NaCl) 0,9%, em média 15 a 20 mL/kg na primeira hora, buscando-se restabelecer a perfusão periférica.
   A escolha subsequente de fluidos dependerá da evolução dos eletrólitos séricos e da diurese.
2. Se o paciente apresentar sódio ≥ 135 mEq/L, deve ser considerado o uso de solução salina hipotônica de NaCl 0,45%, 250-500 mL/h; caso contrário, manter hidratação com cloreto de sódio (NaCl) 0,9%.
3. Reposição de eletrólitos:
   A. O nível de potássio deve ser checado antes de iniciar a insulinização. Inicia-se a infusão de 10 a 30 mEq/L de cloreto de potássio (KCl) a 19,1% por hora, com a proposta de manter o potássio sérico entre 4 e 5 mEq/L. Não iniciar KCl a 19,1% se potássio > 5,2 mEq/L. Monitorar níveis de potássio e gasometria a cada 2 horas.
   B. A recomendação do uso de bicarbonato de sódio 8,4% reserva-se a casos graves de pacientes adultos com aci-

dose e pH < 6,9. Caso seja indicado, a dose preconizada em adultos é de 50 a 100 mmol diluídos em 200 a 400 mL de água destilada.
   C. Em raras situações de extrema depleção de fosfato, normalmente com níveis abaixo de 1 mg/dL, os pacientes ficam em risco de insuficiência cardíaca congestiva, insuficiência respiratória aguda e anemia hemolítica. Nesta circunstância está indicada a reposição de fosfato de potássio ou glicerofosfato, 20 a 30 mEq por litro de fluido IV.
3. Insulinização: o início do tratamento deve ser feito com baixa dose de insulina regular intravenosa em todos os pacientes que tenham potássio sérico ≥ 3,3 mEq/L. A única indicação para atrasar o início da terapia com insulina é se o potássio sérico estiver abaixo de 3,3 mEq/L, uma vez que a insulina irá agravar a hipocalemia ao direcionar o potássio para dentro das células.
   – Dose de insulina: iniciar com uma infusão contínua de insulina regular de 0,1 unidades/kg por hora. Nessa dose, espera-se que diminua a concentração de glicose sérica em aproximadamente 50 a 70 mg/dL/hora. A variação da glicemia fora desse intervalo indica a necessidade de ajuste na taxa de infusão de insulina intravenosa, quer seja para mais ou para menos.
   – Se o paciente permanecer com critérios de cetoacidose e a glicemia cair para menos de 200 mg/dL, deve-se iniciar soro glicosado 5% associado à insulina regular IV, a fim de evitar hipoglicemia.

Critérios de resolução da cetoacidose diabética

Glicemia menor que 200 mg/dL.

- ph > 7,3 e bicarbonato > 18 mEq/L.

- Ânion gap < 12.
- Cetonemia disponível: resolução da cetonemia.

Cetonúria não é critério de resolução, pois pode permanecer presente mesmo após resolução da CAD.

Critérios de resolução de estado hiperglicêmico hiperosmolar
- Glicemia ≤ 250 mg/dL.
- Osmolalidade sérica efetiva < 310 mOsm/kg.
- Recuperação do nível de consciência, quando não houver lesão do sistema nervoso central, como no acidente vascular cerebral.

Quando da resolução da CAD ou do EHH, antes de desligar a bomba, é indicado iniciar com a insulinização por via subcutânea. A insulina regular deverá ser aplicada 2 horas antes de a bomba ser desligada, e a insulina de ação prolongada também já pode ser aplicada neste momento.

HIPOGLICEMIA

São considerados hipoglicemia, em ambiente hospitalar, níveis glicêmicos aferidos em pacientes diabéticos, através da glicemia capilar, < 70 mg/dL. Algumas condições predispõem ao maior risco de hipoglicemia em pacientes diabéticos internados, como idade avançada, gravidade da doença de base, condição nutricional do paciente, atraso de refeição, entre outros.

Os sintomas mais comuns de hipoglicemia são: taquicardia, sudorese, tremores, aumento do apetite e, em casos mais avançados, diminuição do nível de consciência e convulsões.

A hipoglicemia deve ser manejada da seguinte forma:

- Se o paciente estiver consciente e se alimentando por via oral oferecer 15 g de carboidrato (1 colher de sopa de açúcar diluída em água ou 30 mL de soro glicosado 50% ou 1 copo de refrigerante comum). Reavaliar glicemia em 15 minutos. Se não houver resolução, repetir a mesma conduta.
- Se estiver inconsciente e com acesso venoso, infundir 30 mL de glicose hiperosmolar 50% intravenosa. Reavaliar a glicemia em 5 minutos. Quando recobrar a consciência, se possível, receber alimentação via oral.
- Se estiver inconsciente e sem acesso venoso, aplicar glucagon 1 ampola intramuscular ou subcutânea. Quando recobrar a consciência, se possível, receber alimentação via oral.

Todo paciente diabético internado, que apresente episódio de hipoglicemia, deve ter a causa da hipoglicemia identificada e seu esquema de tratamento reavaliado com a finalidade de evitar novos eventos.

CONDUTA PARA ALTA HOSPITALAR

A alta hospitalar dependerá da hemoglobina glicada realizada na internação:

- Hb glicada < 7% → manter tratamento anti-hiperglicêmico que o paciente já realizava em casa.
- Hb glicada 7 – 9% → associar insulina ao tratamento prévio ou otimizar medicações por via oral.
- Hb glicada > 9% → necessidade de manutenção de tratamento insulínico utilizado em internação. Considerar redução de 20% da dose total diária de insulina se paciente com glicemias controladas, já que o gasto energético é maior fora do ambiente hospitalar.

REFERÊNCIAS

1. Kitabchi AE. Hyperglycemia: an independent marker of in-hospital mortality in patients with undiagnosed diabetes. J Clin Endocrinol Metab. 2002;87(3):978-82.
2. Krinsley JS. Association between hyperglycemia and increased hospital mortality in a heterogeneous population of critically ill patients. Mayo Clin Proc. 2003;78(12):1471-8.
3. Moss SE, Klein R, Klein BE. Fatores de risco para hospitalização em pessoas com diabetes. Arch Intern Med. 1999;159(17):2053-7.
4. Spanakis EK, Urrutia A, Galindo RJ, et al. Continuous glucose monitoring-guided insulin administration in hospitalized patients with diabetes: a randomized clinical trial. Diabetes Care 2022;45 (10):2369-75.
5. Fortmann AL, Spierling Bagsic SR, Talavera L, et al. Glucose as the fifth vital sign: a randomized controlled trial of continuous glucose monitoring in a non-icu hospital setting. Diabetes Care. 2020;43(11):2873-77
6. Umpierrez GE, Hellman R, Korytkowski MT, et al. Management of hyperglycemia in hospitalized patients in non-critical care setting: an endocrine society clinical practice guideline. J Clin Endocrinol Metab. 2012;97(1):16-38.
7. ElSayed NA, Aleppo G, Aroda VR, et al. Diabetes care in the hospital: standards of care in diabetes-2023. Diabetes Care. 2023;46(suppl 1):S267-78.
8. Finfer S, Chittock DR, Su SY, et al. Intensive versus conventional glucose control in critically ill patients. N Engl J Med. 2009;360(13):1283-97.
9. Van den Berghe G, Wouters P, Weekers F, et al. Intensive insulin therapy in critically ill patients. N Engl J Med. 2001;345(19):1359-67.
10. Flanagan D, Castro E. Self-management of diabetes in hospital. Joint British Diabetes Societies for Inpatient Care. 2021.
11. Golbert A. Manejo da hiperglicemia hospitalar. In: Sociedade Brasileira de Diabetes. Diretrizes da Sociedade Brasileira de Diabetes 2019-2020. 2020:438-43.
12. Kitabchi AE, Umpierrez GE, Miles JM, Fisher JN. Hyperglycemic crises in adult patients with diabetes. Diabetes Care. 2009;32(7):1335-43.

27

Hipertrigliceridemia no paciente hospitalizado: causas e tratamento

Raquel Simões Ballarin
Taline Alisson Artemis Lazzarin Silva
Paula Schimidt Azevedo Gaiolla
Marcos Ferreira Minicucci
Filipe Welson Leal Pereira

INTRODUÇÃO

A hipertrigliceridemia é uma condição caracterizada pelo aumento nos valores dos triglicérides (TG) séricos acima de 150 mg/dL. No Brasil, um estudo de coorte estimou a prevalência de hipertrigliceridemia em 31,2%.[1] Com o aumento da prevalência da obesidade e diabetes, inclusive em pacientes hospitalizados, cresce a importância em reconhecer precocemente e tratar a hipertrigliceridemia, principalmente devido à presença de complicações como pancreatite.[2]

FISIOLOGIA

Os triglicérides (TG) podem ser produzidos pelo fígado ou obtidos por meio da dieta e transportados no plasma por lipoproteínas. Quando produzidos pelo fígado, são carreados na circulação pelas *very low-density lipoproteins* (VLDL), enquanto os triglicérides da dieta, absorvidos pelo intestino, são transportados pelos quilomícrons.[3]

Ambos são hidrolisados pela enzima lipase lipoproteica (LPL) em ácidos graxos e glicerol. Os ácidos graxos são captados pelos tecidos muscular e adiposo e os re-

manescentes de VLDL e quilomícrons são removidos pelo fígado. A atividade da LPL é regulada por algumas apolipoproteínas. A atividade da enzima é estimulada pela apolipoproteína Apo-CII e inibida pelo apolipoproteína Apo-CIII. O *clearance* de triglicerídeos do plasma é saturável, e quando os níveis plasmáticos de TG ultrapassam 500 a 700 mg/dL, ocorre acúmulo de TG no sangue.[3]

Devido aos mecanismos já explicitados, sabe-se que a hipertrigliceridemia ocorre ou por aumento da produção de VLDL ou pela redução do *clearance* de VLDL e quilomícrons devido à diminuição da hidrólise dos TG destas lipoproteínas pela LPL, ou por uma combinação desses dois fatores.[2,4]

CLASSIFICAÇÃO

As principais diretrizes de dislipidemias utilizam pontos de corte diferentes para definição do grau da hipertrigliceridemia (Tabela 1).

ETIOLOGIA

As causas de hipertrigliceridemia podem ser classificadas em primárias (genéticas)

TABELA 1 Classificação de hipertrigliceridemia de acordo com as sociedades norte-americana, europeia e brasileira de cardiologia

Instituição	Classificação	Valores em mg/dL
American Heart Association/American College of Cardiology	Normal Moderada Grave	≤ 175 175-499 ≥ 500
European Society of Cardiology	Normal Leve-moderado Grave	< 150 150-880 > 880
Sociedade Brasileira de Cardiologia	Limítrofe Elevado Muito elevado	150-199 200-499 > 500

Fonte: Faludi e Salgado Filho;[4] Grundy et al.;[5] Mach.[6]

ou secundárias (adquiridas). Etiologias primárias podem ainda ser divididas em monogênicas ou poligênicas, enquanto etiologias secundárias envolvem uma série de condições endógenas ou ambientais, que podem ser resumidas no mnemônico "4D" (doenças, desordens do metabolismo, dieta e drogas) (Tabela 2).[2,7]

Doenças

A sepse é uma das principais causas de internação em unidade de terapia intensiva (UTI), com alta incidência de morbidade e mortalidade. Pacientes com sepse apresentam aumento dos mediadores inflamatórios, como fator de necrose tumoral alfa (TNF α), interleucina 6 (IL-6) e interleucina 1 (IL-1), que induzem alterações metabólicas e lipídicas caracterizadas por hipertrigliceridemia e reduções nas concentrações de colesterol total e HDL devido ao estímulo desses mediadores em induzir lipólise do tecido adiposo, síntese de ácidos graxos hepáticos e a produção de VLDL. Além disso, concentrações elevadas de lipopolissacarídeos (LPS) inibem a atividade de LPL.[8]

Na doença renal crônica ocorre a redução da atividade da LPL, o que constitui fator importante da fisiopatologia da hipertrigliceridemia neste paciente. Nos casos de síndrome nefrótica, a hipertrigliceridemia ocorre mais tardiamente e está relacionada ao retardo no catabolismo do VLDL.[7]

TABELA 2 Principais causas secundárias de hipertrigliceridemia

Grupo	Etiologias
Doenças	Sepse, lúpus eritematoso sistêmico, síndrome de Cushing, infecção por HIV, doença renal crônica, síndrome nefrótica
Desordens do metabolismo	Obesidade, diabetes mal controlado, hipotireoidismo
Dieta	Dieta rica em gordura, consumo excessivo de álcool, uso de dieta hipercalórica, nutrição parenteral
Drogas	Anticoncepcionais, estrógeno, glicocorticoides, inibidores de protease, propofol, betabloqueadores não seletivos, diuréticos tiazídicos, tamoxifeno, isotretinoína, sirolimus, tacrolimus, ciclosporina

HIV: *human immunodeficiency vírus*; LES: lúpus eritematoso sistêmico.
Fonte: adaptada de Stone.[7]

Desordens do metabolismo

Condições associadas à resistência insulínica levam a aumento na liberação de ácidos graxos livres do tecido adiposo para o fígado e superprodução de VLDL.[9]

Nos pacientes com diabetes, sabe-se que a deficiência de insulina reduz os níveis de LPL. Além disso, a resistência insulínica diminui a síntese hepática de colesterol e, assim, aumenta a secreção de VLDL pelo fígado.[2]

Na obesidade, o aumento de fluxo de ácidos graxos do tecido adiposo para outros tecidos e a resistência à insulina estão envolvidos na fisiopatologia da hipertrigliceridemia.[2]

No hipotireoidismo descompensado, a deficiência do hormônio tireoidiano pode reduzir a atividade da LPL e predispor a hipertrigliceridemia.[2]

Dieta

Composição da dieta

Dietas com alto teor de gordura e carboidratos podem ser associadas a hipertrigliceridemia, particularmente no que se refere à qualidade e à quantidade de carboidratos e gorduras.[4]

O consumo excessivo de carboidratos aumenta a glicemia e, com isso, promove o aumento da insulinemia e estimula os fatores de transcrição que promovem a síntese de ácidos graxos e TG.[4]

Dietas ricas em gorduras, com maior quantidade de ácidos graxos saturados e ácidos graxos trans, estão relacionadas a hipertrigliceridemia.

Consumo de álcool

O excesso de álcool inibe a LPL, reduz a lipólise e aumenta a produção de VLDL. Além disso, a acetilcoenzima A (acetil-CoA), produto da metabolização do álcool, é uma molécula precursora na síntese de ácidos graxos.[4]

Nutrição parenteral

A prevalência de hipertrigliceridemia em pacientes em uso de nutrição parenteral (NP) é bastante variável, podendo acontecer entre 6% e 60% dos casos. Fatores como a composição da NP, a quantidade de glicose e lipídios ofertados, o tipo de emulsão lipídica (EL) utilizada e a velocidade de infusão podem estar relacionados a hipertrigliceridemia.[10]

Para prevenção e diagnóstico precoce, o monitoramento das concentrações de lipídios plasmáticos deve ser realizado uma vez por semana e a quantidade de oferta energética deve ser constantemente avaliada.[10]

Drogas

O propofol é um agente sedativo-hipnótico endovenoso de ação rápida usado para sedação. Estimula a modulação da função inibitória do neurotransmissor ácido gama-aminobutírico (GABA). É altamente lipofílico e formulado em emulsão lipídica de 10% de óleo em água; e o seu componente lipídico é baseado no óleo de soja, principalmente composto pelo ácido linoleico, um ácido graxo poli-insaturado de cadeia longa, ômega 6. Por suas características, o uso do propofol é associado a risco aumentado de hipertrigliceridemia, especialmente no caso de longa duração de administração e uso cumulativo.[11]

Glicocorticoides elevam os níveis de TG e HDL, principalmente por induzir resistência insulínica.[2]

O tratamento com inibidores de protease, usados principalmente no paciente com HIV, está associado ao aumento da produção de partículas VLDL pelo fígado, redistribuição de gordura, resistência à insulina e, consequentemente, a hiperlipidemia.[12]

Alguns medicamentos, como betabloqueadores, diuréticos tiazídicos e estrógeno, também podem aumentar os níveis de TG.[2]

Outras condições relacionadas ao aumento de triglicérides

Na gravidez, os TG aumentam cerca de três vezes, atingindo pico durante o terceiro trimestre e isso ocorre principalmente pela superprodução de VLDL.[7]

MANIFESTAÇÕES CLÍNICAS

A hipertrigliceridemia é assintomática na maioria dos casos, mas algumas manifestações, como os xantomas eruptivos, tendinosos, tuberosos e *lipaemia retinalis*, podem estar presentes, sobretudo no caso de hipertrigliceridemia grave.[4]

A complicação mais grave da hipertrigliceridemia é a pancreatite aguda, que pode chegar a taxas de mortalidade de 5%.[3] Os mecanismos fisiopatológicos incluem a liberação de lisolecitina e ácidos graxos livres resultantes da hidrólise de lecitina, além de triglicerídeos por lipases no pâncreas.[3]

O quadro clínico é semelhante ao da pancreatite por outras etiologias, caracterizado por dor abdominal intensa, náuseas e vômitos. Para o diagnóstico são necessários 2 dos 3 critérios a seguir: dor abdominal característica, elevação da lipase ou amilase sérica acima de três vezes o limite superior da normalidade, além de achados característicos em exames de imagem.[13]

TRATAMENTO

Os principais objetivos do tratamento da hipertrigliceridemia são a redução imediata do risco de pancreatite em pacientes com hipertrigliceridemias graves (> 1.000 mg/dL) e a diminuição do risco cardiovascular global.[4-6]

Cuidados gerais

A abordagem é baseada na determinação da causa do distúrbio. Devido à grande pre-

valência de etiologias secundárias, deve-se avaliar condições e fatores relacionados à causa e à exacerbação da hipertrigliceridemia.[3] Medidas que incluem o controle dessas condições, como, por exemplo, a otimização do controle glicêmico em diabéticos, controle adequado da função tireoidiana, ajustes na prescrição da dieta via oral ou parenteral e suspensão de drogas associadas à hipertrigliceridemia devem ser priorizadas. Medidas não farmacológicas, como dieta, perda de peso, cessação de tabagismo e redução do consumo de álcool, têm papel importante no manejo ambulatorial.

Em caso de dieta via oral, recomenda-se, quando os valores de TG estiverem acima de 500 mg/dL, a redução da ingestão de carboidratos simples, especialmente os de alto índice glicêmico, e a redução da ingestão de bebidas e alimentos ricos em frutose, com o alvo < 5% das calorias diárias advindas de açúcar de adição. Além disso, recomenda-se concentração de gorduras ≤ 30-35% do valor calórico diário, com preferência por gorduras poli e monoinsaturadas, porque os ácidos graxo saturados relacionam-se com a elevação dos TG, por aumentarem a lipogênese hepática e a secreção de VLDL.[4] Essas orientações nutricionais devem ser seguidas enquanto o paciente permanecer hospitalizado e após a alta com seguimento ambulatorial.

No caso de falha de redução de hipertrigliceridemia com controle de comorbidades e medidas dietéticas ou no caso de hipertrigliceridemia grave (TG > 1.000 mg/dL), o tratamento medicamentoso deve ser iniciado.

Tratamento medicamentoso

A primeira opção é o uso de fibratos, que são medicamentos derivados do ácido fíbrico e estimulam a ação dos receptores nucleares denominados *receptores alfa ativados da proliferação dos peroxissomas*

(PPAR-α), que atuam aumentando a ação e a produção da LPL e reduzindo a ação da ApoC-III.[4]

Outras opções, com menores níveis de evidência, incluem o ácido nicotínico e a suplementação com ácidos graxos ômega 3. Recentemente, o medicamento volanesorsen, um oligonucleotídeo antissenso anti-ApoC-III, foi aprovado para tratamento adjuvante em pacientes adultos portadores da síndrome de quilomicronemia familiar.[4]

Situações específicas

Nutrição parenteral

No contexto da hipertrigliceridemia em pacientes em uso de NP, estratégias como a retirada de lipídios da NP por determinado período, a readequação da energia ofertada pela NP, a substituição da EL utilizada por outra com menor teor de ômega 6 e ajuste na velocidade da infusão podem ser utilizadas para redução da hipertrigliceridemia em vigência de NP.[14,15]

A administração de calorias de maneira excessiva, tanto na forma de carboidrato como de lipídios, é associada à hipertrigliceridemia e, por isso, o aporte energético deve ser individualizado e monitorizado a fim de evitar hiperalimentação e hipertrigliceridemia.[15]

Em um estudo retrospectivo com 38 pacientes em uso de NP com TG ≥ 250 a 400 mg/dL, foi realizada a troca de emulsão lipídica a base de óleo de oliva por emulsão com múltiplas fontes de ácidos graxos, contendo triglicerídeos de cadeia média e óleo de peixe. A troca de emulsão lipídica resultou em redução média dos valores de TG em 70 mg/dL.[16]

A quantidade de lipídios e a velocidade da taxa de infusão foram descritas na literatura como fatores associados à hipertrigliceridemia; por isso, é considerado como

seguro que pacientes recebam emulsões lipídicas entre 0,8 e 1,5 g/kg/d e que a velocidade de infusão não ultrapasse 0,11 g/kg/h.[14]

Pancreatite secundária à hipertrigliceridemia grave

No contexto de hipertrigliceridemia grave e pancreatite, além das abordagens já explicitadas, a insulinoterapia endovenosa, o uso de heparina e a plasmaférese são opções terapêuticas a serem consideradas.

A insulina é empregada com a finalidade de ativar a LPL para acelerar a degradação dos quilomícrons. No estudo de Ibarra, foi proposta estratégia com uso de insulina em bomba de infusão contínua para controle de hipertrigliceridemia em pacientes com pancreatite induzida por hipertrigliceridemia. Dos 20 pacientes estudados, houve redução de 90% nas concentrações de TG e 85% dos pacientes alcançaram valores de TG inferiores a 500 mg/dL.[17]

A diretriz de manejo de pancreatite da Sociedade Europeia de Nutrologia (ESPEN) propõe a avaliação dos níveis de TG após 24 a 48 horas de jejum. Caso permaneçam acima de 1.000 mg/dL, deve-se avaliar a presença de hiperglicemia. Diante desse achado, considera-se início de insulina endovenosa para otimização de controle glicêmico e resistência insulínica. Caso não haja hiperglicemia, deve-se considerar insulina endovenosa associada à infusão de glicose e heparina não fracionada com monitorização cautelosa. Se após essas medidas as concentrações de TG permanecerem elevadas, a plasmaférese pode ser uma opção de tratamento, com a finalidade de remoção de TG, quilomícrons e citocinas inflamatórias da circulação.[18]

Manutenção de TG inferiores a 500 mg/dL é recomendado para a prevenção da pancreatite, e esses valores devem ser monitorizados ao longo da internação. Não há evidências claras para o manejo da hipertrigliceridemia em uso de nutrição enteral em ambiente hospitalar. Os autores sugerem que sejam adotadas as mesmas estratégias utilizadas para aqueles em uso de nutrição por via oral, anteriormente citadas.

CONCLUSÃO

Como a prevalência de patologias associadas a hipertrigliceridemia secundária continua a aumentar, torna-se mais importante seu reconhecimento e tratamento precoce, para que seja possível evitar complicações graves.

REFERÊNCIAS

1. Schmidt MI, Duncan BB, Mill JG, Lotufo PA, Chor D, Barreto SM, et al. Cohort profile: longitudinal study of adult health (ELSA-Brasil). International Journal of Epidemiology. 2015;44(1):68-75.
2. Schaefer EW, Leung A, Kravarusic J, Stone NJ. Management of severe hypertriglyceridemia in the hospital: A review. Journal of Hospital Medicine. 2012;7(5):431-8.
3. Chait A. Hypertriglyceridemia. Endocrinology and Metabolism Clinics of North America. 2022;51(3):539-55.
4. Faludi AA, Salgado Filho W. Atualização da Diretriz Brasileira de Dislipidemias e Prevenção da Aterosclerose – 2017. ago. 2017;109(2):1. Disponível em: http://publicacoes.cardiol.br/2014/diretrizes/2017/02_DIRETRIZ_DE_DISLIPIDEMIAS.pdf. Acesso em: 8 ago. 2024.
5. Grundy SM, Stone NJ, Bailey AL, Beam C, Birtcher KK, Blumenthal RS, et al. 2018 AHA/ACC/AACVPR/AAPA/ABC/ACPM/ADA/AGS/APhA/ASPC/NLA/PCNA Guideline on the Management of Blood Cholesterol: Executive Summary. Journal of the American College of Cardiology. 2019;73(24):3168-209.
6. Mach F, Baigent C, Catapano AL, Koskinas KC, Casula M, Badimon L, et al. 2019 ESC/EAS Guidelines for the management of dyslipidaemias: lipid modification to reduce cardiovascular risk. European Heart Journal. 2020;41(1):111-88.
7. Stone NJ. Secondary causes of hyperlipidemia. Medical Clinics of North America. janeiro de 1994;78(1):117-41.
8. Golucci APBS, Marson FAL, Ribeiro AF, Nogueira RJN. Lipid profile associated with the systemic inflammatory response syndrome and sepsis in critically ill patients. Nutrition. 2018;55-56:7-14.
9. Pavlic M, Valéro R, Duez H, Xiao C, Szeto L, Patterson BW, et al. Triglyceride-rich lipoprotein-associated apolipoprotein C-III production is stimulated by plasma free fatty acids in humans. Arterioscler Thromb Vasc Biol. 2008;28(9):1660-5.
10. Villa López G, Valero Zanuy MA, González Barrios I, Maíz Jiménez M, Gomis Muñóz P, León Sanz M. Acute hypertriglyceridemia in patients with covid-19 receiving parenteral nutrition. Nutrients. 2021;13(7):2287.
11. Corrado MJ, Kovacevic MP, Dube KM, Lupi KE, Szumita PM, DeGrado JR. The incidence of propofol-induced hypertriglyceridemia and identification of associated risk factors. Critical Care Explorations. 2020;2(12).
12. Penzak SR, Chuck SK. Management of protease inhibitor-associated hyperlipidemia: american journal of cardiovascular drugs. 2002;2(2):91-106.
13. Yang AL, McNabb-Baltar J. Hypertriglyceridemia and acute pancreatitis. Pancreatology. 2020;20(5):795-800.
14. Wanten GJA. Parenteral lipids: safety aspects and toxicity. World Rev Nutr Diet. 2015;112:63-70.
15. Visschers RGJ, Olde Damink SWM, Gehlen JMLG, Winkens B, Soeters PB, van Gemert WG. Treatment of Hypertriglyceridemia in Patients Receiving Parenteral Nutrition. JPEN J Parenter Enteral Nutr. 2011;35(5):610-5.
16. Mateu-de Antonio J, Florit-Sureda M. New strategy to reduce hypertriglyceridemia during parenteral nutrition while maintaining energy intake. Journal of Parenteral and Enteral Nutrition. 2016;40(5):705-12.
17. Ibarra F. Acute management of hypertriglyceridemia with a disease-specific intravenous insulin infusion order set. Ann Pharmacother. 2023.
18. Arvanitakis M, Ockenga J, Bezmarevic M, Gianotti L, Krznarić Ž, Lobo DN, et al. ESPEN guideline on clinical nutrition in acute and chronic pancreatitis. Clinical Nutrition. 2020;39(3):612-31.

28
Distúrbios ácido-básicos

Giovana Delboni
Rebeca Klarosk Ismael
Ederlon Alves de Carvalho Rezende
Edvaldo Guimarães Júnior

INTRODUÇÃO

Para o diagnóstico e tratamento dos distúrbios ácido-básicos faz-se necessária a abordagem dos conceitos sobre as alterações fisiológicas e seus parâmetros normais.

Os valores de pH do componente intravascular do líquido extracelular (LEC), ou plasma, situam-se entre 7,35 e 7,45 (valores abaixo de 7,20 e acima de 7,65 já são situações de elevado risco de mortalidade). Para manter essa faixa fisiológica de pH, existem alguns órgãos sólidos e sistemas tampões que atuam de forma concomitante: tampões extracelulares (HCO_3, fosfato, albumina), tampões intracelulares (proteínas, hemoglobina, osso), mais pulmões (eliminação de CO_2) e rins (regulação do HCO_3).

Um indivíduo adulto produz aproximadamente 1.200 a 1.500 mmol de ácidos carbônicos por dia, provenientes do metabolismo celular, sendo eliminados pelos pulmões em virtude da ação da enzima anidrase carbônica xque catalisa $HCO_3^- + H+ \leftrightarrow H_2CO_3 \leftrightarrow H_2O + CO_2$. É produzido também aproximadamente 1 mmol/kg de peso de ácidos fixos (não voláteis) por dia, proveniente da dieta (sobretudo das proteínas) e do metabolismo intermediário, sendo esses ácidos fixos eliminados pelos rins.

A gasometria arterial é o exame padrão-ouro para o diagnóstico ácido-básico (distúrbios metabólicos e/ou respiratórios). A gasometria venosa pode ser utilizada quando o paciente só tem distúrbio metabólico, pois o bicarbonato no sangue venoso é semelhante ao do sangue arterial. Junto à gasometria arterial é útil a coleta de exames séricos de sódio, potássio e cloreto, uma vez que esses eletrólitos serão necessários para cálculo do ânion gap (AG), osmolalidade sérica e gap osmolal (importantes no diagnóstico de intoxicações exógenas, avaliação de translocação de K pelos desvios do pH, dentre outras utilidades).

Para interpretação da homeostase acido-básica o método mais utilizado na prática clínica é o método baseado na equação de Handerson-Hasselbalch (Equação 1). Por meio dessa equação é possível calcular o HCO_3 a partir das dosagens de pH e pCO_2.

Equação 1

$$PH = 6,1 + \log \frac{(HCO_3-)}{0,03 \times pCO_2} \quad \longrightarrow \text{Componente metabólico} \\ \longrightarrow \text{Componente respiratório}$$

Fonte: adaptada de Gomes et al.[1]

Os distúrbios ácido-básicos simples são classificados em metabólicos (alteração primária no HCO_3, se $HCO_3 < 22$ mmol/L = acidose metabólica; se $HCO_3 > 26$ mmol/L = alcalose metabólica; ou respiratórios (alteração primária no pCO_2: se $pCO_2 < 35$ mmHg, ou hipocapnia configurando uma alcalose respiratória, se $pCO_2 > 45$ mmHg ou hipercapnia, tem-se uma acidose respiratória).

É importante lembrar que, para cada alteração de HCO_3 ou pCO_2, existe uma resposta fisiológica do organismo, devido ao acoplamento das duas variáveis no mesmo sistema tampão, as alterações de pH também interferem diretamente no centro respiratório e na reabsorção renal de HCO_3. Portanto, deve-se calcular a faixa de resposta fisiológica esperada para cada distúrbio primário. O cálculo pode ser feito de três formas: uso de diagrama; uso de equações ou uso de tabela com faixas de resposta.

A equação a seguir é utilizada para calcular a acidose metabólica:

$$pCO_2 \text{ esperado} = (1,5 \times HCO_3) + 8 \pm 2$$

Os dados apresentados no Quadro 1 demonstram as principais variáveis utilizadas no diagnóstico ácido-básico.

DISTÚRBIOS PRIMÁRIOS

Quando temos o diagnóstico de distúrbio primário, caso o valor calculado de resposta esteja dentro da faixa prevista, a interpretação é de um distúrbio ácido-básico (AB) simples (metabólico ou respiratório). Se o valor calculado estiver fora da faixa prevista, será um distúrbio AB duplo ou misto (metabólico e respiratório). Para análise de dois distúrbios AB metabólicos com ou sem distúrbio respiratório (distúrbio tríplice), é preciso calcular o AG.

O AG se traduz na diferença entre ânions não mensurados e cátions não mensurados. Calcula-se o AG pela fórmula: $AG = Na-(Cl + HCO_3)$. É importante saber que o principal componente do AG é a albumina sérica; portanto, em pacientes com hipoalbuminemia, faz-se necessário corrigir o valor de AG da seguinte forma: para cada 1 g/dL de queda na albumina abaixo de 4 g/dL, adicionam-se 2,5 mmol/L para obter o valor final do AG corrigido (AGc).

DISTÚRBIOS METABÓLICOS

Acidose metabólica

A acidose metabólica é classificada em normoclorêmica ($AG \geq 16$ mmol/L ou valor dependente do laboratório), quando

QUADRO 1   Principais variáveis utilizadas no diagnóstico ácido-básico

Parâmetros	Valores de referência
pH	7,40 (7,35-7,45)
pCO_2	40 (35-45) mmHg
HCO_3- *actual*	24 (22-26) mmol/L
BE (*base excess*)	Zero (–3 a +3) mmol/L
SBE (*standard* BE)	Zero (–5 a +5) mmol/L
BB (*buffer base*)	42 (38-46) mmol/L
CO_2t ou reserva alcalina	26 (24-28) mmol/L
AGs (ânion gap sérico)	12 (8-16) mmol/L
Osms calc	270-290 mOsmol/kg$H_2$0
Gap-osmolal sérico	< 10 mOsmol/kg$H_2$0
$\Delta AGs/\Delta HCO_3$	1,0-2,0

Fonte: adaptado de Gomes et al.[1]

ocorre entrada de ácidos e seus respectivos ânions na circulação, ou em hiperclorêmica (AG < 16 mmol/L, valores dependentes do laboratório).

Quando há dúvida se a perda de base é renal ou extrarenal, pode-se utilizar o cálculo do cátion gap urinário (CGu), que é a diferença entre os principais cátions e ânions dosados em amostra isolada de urina, indicando indiretamente a quantidade de amônio na urina: $CGu = (Na^+ + K^+) - Cl^-$.

As principais etiologias da acidose metabólica estão elencadas nos Quadros 2, 3 e 4, dependendo do AG.

O Quadro 3 resume as principais causas de AG elevado (AG ≥ 16 mmol/L), baixo (AG < 8 mmol/L) ou mesmo negativo (AG < 0 mmol/L).

Diagnóstico e tratamento da acidose metabólica

Na prática clínica, para o diagnóstico do distúrbio ácido-básico, realiza-se a interpretação dos três principais parâmetros da gasometria arterial (pH, HCO_3 e pCO_2) contidos na equação de Henderson-Hasselbach. Para tanto é necessário seguir os passos abaixo descritos:

- 1º passo: tem acidemia ou alcalemia?
- 2º passo: qual é o distúrbio primário?
- 3º passo: qual é a faixa de resposta fisiológica esperada?
- 4º passo: tem distúrbio duplo (caso a segunda variável esteja fora da faixa)?
- 5º passo: tem distúrbio tríplice (caso $\Delta AG/\Delta HCO_3$ esteja fora da faixa)?

QUADRO 2 Principais etiologias da acidose metabólica de acordo com o ânion gap

Acidose metabólica normoclorêmica (Ânion gap sérico elevado)	Acidose L-láctica
	Cetoacidoses (jejum, diabética, alcoólica)
	LRA (lesão renal aguda)
	DRC (doença renal crônica)
	Rabdomiólise
	Intoxicações exógenas (metanol, etilenoglicol, propilenoglicol)
Acidose metabólica normoclorêmica (Ânion gap sérico normal)	Perdas digestivas, derivações ureterais
	Acidose D-láctica
	ATR proximal (tipo 2)
	ATR distal (tipo 1)
	ATR distal hipercalêmica (tipo 4)

ATR: acidose tubular renal.
Fonte: adaptado de Gomes et al.[1]

QUADRO 3 Etiologia das principais alterações dos níveis de ânion gap sérico

Ânion gap sérico alto (≥ 16 mmol/L)	Ânion gap sérico baixo (< 8 mmol/L)	Ânion gap sérico negativo
Erro laboratorial	Erro laboratorial	Erro laboratorial
Acidose metabólica normoclorêmica	Acidose metabólica hiperclorêmica	Intoxicação por brometo
Hiperalbuminemia	Hipoalbuminemia	Hiperlipidemia grave
Alcalose metabólica ou respiratória	Gamopatia por IgG ou policlonal	Intoxicação por iodeto
Hiperfosfatemia	Hipercalcemia, hipermagnesemia	Intoxicação por lítio
Gamopatia monoclonal por IgA	Intoxicação por brometo, lítio	

Fonte: adaptado de Gomes et al.[1]

QUADRO 4 Etiologia das acidoses metabólicas a partir do mecanismo e ânion gap

| Mecanismo | Ânion gap | |
	Normal	Elevado
Perda de bicarbonato	GASTROINTESTINAL Diarreia Fístulas biliares Fístulas pancreáticas Ureterosigmoidostomia RENAL Acidose tubular proximal Acetazolamida Cetoacidose (fase de correção)	
Redução na excreção renal de ácidos	Acidose tubular renal tipo I Acidose tubular renal tipo IV	Uremia
Produção excessiva de ácidos		Acidose lática Cetoacidose Intoxicações exógenas Acidose piroglutâmica Acidose D-lática

Fonte: adaptado de Gomes et al.[1]

A acidose metabólica é um distúrbio caracterizado pela queda do bicarbonato sérico, podendo levar à acidemia (pH < 7,35) e à hiperventilação compensatória, que tem como objetivo atenuar a acidemia causada pela queda no bicarbonato. Porém, essa hiperventilação compensatória não é capaz de corrigir completamente o pH.

A classificação da acidose metabólica se dá a partir do AG, podendo estar elevado (acidose metabólica com AG elevado) ou normal (acidose metabólica com AG normal ou hiperclorêmica), são resultados do acúmulo de ácidos não carbônicos ou da perda de bicarbonato. Pode ocorrer o acúmulo de ácidos não carbônicos por um aumento na sua produção ou redução na sua excreção renal, já a perda de bicarbonato pode ser por via urinária ou gastrointestinal.

Para a maioria dos autores, a acidemia severa ocorre quando o pH é menor que 7,20 e no Quadro 5 observam-se as consequências desse quadro. Ressalta-se que por causa da hiperventilação compensatória, a acidose metabólica tende a produzir queda no bicarbonato sérico, para menos de 10 mEq/L, para que o pH caia abaixo de 7,20.

Na acidose metabólica crônica as complicações são principalmente osteomusculares (Quadro 6).

Recomendações gerais sobre o tratamento da acidose metabólica

Manejar adequadamente a acidose metabólica requer um diagnóstico ácido-basico correto, identificação da etiologia do distúrbio e a correção da doença de base. Acidoses metabólicas com AG normal (hiperclorêmicas), como diarreia e acidose tubular renal, são acompanhadas de um déficit real de bicarbonato. No caso da diarreia, a regeneração de bicarbonato pelos rins ocorre, mas leva dias para isso; quando a causa da acidose metabólica é renal, a situação é pior, pois essa regeneração não acontecerá.

No caso das acidoses metabólicas com AG elevado, como cetoacidose e acidose lática, não há déficit real de bicarbonato. O bicarbonato sérico cai porque é usado para tamponamento do excesso de ácidos orgâ-

QUADRO 5 Consequências da acidemia grave

Respiratórias
Hiperventilação
Fraqueza e fadiga da musculatura respiratória
Dispneia
Metabólicas
Aumento nas demandas metabólicas
Resistência à insulina
Inibição da glicólise anaeróbia
Redução na síntese de ATP
Hipercalemia
Aumento no catabolismo proteico
Cerebrais
Inibição do metabolismo cerebral
Alteração na regulação do volume dos neurônios
Torpor e coma
Cardiovasculares
Redução no limiar para arritmias
Redução da resposta CV à catecolamina
Redução da contratilidade miocárdica
Venoconstrição e vasodilatação arterial
Aumento da resistência vascular pulmonar
Redução no DC, TA, perfusão renal e hepática

Fonte: adaptado de Gomes et al.[1]

QUADRO 6 Complicações osteomusculares

Desmineralização óssea
Nefrolitíase e nefrocalcinose
Redução da massa muscular
Déficit de crescimento
Progressão mais acelerada da doença renal crônica

Fonte: adaptado de Gomes et al.[1]

nicos, mas essas reações químicas são reversíveis com a correção da doença de base. Por exemplo, o uso de insulina na cetoacidose diabética, que corrige rapidamente a acidose metabólica sem necessidade de uso de bicarbonato. Outro exemplo é a acidose lática, que ocorre após uma crise convulsiva.

O uso de bicarbonato está indicado para tratamento de acidose metabólica com AG normal e não está indicado no tratamento da acidose metabólica com AG alargado, bastando tratar a doença de base.

Saber a correta indicação do bicarbonato é fundamental, uma vez que existem efeitos adversos com o uso do bicarbonato de sódio (Quadro 7), sendo eles:

QUADRO 7 Potenciais efeitos adversos do uso do bicarbonato de sódio

Hipernatremia e hiperosmolaridade
Sobrecarga de volume
Hipercapnia e acidose intracelular
Maior afinidade da hemoglobina pelo O_2
Estímulo a enzimas glicolíticas
Queda no cálcio ionizado
Alcalose de rebote

Fonte: adaptado de Emmett et al.[2]

Existem duas situações em que não há controvérsias sobre o benefício do uso de bicarbonato de sódio: a primeira é em acidose metabólica crônica. A segunda, em acidose metabólica aguda hiperclorêmica com AG normal.

Quando a acidose metabólica é com AG alargado, deve-se avaliar se ela é severa. Caso não seja, não há indicação de uso de bicarbonato. Se for, deve-se avaliar se a causa da acidose é de fácil e rápida resolução, como a cetoacidose diabética (Figura 2), não sendo indicado bicarbonato.

Caso haja acidose metabólica com AG elevado severa com etiologia de difícil resolução (p. ex., acidose lática no contexto de choque séptico) (Quadro 8), o uso de bicarbonato é recomendado, principalmente se houver LRA grave associada. O objetivo do uso do bicarbonato é atenuar a acidemia para evitar complicações cardiovasculares, ganhar tempo e margem de segurança.

Objetivo do tratamento com bicarbonato de sódio

pH > 7,20
pH > 7,30 se LRA KDIGO 2 ou 3
HCO_{3-} > 10 mEq/L

Para o cálculo da reposição de bicarbonato existem duas estratégias (Figura 1), a primeira baseia-se no aumento desejado no bicarbonato e no volume de distribuição utilizando a fórmula:

(Bicarbonato desejado – bicarbonato do paciente) × 0,5 × peso em kg

Exemplo, um paciente de 70 kg com bicarbonato de 6 mEq/L. Se a ideia for aumentar o bicarbonato para 10 mEq/L (visando a um pH = 7,20), será preciso administrar 140 mEq de bicarbonato. Pode-se também optar por fazer 1 a 2 mEq/kg; no caso acima, 2 mg/kg resultariam em 140 mEq de bicarbonato.

Intoxicação por álcoois

Suspeitar de intoxicação por álcool em indivíduo que se apresente com acidose metabólica com AG alargado sem uma causa aparente ou aumento do gap osmolar, principalmente se apresentar sintomas neurológicos e/ou gastrointestinais.

Gap osmolar = osmolalidade medida – osmolalidade calculada

Para o cálculo do gap osmolar, é necessário ter um osmômetro disponível, e são considerados valores normais um gap de 10 a 20 mOsm/kg.

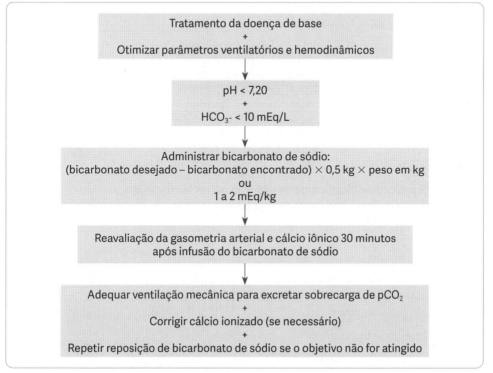

FIGURA 1 Fluxograma de tratamento com bicarbonato de sódio.
Fonte: adaptada de Gomes.[1]

QUADRO 8   Sugestão para utilização de bicarbonato de sódio na acidose lática do paciente com choque séptico

Apresentação comercial	■ NaHCO₃ 8,4% frasco com 250 mL ■ NaHCO₃ 8,4% ampola com 10 mL
Solução isotônica	■ 1 litro → 150 mL de NaHCO₃ + 850 mL de água destilada ■ 500 mL → 75 mL de NaHCO₃ + 425 mL de água destilada
Solução 4,2%	■ 250 mL → 125 mL de NaHCO₃ + 125 mL de água destilada ■ 125 mL → administrar metade do volume da solução de 250 mL
Velocidade de administração	Depende da gravidade da acidose e da volemia do paciente

Fonte: adaptado de Gomes.[1]

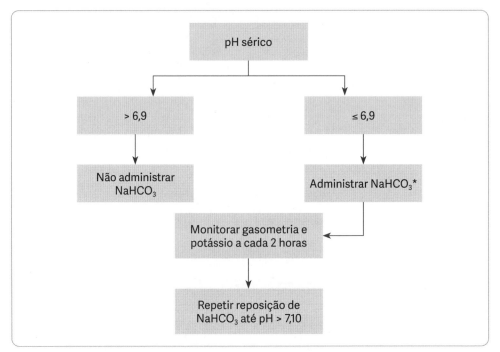

FIGURA 2   Reposição de bicarbonato de sódio na cetoacidose diabética.
*Dose recomendada: 100 mL de NaHCO₃ + 400 mL de água destilada.
Fonte: adaptada de Gomes.[1]

Os efeitos tóxicos dos álcoois são decorrentes dos seus metabólitos gerados a partir da ação das enzimas álcool desidrogenase e aldeído desidrogenase.

Metanol → ácido fórmico

Etilenoglicol → ácido glicólico e oxálico

Dietilenoglicol → ácido 2-hidroxietoxiacético e o ácido diglicólico

O padrão-ouro para o diagnóstico de intoxicação por álcool é a dosagem do nível sérico dos álcoois ou de seus metabólitos.

A hemodiálise é a estratégia terapêutica mais eficaz para a remoção do álcool e seus metabólitos, está indicada na intoxicação por álcool quando há acidose metabólica com AG alargado ou sinais de lesão orgânica.

Sugere-se a avaliação com nefrologista sempre que houver acidose metabólica grave, quando a etiologia da acidose não for clara ou na suspeita de intoxicações exógenas. Avaliação com toxicologista, internação em terapia intensiva e transferência para centros de referência sempre que houver suspeita ou confirmação de intoxicação exógena.

Diagnóstico e tratamento da alcalose metabólica

A alcalose metabólica é um outro distúrbio ácido-base primário, caracterizado por alcalemia (elevação do pH arterial por excesso de HCO_3) e aumento da $PaCO_2$ (como resultado da hipoventilação alveolar compensatória). É uma situação clínica comum e grave, assim como a acidose metabólica. Dados de literatura demonstram que pacientes com pH arterial de 7,55 tiveram uma mortalidade de 45%, enquanto pacientes com pH acima de 7,65 tiveram 80% de mortalidade.

Duas questões fundamentais devem ser avaliadas em relação à explicação do distúrbio em questão: o motivo que levou ao aumento do bicarbonato (fase de geração da alcalose metabólica) e os fatores que evitaram a excreção do excesso de bicarbonato pelos rins, causando a persistência da alcalose (fase de manutenção).

Mecanismos para a geração da alcalose metabólica

- Perda de hidrogênio: perda extracelular gastrointestinal ou renal ou desvio para o meio intracelular. Perda extracelular gastrointestinal: vômitos, drenagem gástrica (perda pura de hidrogênio e cloretos, sem estímulo concomitante para secreção de bicarbonato). Perda extracelular renal: hiper-aldosteronis-

mo primário (aumento da secreção distal de H+ por estímulo da bomba H-A-TPase pela aldosterona).
- Desvio para o meio intracelular: hipocalemia (induz a saída de potássio para o meio extracelular; para manter a eletroneutralidade, o hidrogênio é transportado para o meio intracelular, reduzindo o pH arterial).
- Adição de bicarbonato ao meio extracelular: administração de bicarbonato ou de seus precursores, como lactato, citrato ou acetato, em ritmo maior do que da sua metabolização e da produção diária de ácido.
- Outras causas são mais raras, como perda de líquido contendo grandes quantidades de cloro: perda de secreções gástricas em pacientes com acloridria, diarreia associada ao adenoma viloso de cólon e cloridrorreia, síndrome de Bartter e síndrome de Gitelman.

Manutenção da alcalose metabólica

Em presença de função renal normal, o aumento da reabsorção de bicarbonato pelos rins deve-se a: depleção do volume circulante efetivo; depleção de cloro; hipocalemia, hipoventilação; e hipercapnia.

- Depleção de volume extracelular: com consequente aumento da reabsorção de sódio, troca por hidrogênio secretado na luz tubular e regeneração de bicarbonato.
- Déficit de cloro: nos casos de depleção de volume, a reabsorção de sódio deve ser acompanhada de ânion para manutenção da eletroneutralidade, o ânion – reabsorvido será bicarbonato.
- Depleção de potássio: mantém o desvio de hidrogênio para o intracelular, com consequente aumento na secreção de hidrogênio.
- Hipoventilação e hipercapnia: semelhante à hipocalemia, causa elevação da

concentração de hidrogênio intracelular e estímulo à secreção de H+.

Sinais e sintomas da alcalose metabólica

Os sinais e sintomas da causa etiológica da alcalose metabólica normalmente determinam o quadro clínico e dificilmente poderão ser analisados separadamente (Quadro 9). Não havendo sinais nem sintomas patognomônicos, em um paciente com intravascular depletado e apresentando hipocalemia, a provável causa da alcalose seria a perda renal (diuréticos) ou gastrointestinal (vômitos). A maior parte dos sinais e sintomas presentes nos pacientes portadores de alcalose metabólica são decorrentes da hipocalemia associada, tais como fraqueza ou paralisia muscular, distensão abdominal, íleo adinâmico, arritmias cardíacas, poliúria e aumento da produção de amônia (aumentando o risco de encefalopatia em hepatopatias).

Existe um elevado risco de intoxicação digitálica, intervalo QT prolongado e ondas U como complicações da alcalose metabólica. Um fluxo sanguíneo cerebral reduzido, presente nos pacientes com alcalose metabólica devido a dinâmica do pCO_2, justifica muitos sinais e sintomas neurológicos, como cefaleia, convulsões, letargia, delirium e estupor.

Investigação laboratorial

A dosagem urinária de cloro é o principal exame laboratorial subsidiário no diagnóstico diferencial de alcalose metabólica. Recomenda-se um corte de 10 mEq/L para referenciar uma alcalose metabólica como responsiva a cloreto e maior que 20 mEq/L para as alcaloses resistentes a cloreto. Quando o cloro urinário se encontra entre 50 e 100 mEq/L, a principal hipótese é o uso de diuréticos e condições correlatas, já dosagens maiores que 200 mEq/L apontam maior probabilidade de síndromes tubulares (Bartter e Gilteman).

QUADRO 9   Causas de alcalose metabólica

Responsiva a cloreto (cloro urinário < 10 mEq/L)	1. Distúrbios gastrointestinais
	  ■ **Remoção de secreção gástrica (vômitos ou sucção nasogástrica)**
	  ■ Adenoma viloso do cólon
	  ■ Cloridorreia congênita
	2. Distúrbios renais
	  ■ **Diuréticos de alça ou tiazídicos**
	  ■ Pós-reversão de hipercapnia crônica
	3. Perdas por meio do suor nos pacientes com fibrose cística

Resistente ao cloreto (cloro urinário > 20 mEq/L)	1. Pressão arterial elevada (sugere excesso de mineralocorticoide)
	  ■ **Hiperaldosteronismo**
	  ■ **Síndrome de Cushing**
	2. Pressão arterial normal
	  ■ Hipopotassemia (movimento de H para o intracelular)
	  ■ Síndromes de Bartter e Gitelman

Miscelânia	1. Administração exógena de álcali (p. ex.: leite de magnésio, hidróxido de alumínio) 2. Transfusões maciças (> 8 unidades de hemoderivados) 3. Síndrome de Liddle (alcalose metabólica, hipocalemia e hipertensão hiporreninâmica)

Fonte: adaptado de Gomes.[1]

A investigação de outros distúrbios hidroeletrolíticos associados faz-se necessária, como a dosagem do potássio e magnésio sérico e a investigação dos seus distúrbios associados.

Tratamento da alcalose metabólica

Estabelecer claramente o mecanismo fisiopatológico envolvido na iniciação e perpetuação do distúrbio é fundamental para se estabelecer o tratamento (Quadro 10). Casos de alcalose metabólica secundária a compensação de distúrbios respiratórios crônicos geralmente não exigem tratamento, e a proposta de redução do bicarbonato para estímulo de drive respiratório falhou em demonstrar benefícios clínicos.

1. Correção de eletrólitos – principalmente hipocalemia e hipomagnesemia.

QUADRO 10 Manejo da alcalose metabólica

1. Reposição de eletrólitos de forma efetiva (se hipocalemia e/ou hipomagnesemia presentes)

Preferência de reposição de K com cloreto de potássio 19,1%
Reposição com fosfato de potássio demonstrou inferioridade
Objetivo de [K] sérico de 4.5 mmol/L
Objetivo de [Mg] sérico de 2,0 mg/dL

2. Se hipovolêmico, administrar expansão volêmica com salina isotônica (soro fisiológico – 0,9%)

Cloro urinário < 10 a 20 mmol reforça essa necessidade
Expansão volêmica até euvolêmica ou melhora do nível de cloro urinário

3. Se hipervolêmico, administrar diuréticos com capacidade de aumentar bicarbonatúria

Acetozolamida 250 até 1.000 mg a cada 12 h – Promove bicarbonatúria
Espironolactona 25 a 100 mg/dia – Bloqueio do sistema renina-angiotensina-aldosterona

(continua)

QUADRO 10 Manejo da alcalose metabólica *(continuação)*

4. Reduza ou suspenda medicações perpetuadoras da alcalose

Redução ou suspensão de furosemida/ Caso inviável – associar diurético descrito em 3
Suspensão de medicações baseadas em sais de citrato, acetato, lactato, gluconato

5. Se perda de hidrogênio por vômitos ou sonda nasogástrica aberta – Associar inibidor da bomba de prótons

6. Ajuste de potenciais perpetuadores extrarrenais

Se em ventilação mecânica: ajustar parâmetros com objetivo de pH próximo a 7,45 a 7,50 (manter o pH menor que 7,45 reduz a bicarbonatúria e perpetua a alcalose)
Se em nutrição parenteral: ajustar formulação e retirar sais que propiciem formação de bicarbonato (acetato)

7. Diálise

Ajustar bicarbonato de dialisato para propiciar recuperação ácida (principalmente em máquinas de diálise de proporção) – Bicarbonato do dialisato entre –4 a –8
Se em análise contínua: aumentar cloreto do dialisato (preferir reposições baseadas em cloreto de potássio e cloreto de sódio)

8. Infusão ácida (ácido clorídrico 0,1 e 0,2 N)

Utilizar em casos de pH > 7,55 ou bicarbonato > 38 mmol
Calcular a estimativa de excesso de bicarbonato = $0,5 \times$ (peso) $\times$ (bicarbonato laboratorial – bicarbonato objetivo)
Geralmente, o bicarbonato objetivo é estipulado em 35 mmol/L
Solicitar formulação de ácido clorídrico 0,1 ou 0,2 normal (diluir em água destilada)
HCl 0,1 N = 100 mEq/L / HCl 0,2 N = 200 mEq/L
Infusão somente via cateter venoso central locado (veia cava ou átrio)[utilizar via distal do cateter]
Infusão máxima segura: 0,2 mEq/kg/H – entre 75 a 150 mL/H da solução 0,2 e 0,1 N, respectivamente
Checar eletrólitos e gasometria a cada hora

Fonte: adaptado de Gomes.[1]

2. Casos de pacientes hipovolêmicos – expansão volêmica com salina isotônica até euvolemia.
3. Casos de pacientes hipervolêmicos – administrar diuréticos, com capacidade de aumentar bicarbonatúria. Acetazolamida 250-1.000 mg, 12/12 h; espironolactona 25-100 mg/dia.
4. Reduzir ou suspender medicações que possam contribuir e perpetuar a alcalose. Por exemplo, furosemida, medicações baseadas em citrato, acetato, gluconato e lactato.
5. Se perdas de hidrogênio por vômitos ou sonda nasogástrica aberta – associar inibidor de bomba de prótons.
6. Perpetuadores extrarrenais: se em ventilação mecânica, ajustar parâmetros para manter PH próximos de 7,45 a 7,50. Em paciente em uso de nutrição parenteral, ajustar a formulação e retirar sais que propiciem a formação de bicarbonato (acetato).

Uma anamnese detalhada associada a um exame físico minucioso são essenciais para a identificação da causa base, exames complementares (gasometria arterial, cloro urinário e íons séricos) permitem o manejo desse distúrbio ácido-básico de forma efetiva e eficaz.

Uma anamnese detalhada e um exame físico minucioso são essenciais para a identificação da causa base; associados a exames complementares (gasometria arterial, cloro urinário e íons séricos), permitem o manejo do distúrbio ácido-básico, uma vez que a alcalose metabólica é um distúrbio muto prevalente e de importância clínica.

DISTÚRBIOS RESPIRATÓRIOS

Acidose respiratória

A acidose respiratória é causada pela redução da ventilação alveolar em relação à produção de gás carbônico (CO_2), resul-

tando em hipercapnia, ou seja, elevação da pressão parcial de CO_2 (pCO_2) acima de 45 mmHg, com consequente diminuição do pH para valores inferiores a 7,35. O metabolismo celular de um adulto gera cerca de 290 a 360 L de CO_2 por dia, o qual deve ser eliminado através dos pulmões. O CO_2 presente na circulação combina-se com a água e forma ácido carbônico, o qual se dissocia em íons hidrogênio e bicarbonato.

$$CO_2 + H_2O = H_2CO_3 = H^+ + HCO_3^-$$

Como ocorre o controle da respiração?

Os centros respiratórios localizam-se na ponte e na medula espinhal e controlam a ventilação alveolar. Os quimiorreceptores centrais presentes na medula são sensíveis a variações de pH, pCO_2 e pO_2. Quando a mecânica respiratória é interrompida a pCO_2 aumenta e ocorre a acidose respiratória.

O sistema tampão respiratório age de forma mais precoce, enquanto o sistema tampão renal age de modo mais tardio. A compensação respiratória ocorre através da hiperventilação ou hipoventilação. Já a compensação renal se dá pela secreção e excreção tubular (acidificação urinária) de H^+ e pela reabsorção de HCO_3^-.

A acidose respiratória ou hipercapnia é definida pelo aumento de pCO_2 acima de 45 mmHg, associado à diminuição do pH sanguíneo (menor que 7,35). Isso ocorre pelo desbalanço entre a produção CO_2 e sua eliminação através da ventilação alveolar (V_A).

Equação da V_A:
$V_A = V_E \times (1 - V_D / V_T)$
V_A = ventilação alveolar
V_E = ventilação minuto
V_D = espaço morto
V_T = volume corrente

Causas de acidose respiratória

As causas de acidose respiratória estão relacionadas a diminuição do volume minuto V_E (doenças no sistema nervoso central, neuromusculares ou na caixa torácica) ou ao aumento no espaço morto V_D (doenças pulmonares). O aumento da produção de CO_2 (VCO_2), como febre e sepse, também pode levar à hipercapnia, principalmente em pacientes que apresentam a reserva pulmonar comprometida.

A acidose respiratória pode ser aguda (Quadro 11) ou crônica (Quadro 12). Para diferenciar, usa-se o *base excess* (BE).

- Acidose respiratória aguda: pH < 7,35 e BE normal.
- Acidose respiratória crônica: pH normal e BE alto ou quase normal.
- Acidose respiratória crônica agudizada: pH < 7,35 e BE alto.

Para verificar se a acidose respiratória está compensada, podemos utilizar as fórmulas a seguir:

- Aguda: HCO_3 aumenta 1 mEq/L quando a pCO_2 aumenta 10 mmHg. Ou pela fórmula: $\Delta bic = 0,1 \times \Delta pCO_2$
- Crônica: HCO_3 aumenta 4 mEq/L quando a pCO_2 aumenta 10 mmHg. Ou pela fórmula: $\Delta bic = 0,4 \times \Delta pCO_2$

QUADRO 11 Etiologia da acidose respiratória aguda

Lesão do sistema nervoso central: bulbar ou da medula em C2-C3 (nervo frênico)
Radiculoneuropatia periférica: Guillain-Barré
Prejuízo da placa neuromuscular: miastenia gravis
Obstrução de via aérea superior
Pneumopatia grave com fadiga respiratória

Fonte: adaptado de Guyenet e Bayliss.[3]

QUADRO 12 Etiologia da acidose respiratória crônica

Doença pulmonar obstrutiva crônica em fase avançada
Síndrome de Pickwick – obesidade + apneia do sono
Fibrose intersticial idiopática

Fonte: adaptado de Guyenet e Bayliss.[3]

Didaticamente podemos dividir as causas de acidose respiratória em três grupos:

1. Hipoventilação sem doença pulmonar:
   - Central: sedativos, encefalite, acidente vascular encefálico, apneia obstrutiva do sono, hipotermia, hipotireoidismo.
   - Neuromuscular: trauma raquimedular, esclerose lateral amiotrófica, poliomielite, síndrome de Guillain-Barré, polineuropatia do paciente crítico, miastenia gravis, polimiosite, tétano, esclerose múltipla, paralisia periférica, doenças mitocondriais, hipofosfatemia, hipotireoidismo, hipertireoidismo, botulismo, organofosforados, bloqueio neuromuscular, porfiria.
   - Caixa torácica: cifoescoliose, toracoplastia, tórax instável, pectus escavatum e espondilite anquilosante.
2. Hipoventilação com doença pulmonar: embolia pulmonar, DPOC, asma, doença intersticial pulmonar e doença vascular pulmonar.
3. Aumento de produção de CO_2: febre, tireotoxicose, exercícios físicos, infecções graves, sepse, uso de esteroides, suporte nutricional (síndrome de realimentação).

Manifestações clínicas da acidose respiratória

Destacam-se sintomas que variam desde ansiedade, cefaleia e sonolência, até quadros mais graves, como *delirium*, crises convulsivas e coma. Esses sintomas ocorrem devido à grande capacidade de difusão do CO_2 entre os tecidos, penetrando facilmente a barreira hematoencefálica, levando à vasodilatação e ao aumento da pressão intracraniana.

Tratamento da acidose respiratória

Não há nenhum medicamento específico que trate a acidose respiratória. A terapia deve ser direcionada ao controle da doença ou do distúrbio subjacente que está causando a hipoventilação. A abordagem do paciente com acidose respiratória pode ser feita da seguinte forma:

1. Avaliar e estabilizar as vias aéreas.
2. Análise de gasometria arterial e diferenciação entre acidose respiratória aguda e crônica.
3. Anamnese e exame clínico dirigidos.
4. Exames laboratoriais e radiológicos.
5. Tratamento direcionado para a causa de base.

A terapia farmacológica com drogas broncodilatadoras, anticolinérgicas e esteroides pode melhorar a ventilação alveolar, principalmente naqueles pacientes com DPOC e broncoespasmo. A naloxona pode ser usada para reverter a ação de opioides, naqueles pacientes cuja causa da hipoventilação seja uma *overdose* de opiáceos. Em casos de pacientes com acidose respiratória e hipoxemia, a oferta de oxigênio suplementar deve ser feita sempre e muitos desses pacientes devem ser monitorizados em ambiente de terapia intensiva. A ventilação não invasiva (VNI) é um método eficaz em pacientes com acidose respiratória, pois diminui o trabalho muscular e melhora a ventilação alveolar. Porém, para que a VNI seja realizada, o paciente deve apresentar nível de consciência apropriado. Trata-se de uma medida indiscutível para

pacientes portadores de DPOC e edema agudo de pulmão, principalmente de origem cardiogênica. Em casos de acidose respiratória grave, refratária, com instabilidade hemodinâmica e/ou comprometimento do nível de consciência, a ventilação mecânica invasiva deverá ser instituída.

Alcalose respiratória

A alcalose respiratória é definida como uma diminuição da pCO_2 para valores inferiores a 35 mmHg, resultando em aumento do pH para valores acima de 7,45. Na alcalose respiratória aguda não há tempo para a excreção de bicarbonato pelos rins. Se a redução da pCO_2 persistir por mais 3 a 5 dias, a alcalose respiratória é considerada crônica e, com isso, há aumento da excreção de bicarbonato.

Alcalose respiratória:

- Aguda: HCO_3 diminui 2 mEq/L quando a pCO_2 diminui 10 mmHg. Ou pela fórmula: $\Delta bic = 0,2 \times \Delta pCO_2$.
- Crônica: HCO_3 diminui 4 mEq/L quando a pCO_2 diminui 10 mmHg. Ou pela fórmula: $\Delta bic = 0,4 \times \Delta pCO_2$.

Etiologia da alcalose respiratória

Os níveis de CO_2 são fisiologicamente regulados pelo sistema pulmonar e pela respiração. A respiração é regulada pelo centro respiratório (tronco cerebral) e por quimiorreceptores centrais que respondem às variações de pCO_2 e do pH sanguíneo. A respiração também é regulada por quimiorreceptores periféricos que respondem aos níveis de PaO_2. A redução da pCO_2 (hipocapnia) é resultado da hiperventilação.

A hiperventilação caracteriza-se por aumento do volume-minuto e maior ventilação alveolar. Com isso, há rápida remoção de CO_2 e aumento da difusão do CO_2

do sangue para os alvéolos, facilitando sua remoção. As principais causas de alcalose respiratória são vistas a seguir (Quadro 13).

Causas de alcalose respiratória

QUADRO 13	Causas de alcalose respiratória
Central	Dor, febre, doenças psiquiátricas (ansiedade, pânico), meningite, encefalite, acidente vascular cerebral, trauma cranioencefálico, toxinas (salicilatos, nicotina, teofilina, metilxantinas), cirrose hepática (amônia)
Pulmonar	Pneumotórax, pneumonia, edema pulmonar, embolia pulmonar
Hipoxemia	Anemia, altitude, edema pulmonar, hemoglobinopatia, hipotensão
Outras	Ventilação mecânica, membrana de oxigenação extracorpórea

Fonte: adaptado de Guyenet e Bayliss.[3]

Manifestações clínicas

Os sintomas causados pela hipocapnia estão relacionados com a diminuição do fluxo sanguíneo cerebral e aumento do pH. Além disso, a alcalose aumenta a ligação do cálcio com a albumina, reduzindo os níveis de cálcio iônico.

As principais manifestações clínicas são: tonturas, náuseas, cefaleia, síncope, confusão mental, parestesias em extremidades e região perioral, cãibras, arritmias, vasoespasmo coronariano, síndrome coronariana etc.

Tratamento da acidose respiratória

Assim como na acidose respiratória, o tratamento da alcalose respiratória envolve a causa de base desse distúrbio. Em casos excepcionais de alcalose grave, medidas para diminuir o pH poderão ser instituídas. Essas medidas visam diminuir os níveis de bicarbonato ou aumentar a pCO_2. Para reduzir o bicarbonato pode-se utilizar a acetazolamida (inibidor da anidrase carbônica), que aumenta a excreção de bicarbonato.

Duas condições que cursam com alcalose respiratória merecem destaque. A primeira é a intoxicação por salicilatos, a qual apresenta-se com acidose metabólica (com ânion gap aumentado) e alcalose respiratória. O tratamento dessa condição é feito com estímulo à diurese, alcalinização urinária e hemodiálise em alguns casos. A segunda é a sepse por Gram-negativos, a qual cursa com acidose láctica e alcalose respiratória. O tratamento da sepse é feito com suporte intensivo e antibioticoterapia.

TERAPIA NUTRICIONAL

A interseção entre os distúrbios ácido-básicos e a terapia nutricional (TN) é extremamente importante para a gestão eficaz de pacientes em estados de descompensação. Diretrizes diversas recomendam a cautela durante a TN em pacientes clinicamente em distúrbio.

A TN deve ser suspensa em casos de acidose metabólica grave, sendo que a grande parte dos trabalhos apontam corte de pH < 7,2, enquanto outros de pH < 7,25. Nestes casos intervenção nutricional deve focar na correção dos desequilíbrios antes de considerar a reiniciação da TN.

O aumento da oferta energética pode gerar ainda mais produção de CO_2, o que pioraria a acidose, colocando o paciente ainda mais em risco. Quando não ofertada TN, o paciente tende a diminuir até 30% da produção de CO_2, fazendo betaoxidação.

A iniciação ou reinício da TN deve ser criteriosa em pacientes com distúrbios ácidos compensados ou em resolução parcial. Manter a TN durante a estabilização de distúrbios ácido-básicos requer ajustes frequentes e individualizados da composição nutricional. A suplementação com cátions, como sódio e potássio, pode ser necessária. O acompanhamento rigoroso através de gasometrias e análises bioquímicas permite ajustes dinâmicos, garantindo que a terapia nutricional contribua positivamente para a recuperação do equilíbrio do paciente sem exacerbar os desequilíbrios existentes.

A reposição da vitamina B1 (tiamina) deve ser considerada principalmente em pacientes com história de alcoolismo, em pacientes em jejum prolongado ou com diminuição importante da ingesta. Deve ser administrada na dose de 300 mg EV diluída em soro.

REFERÊNCIAS

1. Gomes CP et al. Distúrbios do equilíbrio hidroeletrolítico e ácido-base: diagnóstico e tratamento. 1. ed. Barueri: Manole; 2021. p.198-336.
2. Emmett M et al. Approach to the adult with metabolic acidosis [internet]. Waltham: UpToDate; 2019. Disponível em: https://www.uptodate.com/contents/approach-to-the-adult-with-metabolic-acidosis. Acesso em: 8 ago. 2024.
3. Guyenet PG, Bayliss DA. Central respiratory chemoreception. Handb Clin Neurol. 2022;188:37-72. DOI: 10.1016/B978-0-323-91534-2.00007-2. PMID: 35965033; PMCID: PMC10557475.

SUGESTÕES DE LEITURA

Berend K, de Vries AP, Gans RO. Physiological approach to assessment of acid-base disturbances. N Engl J Med. 2014 Oct 9;371(15):1434-45.

Berend K, de Vries APJ, Gans ROB. Physiological approach to assessment of acid–base disturbances. New England Journal of Medicine. 2014;371(15):1434-45.

Emmett M, et al. Overview and pathophysiology of renal tubular acidosis and the effect on potassium balance [internet]. Waltham: UpToDate; 2019. Disponível em:

https://www.uptodate.com/contents/overview-and-pathophysiology-of-renal-tubular-acidosis-and-the-effect-on-potassium-balance. Acesso m: 8 ago. 2024.

Emmett M. Metabolic alkalosis: a brief pathophysiologic review. Clin J Am Soc Nephrol. 2020 Dec 7;15(12):1848-1856. DOI: 10.2215/CJN.16041219. Epub 2020 Jun 25. PMID: 32586924; PMCID: PMC7769018.

Ghauri S, Javaeed A, Mustafa K, et al. Bicarbonate therapy for critically Ill patients with metabolic acidosis: a systematic review. Cureus. 2019;11(3):e4297.

Gomes CP, Gordan PA. Avaliação laboratorial dos distúrbios ácido-básicos: o que é preciso saber na prática diária? In: Kirstajn GM, organizador. Diagnóstico laboratorial em nefrologia. São Paulo: Sarvier; 2010. p.91-102.

Hamm L. Mixed acid-base disorders. Fluids and electrolytes. 3.ed. Pennsylvania, EUA; 1996. p.343-57.

Hasselbach KA, Lundsgaard C. Elektrometrische reaktions-bestimmung dês blutes bei körpertemperatur. Biochem Z. 1912;38:77-91.

Henderson LJ. Das Gleichgewicht zwischen Säuren und Basen in tierischen Organimus. Ergebn Physiol. 1909;8:254-325.

Jaber S, et al. BICAR-ICU Study Group. Sodium bicarbonate therapy for patients with severe metabolic acidaemia in the intensive care unit: a multicentre, open-label, randomised controlled, phase 3 trial. Lancet. 2018 Jul 7;392(10141):31-40.

Kaehny WD. The patient with abnormal venous serum bicarbonate or arterial blood pH, PCO2, and bicarbonate. In: Schrier RW, editor. Manual of nephrology. 4. ed. Boston/New York/Toronto/London: Little, Brown and Company; 1994. p. 55-67.

Kamel KS, Halperin ML. Acid-Base problems in diabetic ketoacidosis. New England Journal of Medicine. 2015;372(6):546-54.

Kraut JA, Kurtz I. Metabolic acidosis of CKD: diagnosis, clinical characteristics, and treatment. Am J Kidney Dis. 2005;45:978.

Kraut JA, Madias NE. Serum anion-gap: its uses and limitations in clinical medicine. Clin J Am Soc Nephrol. 2007 Jan;2(1):162-74.

Rastegar A. Use of the Delta AG/Delta HCO3- ratio in the diagnosis of mixed acid-base disorders. J Am Soc Nephrol. 2007;18(9):2429.

Rastegar A. Use of the deltaAG/deltaHCO3 ratio in the diagnosis of mixed acid-base disorders. J Am Soc Nephrol. 2007 Sep;18(9):2429-31.

Regolisti G, Fani F, Antoniotti R, Castellano G, Cremaschi E, Greco P, et al. Acidosi metabolica [Metabolic acidosis]. G Ital Nefrol. 2016 Nov-Dec;33(6):gin/33.6.1. Italian. PMID: 28134396.

Rocco JR. Diagnóstico dos distúrbios do metabolismo ácido-base. Rev Bras Terap Int. 2003;15(4):184-92.

Rocha PN, Martinelli RP. Distúrbios do equilíbrio ácido-base. In: Moura LRR, Alves MAR, dos Santos DR, Pecoits Filho R. (Org.). Tratado de Nefrologia. 1.ed. Rio de Janeiro: Atheneu; 2017, v. 1, p. 451-482.

Rocha PN. Uso de bicarbonato de sódio na acidose metabólica do paciente gravemente enfermo. J Bras Nefrol. 2009;31(4):297-306.

Rose BD, Post TW. Clinical physiology of acid-base and electrolyte disorders. 5.ed. New York: McGraw-Hill; 2001.

Seifter JL. Integration of acid-base and electrolyte disorders. N Engl J Med. 2014 Nov 6;371(19):1821-31.

Singer, Pierre, et al. ESPEN guideline on clinical nutrition in the intensive care unit. Clinical nutrition. 2019;38(1):48-79.

Williams AJ. Arterial blood gases and acid-balance. BMJ. 1988;317:1213-16.

Yagi K, Fujii T. Management of acute metabolic acidosis in the ICU: sodium bicarbonate and renal replacement therapy. Crit Care. 2021 Aug 31;25(1):314. DOI: 10.1186/s13054-021-03677-4. PMID: 34461963; PMCID: PMC8406840.

Yee J, Frinak S, Mohiuddin N, Uduman J. Fundamentals of arterial blood gas interpretation. Kidney 360. 2022 Jun 3;3(8):1458-1466. DOI: 10.34067/KID.0008102021. PMID: 36176645; PMCID: PMC9416819.

29

Distúrbios hidroeletrolíticos: como corrigir?

Rebeca Klarosk Ismael
Giovana Delboni
Ederlon Alves de Carvalho Rezende
Edvaldo Guimarães Júnior

INTRODUÇÃO

Os eletrólitos têm um papel importante na manutenção da homeostase no organismo. Nos mamíferos, os líquidos e eletrólitos estão distribuídos nos compartimentos intracelular e extracelular, cuja manutenção de volume e composição são essenciais para a manutenção da vida. Por serem moléculas ionizadas, os eletrólitos adquirem cargas negativas (ânions) ou positivas (cátions), sendo responsáveis por regular a pressão osmótica.

As diferenças na composição entre os líquidos do meio intracelular e do extracelular são mantidas pela membrana celular, que é semipermeável (totalmente permeável à água e seletiva para outras substâncias como os íons). O movimento da água através da membrana celular é determinado pela concentração dos eletrólitos osmoticamente ativos (principalmente o sódio e o potássio) de cada lado da membrana.

O sódio (Na^+) é o principal cátion extracelular, sendo o maior responsável pela osmolaridade do meio interno. O potássio (K^+) é o principal cátion intracelular e o cloro (Cl^-) é o principal ânion extracelular. As concentrações de Na^+ e K^+ são mantidas pela bomba Na-K-ATPase, presente nas membranas plasmáticas, a qual transporta ativamente o sódio para o meio extracelular e o potássio para o meio intracelular.

O cálcio (Ca^{2+}) é o eletrólito mais abundante no organismo, sendo imprescindível para formação de ossos e dentes, sendo que 99% encontra-se em forma de fosfato de cálcio e o restante está ligado a proteínas plasmáticas como a albumina. O magnésio (Mg^{2+}) é o segundo cátion mais prevalente no meio intracelular, sendo que 60% encontra-wse presente nos ossos e nos músculos.

O cloro (Cl^-) desempenha um papel fundamental no equilíbrio eletrolítico e ácido-básico, sendo encontrado predominantemente no meio extracelular. Grande parte do cloro é filtrado pelos glomérulos renais e reabsorvido pelos túbulos proximais e distais através do transporte ativo e passivo.

O bicarbonato (HCO_3^-) é um ânion cuja função é auxiliar no transporte de oxigênio para manter o equilíbrio ácido-básico, atuando como uma solução tampão.

O fósforo (P^-) representa 1% do peso corporal total de um indivíduo e encontra-se em sua maior parte no meio intracelular.

Sua atuação é voltada para a manutenção do metabolismo celular.

Os desequilíbrios hidroeletrolíticos podem causar diversos danos aos processos fisiológicos do corpo humano, prejudicando assim a homeostase; dentre eles pode-se destacar distúrbios gastrointestinais, neurológicos, musculares, cardíacos e respiratórios.

Este capítulo se propõe a detalhar as alterações decorrentes dos distúrbios dos principais eletrólitos.

DISTÚRBIOS DO SÓDIO

O Na^+ é o principal íon no fluido extracelular e possui um papel essencial na manutenção do volume e da osmolaridade. Osmolaridade é a quantidade de osmóis por quilograma (kg) de solvente; e osmolalidade é a quantidade de osmóis por litro (L) de solvente. Como 1 L de água possui 1 kg, na água plasmática, osmolaridade e osmolalidade são equivalentes. O sódio é essencial para a absorção de nutrientes, transmissão de impulsos nervosos e contração muscular (musculatura lisa, estriada cardíaca e estriado esquelético).

A natremia normal está entre 135 e 145 mEq/L e a osmolalidade efetiva normal está entre 280 e 295 mOsm/L. A variação do sódio é resultado de uma variação da água corporal e não da perda ou ganho de sódio. Na hiponatremia há um excesso de água em relação ao sódio corporal, enquanto na hipernatremia há uma deficiência de água em relação ao sódio corporal.

A fórmula da osmolalidade plasmática é dada por:

Osm (medida) = $(2 \times Na) + K + (glicose/18) + (ureia/5,6)$

Osm (efetiva) = $(2 \times Na) + (glicose/18)$

Aproximadamente 60% do peso corporal é composto por água (em torno de 42 L em um adulto de 70 kg), sendo que 1/3 está no LEC (líquido extracelular) e 2/3 no LIC (líquido intracelular). Dos 14 L de água que estão no compartimento extracelular, cerca de 10 L estão no interstício e 4 L no intravascular. Para entender os distúrbios do sódio é necessário entender quais são os mecanismos responsáveis pela regulação da natremia. São eles:

1. Hormônio ADH (antidiurético ou AVP, arginina-vasopressina), produzido no hipotálamo e liberado na neuro-hipófise.
2. Centro da sede, localizado no hipotálamo.

Quando há perda excessiva de água, ocorre aumento da natremia e da osmolaridade. Com isso, há estímulo do centro da sede no hipotálamo, o qual passa a produzir mais ADH (Figura 1). A sede é responsável por aumentar a ingesta hídrica, enquanto o ADH atua nos rins pela ligação de receptores V2, aumentando a reabsorção de água livre pelo túbulo coletor através das aquaporinas (canais de água localizados na membrana plasmática), deixando a urina mais concentrada.

Ao contrário, quando há acúmulo de água no organismo, por efeito dilucional ocorrerá diminuição da natremia e da osmolaridade. A sede será reduzida e ocorrerá supressão do ADH pelo hipotálamo. Com isso, há menor reabsorção de água pelos túbulos renais, resultando em uma urina aquosa, clara, com osmolaridade e densidade baixas.

Hiponatremia

A hiponatremia é um dos distúrbios eletrolíticos mais comuns em pacientes críticos. Como já visto anteriormente, a hiponatremia nada mais é do que um excesso

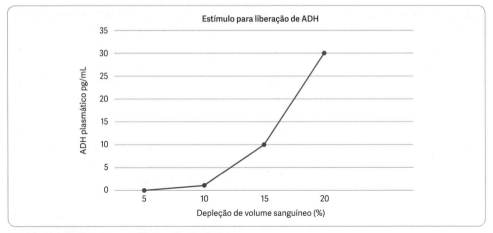

FIGURA 1   Estímulo para liberação de ADH.
Fonte: Gomes et al.[1]

de água em relação ao sódio. Quase sempre a hiponatremia denota um estado de hipo-osmolaridade.

A hiponatremia é definida como dosagem de sódio plasmático menor que 135 Meq/L. Os sinais e sintomas mais comuns são: vômitos, fraqueza muscular, alteração do nível de consciência (confusão mental, letargia, coma), convulsões e depressão respiratória. O grau de sintomatologia depende do nível sérico de sódio e da velocidade de instalação do distúrbio eletrolítico.

As manifestações clínicas mais importantes presentes nos distúrbios de sódio são as manifestações neurológicas. No caso da hiponatremia, o meio intracelular encontra-se mais concentrado que o meio extracelular. Nesse sentido, pela diferença osmótica, a água tende a ir para o meio mais hiperosmolar (a célula, no caso), acarretando edema cerebral. Os sinais e sintomas mais graves dessa condição ocorrem com sódio menor que 120 mEq/L ou com a instalação muito rápida da hiponatremia.

A hiponatremia pode ser aguda, em que o tempo de instalação do distúrbio é menor que 48h, ou crônica, em que o tempo de instalação é maior que 48h. As hiponatremias agudas são mais sintomáticas, devido ao curto intervalo de adaptação das células do sistema nervoso central. Já na hiponatremia crônica ocorre maior adaptação dos solutos intracelulares (osmóis). Algumas situações clínicas estão relacionadas à hiponatremia aguda: ressecção transuretral de próstata com irrigação com volumes elevados de solução hipotônica, crise de porfiria aguda e uso de ecstasy (MDMA).

Abordagem da hiponatremia

Para realizar a correta abordagem diagnóstica e terapêutica da hiponatremia, convém classificá-la da seguinte forma:

A. Pseudo-hiponatremia (hiponatremia iso-osmolar ou isotônica): encontrada em estados de hiperlipemia e de hiperproteinemia (p. ex., mieloma múltiplo). A fração do soro que contém lipídios e proteínas não contém sódio; portanto, há um "erro" de leitura laboratorial, uma vez que a natremia do paciente é normal na fração não lipídica e não proteica.

B. Hiponatremia hiperosmolar ou com osmolaridade normal: ocorre em casos de hiperglicemia, como na cetoacidose diabética ou estado hiperglicêmico hiperosmolar, e administração de manitol hipertônico. A glicose também é responsável pelo aumento da osmolaridade plasmática, como visto anteriormente. Para cada 100 mg/dL de aumento da glicemia (considerando que a glicemia normal de 100 mg/dL), há redução de 1,6 mEq/L na natremia. Por ser um soluto osmoticamente ativo, a glicose desloca a água do meio intracelular para o meio extracelular, diluindo o sódio. Outro soluto responsável pela hiponatremia hiperosmolar é o manitol, usado no tratamento da hipertensão intracraniana aguda.

c. Hiponatremia com hipo-osmolaridade: esta última divide-se em hipovolêmica, euvolêmica ou hipervolêmica (Quadro 1).

A hiponatremia pode ser classificada em leve, moderada ou grave em relação ao nível sérico de sódio (Tabela 1).

Diante de um caso de hiponatremia, a abordagem terapêutica deve ser sistematizada.

1. O primeiro passo é calcular a osmolaridade sérica e determinar se a hiponatremia é hiperosmolar ou hipo-osmolar.

2. O segundo passo é checar a volemia do paciente: a) hiponatremia hipovolêmica; b) euvolêmica; ou c) hipervolêmica.

Hiponatremia hipovolêmica

No paciente hipovolêmico, a hiponatremia ocorre pelo estímulo direto do ADH. Primeiro o paciente perde sódio + água (hipovolemia). Depois, pelo aumento do ADH ocorre retenção de água livre (hiponatremia). Diante de um paciente com hiponatremia hipo-osmolar hipovolêmica é necessário saber se as perdas de sódio e água são renais ou extrarrenais. Para isso, mede-se o sódio urinário.

Quando o sódio urinário é maior que 20 mEq/L significa que existe uma perda renal de sódio, como por exemplo: diuréticos tiazídicos, hipoaldosteronismo, síndrome cerebral perdedora de sal, nefropatias perdedoras de sal (refluxo, uropatia obstrutiva, necrose tubular aguda, doença cística).

Quando o sódio urinário for menor que 20 mEq/L, há uma perda extrarrenal de sódio, como, por exemplo, vômitos, diarreia, hemorragias etc.

Em casos de hiponatremia hipo-osmolar hipovolêmica, a administração de soro

QUADRO 1 Classificação da hiponatremia e suas causas mais frequentes

Hipovolêmica	Euvolêmica	Hipervolêmica
Diuréticos	Síndrome da antidiurese inapropriada	Insuficiência cardíaca
Nefropatias perdedoras de sal	Hipotireoidismo	Insuficiência hepática
Insuficiência adrenal	Polidipsia	Síndrome nefrótica
Síndrome cerebral perdedora de sal	Potomania	Doença renal crônica
Hiponatremia do maratonista	Drogas (ecstasy)	Injúria renal aguda

Fonte: Gomes et al.[1]

TABELA 1 Classificação da hiponatremia em relação ao nível sérico

Leve	Entre 130-135 mEq/L
Moderada	Entre 120-129 mEq/L
Grave	< 120 mEq/L

Fonte: Gomes et al.[1]

fisiológico 0,9% é a terapia indicada para a correção desse distúrbio.

A síndrome cerebral perdedora de sal (SCPS) é uma condição clínica ainda com fisiopatologia não totalmente compreendida. Ocorre em casos de hemorragia subaracnóidea na presença de vasoespasmo cerebral. O mecanismo seria o aumento da secreção do BNP (peptídeo natriurético cerebral), provocando perda de sódio na urina, levando à hiponatremia hipovolêmica. Sua manifestação é poliúria com natriurese, hipovolemia, osmolalidade urinária alta e osmolalidade plasmática baixa. O tratamento da SCPS é realizado com a infusão de solução fisiológica ou hipertônica.

Hiponatremia hipervolêmica

São exemplos de hiponatremia hipervolêmica condições que levam ao aumento da água corporal total, tais como insuficiência cardíaca congestiva e cirrose hepática. Essas condições clínicas são caracterizadas por aumento do volume corporal total por edema e redução do volume circulante efetivo. Este estado de hipovolemia relativa faz que haja estímulo à produção de ADH, com aumento da reabsorção de água livre e ativação do sistema renina-angiotensina-aldosterona, com retenção de água e de sódio. Em casos de insuficiência renal, devido à incapacidade do rim de excretar água, também ocorre hiponatremia hipervolêmica. Para realizar a diferenciação, mede-se o sódio urinário:

- Na urinário < 20 mEq/L: síndrome nefrótica, cirrose, insuficiência cardíaca congestiva.
- Na urinário > 20 mEq/L: insuficiência renal oligúrica.

O tratamento dessa condição baseia-se no tratamento da causa de base. Além disso, adota-se a restrição hídrica de 800 a 1.000 mL de água por dia, uso de furose-mida em casos de hipervolemia intensa e, em alguns casos, o uso de antagonistas de ADH, os vaptans.

Hiponatremia euvolêmica

É a principal causa de hiponatremia em pacientes internados. Nesse grupo temos alterações endócrinas tais como hipotireoidismo e insuficiência adrenal, e a secreção inapropriada de ADH, polidipsia primária, potomania (consumo excessivo de cerveja), desnutrição e estados pós-operatórios.

O grande exemplo de hiponatremia euvolêmica é a SIAD – ou SIADH (síndrome da antidiurese inapropriada ou síndrome da secreção inapropriada de hormônio antidiurético). Nessa síndrome, os níveis de ADH se mantêm elevados a despeito da osmolalidade plasmática reduzida. O aumento do ADH promove retenção de água e, inicialmente, hipervolemia. O aumento da volemia estimula a secreção de peptídeo natriurético atrial, elevando a excreção de sódio e água pelos rins, mantendo euvolemia. Além disso, há inibição do transporte tubular renal, ocasionando a perda de ácido úrico pelos rins. As principais causas de SIADH estão expostas no Quadro 2.

Os critérios diagnósticos da SIADH são:

1. Baixa osmolalidade plasmática (menor que 270 mOsm/kg).
2. Osmolalidade urinária inapropriadamente concentrada (maior que 100-200 mOsm/kg).
3. Sódio urinário maior que 40 mEq/L.
4. Euvolemia.
5. Descartar: insuficiência renal, insuficiência adrenal, hipotireoidismo, insuficiência cardíaca, insuficiência hepática.

O tratamento da SIADH consiste em manusear a causa de base, além de restrição hídrica, aumento da ingesta de sódio e administração de furosemida.

QUADRO 2 Principais causas de Síndrome da secreção inapropriada de hormônio anti-diurético

Causas SIADH	Exemplos
Neoplasias malignas	Pulmão (*oat cell*, principalmente), pâncreas, estômago, próstata, bexiga, endométrio, linfoma, leucemia, mesotelioma, timoma
Doenças do sistema nervoso central	Trauma, infecção, tumores, esclerose múltipla, hidrocefalia, tromboses
Doenças pulmonares	Tuberculose, bronquiectasias, ventilação mecânica, pneumonia (*Mycoplasma*), fibrose cística
Drogas	Haloperidol, carbamazepina, fenotiazinas, antidepressivos, anti-inflamatórios não esteroidais, opioides, ciclofosfamida, *ecstasy*, nicotina
Outros	Cirurgias abdominais, Aids

Fonte: Gomes et al.[1]

Em casos mais graves, a correção da hiponatremia deve ser feita através de infusão de solução de sódio hipertônico a (NaCl a 3%).

Abordagem geral da hiponatremia

A hiponatremia deve ser corrigida quando houver sintomas e quando sua instalação for rápida, ou seja, menor que 48 horas. Normalmente há sintomas quando o sódio sérico é menor que 120 mEq/L.

A correção da hiponatremia deve ser feita com cautela, evitando uma variação de sódio maior que 0,5 a 1 mEq/L/h ou maior que 8 a 10 mEq/L em 24 horas. A correção rápida da hiponatremia pode levar à mielinólise pontina (ou síndrome da desmielinização osmótica), mais comum em casos de hiponatremia crônica.

Na hiponatremia crônica, os neurônios se adaptam para se proteger contra o edema cerebral. Com isso, os neurônios perdem solutos como sódio e potássio (adaptação rápida) e depois perdem osmólitos orgânicos, reduzindo então sua própria osmolaridade. Se não há mais uma diferença osmolar significativa entre os meios intra e extracelular, o fluido tende a não mais se deslocar para o neurônio. Quando há a correção rápida de sódio, o meio extracelular fica hiperosmolar, ocasionando a de-sidratação dos neurônios da base da ponte (mielinólise pontinha). Há também uma disfunção da barreira hematoencefálica, permitindo a entrada de constituintes do sistema imune nos oligodendrócitos, levando à disfunção deles (desmielinização). Essa síndrome ocorre de 2 a 6 dias após a correção inadequada do sódio e manifesta-se por tetraparesia, disfagia, disartria, disfonia, distúrbio comportamental e rebaixamento do nível de consciência. Por esse motivo, pacientes com hiponatremia leve e assintomática não devem receber reposição de sódio. Nesses casos a conduta adequada é investigar e tratar a causa de base.

Em casos de hiponatremia sintomática aguda há duas formas de correção de sódio. A primeira constitui um método simplificado de correção de hiponatremia, através da realização de infusão de solução salina hipertônica a 3% em bolus.

A reposição em bolus pode ser feita da seguinte maneira: infusão de 100 a 150 mL de NaCl 3% em 20 minutos, podendo repetir o procedimento até a infusão máxima de 300 mL de NaCl 3%. O objetivo é aumentar de 4 a 6 mEq/L de sódio nas primeiras horas, não excedendo 9 mEq/L em 24h. Recomenda-se a dosagem de sódio a cada 6h. Caso haja aumento do sódio acima do esperado, recomenda-se realizar a infusão de soro glicosado 5% 10 mL/kg em 1h e/ou a administração de desmopressina 2 mcg.

O outro método de reposição de sódio é através da infusão em 24 horas, sendo uma infusão mais rápida nas primeiras 3 horas e mais lenta nas próximas 21 horas. Para calcular o quanto de sódio deverá ser infundido, podem ser usadas duas fórmulas.

Cálculo da variação do sódio

A. Déficit de sódio: quantos mEq de sódio devem ser repostos?

Homem: def. de Na = 0,6 × peso × (Na final – Na inicial)
Mulher: def. de Na = 0,5 × peso × (Na final – Na inicial)

Outra opção:

B. Outra fórmula da variação do sódio

$$\text{Variação Na} = \frac{\text{(Na infundido em 1 L solução) – (Na sérico atual)}}{\text{Água corporal total} + 1}$$

A água corporal total pode ser obtida da seguinte forma:

Homem = 0,6 × peso
Mulher = 0,5 × peso

Casos clínicos

1. Mulher de 45 anos, 60 kg, portadora de neoplasia de pulmão cursando com hiponatremia aguda sintomática, com sódio de 110 mEq/L.

Como corrigir?

Def. de Na = 0,5 × 60 kg × (Na final – 110)

Ora, o objetivo seria aumentar o sódio em 8 mEq/L em 24 horas, sendo que nas primeiras 3 horas esse aumento deve ser mais rápido (até 1 mEq/L/h, ou seja, 3 mEq/L em 3 horas).

Def. de Na = 0,5 × 60 kg × (113 – 110) =
Def. de Na = 90 mEq

Ou seja, preciso aumentar 90 mEq/L de sódio em 3 horas.

E em 24 horas?

Def. de Na = 0,5 × 60 kg × (118 – 110) =
Def. de Na = 288 mEq em 24 horas

Sabe-se que 1 L de solução NaCl 3% possui 513 mEq de sódio e 1 g de NaCl possui 17 mEq de sódio.

Agora basta fazer regra de três:

1 L NaCl 3% _____513 mEq

X _____90 mEq

X = 0,175 L ou 175 mL de NaCl 3% nas primeiras 3 horas.

1 L NaCl 3% _____513 mEq

X _____288 mEq

X = 0,56 L ou 560 mL de NaCl 3% nas 24 horas. Ou seja, 175 mL nas primeiras 3 horas e 385 mL nas 21 horas subsequentes. É preciso monitorar o sódio a cada 6 horas!

2. Vejamos mais um exemplo: homem, 50 anos e 80 kg, evoluindo com crises convulsivas e Na sérico de 114 mEq/L.

$$\text{Variação Na} = \frac{\text{(Na infundido em 1 L solução) – (Na sérico atual)}}{\text{Água corporal total} + 1}$$

$$\text{Variação Na} = \frac{\text{(513 mEq) – (114 mEq)}}{(0,6 \times 80) + 1}$$

Variação Na = 8,14 mEq para 1 L de solução NaCl 3%.

Portanto, 1 L de solução NaCl 3% para esse paciente irá variar aproximadamente

8 mEq de sódio. Nas primeiras 3 horas o objetivo é variar o sódio em no máximo 3 mEq, portanto:

1 L NaCl 3% _____ varia 8 Meq

X _____ varia 3 mEq

X = 375 mL nas primeiras 3 horas e 625 mL nas próximas 21 horas.

Como montar uma solução de NaCl 3%? Podemos misturar 450 mL de soro fisiológico 0,9% com 50 mL de NaCl 20%.

Hipernatremia

A hipernatremia é o déficit de água em relação ao sódio. Ocorre transferência de água do intracelular para o extracelular, resultando em desidratação neuronal, levando à confusão mental e rebaixamento do nível de consciência. É definida por concentração plasmática de sódio acima de 145 mEq/L e valores acima de 160 mEq/L estão associados a maior morbimortalidade. Esse distúrbio é sempre acompanhado de hiperosmolaridade.

As manifestações clínicas são alterações neuromusculares, depressão ou irritabilidade do sistema nervoso central, febre, hemorragia intracerebral e trombose dos seios cerebrais. O problema se agrava quando não há acesso à água livre; portanto, atenção especial deve ser dada a pacientes idosos e crianças. A hipernatremia aguda grave com sódio maior que 155 mEq/L pode levar à morte.

As causas principais de hipernatremia são aquelas que cursam com perda de água livre ou perda de água + sódio (com a perda de água sendo maior que a do sódio). Raramente, a hipernatremia é causada pelo ganho corporal de sódio. São exemplos: febre, suor excessivo, queimaduras, diarreia, ingestão de etanol (poliúria aquosa transitória), diurese osmótica (manitol, diabetes mellitus), diabetes insipidus central ou nefrogênica, diurese por necrose tubular aguda, dieta enteral hipertônica e administração de bicarbonato de sódio, hiperaldosteronismo primário e síndrome de Cushing.

Abordagem geral da hipernatremia

Para iniciar a abordagem da hipernatremia deve-se entender que se trata de um distúrbio sempre hiperosmolar, diferentemente da hiponatremia. Além disso, podemos classificá-la em: a) hipervolêmica, b) com tendência a euvolemia e c) hipovolêmica (Quadro 3).

Os pacientes com hipernatremia, em muitos casos, encontram-se desidratados.

QUADRO 3 Classificação da hipernatremia

Volemia	Causas
Hipervolemia	Solução salina hipertônica Solução de bicarbonato de sódio Hiperaldosteronismo
Tendência à euvolemia	Diabetes *insipidus* Febre
Hipovolemia	Perdas gastrointestinais Perda cutânea (queimaduras) Diuréticos de alça Diurese osmótica

Fonte: Gomes et al.[1]

Se o paciente estiver hipovolêmico, como em casos de diarreia e queimaduras, a correção da hipernatremia deverá ser feita com infusão de cristaloides (soro fisiológico 0,9% ou *ringer lactato*) até obtenção de estabilidade hemodinâmica. Se houver condições, a reposição de água livre por via oral ou enteral poderá ser feita.

Os casos de hipernatremia aguda sintomática deverão ser corrigidos respeitando o limite de variação de sódio de até 1 mEq/L/h na fase inicial (até 3 horas) e até 10 mEq/L/h em 24 horas. A correção rápida da hipernatremia leva ao edema cerebral.

Cálculo da correção da hipernatremia

Utiliza-se a seguinte fórmula:

$$\text{Déficit de água livre} = \frac{(\text{Na medido} - 140) \times \text{Água corporal total}}{140}$$

Ou também a fórmula da variação do sódio:

$$\text{Variação Na} = \frac{(\text{Na infundido em 1L solução}) - (\text{Na sérico atual})}{\text{Água corporal total} + 1}$$

Caso clínico

Homem, 40 anos, 85 kg, com sódio sérico de 168 mEq/L.

Qual é o déficit de água livre?

$$\text{Déficit de água livre} = \frac{(168-140) \times (0,6 \times 85)}{140}$$

Déficit de água = 10,2 L.

Ou seja, 10,2 L reduzem o sódio de 168 mEq para 140 mEq/L (variação de 28 mEq/L). Porém, desejamos variar o sódio de 8 a 10 mEq/L em 24 horas.

Então, temos:

10,2 L _____ 28 mEq

X _____ 10 mEq

X = 3,6 L

Ou seja, é necessário realizar 3,6 L de água livre para esse paciente.

Pode ser aplicado soro glicosado 5% ou salina hipotônica (NaCl 0,45%).

Como montar uma solução de NaCl 0,45%?

Podemos misturar 500 mL de SF 0,9% com 500 mL de água destilada ou de soro glicosado 5%. Na Tabela 2 temos a quantidade de sódio em cada tipo de solução disponível.

TABELA 2   Quantidade de sódio em cada solução

Solução	Quantidade de sódio
SG 5%	0
NaCl 0,45%	77 mEq
NaCl 0,9%	154 mEq
NaCl 3%	513 mEq

Para a solução de NaCl 0,45%:

$$\text{Variação Na} = \frac{(77 \text{ mEq}) - (168 \text{ mEq})}{(0,6 \times 85 \text{ kg}) + 1}$$

Variação Na = 1,75

Ou seja, 1 L de solução de NaCl 0,45% diminui em 1,75 o sódio.

1 L NaCl 0,45% _____ 1,75

X _____ 10

X = 5,7 L de NaCl diminuirão em 10 mEq o sódio sérico.

Para a solução de SG 5%:

$$\text{Variação Na} = \frac{(0) - (168 \text{ mEq})}{(0,6 \times 85 \text{ kg}) + 1}$$

Variação Na = 3,2

Ou seja, 1 L de solução de SG 5% diminui em 3,2 o sódio.

1L SG 5 % _____ 3,2

X _____ 10

X = 3,125 L de NaCl diminuirão em 10 mEq o sódio sérico.

Vale lembrar que, além da correção do déficit de água livre, ainda teremos que levar em consideração as perdas insensíveis, que são aquelas que ocorrem através da sudorese e das fezes. Essas perdas correspondem a aproximadamente 10 mL/kg/dia de água livre.

Diabetes *insipidus*

O diabetes *insipidus* (DI) é a deficiência absoluta ou relativa de ADH (hormônio antidiurético). A DI pode ser de origem central, na qual há uma lesão da neuro-hipófise (congênita ou adquirida) que compromete a síntese de ADH. São causas adquiridas de lesão em neuro-hipófise: trauma, neurocirurgia, tumor, doença granulomatosa, doença vascular, infecções, idiopática. Outra etiologia da DI é a de origem nefrogênica, na qual há lesão tubular renal (congênita ou adquirida), acarretando resistência para a ação desse hormônio. São causas de lesões tubulares que levam à DI nefrogênica: uso de lítio, hipercalcemia, necrose de papila renal e hipocalemia.

Uma vez que há deficiência na produção ou ação do ADH, haverá uma perda de grande quantidade de água livre pelos rins. O quadro clínico caracteriza-se por: desidratação intensa, fraqueza, sede, confusão mental, convulsão, poliúria e noctúria. As alterações laboratoriais são: urina hipotônica (< 300 mOsm/L) + sódio plasmático elevado + polúria (50 mL/kg/dia).

O diagnóstico é feito com a confirmação da poliúria, quadro clínico e das alterações laboratoriais. Pode ser realizado o teste de privação de água, o qual não deve ser realizado em pacientes desidratados. Com o teste da privação hídrica, o paciente sem ADH não irá concentrar a urina, a qual permanecerá com osmolaridade menor que 300 mOsm/L e densidade menor que 1.010 mg/dL.

Para diferenciar a DI central de nefrogênica, pode-se utilizar o DDAVP (desmopressina – análogo da vasopressina). Administra-se DDAVP na dose de 0,03 mcg/kg subcutânea ou endovenosa e mede-se a osmolaridade urinária após 2 horas. Caso haja aumento da osmolaridade urinária maior que 50%, a DI é de origem central.

O tratamento da DI central consiste em administração de DDAVP intranasal na dose de 10 mcg de 8/8h (1 mL = 100 mcg). A administração pode ser também endovenosa ou subcutânea (apresentação 4 mcg/mL) na dose de 1 a 2 mcg EV ou SC a cada 8 horas.

Já o tratamento da DI nefrogênica é feito com diuréticos tiazídicos ou amilorida juntamente com uma dieta hipossódica.

DISTÚRBIOS DO POTÁSSIO

A calemia normal encontra-se na faixa de 3,5 a 5,0 mEq/L, sendo a aldosterona o principal hormônio regulador de potássio. Este hormônio mineralocorticoide age no túbulo coletor cortical, reabsorvendo sódio (Na^+) em troca da secreção de potássio (K^+) ou hidrogênio (H^+). No Quadro 4 temos os efeitos tanto do hiperaldosteronismo como do hipoaldosteronismo no organismo. Além da aldosterona, outros dois hormônios importantes na regulação da calemia são a insulina e a adrenalina, as quais estimulam a entrada do potássio para o interior das células.

QUADRO 4   Efeitos da aldosterona no organismo

HIPERaldosteronismo	HIPOaldosteronismo
Maior retenção de Na+: hipertensão	Menor retenção de Na+: hipotensão
Maior eliminação de K+: hipocalemia	Menor eliminação de K+: hipercalcemia
Maior eliminação de H+: alcalose metabólica	Menor eliminação de H+: acidose metabólica

Fonte: Gomes et al.[1]

Hipocalemia

As principais causas de hipocalemia são as perdas de potássio e situações em que há entrada de potássio para o interior das células. Baixa ingestão de potássio pela dieta é uma das causas, porém mais rara.

Perdas de potássio

1. Trato gastrointestinal: nesse grupo destacam-se principalmente os vômitos incoercíveis, os quais levam à alcalose metabólica hipoclorêmica e, consequentemente, perda urinária de potássio (caliúria); quadros diarreicos e tumores de cólon e reto podem predispor a grandes perdas de potássio; fístulas digestivas.
2. Perdas urinárias: nas perdas urinárias destacam-se a ação de diuréticos que agem antes do túbulo coletor, poliúria em geral, hiperaldosteronismo, acidoses tubulares renais, hipomagnesemia e efeitos de drogas (aminoglicosídeos, anfotericina B, penicilina, tolueno etc.).

Entrada de potássio nas células

Nesse grupo, temos a ação da insulina e das catecolaminas, da alcalose metabólica e da hipotermia. O Quadro 5 resume os mecanismos e causas de hipocalemia.

QUADRO 5   Mecanismos e causas de hipocalemia

Mecanismo	Causa
Entrada de K+ para dentro das células	Insulina, catecolaminas, beta 2- agonistas inalatórios (p. ex., salbutamol), tireotoxicose, alcalose metabólica, hipotermia
Perda pelo trato gastrointestinal	Diarreia, vômitos, fístulas gastrointestinais
Perda renal	Diuréticos, hiperaldosteronismo, drogas, excesso de corticoide, hipomagnesemia, alcalose metabólica, vômitos
Outros	Retirada de potássio pela hemodiálise, ingestão inadequada

Fonte: Gomes et al.[1]

Manifestações clínicas

A hipocalemia altera as propriedades eletrofisiológicas da membrana plasmática das células musculares. A gravidade da hipocalemia depende da velocidade de instalação e de valores abaixo de 3 mEq/L.

Os pacientes podem ter fraqueza muscular, câimbras, fadiga, íleo metabólico, constipação, depressão respiratória e predisposição à rabdomiólise. A hipocalemia também induz ao aumento da produção de amônia, sendo um fator desencadeante de encefalopatia em pacientes cirróticos.

As manifestações cardíacas são frequentes e merecem atenção especial. A hipocalemia aumenta o automatismo do tecido cardíaco, precipitando arritmias cardíacas que podem causar parada cardiorrespiratória.

Hipocalemia e alterações no eletrocardiograma

As alterações eletrocardiográficas são divididas em precoces e tardias. As alterações precoces são: achatamento da onda T,

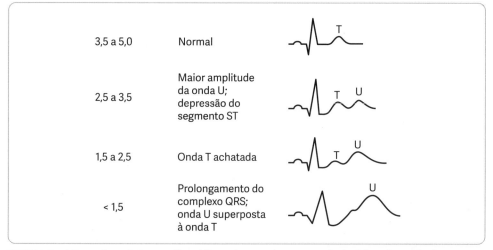

FIGURA 2   Alterações eletrocardiográficas de acordo com o nível sérico de potássio.
Fonte: Gomes et al.[1]

onda U proeminente (U maior que T), apiculamento da onda P e infradesnivelamento do segmento ST. As alterações tardias e mais graves são: aumento do intervalo PR e alargamento do QRS. A Figura 2 ilustra as alterações eletrocardiográficas de acordo com o nível sérico de potássio.

Tratamento da hipocalemia

A via preferencial de reposição de potássio é a via oral ou enteral. A via venosa é reservada para casos graves, quando o potássio sérico é menor que 3 mEq/L.

Na hipocalemia leve a moderada (K⁺ entre 3 a 3,5 mEq/L), deve-se repor de 40 a 80 mEq/dia de potássio. Na hipocalemia grave (K⁺ menor que 3 mEq/L), deve-se repor de 120 a 160 mEq/L em 8 a 12 horas.

Soluções muito concentradas de potássio podem causar flebite quando administradas via endovenosa. Portanto, não se deve ultrapassar a concentração de 60 mEq/L em veia central ou 40 mEq/L em veia periférica. A velocidade de infusão não deve ultrapassar 40 mEq/h.

A reposição de potássio endovenosa não deve ser diluída em soro glicosado, visto que a glicose estimula secreção pancreática de insulina e com isso promove a entrada de potássio para dentro das células.

Potássio via oral

Há duas apresentações:

1. KCl xarope 6%: 15 mL = 12 mEq de potássio. A dose usual é de 10 a 20 mL após as refeições (3 a 4 vezes ao dia).
2. KCl comprimido (Slow K®): 1 comprimido = 6 mEq de potássio. A dose usual é de 1 a 2 comprimidos após as refeições, 3 a 4 vezes ao dia.

Potássio via endovenosa

Apresentação de ampolas de KCl:

- KCl 10% (10 mL) = 1 g de KCl = 13 mEq de potássio.
- KCl 19,1% (10 mL) = 1,91 g de KCl = 25 mEq de potássio.
  Ampola de fosfato de potássio: pode ser usada quando há concomitantemente hipofosfatemia.
- Fosfato de potássio (10 mL) = 20 mEq de potássio.

É importante lembrar que a hipocalemia refratária pode estar relacionada com a depleção de magnésio. A depleção de magnésio tem efeito inibitório sobre a atividade da bomba Na^+/K^+ ATPase muscular (a qual é responsável por manter o influxo de potássio para dentro da célula e a saída de sódio para fora da célula). Com mais potássio no meio extracelular, este será excretado via urinária. Além disso, a hipomagnesemia também aumenta a secreção de potássio no néfron distal, contribuindo para caliúria.

Hipercalemia

Existem dois mecanismos responsáveis pela ocorrência de hipercalemia, definida como potássio acima de 5 mEq/L.

Retenção corporal de potássio

Nesse grupo destacam-se a insuficiência renal, com taxa de filtração glomerular (TGF) menor que 10 a 15 mL/min, com anúria ou oligúria; e hipoaldosteronismo (acidose tubular renal tipo IV). Quando há hipercalemia com função renal normal ou discretamente reduzida, deve-se lembrar do hipoaldosteronismo hiporreninêmico, condição comum em pacientes diabéticos, com nefropatia leve; doença de Addison; insuficiência adrenal primária (autoimune, BK, paracoco, CMV); drogas, tais como inibidores da enzima conversora de angiotensina (IECA), antagonistas da angiotensina II, heparina, anti-inflamatórios não esteroidais, diuréticos poupadores de potássio (amilorida, espironolactona), ciclosporina, trimetoprima e pentamidina.

Saída de potássio das células

Ocorre em diversas situações, tais como rabdomiólise, hiperosmolaridade (hipernatremia, síndrome hiperglicêmica hiperosmolar, cetoacidose diabética), acidose metabólica, intoxicação por digitálicos, uso de betabloqueador e uso de succinilcolina.

Manifestações clínicas

As manifestações clínicas da hipercalemia são: fraqueza muscular, paralisia muscular e arritmias cardíacas.

Alterações eletrocardiográficas da hipercalemia

A alteração mais precoce é a onda T apiculada. As alterações mais graves e tardias são: alargamento do QRS e desaparecimento da onda P (ritmo sinusoidal ou sinoventricular).

O ECG não é um meio confiável para detecção de hipercalemia, uma vez que a prevalência de alterações eletrocardiográficas em paciente com K^+ maior que 6 e 7 foi de 45% e 55%, respectivamente. Arritmias fatais podem ocorrer de modo não previsível e podem não ser precedidas de alterações menores do ECG.

A Figura 3 ilustra as principais alterações do ECG na hipercalemia.

Tratamento da hipercalemia

O tratamento da hipercalemia depende do grau e das manifestações eletrocardiográficas existentes. Quando há uma hipercalemia grave, com K^+ acima de 6,5 a 7 mEq/L, como ocorre em situações de rabdomiólise e insuficiência renal oligúrica, ou se o ECG mostrar alterações típicas, a conduta é infundir 10 mL de gluconato de cálcio 10% em 2 a 5 minutos. O gluconato de cálcio age como estabilizador de membrana de cardiomiócitos. Seu efeito dura entre 30 e 60 minutos. Esta dose pode ser repetida se houver manutenção de alterações eletrocardiográficas.

A seguir, podem ser usadas medidas que levam à entrada de potássio nas células:

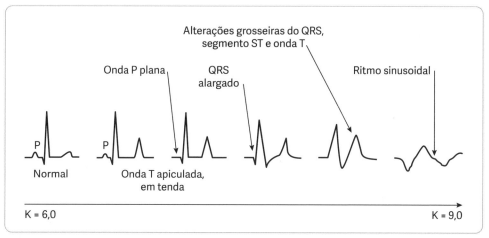

FIGURA 3   Principais alterações do eletrocardiograma na hipercalemia.
Fonte: Gomes et al.[1]

1. Glicoinsulina (solução polarizante): A dose recomendada é de 50 g de glicose (100 mL de glicose a 50% ou 500 mL de glicose a 10%) com 10 unidades de insulina regular. A solução deve ser infundida em 20 minutos e possui duração de 4 a 6 horas.
2. Beta-2-Agonista (fenoterol, salbutamol): o efeito começa em 30 minutos e possui duração de 2 a 6 horas.
3. Bicarbonato de sódio: usar se houver acidose metabólica concomitante.

Outros métodos utilizados são aqueles que retiram o potássio do organismo:

1. Resina de troca (poliestirenossulfonato de cálcio ou Sorcal®): essa resina promove a excreção fecal de potássio, ao trocar o cálcio com potássio na mucosa colônica. Pode ser administrado 1 envelope via oral a cada 8 horas. Pode ser administrado junto com soluções como o manitol (30 g de Sorcal® com 100 mL de manitol) para evitar constipação.
2. Furosemida: diurético de alça potente para excreção renal de potássio. Deve ser administrada apenas se o paciente apresentar diurese.
3. Hemodiálise: em casos graves ou refratários.

DISTÚRBIOS DO MAGNÉSIO

O magnésio corporal total é de aproximadamente 1 mol, sendo um dos mais abundantes cátions do organismo, segundo mais prevalente no intracelular, cerca de 50 a 60% depositado nos ossos e 1% no meio extracelular. O magnésio extracelular pode estar ligado a proteínas, ligado a complexos como citrato/fosfato/bicarbonato ou na forma ionizável. É utilizado no tratamento da arritmia ventricular Torsades de Pointes ou como antiácido e laxante. O emprego terapêutico do sulfato de magnésio intravenoso ou intramuscular é recomendado para a prevenção e o tratamento da eclâmpsia.

O magnésio da dieta, em especial obtido por meio dos vegetais, é absorvido no trato intestinal. A ingestão média diária é de 250 a 370 mg (10 a 15 mmol). Um terço é absorvido na porção distal do intestino delgado através da via paracelular. Essa absorção pode variar de acordo com o teor de magnésio na dieta e o nível total de magnésio no corpo.

Hipomagnesemia

A hipomagnesemia é um distúrbio hidroeletrolítico frequente, associada com o aumento de mortalidade. É essencial para a vida e está implicada em muitas reações enzimáticas, geração de ATP, funções mitocondriais e de membranas plasmáticas e na síntese proteica. A hipomagnesemia pode induzir hipocalemia, hipocalcemia e hipofosfatemia.

A homeostase do magnésio depende de três órgãos: o intestino, responsável pela absorção; os ossos, responsáveis pelos estoques; e os rins, responsáveis pela excreção. Aproximadamente 30 a 50% do magnésio da dieta é absorvido pelo intestino nas porções distais do jejuno e do íleo; e quando sua ingesta é pequena, essa absorção pode chegar a 80%. O magnésio pode ser estocado nos músculos e tem participação fundamental na contração muscular, mas o principal reservatório de magnésio são os ossos.

Cerca de 70% do magnésio é filtrado livremente pelos glomérulos. O túbulo proximal é responsável por 10 a 25% da reabsorção de magnésio que é paracelular, passiva e dependente da reabsorção de sódio e água.

Causas de hipomagnesemia

A hipomagnesemia pode ser grave, podendo causar fraqueza, ataxia, câimbras, convulsões, tetania e arritmia. Com frequência é acompanhada de hipocalemia devido à perda renal no segmento distal e por hipocalcemia pela diminuição da resposta ao PTH e pela diminuição dos níveis de PTH.

As principais causas de hipomagnesemia são as perdas gastrointestinais e renais; diarreias, má-absorção, esteatorreia, uso crônico de laxativos e cirurgias com *by-pass* intestinal; pancreatite necro-hemorrágica através da saponificação do magnésio em tecido necrótico.

Quando a hipomagnesemia é de causa renal, pode ser dividida em congênita e adquirida. Nas causas hereditárias a porção ascendente da alça de Henle ou o segmento distal podem ser afetados; o exato mecanismo, muitas vezes, não está ainda estabelecido. Alguns exemplos são síndrome de Bartter e síndrome de Gitelman, dentre outras.

As principais causas de hipomagnesemia adquiridas são as induzidas por drogas, inibidores da bomba de próton (omeprazol, pantoprazol, lanzoprazol, esomeprazol etc.), sendo indutores de hipomagnesemia por inibir a absorção de magnésio pelo intestino. A reposição oral de magnésio pode ser eficaz para as causas gastrointestinais.

O Quadro 6 mostra as principais drogas que induzem hipomagnesemia.

QUADRO 6	Drogas
1. Diuréticos	Alça, tiazídicos
2. Inibidores da bomba de próton	
3. Antimicrobianos	Aminoglicosídeos, colistina
4. Antivirais	Aciclovir, ganciclovir, foscarnet, pentaminida
5. Antifúngicos	Anfotericina B
6. Antineoplásicos	Cisplatina, carboplatina, inibidores do EGFR (cetuximab)
7. Inibidores da calcineurina	Ciclosporina A, sirulimus, tacrolimus
8. Beta-agonistas	Salbutamol, teofilina S
9. Homeostase do fósforo	Sais de fósforo, quelantes de fósforo
10. Metabolismo do osso	Vitamina D
11. Insulinas	
12. Análogos do PTH	

Fonte: adaptada de Ahmed e Mohammed.[2]

Consequências da hipomagnesemia

A hipomagnesemia está relacionada a doença cardiovascular, estresse oxidativo e inflamação, sendo fator de risco para mortalidade em pacientes críticos.

Pacientes com hipomagnesemia apresentam níveis de PCR mais elevados, metabolismo da glicose alterado. Pacientes com diabetes mellitus tipo 2 geralmente apresentam baixos níveis séricos de magnésio. A hipomagnesemia contribui para o desenvolvimento do diabetes através da resistência à insulina.

A hipomagnesemia é fator de risco para a progressão da doença renal, sendo também considerada fator agravante para a injúria renal aguda; sua suplementação tem sido proposta como quelante de fósforo para reduzir a calcificação vascular nesses pacientes.

A hipomagnesemia está associada a uma série de doenças neurológicas, como enxaqueca, depressão, AVC e epilepsia. Seu papel na função cardíaca é fundamental por participar da regulação do tônus vascular, da resistência vascular periférica e do débito cardíaco. Atua basicamente de três formas: regula a atividade dos canais iônicos da célula cardíaca, regula a contratilidade do miocárdio e tem papel anti-inflamatório e vasodilatador; portanto, é recomendado que nos casos de infarto, na doença coronariana, na hipertensão e na eclâmpsia mantenham-se os adequados níveis séricos. Possui ainda importante efeito vasodilatador e broncodilatador, tendo fundamental papel no controle da asma e na doença pulmonar obstrutiva crônica.

Tratamento da hipomagnesemia

A preferência para a reposição do magnésio é a via oral; quando dado por via endovenosa há necessidade de diluir o sal, aumentando o fluxo urinário e a perda do íon. Além disso, na reposição endovenosa pode-se ter uma elevação temporária dos níveis séricos aumentando a perda renal.

A reposição oral deve ser de 240 a 1.000 mg do magnésio elementar, dividida em duas a três doses diárias. O diurético amilorida (5 a 10 mg) aumenta a reabsorção do magnésio pelo segmento distal e auxilia na correção da hipomagnesemia, principalmente na síndrome de Gitelman.

A escolha do tratamento endovenoso ou oral também deve se basear na gravidade dos sintomas. Pacientes instáveis e com alterações no eletrocardiograma com arritmias devem ser tratados mais agressivamente, com 1 a 2 g de sulfato de magnésio diluído em 50 a 100 mL de soro glicosado 5%, infundidos durante 15 a 60 minutos. Nos casos em que o magnésio sérico for menor que 1,0 mg/dL, devem ser dados 4 a 8 g de sulfato de magnésio em 12 a 24h. A Tabela 3 contém os diferentes sais de magnésio.

TABELA 3 Diferentes formulações de magnésio

Sais disponíveis	Dose do sal (mg)	Qntd. de magnésio elementar por dose (mg)
Óxido de magnésio	140	84,5
	400	241
Cloreto de magnésio (hexahidratado)	600	72
	535	64
Carbonato de magnésio	1.000	54
Sulfato de magnésio (hepta-hidratado)	1.000	98

Fonte: adaptada de Ahmed e Mohammed.[2]

Hipermagnesemia

A hipermagnesemia corresponde a uma concentração sérica superior a 0,95 mmol ou 2,3 mg/dL. Como há alta eficácia dos rins para excretar magnésio, cerca de 250 mmol/dia, ou seja, quase 100% da carga filtrada pode ser eliminada pela pessoa com aumento da concentração plasmática de magnésio, razão pela qual a hipermagnesemia clinicamente significativa é rara na ausência de insuficiência renal aguda ou crônica e/ou administração de uma carga maciça de magnésio.

Causas e manifestações clínicas da hipermagnesemia

As causas genéticas são extremamente raras. Em geral, a hipermagnesemia é ocasionada por drogas como catárticos, laxativos e enemas.

Os primeiros sintomas a aparecerem são náuseas, vômitos e rubor com reflexos tendinosos reduzidos. Há manifestações neurológicas como paralisia flácida, letargia, coma e depressão respiratória. Manifestações cardiovasculares como bradicardia e hipotensão são as mais comuns, podendo ser observado o prolongamento do intervalo PR, do complexo QRS e intervalo QT, bloqueios atrioventriculares e, em casos mais graves, a parada cardíaca, quando em concentrações muito altas.

Tratamento da hipermagnesemia

O primeiro passo no tratamento da hipermagnesemia é a interrupção da administração. Se a função renal estiver normal, a interrupção da ingestão de magnésio (suplementação, medicação, nutrição parenteral) já é suficiente para a resolução.

Na vigência da insuficiência renal ou nos casos de hipermagnesemia sintomática grave pode ser necessária a hemodiálise. Quando ocorrem sintomas graves, o cálcio pode ser administrado como antagonista do magnésio para reverter arritmias cardíacas, hipotensão e depressão respiratória. A dose é de 50 a 100 mg de cálcio elementar por 5 a 10 minutos; doses maiores podem ser necessárias.

DISTÚRBIOS DO FÓSFORO

O fósforo é indispensável na composição de membrana celular, mineralização óssea, desenvolvimento esquelético, sinalização celular, entre outras vias fisiológicas.

Os níveis de fósforo são considerados normais entre 2,5 e 4,5 mg/dL.

Hipofosfatemia

A hipofosfatemia é diagnosticada quando o fósforo sérico é < 2,5 mg/dL. A prevalência de hipofosfatemia é variável, depende muito da população avaliada; em pacientes etilistas crônicos (30%), pacientes hospitalizados (5%), pacientes com sepse em UTI (65 a 80%). Em pacientes críticos em UTI, a presença de hipofosfatemia está associada a maior tempo de internação e maior morbimortalidade, maior tempo em ventilação mecânica e disfunção miocárdica.

O primeiro passo na investigação da hipofosfatemia deve ser a revisão da história clínica e, não havendo causa identificável, realiza-se a dosagem da excreção urinária de fosfato para a classificação em causas renais e extrarrenais, podendo ser feita em urina de 24 horas ou pelo cálculo da fração de excreção em amostra de urina isolada.

Causas de hipofosfatemia
Causas extrarrenais
- Alcalose respiratória: na qual o aumento do pH intracelular estímula a atividade da fosfofrutoquinase, aumentando a glicólise, o fósforo é incorporado ao ATP no tecido muscular, reduzindo a concentração sérica de fósforo.
- Síndrome de realimentação: a dieta com aporte de carboidratos causa liberação de insulina e, consequentemente, aumento na captação celular de fósforo, glicose e potássio; a gravidade da hipofosfatemia depende do grau de desnutrição, da car-

ga calórica e da quantidade de fósforo ofertada na dieta. Em pacientes desnutridos, a hipofosfatemia pode surgir dentro de 2 a 5 dias após início da alimentação enteral ou parenteral.

- Pacientes com diabetes *mellitus* descompensado apresentam fosfatúria e deslocamento intracelular de fósforo, e assim balanço negativo de fosfato, causado pela diurese osmótica da hiperglicemia com glicosúria.
- A síndrome de fome óssea deve surgir como diagnóstico diferencial, caso haja história recente de realização de paratireoidectomia subtotal para correção de hiperparatireoidismo secundário em pacientes com doença renal crônica ou hiperparatireoidismo primário.
- Diminuição da absorção intestinal de fosfato provocada pela diarreia crônica, uso inadequado de quelantes de fósforo em pacientes com doença renal crônica, uso prolongado de antiácidos com magnésio ou alumínio, que possuem efeito quelante de fósforo, ou uso de niacina, com redução na expressão intestinal do cotransportador NaPi-IIb e menor absorção.
- Na esteatorreia há má absorção intestinal de fósforo, associada à deficiência de vitamina D e a hiperparatireoidismo secundário. A má ingestão dietética de fósforo raramente é causa isolada de hipofosfatemia significativa.

Causas renais

Na presença de hipofosfatemia, a resposta renal esperada é aumentar a reabsorção de fosfato. Assim, caso haja excreção urinária inapropriada, pode ser devido à presença de hiperparatireoidismo com secreção de PTH, alguma fosfatonina (p. ex., FGF-23) ou defeito tubular no transporte de fosfato.

O PTH aumenta a excreção de fosfato ao diminuir a atividade dos cotransporta-

dores de fosfato de sódio (NaPi-IIa e NaPi-IIc). As principais causas renais de hipofosfatemia são hiperparatireoidismo e defeito tubular renal com prejuízo na reabsorção de fosfato. Portanto, qualquer causa de hipersecreção de PTH (hiperparatireoidismo primário ou secundário) pode gerar hipofosfatemia.

No hiperparatireoidismo primário a tríade hipercalcemia, hipofosfatemia e fosfatúria está presente. A hipofosfatemia pode ser mais grave quando associada a deficiência de vitamina D.

Outras causas de hipofosfatemia podem ser o transplante renal, defeitos tubulares, como observado no raquitismo hipofosfatêmico ou osteomalácia induzida por neoplasia, ou defeito generalizado da função tubular proximal, a síndrome de Fanconi. Paciente em diálise por sua remoção na terapia de substituição renal; assim, com o uso inadequado de quelantes de fósforo e restrição dietética.

Vários medicamentos podem causar hipofosfatemia, entre eles: acetazolamida, diurético que atua no túbulo proximal e outras drogas, principalmente quimioterápicos com aumento da excreção renal (imatinib, sorafenib); carboximaltose de ferro pode ser responsável por hipofosfatemia; tenofovir e ifosfamida.

Doenças raras com perda isolada de fosfato na urina incluem formas hereditárias de raquitismo hipofosfatêmico e osteomalácia oncogênica.

A resposta esperada na presença de hipofosfatemia é a estimulação da produção de calcitriol, que, por sua vez, elevaria o fosfato sérico, aumentando a sua absorção intestinal.

Alcoolismo pode ser responsável por hipofosfatemia, com etiologia multifatorial e pode reunir vários mecanismos: má ingestão dietética, diarreia crônica, uso frequente de antiácidos (alumínio ou magnésio) para tratamento de gastrite com perda intestinal, fosfatúria secundária a disfunção tubular pelo álcool em si ou por hipomagnesemia e deficiência de vitamina D com hiperparatireoidismo secundário, durante realimentação quando há desnutrição associada.

Manifestações clínicas da hipofosfatemia

O quadro clínico varia entre oligoassintomático a manifestações graves, dependendo da intensidade e cronicidade da depleção de fósforo. Sintomas agudos graves surgem geralmente quando há fósforo sérico < 1 mg/dL.

1. Neurológico: a hipofosfatemia grave pode causar encefalopatia metabólica devido à depleção de ATP, com amplo espectro de sintomas neurológicos, desde parestesias e delirium a convulsões e coma.
2. Hematológico: maior risco de hemólise; pode ocorrer quando a concentração plasmática de fosfato < 0,5 mg/dL, disfunção leucocitária, com redução na fagocitose e quimiotaxia dos granulócitos, e disfunção plaquetária.
3. Cardiovascular/pulmonar: hipofosfatemia grave pode causar arritmias ventriculares no infarto agudo do miocárdio e maior necessidade de drogas vasoativas após cirurgia cardíaca. Pode ocorrer disfunção miocárdica.
4. Muscular: a disfunção muscular por hipofosfatemia pode afetar músculo liso ou esquelético, causando miopatia proximal, disfagia e íleo. A hipofosfatemia aguda grave pode levar à rabdomiólise, principalmente no paciente alcóolatra ou com síndrome de realimentação.
5. Afeta a contração muscular, podendo levar a dificuldade na contratilidade diafragmática, acarretando maior dependência de ventilação mecânica.

Tratamento da hipofosfatemia

O foco do tratamento deve ser para corrigir a doença de base, como tratar a diarreia, interromper antiácidos e corrigir deficiência de vitamina D. A hipofosfatemia pode ser corrigida com a ingestão alimentar normal.

Em pacientes com hipofosfatemia (fosfato sérico < 2,0 mg/dL), sugere-se a reposição de fosfato. Alguns desses pacientes podem apresentar miopatia e fraqueza muscular subclínica.

A reposição de fosfato pode ser realizada por via oral ou via intravenosa. Sempre que possível, o tratamento por via oral deve ser a primeira escolha por causa dos riscos associados à via intravenosa. O fosfato intravenoso pode causar complicações graves, como hipocalcemia pela ligação ao cálcio, com risco de arritmias, risco de insuficiência renal devido à precipitação renal de fosfato de cálcio.

É importante avaliar o quadro clínico, a presença de sintomas relacionados e a concentração sérica de fósforo. Em pacientes assintomáticos com fosfato sérico < 2 mg/dL, deve-se realizar reposição por via oral.

Para o tratamento de pacientes sintomáticos, vamos levar em conta a gravidade da hipofosfatemia. Na presença de fosfato sérico entre 1 e 1,9 mg/dL, deve-se utilizar reposição via oral. Caso fósforo sérico < 1 mg/dL, está indicada a reposição via intravenosa.

Para a reposição via oral deve ser feito 1 mmol/kg de fósforo elementar (30-80 mmol de fosfato) por dia, dividindo-se em 3 a 4 doses. Os suplementos orais de fosfato de potássio e fosfato de sódio têm 250 mg (8 mmol) por comprimido. Em pacientes obesos a dose deve ser ajustada para o peso ideal. Recomenda-se cessar a reposição quando fósforo sérico ≥ 2 mg/dL.

A hipofosfatemia por perda renal é mais difícil de tratar, pois o aumento da concentração sérica de fosfato causará maior excreção renal de fosfato.

Na hipofosfatemia crônica, a terapia oral é indicada para corrigir doença óssea associada e restabelecer o crescimento normal em crianças. Se presente, a deficiência de vitamina D pode contribuir para a hipofosfatemia e deve ser corrigida.

São duas as principais indicações para tratamento intravenoso: incapacidade de utilizar a via oral ou concentração sérica de fosfato < 1 mg/dL associada a sintomas. Na Tabela 4 temos uma sugestão de reposição de fósforo.

Ressalta-se que 1 mmol de fosfato = 31 mg de fósforo e 1 mg de fósforo = 0,032 mmol de fosfato. Se houver associação de hipocalemia (K < 4 mEq/L), pode-se realizar reposição com fosfato de potássio, sendo a apresentação de fosfato de potássio = 2 mEq/mL de potássio e 1,1 mmol/mL de fósforo. Caso potássio sérico normal ou elevado, deve-se utilizar o glicerofosfato de sódio. O frasco-ampola (20 mL) possui 216 mg/mL de glicerofosfato de sódio, fornecendo 2 mEq/mL de sódio e 1 mmol/mL de fosfato.

Maior tempo de infusão se faz necessário, uma vez que a carga súbita de fosfato será secretada pelos rins, perdendo eficácia.

Hiperfosfatemia

Predominantemente intracelular, cerca de 1% do fósforo total do organismo encontra-se no líquido extracelular. Considera-se hiperfosfatemia quando seu nível plasmático está acima dos valores de referência do laboratório, podendo variar de acordo com a faixa etária.

A hiperfosfatemia pode ocorrer em algumas situações em que acontece uma maior entrada de fósforo no organismo; uma lesão celular ou redistribuição do espaço intra para extracelular ou menor eliminação (redução da excreção renal ou aumento da reabsorção).

Doença renal crônica

O rim, quando com função preservada, tem grande capacidade de excretar o fósforo. Conforme o número de néfrons, os remanescentes vão aumentando a fração de excreção de fósforo até a capacidade máxima. Na doença renal crônica (DRC), a hiperfosfatemia é detectada nos estágios mais tardios, quando esse mecanismo compensatório se satura. Conforme a DRC vai progredindo, alteração dos níveis de vitamina D e cálcio estimulam o aumento da secreção de PTH, que inibe a atividade de cotransportador NaPi e promove fosfatúria. Porém, nos estágios 4 e 5, se não iniciada dieta e/ou uso de quelantes, a entrada de fósforo supera a capacidade de eliminação renal, gerando a hiperfosfatemia.

Nos pacientes com DRC devem ser analisados valores de fósforo, cálcio, vitamina D e PTH. Considera-se hiperfosfatemia quando P > 4,5 mg/dL em pacientes em tratamento conservador e P > 5,5 mg/dL em pacientes dialíticos. É necessário corrigir o fósforo o mais precocemente possível, uma vez que estudos apontam aumento de mortalidade nesses pacientes.

TABELA 4   Sugestão de reposição de fósforo

Fosforo sérico (mg/dL)	Dose (mmol/kg)	Duração (h)
< 1	0,6	6
1-1,7	0,4	6
1,8-2,2	0,2	6

Fonte: Gomes et al.[1]

Outras

Excesso de fósforo nos alimentos e uso de drogas que reduzem a absorção intestinal de fósforo, como a nicotinamida ou ácido nicotínico – que é a forma ativa da vitamina B3 – e o tenapanor – que é um inibidor intestinal do trocador sódio/hidrogênio.

Tratamento da hiperfosfatemia

A dieta é o tratamento inicial da hiperfosfatemia, sendo pilar importante em qualquer estágio da DRC. Sugere-se manter a restrição de fósforo em 700 mg/dia nos pacientes em estágio 3 e 4 e entre 800 a 1.000 mg/dia em pacientes dialíticos.

Antes de iniciar a restrição de fósforo, é fundamental realizar um inquérito alimentar, levando em conta o risco de desnutrição (que sabidamente também aumenta a mortalidade) e a fonte de fósforo, levando em consideração que os alimentos industrializados contêm quantidades significativas de fósforo inorgânico, que apresenta grande biodisponibilidade. A absorção intestinal do P de alimentos de origem vegetal é menor do que a dos de origem animal, devido à menor biodisponibilidade. É fundamental avaliar a proporção fósforo e proteína do alimento (Tabela 5), pois quanto menor a quantidade de fósforo por proteína (mg P/g proteína), melhor é a qualidade do alimento em fornecer um status nutricional sem aumentar o risco de hiperfosfatemia (p. ex., as proteínas de alto valor biológico [carnes e ovos]).

O uso dos quelantes deve ser individualizado. No Brasil, os quelantes, como o carbonato de cálcio, cloridrato de sevelamer e hidróxido de alumínio, são disponibilizados pelo Sistema Único de Saúde (SUS).

Pode-se ressaltar que, além da dieta e do uso dos quelantes, nos pacientes que tenham indicação, a diálise é ferramenta importante no controle da hiperfosfatemia.

TABELA 5 Alimentos ricos em fósforo

Alimentos	mg – fósforo/g – proteína
Clara de ovo	1,3
Carne de frango (1 filé de peito – 80 g)	6,5
Carne de porco (1 bisteca – 80 g)	6,9
Carne bovina (1 bife – 85 g)	8,0
Pescada branca (1 filé – 85 g)	11,7
Salmão (1 filé – 85 g)	13,4
Ovo inteiro	15,0
Fígado de boi (1 bife – 85 g)	17,0

Fonte: adaptada de Carvalho.[3]

DISTÚRBIOS DO CÁLCIO

Hipocalcemia

A homeostase do cálcio é fundamental para manter o funcionamento adequado das atividades intracelulares e dos processos bioquímicos; entre esses processos, destacam-se a participação direta na cascata de coagulação sanguínea, contração e relaxamento muscular e transmissão neuronal.

Aproximadamente de 40 a 45% do cálcio extracelular está circulando ligado a proteínas plasmáticas, sendo albumina a principal delas e em 15% dos casos o cálcio é encontrado ligado a outros ânions, como fosfato e citrato, e os 40% restantes circulam no meio extracelular como cálcio na sua forma livre ou ionizada. O cálcio ionizado pode ser transportado para o ambiente intracelular, em que desempenha suas ações bioquímicas.

Os valores normais de cálcio total estão entre 8,5 a 10,5 mg/dL (2,12 a 2,62 mmol/L). A faixa normal de cálcio ionizado se encontra entre 4,65 e 5,25 mg/dL (1,16 a 1,31 mmol/L). As concentrações de cálcio total são influenciadas pela concentração de proteínas plasmáticas – por isso a dosagem de cálcio ionizado é fundamental nos casos de hipoalbuminemia (p. ex., secundária a desnutrição, doença crônica ou síndrome nefrótica, que pode acarretar uma pseudo-hipocalcemia).

A fração ionizada do cálcio é a que sofre regulação hormonal, sendo que os principais envolvidos no metabolismo do cálcio são o paratormônio (PTH), a vitamina D e o fator de crescimento de fibroblastos (FGF-23). Esses hormônios atuam sobre o eixo osso-rim-trato gastrointestinal a fim de manter a homeostase do cálcio e do fósforo.

A presença de hipocalcemia é fisiologicamente detectada pelos receptores de cálcio nas paratireoides, estimulando a liberação de PTH pelas glândulas. O PTH atua no osso, aumentando a atividade osteoclástica e a consequente mobilização óssea de cálcio, reduzindo a excreção urinária de cálcio por aumento de sua reabsorção no túbulo distal e aumento da produção da forma ativa de vitamina D pelos rins (calcitriol). O calcitriol possui importante ação gastrointestinal, aumentando a absorção de cálcio proveniente da alimentação. É importante lembrar que, ao contrário de outros íons, o cálcio é absorvido pelo trato gastrointestinal de forma parcial – somente 10 a 20% do que é ingerido é absorvido, pois se liga a diferentes ânions no lúmen intestinal, formando sais insolúveis, os quais terminarão por ser excretados. Além disso, na vigência de hipocalcemia, destaca-se que o aumento da produção de PTH e, consequentemente, calcitriol leva ao aumento da expressão do receptor de vitamina D, que contribui para aumento na absorção intestinal e renal do cálcio. O balanço diário de cálcio leva em consideração sua absorção intestinal, excreção renal, remodelação óssea e o metabolismo do fósforo. As recomendações atuais de ingestão diária de cálcio são entre 1.000 a 1.200 mg/dia em adultos jovens.

Correção do cálcio

Recomenda-se a correção da concentração do cálcio sérico total de acordo com os níveis de albumina, ou a determinação do cálcio ionizado.

A correção deve ser estimada da seguinte forma:

Cálcio total corrigido (mg/dL) = cálcio total (mg/dL) + 0,8 [4 – albumina(g/dL)]

Manifestações clínicas da hipocalemia

A intensidade dos sintomas de hipocalcemia depende do grau de hipocalcemia e da velocidade de instalação da alteração, desde pacientes assintomáticos até situações de risco a vida. Em situações de desenvolvimento agudo da hipocalcemia, podem ocorrer convulsões generalizadas, papiledema, tetania e laringoespasmo. Em pacientes com hipocalcemia crônica podem desenvolver calcificação de gânglios da base, distúrbios neurológicos extrapiramidais, cataratas e alterações dermatológicas e dentárias.

1. A tetania é um achado característico da hipocalcemia aguda grave e ocorre por hiperexcitabilidade neuromuscular periférica, levando a incapacidade de manter contratura e relaxamento musculares apropriados na ausência do cálcio como mediador da condução nervosa. Os sintomas, quando leves, são: dormência perioral, parestesias em mãos e pés e câimbras; já os sintomas graves são laringoespasmo, espasmo carpopedal e contrações musculares generalizadas. Os sintomas severos da tetania são mais frequentes quando os níveis de cálcio ionizado são menores que 1,1 mmol/L (ou 7,0 a 7,5 mg/dL de cálcio total). A presença da alcalema piora a tetania, já que esta se constitui uma causa inde-

pendente de tetania, exercendo um efeito sinérgico e agravante.

2. Entre os sintomas cardiovasculares, a hipotensão arterial pode ser um achado grave quando acomete pacientes críticos e quando ocorre de forma aguda, a disfunção miocárdica e o alargamento do intervalo QT. A presença de arritmia do tipo Torsades de pointes é pouco frequente quando há hipocalcemia isolada, pois há maior risco de ocorrência quando há hipomagnesemia concomitante.

3. Manifestações psiquiátricas envolvendo principalmente irritabilidade emocional, ansiedade e depressão, estados confusionais, alucinações e crises psicóticas também são relatadas em pacientes com hipocalcemia.

4. Neurológicos – parestesia oral e periférica, irritabilidade, confusão mental, convulsões (focais, tônico-clônicas generalizadas, ausência), papiledema, neurite óptica (raro), calcificações dos gânglios da base e sintomas extrapiramidais (hipocalcemia crônica).

5. Musculares – sinal de Trousseau, sinal de Chvostek, câimbras, fraqueza muscular, tetania, laringoespasmo.

6. Ósseas – mais frequentes na hipocalcemia crônica: fraturas e fragilidade óssea. Raquitismo e osteomalácia podem ocorrer quando há hipovitaminose D.

7. Ectoderma (hipocalcemia crônica) – alterações dermatológicas, anormalidades na formação dentária, catarata.

8. Dois achados clássicos no exame físico de pacientes com hipocalcemia são os sinais de Trousseau e Chvostek.

   A. O sinal de Trousseau corresponde a um espasmo do carpo, levando a flexão do punho após insuflar o manguito do esfigmomanômetro acima da pressão arterial sistólica por 3 minutos.

   B. O sinal de Chvostek é a contração do músculo facial, após estímulo do nervo facial próximo à região auricular, ipsilateral ao estímulo, levando a espasmos labiais.

Causas da hipocalcemia

Primeiro deve-se avaliar se a hipocalcemia é verdadeira, afastando-se as causas de pseudo-hipocalcemia. Deve-se solicitar cálcio total e albumina, e/ou cálcio ionizado.

Tratando-se de hipocalcemia verdadeira, faz-se uma avaliação minuciosa com anamnese e exame físico (status pós-cirúrgico cervical, progressão de DRC, entre outros.). O PTH é o exame laboratorial de maior valia na investigação diagnóstica. Além dele, a investigação pode incluir função renal, fosfatase alcalina, magnésio, fósforo e vitamina D, ECG e o intervalo QT medido.

As principais causas de hipocalcemia estão listadas a seguir:

Níveis baixos de paratormônio (hipoparatireoidismo)

1. Malformação glandular (síndrome de DiGeorge).
2. Manipulação cirúrgica cervical.
3. Radioterapia.
4. Doença autoimune (isolada ou parte de sd. glandular).
5. Doenças infiltrativas (Wilson, hemocromatose, sarcoidose).
6. Mutações no CaSR.
7. Fome óssea (pós-paratireoidectomia).

Níveis elevados de paratormônio

1. Hipovitaminose D (baixa ingestão, má absorção ou baixa exposição solar).
2. Redução da formação de calcitriol.
3. Resistência a ação do PTH.
4. Uso de quelantes de cálcio e inibidores da reabsorção óssea.
5. Doenças sistêmicas: pancreatite aguda, rabdomiólise, metástases osteoblásticas.

Outros

Drogas: inibidores de reabsorção óssea (bifosfonados, denosumabe), quelantes de cálcio (citrato, foscarnet), calcimiméticos, fenitoína, intoxicação por fluoreto.

Hipomagnesemia (nutrição parenteral, cisplatina, aminoglicosídeos).

Tratamento da hipocalcemia

A necessidade de tratamento depende da presença de sintomas, da gravidade (tetania, convulsões, espasmos ou manifestações cardiovasculares) e da velocidade de instalação. A gravidade das manifestações clínicas pode ser influenciada por fatores, tais como o estado ácido-base e a causa da hipocalcemia.

Nos casos de hipocalcemia sintomática aguda, tratar inicialmente com 10 mL de gluconato de cálcio a 10% diluídos em 50 mL de soro glicosado, a 5% ou soro fisiológico 0,9%, de modo intravenoso, em 10 minutos; e pode-se repetir conforme a ocorrência de sintomas. Deve-se respeitar a velocidade de infusão, devido ao aumento do risco de evento adverso cardiovascular com rápida velocidade de administração.

Casos assintomáticos com cálcio sérico total corrigido $\leq 7,5$ mg/dL devem receber tratamento intravenoso, pelo alto risco de complicações.

Se houver persistência da hipocalcemia, instala-se uma infusão contínua com 11 ampolas de gluconato de cálcio a 10% diluídos em 1.000 mL de soro glicosado 5% ou fisiológico 0,9%, intravenoso, em bomba infusora ao longo de 24 horas (em geral, inicia-se a 50 mL/h em adultos, equivalente a 50 mg de cálcio elementar/hora), monitoramento seriado dos níveis de cálcio para avaliar a necessidade de ajuste da velocidade de infusão e evitar iatrogenia por reposição excessiva. Geralmente a dose gira ente 0,5 e 1,5 mg/kg/hora de cálcio elementar (1 ampola gluconato de Ca = 90 g Ca elementar). O objetivo deve ser a concentração atingir o limite inferior da normalidade. A solução de infusão não pode conter bicarbonato ou fosfato, porque formarão sais de cálcio.

Todos os pacientes devem ter os níveis de magnésio investigados e corrigidos em caso de hipomagnesemia associada; reposição se torna necessára.

A reposição de cálcio é mantida até que a causa da hipocalcemia seja identificada e corrigida. Quando o paciente estiver assintomático, já com dieta oral, a conversão para prescrição oral de cálcio associado a vitamina D pode ser feita.

Em pacientes com hipoparatireoidismo: calcitriol na dose de 0,25 a 0,5 mcg até 2 vezes ao dia e cálcio oral na dose de 1 g a 4 g de carbonato de cálcio (longe das refeições). Nesses casos, há preferência pela forma ativa da vitamina D (calcitriol), pelo início de ação mais rápido.

Nos pacientes com hipocalcemia leve (7,5 a 8,0 mg/dL [1,9 a 2,0 mmol/L] de cálcio total corrigido) e assintomáticos, a suplementação com cálcio oral costuma ser o tratamento inicial de escolha; em geral, doses de 1.500 a 2.000 mg de cálcio elementar divididas e longe das refeições.

Pacientes com hiperfosfatemia e hipocalcemia secundárias a estados hipercatabólicos, traumas extensos ou síndrome de lise tumoral não devem ser tratados com cálcio até que a hiperfosfatemia tenha sido minimizada. Nesses casos, o suporte nefrológico, como a terapia renal substitutiva, deve ser avaliado.

Nos casos de hipocalcemia crônica por hipoparatireoidismo mantido, o uso de suplementos de cálcio, colecalciferol e calcitriol constitui o principal arsenal terapêutico de manutenção. Doses fracionadas de suplementos de cálcio (1.000 a 1.500 mg/dia de cálcio elementar) administrados longe das refeições, assim como reposição de vitamina D3/colecalciferol ou calcitriol são recomendados. O controle é feito no mínimo mensalmente, até se atingir a estabilidade dos níveis de cálcio.

Hipercalcemia

A manutenção da homeostase do cálcio depende da regulação que acontece no trato gastrintestinal, rins e ossos. A regulação fina do cálcio sérico é feita pelo próprio cálcio, por meio de receptores nos órgãos-alvo, e por diversos hormônios; os mais importantes são o paratormônio e a vitamina D.

Cerca de 99% do cálcio corporal está localizado nos ossos, 0,1% está presente no líquido intracelular e 1% no compartimento extracelular. O cálcio sérico total é a soma de três componentes: cálcio livre, cálcio ligado a proteínas e cálcio na forma de complexos. O cálcio livre (ou ionizado) representa cerca de 50% do cálcio total e é a fração mais importante do ponto de vista biológico. Cerca de 40% do cálcio plasmático é ligado de forma reversível a proteínas, principalmente à albumina (80%), 20% a globulina. Alterações nos níveis séricos de albumina alteram o cálcio total.

A ligação do cálcio à albumina é pH-dependente; se o pH aumenta, íons hidrogênio dissociam-se da albumina, o que favorece a ligação de cálcio na molécula. O resultado é a diminuição do cálcio livre. O inverso ocorre na acidemia, 10% do cálcio total forma complexos com ânions, tais como bicarbonato, citrato, fosfato, lactato e sulfato.

Os valores de referência utilizados mais frequentemente são: cálcio total, de 8,8 a 10,5 mg/dL (2,2-2,6 mmol/L) e para o cálcio ionizado, 4,4-5,2 mg/dL (1,1-1,3 mmol/L).

Manifestações clínicas

Na hipercalcemia, além do valor do cálcio sérico, deve ser levada em consideração: etiologia, velocidade de elevação da calce-

mia, condição clínica do paciente, comprometimento ósseo e de outros sistemas.

O acometimento renal varia de poliúria ocasionada por diabete insípido nefrogênico ou por diurese osmótica, lesão renal aguda, nefrolitíase e/ou nefrocalcinose; complicações cardiovasculares, incluindo taquicardia sinusal, arritmias e hipertensão arterial; manifestações digestivas, como náuseas, vômitos, dor abdominal ou pancreatite aguda; alterações ósseas, como osteoporose e fraturas; e comprometimento neurológico, incluindo ansiedade, depressão, letargia, convulsões, delírio e coma.

Sinais e sintomas de hipercalcemia

- Neurológicos: fraqueza muscular, fadiga, hiporreflexia, apatia, distúrbios do comportamento, letargia, estupor e coma.
- Renais: poliúria, polidipsia, depleção, doença renal progressiva, nefrocalcinose e nefrolitíase.
- Gastrointestinais: náuseas, anorexia, vômitos, obstipação, íleo, doença péptica e pancreatite aguda.
- Cardiovasculares: encurtamento do segmento ST e QT, bradiarritmias, bloqueio AV ou de ramo, hipertensão arterial.
- Dermatológicos: prurido.

Diagnóstico da hipocalcemia

A avaliação inicial deve incluir história e exame físico completos; pesquisar os sinais e sintomas mais comuns associados à hipercalcemia. Questionar sobre a presença de dor óssea, fraturas, cálculo urinário, dor abdominal e perda de peso; e deve estar atualizado com o rastreio de câncer colorretal, mamário e outros tipos relacionados à idade e ao sexo; incluir informações sobre a função cardíaca e renal e doenças malignas anteriores ou atuais. O histórico de tabagismo e exposição a outros agentes cancerígenos deve ser pesquisado, bem como o uso de medicamentos que podem alterar a homeostase do cálcio (diuréticos tiazídicos, lítio, uso de vitamina D, anabolizantes etc.).

Ao exame físico, sinais de hipovolemia, como hipotensão postural, taquicardia e secura de mucosas podem estar presentes. Tumorações em cabeça e pescoço, orofaringe, mama, abdome e reto devem ser ativamente pesquisadas.

Dosagens séricas de cálcio, fósforo, PTH e creatinina. Medir a concentração sérica da 25-OH-vitamina D. Valores aumentados (maiores que 150 ng/mL) sugerem intoxicação exógena. A dosagem do cálcio urinário é um importante auxílio diagnóstico, principalmente na hipercalcemia hipocalciúrica familiar (FHH); a dosagem de cálcio na urina menor que 100 mg/g de creatinina faz o diagnóstico. O achado de ânion gap sérico baixo levanta a hipótese de mieloma múltiplo (Figura 4)

O eletrocardiograma na hipercalcemia revela encurtamento do segmento ST e do intervalo QT. Nas hipercalcemias graves, pode-se observar ondas de Osborn (onda J), e o traçado pode simular infarto agudo com elevação do ST (Figura 5).

Tratamento da hipercalcemia

O tratamento é baseado em dois pilares:

1. Baixar o nível sérico de cálcio, principalmente nas chamadas crises hiper-

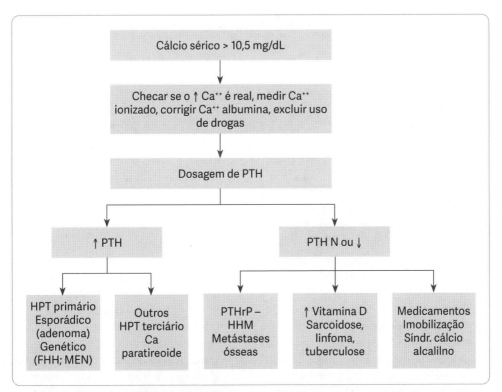

FIGURA 4   Abordagem diagnóstica da hipercalcemia.

FHH: hipercalcemia hipocalciúrica familiar; HHM: hipercalcemia humoral da malignidade; HPT: hiperparatireoidismo; MEN: neoplasia endócrina múltipla.
Fonte: Gomes et al.[1]

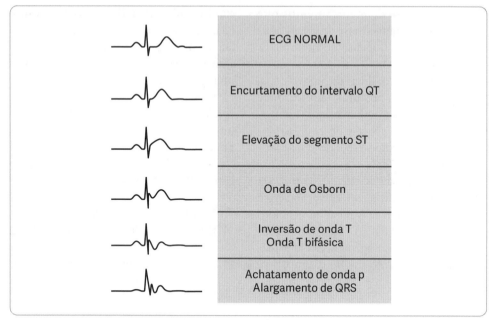

FIGURA 5 Alterações no eletrocardiograma na hipercalcemia.
Fonte: Gomes et al.[1]

calcêmicas, níveis rapidamente elevados de calcemia.
2. Tratar a causa básica.

O tratamento na urgência da hipercalcemia (Figura 3) destina-se a pacientes sintomáticos ou com cálcio > 14 (hipercalcemia grave). Os alvos são: aumento na excreção urinária; diminuição da reabsorção óssea; diminuição na absorção intestinal e quelação do cálcio. Na Figura 6 temos um fluxograma de tratamento para a hipercalcemia.

1. Ressuscitação volêmica: depende da gravidade da hipercalcemia, da idade do paciente e da presença de comorbidades. Inicia-se com 1 ou 2 litros de solução salina isotônica (SSI) em bólus, seguida de infusão de 150 a 300 mL/hora, para manter débito urinário > 100 a 150 mL/hora. O controle da diurese e a avaliação frequente da volemia são fundamentais. Evitar sobrecarga de volume, principalmente em nefropatas e com insuficiência cardíaca. No primeiro dia, em pacientes com hipercalcemia grave e com pouca comorbidade, o volume infundido pode chegar a 4 a 6 litros. A hidratação agressiva geralmente é muito efetiva na crise hipercalcêmica. Dentro de algumas horas, os níveis séricos de cálcio diminuem em aproximadamente 2 mg/dL; o efeito é transitório e é necessário tratamento adicional.
2. Diuréticos de alça (furosemida): o uso de furosemida no tratamento da hipercalcemia não é mais recomendado, devendo ser reservado para pacientes com insuficiência cardíaca congestiva, com sintomas de sobrecarga de volume, ou no caso de insuficiência renal oligúrica.
3. Bisfosfonatos: análogos sintéticos do pirofosfato inorgânico, os bisfosfonatos se ligam avidamente à superfície

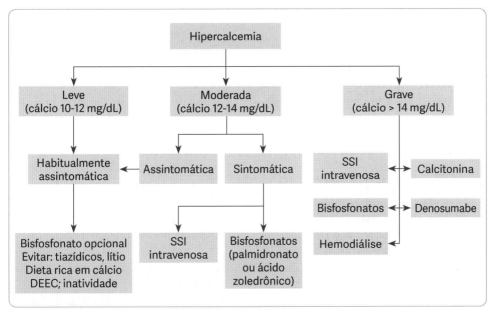

FIGURA 6   Fluxograma de tratamento para a hipercalcemia.
DEEC: Depleção do espaço extracelular; SSI: solução salina isotônica.
Fonte: Gomes et al.[1]

óssea e são internalizados pelos osteoclastos. Eles promovem apoptose, diminuem a migração e a maturação osteoclástica e aumentam a expressão da osteoprotegerina. Os mais utilizados são o pamidronato (60 a 90 mg, por via intravenosa, diluídos em 250 mL de SSI, infundido durante 2 a 4 horas) e o ácido zoledrônico (4 mg, intravenoso, diluídos em 50 a 100 mL de SSI, em infusão de 15 a 30 minutos). O início da ação não é imediato, com pico de ação em torno de 48 a 72 horas. O nadir do cálcio sérico ocorre entre 4 e 7 dias e a resposta terapêutica pode durar de 1 a 3 semanas.

A. De acordo com instruções do fabricante, recomenda-se redução da dose do ácido zoledrônico de acordo com o *clearance* de creatinina (TFG): TFG > 60 mL/min: 4 mg; TFG 50 a 60 mL/min: 3,5 mg; TFG 40 a 49 mL/min: 3,3 mg, TFG 30 a 39 mL/min: 3,0 mg e não utilizar se a TFG for < 30 mL/min. Em relação ao pamidronato, a dose de 90 mg se mostrou a mais eficaz. As seguintes orientações constam em bula do produto: cálcio de até 12 mg/dL: 15 a 30 mg; cálcio de 12,0 a 14,0 mg/dL: 30 a 60 mg de dose total de pamidronato; cálcio de 14,0 a 16,0 mg/dL: 60 a 90 e quando houver calcemia > 16 mg/dL a dose do pamidronato deve ser de 90 mg. A utilização do ácido zoledrônico foi associada a complicações renais, como necrose tubular aguda. Por sua vez, pamidronato é o bisfosfonato mais comumente associado à esclerose glomerular segmentar e focal, manifestada por proteinúria ou síndrome nefrótica, e que se desenvolve ao longo de meses de tratamento.

B. Apesar de bem tolerados, os bisfosfonatos podem causar outros efeitos colaterais, como síndrome *flu-like*, artralgias, esofagite, uveíte, hipocalcemia (especialmente com o ácido zoledrônico, em pacientes com deficiência de vitamina D) e osteonecrose de mandíbula (risco < 1:10.000, considerar avaliação odontológica previamente).

4. Calcitonina: dose de 4 a 8 U/kg, IM ou SC, a cada 12 horas. Causa inibição da atividade osteoclástica, com efeito hipocalcemiante (queda de 1 a 2 mg/dL) bastante rápido, logo após a administração da primeira dose. Está indicada para os pacientes muito sintomáticos, com cálcio > 14 mg/dL, em combinação com hidratação e bisfosfonatos. Uso contínuo leva a fenômeno de taquifilaxia, por diminuição de receptores de calcitonina nos osteoclastos, nas primeiras 48 horas. Os efeitos colaterais são muito pouco frequentes, consistindo em cefaleia, náuseas, vômitos e dor no local da injeção.

5. Denosumabe: anticorpo monoclonal humano que se liga ao RANKL e impede sua ligação ao RANK nos osteoclastos, diminuindo a reabsorção óssea. O denosumabe foi aprovado em 2014 pelo FDA (Food and Drug Administration) para o tratamento da hipercalcemia associada à malignidade refratária aos bisfosfonatos. Não é eliminado por via renal; pode também ser empregado nos casos de TFG < 30 mL/min, na qual a utilização dos bisfosfonatos estaria contraindicada. As reações adversas mais comuns são digestivas (náuseas, anorexia, vômitos, diarreia), cefaleia e edema periférico. Além disso, pode causar hipocalcemia. A dose recomendada é de 120 mg, administrados via subcutânea uma vez a cada 4 semanas, com doses adicionais 1 semana e 2 semanas após a primeira dose.

6. Corticoesteroides: utilizados em pacientes com hipercalcemia por aumento da absorção de cálcio intestinal, causada por excesso de atividade ou produção de vitamina D, observada em alguns linfomas e em doenças granulomatosas, como a sarcoidose. Funcionam inibindo a 1α-hidroxilase, que catalisa a conversão de 25-OH-vitamina D para calcitriol. Também podem ser usados para melhorar a eficácia da calcitonina no tratamento da hipercalcemia, pois aumentam a expressão dos receptores para a calcitonina nos osteoclastos. A dose a ser utilizada não é bem estabelecida. Uma opção é hidrocortisona intravenosa, 200 a 400 mg/dia, por 3 a 5 dias. Para os respondedores, recomenda-se continuar o tratamento com 10 a 20 mg de prednisona via oral por mais 7 dias.

7. Cinacalcete: agentes calcimiméticos, ligam-se ao CaSR e suprimem a liberação de PTH, causando diminuição dos níveis séricos de cálcio. São utilizados para o tratamento do hiperparatireoidismo secundário em doentes com insuficiência renal, em diálise, na redução da hipercalcemia em doentes com carcinoma da paratireoide ou no hiperparatireoidismo primário em que não se indique o tratamento cirúrgico. Administrado de 30 mg duas vezes ao dia a 90 mg quatro vezes ao dia. Sua forma de apresentação é em comprimidos de 30 e 60 mg.

CONCLUSÕES

A manutenção do equilíbrio eletrolítico é vital para a saúde e o bem-estar dos pacientes, especialmente aqueles em estado crítico. A reposição de eletrólitos, como sódio, potássio, cálcio, magnésio e fósforo, é um processo delicado que exige atenção detalhada e uma abordagem personalizada.

Cada paciente é único, e as causas dos distúrbios eletrolíticos podem variar amplamente. Portanto, a avaliação deve ser minuciosa e consideram-se tanto os sintomas clínicos quanto as condições subjacentes. O objetivo não é apenas corrigir os níveis de eletrólitos, mas também entender e tratar as causas que levaram ao desequilíbrio. Isso requer um olhar atento, tecnicamente apurado e uma abordagem que combine ciência com sensibilidade.

Os distúrbios eletrolíticos podem ter consequências graves, como arritmias cardíacas, alterações neurológicas e complicações metabólicas. Por isso, a intervenção deve ser feita com cautela, evitando correções rápidas que possam causar mais danos. Algumas intervenções nutrológicas podem piorar o quadro, como síndrome de realimentação e hiperalimentação.

É fundamental que os profissionais de saúde estejam sempre atualizados sobre as melhores práticas e evidências científicas mais recentes. O aprendizado contínuo e a capacidade de se adaptar às novas descobertas são essenciais para proporcionar o melhor cuidado possível aos pacientes.

Em suma, a reposição de eletrólitos é uma intervenção terapêutica complexa, mas essencial no manejo de pacientes críticos. A abordagem criteriosa e baseada em evidências é a chave para melhorar os desfechos clínicos e garantir a segurança do paciente.

REFERÊNCIAS

1. Gomes CP, et al. Distúrbios do equilíbrio hidroeletrolítico e ácido-base: diagnóstico e tratamento. 1.ed. Barueri: Manole; 2021. p.91-171; 201-249; 257-299.
2. Ahmed F, Mohammed A. Magnesium: the forgotten electrolyte-a review on hypomagnesemia. Med Sci (Basel). 2019 Apr 4;7(4):56. DOI: 10.3390/medsci7040056. PMID: 30987399; PMCID: PMC6524065.

3. Carvalho M. Distúrbios do cálcio, fósforo e magnésio. In: Moura LRR, Alves MAR, Santos DR, Pecoits Filho R, editores. Tratado de nefrologia. 1.ed. Rio de Janeiro: Editora Atheneu; 2018. p.435-450.

SUGESTÕES DE LEITURA

Aal-Hamad AH, Al-Alawi AM, Kashoub MS, Falhammar H. Hypermagnesemia in clinical practice. Medicina (Kaunas). 2023 Jun 24;59(7):1190. DOI: 10.3390/medicina59071190. PMID: 37512002; PMCID: PMC10384947.

Azevedo LCP, et al. Medicina intensiva abordagem prática. 5.ed. rev e atual. Santana de Parnaíba: Manole; 2022. p.658-680.

Bernal A, Zafra MA, Simón MJ, Mahía J. Sodium homeostasis, a balance necessary for life. Nutrients. 2023 Jan 12;15(2):395. DOI: 10.3390/nu15020395. PMID: 36678265; PMCID: PMC9862583.

Carvalho M, Nascimento MM, Riella MC. Metabolismo do cálcio, fósforo e magnésio. In: Riella MC, editor. Princípios de nefrologia e distúrbios hidroeletrolíticos. 6.ed. Rio de Janeiro: Guanabara Koogan; 2018. p.201-225.

Danziger J, Zeidel ML. Osmotic homeostasis. Clin J Am Soc Nephrol. 2015 May 7;10(5):852-62. DOI: 10.2215/CJN.10741013. Epub 2014 Jul 30. Erratum in: Clin J Am Soc Nephrol. 2015 Sep 4;10(9):1703. PMID: 25078421; PMCID: PMC4422250.

Do C, Vasquez PC, Soleimani M. Metabolic alkalosis pathogenesis, diagnosis, and treatment: core curriculum 2022. Am J Kidney Dis. 2022 Oct;80(4):536-551. DOI: 10.1053/j.ajkd.2021.12.016. Epub 2022 May 5. PMID: 35525634.

Donald DM, Sherlock M, Thompson CJ. Hyponatraemia and the syndrome of inappropriate antidiuresis (SIAD) in cancer. Endocr Oncol. 2022 Jul 11;2(1):R78-R89. DOI: 10.1530/EO-22-0056. PMID: 37435459; PMCID: PMC10259335.

Goltzman D. Approach to Hypercalcemia. 2023 Apr 17. In: Feingold KR, Anawalt B, Blackman MR, Boyce A, Chrousos G, Corpas E, et al., editors. Endotext [Internet]. South Dartmouth (MA): MDText.com, Inc.; 2000-. PMID: 25905352.

Hansen BA, Bruserud Ø. Hypomagnesemia in critically ill patients. J Intensive Care. 2018 Mar 27;6:21. DOI: 10.1186/s40560-018-0291-y. PMID: 29610664; PMCID: PMC5872533.

Hoorn EJ, Zietse R. Diagnosis and treatment of hyponatremia: compilation of the guidelines. J Am Soc Nephrol. 2017 May;28(5):1340-1349. DOI: 10.1681/

ASN.2016101139. Epub 2017 Feb 7. PMID: 28174217; PMCID: PMC5407738.

Hunter RW, Bailey MA. Hyperkalemia: pathophysiology, risk factors and consequences. Nephrol Dial Transplant. 2019 Dec 1;34(Suppl 3):iii2-iii11. DOI: 10.1093/ndt/gfz206. PMID: 31800080; PMCID: PMC6892421.

Joergensen D, Tazmini K, Jacobsen D. Acute Dysnatremias – a dangerous and overlooked clinical problem. Scand J Trauma Resusc Emerg Med. 2019 May 28;27(1):58. DOI: 10.1186/s13049-019-0633-3. PMID: 31138251; PMCID: PMC6540386.

Kardalas E, Paschou SA, Anagnostis P, Muscogiuri G, Siasos G, Vryonidou A. Hypokalemia: a clinical update. Endocr Connect. 2018 Apr;7(4):R135-R146. DOI: 10.1530/EC-18-0109. Epub 2018 Mar 14. PMID: 29540487; PMCID: PMC5881435.

Kheetan M, Ogu I, Shapiro JI, Khitan ZJ. Acute and Chronic Hyponatremia. Front Med (Lausanne). 2021 Aug 3;8:693738. DOI: 10.3389/fmed.2021.693738. PMID: 34414205; PMCID: PMC8369240.

Lindner G, Schwarz C, Haidinger M, Ravioli S. Hyponatremia in the emergency department. Am J Emerg Med. 2022 Oct;60:1-8. DOI: 10.1016/j.ajem.2022.07.023. Epub 2022 Jul 19. PMID: 35870366.

Martin-Grace J, Tomkins M, O'Reilly MW, Thompson CJ, Sherlock M. Approach to the patient: hyponatremia and the syndrome of inappropriate antidiuresis (SIAD). J Clin Endocrinol Metab. 2022 Jul 14;107(8):2362-2376. DOI: 10.1210/clinem/dgac245. PMID: 35511757; PMCID: PMC9282351.

Montford JR, Linas S. How dangerous is hyperkalemia? J Am Soc Nephrol. 2017 Nov;28(11):3155-3165. DOI: 10.1681/ASN.2016121344. Epub 2017 Aug 4. PMID: 28778861; PMCID: PMC5661285.

Mutter CM, Smith T, Menze O, Zakharia M, Nguyen H. Diabetes Insipidus: Pathogenesis, Diagnosis, and Clinical Management. Cureus. 2021 Feb 23;13(2):e13523. DOI: 10.7759/cureus.13523. PMID: 33786230; PMCID: PMC7996474.

Palmer BF, Carrero JJ, Clegg DJ, Colbert GB, Emmett M, Fishbane S, et al. Clinical management of hyperkalemia. Mayo Clin Proc. 2021 Mar;96(3):744-762. DOI: 10.1016/j.mayocp.2020.06.014. Epub 2020 Nov 5. PMID: 33160639.

Palmer BF, Clegg DJ. Diagnosis and treatment of hyperkalemia. Cleve Clin J Med. 2017 Dec;84(12):934-942. DOI: 10.3949/ccjm.84a.17056. PMID: 29244647.

Schafer AL, Shoback DM. Hypocalcemia: diagnosis and treatment. 2016 Jan 3. In: Feingold KR, Anawalt B, Blackman MR, Boyce A, Chrousos G, Corpas E, et al, editors. Endotext [Internet]. South Dartmouth (MA): MDText.com, Inc.; 2000-. PMID: 25905251.

Sterns RH. Treatment of severe hyponatremia. Clin J Am Soc Nephrol. 2018 Apr 6;13(4):641-649. DOI: 10.2215/CJN.10440917. Epub 2018 Jan 2. PMID: 29295830; PMCID: PMC5968908.

Tinawi M. Disorders of calcium metabolism: hypocalcemia and hypercalcemia. Cureus. 2021 Jan 1;13(1):e12420. DOI: 10.7759/cureus.12420. PMID: 33542868; PMCID: PMC7849212.

Tomkins M, Lawless S, Martin-Grace J, Sherlock M, Thompson CJ. Diagnosis and management of central diabetes insipidus in adults. J Clin Endocrinol Metab. 2022 Sep 28;107(10):2701-2715. DOI: 10.1210/clinem/dgac381. PMID: 35771962; PMCID: PMC9516129.

Tonon CR, Silva TAAL, Pereira FWL, Queiroz DAR, Junior ELF, Martins D, et al. A Review of current clinical concepts in the pathophysiology, etiology, diagnosis, and management of hypercalcemia. Med Sci Monit. 2022 Feb 26;28:e935821. DOI: 10.12659/MSM.935821. PMID: 35217631; PMCID: PMC8889795.

Warren AM, Grossmann M, Christ-Crain M, Russell N. Syndrome of inappropriate antidiuresis: from pathophysiology to management. Endocr Rev. 2023 Sep 15;44(5):819-861. DOI: 10.1210/endrev/bnad010. PMID: 36974717; PMCID: PMC10502587.

Yun G, Baek SH, Kim S. Evaluation and management of hypernatremia in adults: clinical perspectives. Korean J Intern Med. 2023 May;38(3):290-302. DOI: 10.3904/kjim.2022.346. Epub 2022 Dec 29. PMID: 36578134; PMCID: PMC10175862

Zhou C, Shi Z, Ouyang N, Ruan X. Hyperphosphatemia and Cardiovascular Disease. Front Cell Dev Biol. 2021 Mar 4;9:644363. DOI: 10.3389/fcell.2021.644363. PMID: 33748139; PMCID: PMC7970112.

Žofková I. Hypercalcemia. Pathophysiological aspects. Physiol Res. 2016;65(1):1-10. DOI: 10.33549/physiolres.933059. Epub 2015 Nov 24. PMID: 26596315.

SEÇÃO IX

O manejo nutrológico do paciente crônico

30

Cardiopatias

Werlley de Almeida Januzzi
Marta Junqueira Reis Ferraz
Ana Valeria Ramirez

INTRODUÇÃO

A nutrição desempenha um papel crucial na cardiologia, pois uma dieta saudável é essencial para a prevenção e tratamento de doenças cardiovasculares. A adoção de uma alimentação equilibrada e adequada pode ajudar a reduzir fatores de risco, como o colesterol elevado, a pressão arterial alta, a obesidade e o diabetes, que são fatores de risco para doenças cardíacas, especialmente para doença arterial coronariana. Controlar os níveis de glicêmicos e manter um peso saudável são fatores-chave para prevenir complicações cardiovasculares em pacientes com essas condições.[1]

Uma dieta saudável, com fibras, ácidos graxos ômega-3, antioxidantes e vitaminas, pode promover boa saúde cardiovascular. Alimentos como frutas, vegetais, grãos integrais, legumes, nozes, sementes, peixes gordurosos (como salmão, atum e sardinha) e azeite de oliva são conhecidos por seus efeitos benéficos para o coração. Além disso, é importante limitar o consumo de alimentos ricos em gorduras saturadas, gorduras trans, colesterol, sódio e açúcares adicionados. Esses componentes podem aumentar os níveis de colesterol LDL ("ruim"), a pressão arterial e a gordura inflamatória, corroborando com aumento de risco de doenças cardíacas. Além de uma dieta adequada, a adoção de hábitos de vida saudáveis, como a prática regular de atividade física, evitar o tabagismo e o consumo excessivo de álcool, também são essenciais para a saúde cardiovascular.[2]

Entretanto, em doenças cardiovasculares crônicas, especialmente na insuficiência cardíaca (IC), a terapia nutricional ganha terreno nas suplementações nutricionais e reposição de micronutrientes. É importante destacar que a IC é uma doença crônica e progressiva, e seu impacto na saúde pública é significativo, com altos custos de tratamento e qualidade de vida reduzida para os pacientes. A prevenção, o diagnóstico precoce e o manejo adequado da IC são fundamentais para reduzir a morbidade da doença e melhorar os resultados clínicos para os pacientes afetados.[1,2]

A prevalência da insuficiência cardíaca varia em diferentes regiões e populações, mas é uma condição comum e que afeta milhões de pessoas em todo o mundo. É uma das principais causas de hospitalização e morbimortalidade em todo o mundo, especialmente em pessoas idosas. Estimativas globais sugerem que a prevalência da insuficiência cardíaca está aumentando devido ao envelhecimento da população, maior sobrevida de pacientes com doenças cardíacas crônicas e avanços no tratamento de doenças cardíacas agudas. No entanto, é importante observar que as estimativas de prevalência podem variar, dependendo dos critérios de diagnóstico, definições utilizadas e metodologia dos estudos.[3]

Um estudo publicado em 2019 na revista The Lancet estimou que a prevalência global de insuficiência cardíaca é de aproximadamente 64 milhões de pessoas, afetando cerca de 1 a 2% da população mundial. Outros estudos sugerem que a prevalência da insuficiência cardíaca varia de 1 a 2% na população geral e pode aumentar para 10% em pessoas com 70 anos ou mais.[1,4]

DEFICIÊNCIA DE FERRO E A DOENÇA CARDIOVASCULAR

A deficiência de ferro é comum em pacientes hospitalizados devido a várias razões, como perdas sanguíneas, inflamação crônica, doenças gastrointestinais, cirurgias e outras condições médicas. É comum em pacientes com insuficiência cardíaca e pode contribuir para a piora dos sintomas e a progressão da doença. A deficiência de ferro pode ocorrer como resultado de uma série de fatores, incluindo perdas crônicas, processo inflamatório e má absorção gastrointestinal. A deficiência de ferro está associada a uma diminuição na função cardíaca, capacidade de exercício reduzida e aumento da mortalidade em pacientes com insuficiência cardíaca.[5]

Dentre as funções fundamentais do ferro, destacam-se: transporte de oxigênio e nutrientes, suporte à recuperação e cicatrização e a efetividade da função imunológica. Logo,

a deficiência de ferro pode levar a anemia, fadiga, fraqueza e infecções recorrentes.[5]

A reposição de ferro é essencial para pacientes cardiopatas, devendo restaurar os níveis adequados de ferro no organismo. Em casos de deficiências de ferro graves, intolerância gastrointestinal ou falta de resposta à terapia oral, a administração de ferro por via intravenosa deve ser considerada. A terapia de reposição de ferro intravenosa tem a vantagem de fornecer uma quantidade maior de ferro diretamente à circulação sistêmica, superando as limitações da absorção oral. A administração intravenosa também pode ser mais adequada para pacientes com insuficiência cardíaca avançada, que podem apresentar redução ou até mesmo incapacidade de absorção intestinal de micronutrientes como o ferro. Vale ressaltar que, diferentemente da reposição oral, que pode ser limitada devido à intolerância gástrica e a condições de má absorção de nutrientes, a suplementação venosa apresentou melhores resultados nos parâmetros avaliados nos estudos mencionados.[6]

A carboximaltose férrica é uma forma de ferro utilizada para a reposição intravenosa de ferro em casos de deficiência de ferro grave ou quando a administração oral de ferro não é eficaz ou possível. É um composto complexo de ferro que consiste em ferro (III) ($Fe3+$) ligado a uma matriz de carboximaltose. Ela é administrada por via intravenosa, geralmente em um ambiente hospitalar ou clínico, e é conhecida por sua eficácia na correção rápida da deficiência de ferro. A administração intravenosa permite uma absorção direta e rápida do ferro na corrente sanguínea, contornando o trato gastrointestinal.[7]

Foram estudadas as intervenções terapêuticas com carboximaltose férrica administrada por via intravenosa nos ensaios clínicos EFFECT-HF[8] (Efeito da carboximaltose férrica na capacidade de exercício em pacientes com deficiência de ferro e insuficiência cardíaca crônica), FAIR-HF[9] (carboximaltose férrica em pacientes com insuficiência cardíaca e deficiência de ferro) e CONFIRM-HF[10] (homeostase desordenada do ferro na insuficiência cardíaca crônica). Essas pesquisas demonstraram melhorias significativas no consumo máximo de oxigênio (VO_2 máx.) durante a prática de exercícios aeróbicos, bem como um aumento na capacidade de tolerância no teste da caminhada de 6 minutos. Como resultado, observou-se uma melhora na classe funcional de pacientes que sofriam de insuficiência cardíaca.[8-10]

Apesar de ainda existirem questionamentos, resultados como o do estudo IRON-MAN (prospectivo, randomizado e aberto que utilizou derisomaltose férrica) publicado em um congresso em Chicago em 2022 (AHA – *American Heart Association*), corroboram para muitos pacientes com insuficiência cardíaca com fração de ejeção do ventrículo esquerdo reduzida e deficiência de ferro; a administração intravenosa de ferro foi associada a redução de internações hospitalares por insuficiência cardíaca e morte cardiovascular. A grande maioria dos desenhos metodológicos para reposição de ferro parenteral preconiza saturação de transferrina < 20% ou uma ferritina < 100 mcg/dL como *cut off* de déficit de ferro.[11]

Na doença cardiovascular, não é incomum a presença de anemia hipocrômica e microcítica por deficiência de ferro, fazendo parte do tratamento da doença cardiovascular crônica. Não obstante, trabalhos como o AFFIRM AHC também demonstraram benefícios em casos de insuficiência aguda. Sendo assim, é de extrema importância o conhecimento diagnóstico pelo nutrólogo, assim como o plano terapêutico dessa deficiência em questão, especialmente em pacientes cardiopatas.[10,11]

Portanto, é amplamente recomendado entre os profissionais médicos abordar a viabilidade da utilização de suplementação de ferro por via parenteral em pacientes que apresentem insuficiência cardíaca e anemia por deficiência de ferro. A resposta a esse tratamento pode trazer melhorias notáveis, como aumento na capacidade de exercício físico, redução das hospitalizações e até mesmo uma diminuição geral na taxa de mortalidade.

SÓDIO, DIETA E A RELAÇÃO COM A DOENÇA CARDIOVASCULAR

O sódio é considerado um mineral essencial ao corpo humano. É importante na manutenção do equilíbrio de fluidos, função nervosa e contração muscular, dentre outros processos fisiológicos, que podem ser fortemente regulados por este micronutriente.[12] Estudos sugerem uma associação entre a alta ingestão de sódio e aumento do risco de doenças cardiovasculares (DCV) e hipertensão arterial sistêmica (HAS); entretanto, discute-se muito a quantidade ideal de consumo, os padrões individuais e também regionais, uma vez que os hábitos alimentares e de vida podem variar substancialmente de acordo com a localização.

A ingestão diária média recomendada de sódio para o adulto é de cerca de 2.300 mg por dia, o que equivale aproximadamente a uma colher de chá de sal, conforme preconizações de organizações de saúde, incluindo a AHA e diretrizes brasileiras.[12,13] Restringir a ingestão de sódio até 3 g/dia é um nível provavelmente aceito para a maioria dos pacientes com insuficiência cardíaca (IC), conforme as diretrizes de IC de 2022 da AHA/*American College of Cardiology*/Heart Failure Society of America. Considera-se que uma ingestão muito mais restritiva de sódio possa ser prejudicial, embora as evidências a respeito disso ainda sejam limitadas.[14] Contudo, esta quantidade é amplamente excedida na maioria das populações,[15] e pesquisas mostram que a associação entre o aumento do risco cardiovascular e a ingestão de sódio é mais frequente naqueles que excedem 5 a 6 g/dia na dieta.[12,16]

A restrição dietética é considerada uma conduta simples e coadjuvante para o tratamento e prevenção de DCV. A quantidade de sódio oferecida na dieta pode variar de acordo com o quadro clínico do paciente e deve seguir um padrão cada vez mais individualizado. Alimentos com alto teor de potássio (maior ingestão de frutas, vegetais e nozes), magnésio e cálcio auxiliam na redução da pressão arterial (PA),[12] e dietas com baixo teor de sódio, como, por exemplo, a DASH (*Dietary Approaches to Stop Hypertension*), além de ajudar no controle da PA, também podem ser prescritas para muitas outras condições crônicas.[17] É uma dieta com enfoque em gorduras monoinsaturadas saudáveis, limitando a gordura total para menos de 30% das calorias diárias, e com isso o organismo tende a se manter mais equilibrado e saudável.[13]

É necessário orientar o paciente quanto aos alimentos com alto teor de sódio. Muitos alimentos processados e enlatados, como carnes processadas, pão e outros produtos de panificação, legumes enlatados ou peixe, contêm quantidades excessivas de sal adicionado. Além de evitar adicionar sal, a redução efetiva da ingestão de sódio só pode ser alcançada se for diminuído o consumo desses produtos.[15]

Vale ressaltar que o monitoramento do sódio sérico deve ser realizado sempre que possível, uma vez que a hiponatremia ocasiona vários efeitos adversos, e confere fator de risco para aumento da morbidade e mortalidade em pacientes com IC.[12,18] Tanto a liberação de hormônio antidiurético (ADH) quanto a redução associada à concentração sérica de sódio acompanham a gravidade da IC.[19-22] Essa relação tem importância prognóstica, uma vez que a sobrevida do paciente é significativamente reduzida em comparação com normotrêmicos.[19-22] Fato é que pacientes cujos níveis séricos de sódio caem abaixo de 125 mEq/L exclusivamente como resultado de insuficiência cardíaca geralmente apresentam doença em estágio terminal.[19-22] Não há evidências de que a correção da hiponatremia melhore as anormalidades hemodinâmicas associadas à IC crônica subjacente grave ou que melhore os resultados clínicos.[19-22] É indicado terapia específica para corrigir hiponatremia em pacientes que apresentam concentração sérica de sódio abaixo de 120 mEq/L (considerado grave) e/ou a presença de sintomas que possam ser decorrentes da hiponatremia.[19-22] Uma das alternativas está na restrição da ingestão de líquidos, que constitui a base da terapia em pacientes hiponatrêmicos com IC.[19-22]

Um dos maiores problemas da dieta hipossódica está na baixa adesão devido à palatabilidade dos alimentos.[12,18] É de fundamental importância que o paciente compreenda as razões das modificações alimentares, pois só desta forma a aderência será efetiva e eficaz para o prognóstico e melhora da qualidade de vida.

DISTÚRBIOS ELETROLÍTICOS E ARRITMIAS CARDÍACAS

Os eletrólitos são essenciais para o funcionamento básico da vida, como manter a neutralidade elétrica nas células e gerar e conduzir potenciais de ação nos nervos e músculos.[23] Distúrbios eletrolíticos são relativamente comuns nos pacientes hospitalizados, e seu diagnóstico e tratamento são cruciais, em especial no grupo dos portadores de doença cardíaca. Dois eletrólitos que requerem atenção especial no contexto das arritmias são: potássio e magnésio.

Potássio

O potássio é um íon de predomínio intracelular e sua distribuição é regulada pela insulina, catecolaminas beta-adrenérgicas e aldosterona. A hipocalemia é definida pela concentração sérica < 3,5 mEq/L, e é classificada, conforme a concentração, em leve (3,1 a 3,5 mEq/L), moderada (2,5 a 3,0 mEq/L) ou grave (< 2,5 mEq/L).

A causa da hipocalemia habitualmente pode ser definida pela anamnese, avaliando-se sintomas, antecedentes pessoais e medicações em uso. Pode ser resultante de ingesta reduzida, aumento da translocação celular de potássio ou aumento de perdas. Geralmente decorre de perdas gastrointestinais ou urinárias, como vômitos, diarreia e uso de diuréticos. Outras medicações que podem causar hipocalemia são corticoides, insulina, antibióticos, epinefrina e broncodilatadores. Hipocalemia não induzida por medicamento pode ocorrer na síndrome de realimentação, *delirium tremens*, diarreia, tireotoxicose, diabetes descompensado, hiperaldosteronismo, tubulopatias, hipomagnesemia, entre outras. No cenário de isquemia miocárdica, a estimulação adrenérgica ativa a bomba Na-K ATPase, diminuindo os níveis plasmáticos de potássio. As causas de hipocalemia na insuficiência cardíaca são o uso de diuréticos, ativação do sistema renina-angiotensina-aldosterona, níveis aumentados de catecolaminas e efeito de diluição pela sobrecarga de volume.[24]

As manifestações clínicas mais comuns são fraqueza muscular ascendente e progressiva, que pode evoluir até paralisia muscular, câimbras, rabdomiólise, mioglobinúria, íleo paralítico e arritmias cardíacas. As arritmias cardíacas associadas são diversas e podem ocorrer, no paciente cardiopata, mesmo na depleção leve de potássio. Podem ocorrer extrassístoles, taquiarritmias supraventriculares e ventriculares, bem como bradicardia e bloqueios atrioventriculares. Hipocalemia e/ou hipomagnesemia podem estar associadas a *torsades de pointes*, principalmente em pacientes em uso de medicamentos que prolongam o intervalo QT ou com predisposição genética à síndrome do QT longo. É recomendada a realização de eletrocardiograma (ECG) na avaliação inicial do paciente com hipocalemia moderada a grave. Alterações características no ECG são diminuição da amplitude da onda T, depressão do segmento ST e onda U proeminente. Pode-se encontrar também prolongamento do intervalo QT.

O tratamento da hipocalemia tem como objetivos prevenir e tratar complicações, repor o déficit de potássio, determinar e, se possível, corrigir a causa. A forma da reposição dependerá da gravidade, da velocidade de instalação, dos sintomas e da presença de doenças associadas. Considera-se a reposição se potássio < 3,5 mEq/L, com objetivo de manter ≥ 4 mEq/L. Pode-se indicar reposição se potássio < 4,0 mEq/L no contexto de cardiopatias.

- Hipocalemia leve: reposição preferencial por via oral em doses de 10 a 20 mEq 2 a 4 vezes ao dia, na formulação de cloreto de potássio (xarope ou cápsula). Em pacientes com excreção urinária elevada e/ou hiperaldosteronismo primário, considerar uso de diurético poupador de potássio.
- Hipocalemia moderada a grave ou pacientes sintomáticos: considerar a reposição endovenosa, com dose inicial entre 20 e 40 mEq na hipocalemia moderada e 40 a 80 mEq na hipocalemia grave. Realizar infusão venosa de 10 a 20 mEq/hora, em solução salina administrada em bomba de infusão. Realizar monitoramento cardíaco se infusão maior que 10 mEq/hora, alteração eletrocardiográfica ou doença cardíaca que predisponha à arritmia.

A reposição endovenosa deve ser mantida até níveis séricos > 3,0 a 3,5 mEq/L e resolução dos sintomas relacionados à hipocalemia, com transição para reposição oral. Em casos refratários, investigar a deficiência associada de magnésio. Quando hipocalemia e hipomagnesemia coexistem, a deficiência de magnésio deve ser corrigida para facilitar a correção de hipocalemia.[25]

Magnésio

O magnésio é, depois do potássio, o cátion intracelular mais frequente. É um cofator importante para a captação de potássio e para a manutenção dos níveis intracelulares de potássio. A hipomagnesemia grave é definida pela concentração sérica < 1 mg/dL.

Pode ocorrer por baixa ingesta, como nos pacientes com desnutrição e usuários de álcool, embora as principais causas sejam perdas gastrointestinais ou urinárias. As perdas pelo trato gastrointestinal podem ocorrer por diarreia, má absorção e esteatorreia, cirurgia de *bypass* do intestino delgado, distúrbios genéticos, pancreatite e uso de inibidores da bomba de prótons. As perdas urinárias de magnésio podem decorrer de diferentes mecanismos, como diabetes descompensado, hipercalcemia, distúrbios genéticos e uso de medicamentos, especialmente diuréticos, digitálicos e antibióticos. A hipomagnesemia leve é um achado comum em pacientes internados, particularmente em idosos e pacientes com insuficiência cardíaca, devido ao uso de diuréticos.

As principais manifestações clínicas são neuromusculares, cardiovasculares, anormalidades do metabolismo do cálcio e hipocalemia. O magnésio desempenha um papel importante na estabilidade do ritmo cardíaco. Vários estudos não controlados sugerem que a hipomagnesemia pode ser um fator de risco importante para arritmias no cenário de um evento isquêmico agudo, insuficiência cardíaca congestiva, *torsades de pointes*, após circulação extracorpórea ou em pacientes com doença aguda na unidade de terapia intensiva.[26] Manifestações eletrocardiográficas incluem alargamento do QRS, diminuição da onda T e prolongamento do intervalo PR.

A forma da reposição varia de acordo com a gravidade das manifestações clínicas. Pacientes com sintomas graves devem receber magnésio intravenoso com monitoramento cardíaco. O magnésio intravenoso é uma terapia eficaz para *torsades de pointes*, mesmo na ausência de hipomagnesemia.[27]

- Pacientes hemodinamicamente instáveis: devem receber 1 a 2 g de sulfato de magnésio (8 a 16 mEq) administrados durante 2 a 15 minutos.
- Pacientes hemodinamicamente estáveis com hipomagnesemia sintomática grave: 1 a 2 g de sulfato de magnésio (8 a 16 mEq) diluídos em 50 a 100 mL de soro glicosado 5% durante 5 a 60 minutos. Considerar um regime de manutenção em seguida, para reposição de 4 a 8 g de sulfato de magnésio (32 a 64 mEq), administrado durante 12 a 24 horas, com o objetivo de manter o magnésio > 1 mg/dL.
- Pacientes assintomáticos ou com sintomas leves: considerar a possibilidade de reposição oral de magnésio. Doses de 240 a 1.000 mg divididas em 2 a 3 tomadas.

Além da reposição, é importante pesquisar e, se possível, corrigir a causa de base.

REFERÊNCIAS

1. World Health Organization (WHO). Cardiovascular diseases (CVDs). Disponível em: https://www.who.int/health-topics/cardiovascular-diseases/#tab=tab_1. Acesso em: 19 jul. 2023.

2. Estruch R, Ros E, Salas-Salvadó J, Covas MI, Corella D, Arós F, et al. Primary prevention of cardiovascular disease with a Mediterranean diet supplemented with extra-virgin olive oil or nuts. N Engl J Med. 2018;378(25):e34.

3. Stamler J, Stamler R, Neaton JD, Wentworth D, Daviglus ML, Garside D, et al. Low risk-factor profile and long-term cardiovascular and noncardiovascular mortality and life expectancy: findings for 5 large cohorts of young adult and middle-aged men and women. JAMA. 1999;282(21):2012-8.

4. National Heart, Lung, and Blood Institute (NHLBI). Coronary heart disease (CHD) risk factors. Disponível em: https://www.nhlbi.nih.gov/health-topics/coronary-heart-disease. Acesso em: 19 jul. 2023.

5. Kalra PR, Cleland JG, Petrie MC, Ahmed FZ, Foley PW, Kalra PA, et al. Rationale and design of a randomised trial of intravenous iron in patients with heart failure. Heart. 2022;108(24):1979-1985. DOI: 10.1136/heartjnl-2022-321304.

6. Sciatti E, Nesti U, Di Lenarda A. Indirect comparison between ferric carboxymaltose and oral iron replacement in heart failure with reduced ejection fraction: a network meta-analysis. Monaldi Arch Chest Dis. 2021;91(3). DOI: 10.4081/monaldi.2021.1703.

7. Anker SD, Comin Colet J, Filippatos G, Willenheimer R, Dickstein K, Drexler H, et al. Ferric carboxymaltose in patients with heart failure and iron deficiency. N Engl J Med. 2009;361(25):2436-48. DOI: 10.1056/NEJMoa0908355.

8. Okonko DO, Mandal AK, Missouris CG, Poole-Wilson PA. Disordered iron homeostasis in chronic heart failure: prevalence, predictors, and relation to anemia, exercise capacity, and survival. J Am Coll Cardiol. 2011;58(12):1241-51. DOI: 10.1016/j.jacc.2011.04.040.

9. Ganz T, Cairo G, Nemeth E. Iron metabolism: from molecular mechanisms to clinical consequences. Wiley-Blackwell. 2016. ISBN: 978-1118925618. DOI: 10.1002/9781118925645.

10. Ponikowski P, Kirwan BA, Anker SD, Dorobantu M, Drozdz J, Fabien V, et al. Rationale and design of the AFFIRM-AHF trial: a randomised, double-blind, placebo-controlled trial comparing the effect of intravenous ferric carboxymaltose on hospitalisations and mortality in iron-deficient patients admitted for acute heart failure. Eur J Heart Fail. 2019;21(12):1651-1658. DOI: 10.1002/ejhf.1710.

11. Kalra PR. Intravenous ferric derisomaltose in patients with heart failure and iron deficiency in the UK (IRONMAN): an investigator-initiated, prospective, randomised, open-label, blinded-endpoint trial. Lancet. 2022. DOI: 10.1016/S0140-6736(22)02180-8.

12. O'Donnell M, Mente A, Alderman MH, Brady AJB, Diaz R, Gupta R, et al. Salt and cardiovascular disease: insufficient evidence to recommend low sodium intake. Eur Heart J. 2020;41(35):3363-3373. DOI: 10.1093/eurheartj/ehaa586.

13. Barroso WKS, Rodrigues CIS, Bortolotto LA, Mota-Gomes MA, Brandão AA, Feitosa ADM, et al. Diretrizes Brasileiras de Hipertensão Arterial – 2020. Arq Bras Cardiol. 2021;116(3):516-658.

14. Heidenreich PA, Bozkurt B, Aguilar D, Allen LA, Byun JJ, Colvin MM, et al. 2022 AHA/ACC/HFSA Guideline for the management of heart failure: a report of the American College of Cardiology/American Heart Association Joint Committee on clinical practice guidelines. Circulation. 2022;145(18):e895-e1032. DOI: 10.1161/CIR.0000000000001063.

15. Riccardi G, Giosuè A, Calabrese I, Vaccaro O. Dietary recommendations for prevention of atherosclerosis. Cardiovasc Res. 2022;118(5):1188-1204. DOI: 10.1093/cvr/cvab173.

16. Ponikowski P, Voors AA, Anker SD, Bueno H, Cleland JGF, Coats AJS, et al. 2016 ESC Guidelines for the diagnosis and treatment of acute and chronic heart failure: The Task Force for the diagnosis and treatment of acute and chronic heart failure of the European Society of Cardiology (ESC). Developed with the special contribution of the Heart Failure Association (HFA) of the ESC. Eur Heart J. 2016;37(27):2129-2200. DOI: 10.1093/eurheartj/ehw128.

17. Khan MS, Jones DW, Butler J. Salt, no salt, or less salt for patients with heart failure? Am J Med. 2020;133(1):32-38. DOI: 10.1016/j.amjmed.2019.07.034.

18. Nakasato M, Strunk CMC, Guimarães G, Rezende MVC, Bocchi EA. A dieta com baixo teor de sódio é de fato indicada para todos os pacientes com insuficiência cardíaca estável? Arq Bras Cardiol [Internet]. 2010;94(1):92-101. DOI: https://doi.org/10.1590/S0066-782X2010000100015.

19. Verbrugge FH, Steels P, Grieten L, Nijst P, Tang WH, Mullens W. Hyponatremia in acute decompensated heart failure: depletion versus dilution. J Am Coll Cardiol. 2015;65(5):480-92. DOI: 10.1016/j.jacc.2014.12.010.

20. Benedict CR, Johnstone DE, Weiner DH, Bourassa MG, Bittner V, Kay R, et al. Relation of neurohumoral activation to clinical variables and degree of ventricular dysfunction: a report from the Registry

of Studies of Left Ventricular Dysfunction. SOLVD Investigators. J Am Coll Cardiol. 1994;23(6):1410-20. DOI: 10.1016/0735-1097(94)90385-9.

21. Leier CV, Dei Cas L, Metra M. Clinical relevance and management of the major electrolyte abnormalities in congestive heart failure: hyponatremia, hypokalemia, and hypomagnesemia. Am Heart J. 1994;128(3):564-74. DOI: 10.1016/0002-8703(94)90633-5.

22. Dzau VJ, Packer M, Lilly LS, Swartz SL, Hollenberg NK, Williams GH. Prostaglandins in severe congestive heart failure. Relation to activation of the renin – angiotensin system and hyponatremia. N Engl J Med. 1984;310(6):347-52. DOI: 10.1056/NEJM198402093100603.

23. Shrimanker I, Bhattarai S. Electrolytes. In: StatPearls. StatPearls Publishing, Treasure Island (FL); 2022.

24. Skogestad J, Aronsen JM. Hypokalemia-induced arrhythmias and heart failure: new insights and implications for therapy. Front Physiol. 2018;9:1500. DOI: 10.3389/fphys.2018.01500.

25. Kraft MD, Btaiche IF, Sacks GS, Kudsk KA. Treatment of electrolyte disorders in adult patients in the intensive care unit. Am J Health Syst Pharm. 2005;62(16):1663-82. DOI: 10.2146/ajhp040300.

26. Agus ZS. Hypomagnesemia. J Am Soc Nephrol. 1999;10(7):1616-22. DOI: 10.1681/ASN.V1071616.

27. Zeppenfeld K, Tfelt-Hansen J, de Riva M, Winkel BG, Behr ER, Blom NA, et al; ESC Scientific Document Group. 2022 ESC Guidelines for the management of patients with ventricular arrhythmias and the prevention of sudden cardiac death. Eur Heart J. 2022;43(40):3997-4126. DOI: 10.1093/eurheartj/ehac262.

31

Desnutrição, caquexia e sarcopenia

Emy Fukuda
Eline de Almeida Soriano
Nadia Haubert

DESNUTRIÇÃO

A desnutrição, ou subnutrição, ocorre por déficit no suprimento de energia e nutrientes, com incapacidade de atender às necessidades do organismo para a sua manutenção e crescimento. Ocorrem alterações na composição corporal com redução da massa celular corporal, prejuízo nas funções física e mental e piora dos desfechos clínicos com aumento da morbidade e da mortalidade associadas a todas as doenças.[1]

A desnutrição pode ser resultante da inanição, doença ou idade avançada, isoladamente ou combinados.[2]

Inicialmente, os quadros graves de desnutrição energético-proteica (DEP) foram observados no continente africano e em outros países em desenvolvimento, bem como em situações relacionadas a grandes catástrofes naturais e períodos de guerras. São descritas duas formas de apresentação clínica relacionadas à desnutrição grave: marasmo e Kwashiorkor, abordados adiante. A desnutrição que ocorre por privação de alimentos e por miséria extrema da população é classificada como primária.

Com a transição alimentar observada mundialmente, o sobrepeso e a obesidade passaram a ser o problema nutricional mais observado com redução expressiva na incidência da desnutrição primária.

Atualmente, o que mais se observa é a desnutrição secundária, relacionada à doença e ao paciente hospitalizado. Para ela, o termo genérico de DEP foi adotado.[3] O papel da inflamação na fisiopatologia da desnutrição passa a ser ressaltado. A anorexia com redução da ingestão alimentar, o aumento do gasto energético de repouso e o aumento do catabolismo consequentes à inflamação contribuem de forma marcante para o surgimento da desnutrição.

Embora a desnutrição esteja bem estabelecida em seu conceito e causas, o mesmo não ocorre com os critérios diagnósticos, que podem variar conforme a diretriz adotada. Essa falta de consenso, muitas vezes, causa confusão e retardo no diagnóstico da DEP.

O presente capítulo aborda a desnutrição, com ênfase na conduta diagnóstica, realizando uma revisão das recomendações vigentes. Os aspectos fisiopatológicos envolvidos nos variados casos de desnutrição, bem como o tratamento, também são abordados. Por fim, a caquexia e a sarcopenia são discutidas, distinguindo-as corretamente da desnutrição.

Critérios diagnósticos

A incidência relatada de desnutrição nos pacientes hospitalizados é bastante variável nos diversos estudos publicados e isso se deve, em parte, à adoção de critérios diagnósticos diferentes pelas várias sociedades.[3] Diante disso, esforços permanentes têm sido empregados para se chegar ao consenso de que critérios adotar.[4]

Resumidamente, a Sociedade Americana de Nutrição Parenteral e Enteral (Aspen) propõe o diagnóstico de desnutrição através do emprego de seis critérios, com a confirmação diagnóstica na presença de, no mínimo, dois deles: redução da ingestão calórica para menos que 75% das necessidades energéticas, perda de peso (Tabela 1), perda de tecido adiposo subcutâneo, perda de massa muscular, presença de edema e redução da força de preensão palmar.[5]

TABELA 1   Perda de peso conforme critérios adotados pela Aspen para o diagnóstico de desnutrição

Período	Perda de peso (%)
1 semana	> 2
1 mês	> 5
3 meses	> 7,5
6 meses	> 10
12 meses	> 20

A Sociedade Europeia de Nutrição Parenteral e Enteral (Espen) recomenda a triagem nutricional precoce para todos os pacientes, através de ferramentas validadas como NRS-2002 (*Nutritional Risk Screening-2002*), Mini Avaliação Nutricional – MAN e Must (*Malnutrition Universal Screening Tool*), capazes de identificar os pacientes com risco de desnutrição. Para eles, o diagnóstico de desnutrição é confirmado na presença de índice de massa cor poral (IMC) inferior a 18,5 kg/m², em con-

formidade com os parâmetros estabelecidos pela Organização Mundial de Saúde (OMS).[6] Há limitações no emprego deste critério em indivíduos obesos e na população idosa, que apresenta ponto de corte de IMC normal mais elevado.

Por isso, um segundo critério diagnóstico é adotado: presença de perda de peso (superior a 5% nos últimos três meses ou superior a 10% em tempo indeterminado) associada a IMC inferior a 20 kg/m² para indivíduos até 70 anos ou inferior a 22 kg/m² se acima de 70 anos, ou associada ao índice de massa livre de gordura menor que 15 kg/m² para mulheres e 17 kg/m² para homens (Tabela 2).

TABELA 2   Critérios diagnósticos da desnutrição adotados pela Espen

1. IMC < 18,5 kg/m² **OU**

2. Perda de peso
   ■ > 5% em 3 meses
   ■ > 10% em tempo indeterminado
Associado a:
    – IMC < 20 kg/m² se < 70 anos ou
      < 22 kg/m² se > 70 anos **ou**
    – Índice de massa livre de gordura
      < 15 kg/m² para mulheres e
      < 17 kg/m² para homens

Os parâmetros laboratoriais, como dosagem sérica de proteínas (albumina, pré-albumina, transferrina, proteína ligadora do retinol), proteína C-reativa (PCR) e contagem de leucócitos não devem ser empregados para o diagnóstico da desnutrição, por refletirem mais a gravidade do estado inflamatório que o estado nutricional do paciente.[4,5,7]

O consenso mais recente é o do *Global Leadership Initiative on Malnutrition* (Glim),[4] que reuniu opiniões de especialistas de vários países para o desenvolvimento e padronização de critérios diagnósticos da desnutrição. A proposta da Glim é que o diagnóstico da desnutrição seja realizado em duas etapas:

- Etapa 1: realização de triagem nutricional por meio de ferramentas validadas, por exemplo, NRS-2002, MAN, Avaliação Subjetiva Global (ASG) e Must com a identificação dos pacientes com risco de desnutrição.
- Etapa 2: avaliação subsequente deles para a confirmação diagnóstica, pela utilização dos critérios estabelecidos e, por fim, a classificação da desnutrição quanto à gravidade.

Os critérios diagnósticos adotados pela Glim estão agrupados em critérios fenotípicos e critérios etiológicos, com o diagnóstico de desnutrição confirmado na presença de ao menos um critério de cada tipo, conforme visto na Tabela 3.

Classificação

A desnutrição pode ser classificada de várias formas, dependendo do parâmetro utilizado. A classificação quanto à gravidade, proposta pela Glim, utiliza-se dos critérios fenotípicos, por meio da adoção de pontos de cortes distintos, para subdividi-la em estágio 1 (desnutrição moderada) e estágio 2 (desnutrição grave), conforme observado na Tabela 4.

Outra classificação da desnutrição leva em conta a sua etiologia[2] (Figura 1). Isso facilita a compreensão da fisiopatologia auxiliando na escolha da abordagem terapêutica adequada e na definição das metas terapêuticas. É agrupada em quatro classes, duas delas relacionadas à presença de doença com inflamação: desnutrição por doença aguda/injúria e desnutrição por doença crônica/caquexia; além da desnutrição relacionada à doença sem inflamação e desnutrição não relacionada à doença.

- Desnutrição relacionada à doença aguda ou injúria: acompanha-se de estado inflamatório intenso e catabolismo acentuado. Como exemplo, temos o paciente crítico com doença aguda grave, trauma, sepse, queimaduras extensas e pós-operatório de grandes

TABELA 3 Critérios diagnósticos da desnutrição adotados pela Glim

Critério fenotípico	Critério etiológico
1. Perda de peso (%): ■ > 5% nos últimos 6 meses ou ■ > 10% além de 6 meses	1. Redução da ingestão/absorção de alimentos: ■ ≤ 50% nas necessidades energéticas por mais que 1 semana **ou** ■ qualquer redução por mais de 2 semanas **ou** ■ presença de qualquer condição do trato gastrointestinal que interfira na alimentação/absorção, como náuseas, vômitos, diarreia, dor, disfagia etc.
2. Baixo IMC (kg/m^2) ■ < 20 se < 70 anos ou ■ < 22 se > 70 anos	2. Inflamação: ■ Doença aguda/injúria ■ Doença crônica
3. Redução de massa muscular (kg/m^2) ■ Índice de massa muscular apendicular ■ < 7,26 (homens) e < 5,25 (mulheres) ■ Índice de massa livre de gordura < 17 (homens) e < 15 (mulheres)	

Nota: Para o diagnóstico de desnutrição, é necessária a presença de pelo menos um critério fenotípico associada a um critério etiológico.

TABELA 4 Classificação da desnutrição quanto à gravidade pela Glim

Estágios	Critérios fenotípicos		
	Perda de peso (%)	Baixo IMC (kg/m²)	Redução de massa muscular
Estágio 1: desnutrição moderada	5-10% nos últimos 6 meses ou 10-20% além de 6 meses	< 20 se < 70 anos ou < 22 se > 70 anos	Déficit leve a moderado
Estágio 2: desnutrição grave	>10% nos últimos 6 meses ou >20% além de 6 meses	<18,5 se < 70 anos ou < 20 se > 70 anos	Déficit acentuado

cirurgias. Fatores adicionais, como elevação sérica de cortisol e catecolaminas, resistência insulínica e aos hormônios de crescimento e imobilização no leito contribuem para o rápido declínio das reservas energéticas e nutricionais nesses pacientes. Nessa situação, o suporte nutricional deve ser oferecido precocemente.

- Desnutrição relacionada à doença crônica/caquexia: acompanha-se de estado inflamatório leve a moderado persistente. É sinônimo de caquexia, definida como "síndrome metabólica complexa associada à doença de base caracterizada por perda de massa muscular com ou sem perda de massa gorda, cujo principal achado clínico é a perda de peso no adulto".[8,9]

Ocorre nos estágios terminais de doenças como câncer, doença pulmonar obstrutiva crônica (DPOC), insuficiência cardíaca, insuficiência renal, insuficiência hepática, Aids e doença inflamatória intestinal.

- Desnutrição relacionada à doença sem inflamação: corresponde à desnutrição observada nas doenças que cursam com disfagia, como obstrução do trato digestivo alto e doenças neurológicas como Parkinson, esclerose lateral amiotrófica e demência. Também ocorre nas doenças psiquiátricas, como anorexia nervosa e depressão, e nas doenças relacionadas à má-absorção, como síndrome do intestino curto.

- Desnutrição não relacionada à doença: corresponde à desnutrição primária, relacionada a condições de indisponibilidade de alimento, como nos casos de miséria e catástrofes naturais. Condições socioeconômicas e psicológicas podem contribuir. Os exemplos são marasmo e Kwashiorkor.

O marasmo é a desnutrição relacionada à deficiência energética, sendo caracterizado por intensa perda de peso devido, principalmente, à perda de tecido adiposo. Acomete crianças menores que 12 meses de idade, podendo ser observados baixa atividade, irritabilidade, aspecto envelhecido (fácies senil ou simiesca com o desaparecimento da bola de Bichat), costelas visíveis e nádegas atróficas.

O Kwashiorkor refere-se à desnutrição por deficiência proteica predominante, sendo caracterizado por edema simétrico que se inicia nos pés, progride para pernas, mãos e face (face de lua com hipertrofia da bola de Bichat), podendo cursar com ascite, aumento do volume hepático por esteatose e alterações cutâneas (lesões hipercrômicas, hipocrômicas, descamativas) e de cabelos (cabelos quebradiços, finos, descoloridos, facilmente arrancados do couro cabeludo). Acomete geralmente crianças maiores de 2 anos de idade.

Cabe uma observação em relação ao marasmo e Kwashiorkor. As duas formas foram inicialmente descritas na população pediátrica estando relacionadas à desnutrição primária. Nos adultos, formas semelhantes relacionadas a doenças também podem ocorrer. A deficiência energética grave observada na anorexia nervosa pode levar a um biótipo de desnutrição marasmática, assim como a presença de doença ou injúria aguda grave ou doença crônica que cursem com inflamação pode resultar em intenso catabolismo, com deficiência proteica e expressar-se clinicamente com um quadro semelhante ao Kwashiorkor.

Tratamento

A estratégia terapêutica e a resposta ao tratamento variam conforme o tipo de desnutrição: relacionada à doença com inflamação, ou somente à doença, ou mesmo desnutrição sem doença. Pacientes com inflamação grave dificilmente recuperam o estado nutricional apenas com medidas nutricionais; sendo assim, o tratamento apenas minimiza a deterioração do estado nutricional. Por outro lado, o estado nutricional dos pacientes desnutridos sem inflamação, ou dos pacientes com desnutrição por inanição, pode ser restabelecido com a intervenção nutricional.

Há recomendações específicas para a desnutrição relacionada às diversas doenças, como câncer, insuficiência cardíaca, insuficiência renal, DPOC, Aids, paciente crítico, politraumatizado e pacientes cirúrgicos com diretrizes bem estabelecidas, que serão abordadas nos capítulos correspondentes.

Aqui, cabem algumas considerações sobre a terapia nutrológica dos pacientes não críticos, internados em enfermarias com pelo menos duas doenças crônicas.[10,11]

A meta energética deve corresponder ao gasto energético total, obtido por calorimetria indireta, sempre que possível. Diante da indisponibilidade, pode-se utilizar fórmulas de predição como a de Harris Benedict ou utilizar os valores fixos de fórmulas de bolso, variando entre 25 e 30 kcal/kg/dia.

A meta proteica é de no mínimo 1,0 g/kg/dia. Vários estudos têm sugerido metas

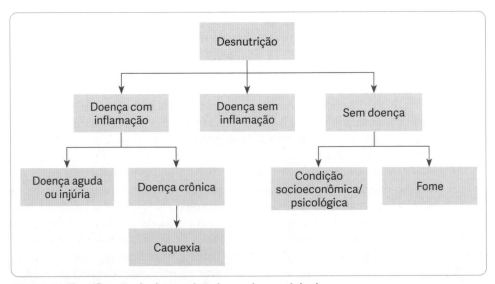

FIGURA 1 Classificação da desnutrição baseada na etiologia.
Fonte: adaptada de Cederholm et al. (2017).[2]

mais elevadas, de 1,2 g/kg/dia até 1,5 a 2,0 g/kg/dia. A oferta proteica deve ser reduzida para 0,8 a 1,0 g/kg/dia nos pacientes com insuficiência renal terminal em tratamento conservador.

As necessidades de micronutrientes nos pacientes desnutridos internados podem estar aumentadas. A suplementação deve seguir as recomendações diárias e ocasionais deficiências devem ser corrigidas. Ressalta-se que as necessidades diárias de micronutrientes são atingidas em volumes igual ou superior a 1.500 mL/dia de nutrição enteral.

A via de alimentação preferencial é a via oral. Os suplementos orais ricos em calorias e proteínas devem ser utilizados em conjunto com dieta oral. Se a via oral não for possível, segura ou suficiente, a via enteral deve ser considerada.[11] A via parenteral é a última escolha pela frequência aumentada de complicações.

Recomenda-se a utilização de fórmulas contendo arginina, glutamina e β-hidroxi β-metilbutirato, por via oral ou enteral para pacientes com úlcera de pressão.

Fórmulas enterais contendo fibras solúveis e insolúveis podem melhorar a função intestinal em pacientes mais velhos.

Por fim, recomenda-se que o suporte nutricional seja iniciado precocemente em até 48 horas da admissão do paciente desnutrido ou com risco de desnutrição, e mantido após a alta. A monitorização da resposta através de dados nutricionais, medidas antropométricas, parâmetros bioquímicos e condição clínica geral deve ser repetida a intervalos regulares.

CAQUEXIA

Termo derivado do grego, *"kakos"*, má; e *"héxis"*, condição.

As doenças mais frequentemente relacionadas à caquexia são o câncer, DPOC, Aids, fase terminal da insuficiência renal, insuficiência cardíaca e insuficiência hepática e artrite reumatoide.

A inflamação exerce papel central na patogênese da caquexia. Há perda de peso às custas principalmente do consumo muscular progressivo, podendo acompanhar-se ou não de perda de massa gorda.[8] E apesar da terapia nutricional adequada, não há reversão completa do catabolismo proteico, o que resulta em comprometimento funcional progressivo.

Como o peso é a variável antropométrica mais fácil de ser obtida e comprovadamente é fator preditivo independente relacionado ao aumento da morbidade e mortalidade, a perda de peso é utilizada como critério indispensável no diagnóstico da caquexia.

Considera-se a perda de peso de pelo menos 5% do peso habitual no período de um ano ou menos; e nos casos em que não possa ser determinada, utiliza-se como substituto o IMC inferior a 20 kg/m².

Como o consumo muscular depende de técnicas de avaliação da composição corporal como absorciometria com raio X de dupla energia (DXA) ou bioimpedanciometria (BIA), que muitas vezes não estão disponíveis, a presença de redução de força muscular e/ou fadiga muscular pode indiretamente representá-lo.

O diagnóstico de caquexia é estabelecido na presença de perda de peso associada a pelo menos três dos cinco critérios adicionais referentes ao consumo muscular e à presença de inflamação[8] (Tabela 5).

- Redução da força muscular avaliada pelo teste da força de preensão palmar utilizando dinamômetro.
- Fadiga: definida como cansaço físico ou mental resultante de esforço ou inabilidade em manter o exercício na mesma intensidade, com queda no rendimento.
- Anorexia: definida como desejo de comer reduzido, redução ou perda do ape-

tite ou ingestão alimentar reduzida (menor que 20 kcal/kg de peso ou menor que 70% da ingestão habitual).

- Baixo índice de massa livre de gordura: circunferência muscular do braço inferior ao 10° percentil ajustado para idade e sexo ou índice muscular apendicular avaliado por DXA menor que 5,45 kg/m^2 para mulheres e 7,26 kg/m^2 para homens.
- Anormalidades bioquímicas:
    - Aumento de marcadores inflamatórios: PCR (> 5 mg/L), IL-6 (> 4 pg/mL).
    - Anemia: hemoglobina < 12 g/dL.
    - Albumina sérica < 3,2 g/dL.

A caquexia é classificada em caquexia e pré-caquexia[9], uma vez que o reconhecimento da pré-caquexia possibilita a adoção de medidas preventivas que são mais eficazes que as medidas terapêuticas empregadas na caquexia instalada, incapazes de revertê-la por completo.

A pré-caquexia é definida na presença de todos os critérios seguintes, podendo cursar também com intolerância a glicose, anemia e hipoalbuminemia:

- Perda de peso não intencional ≤ 5%.
- Doença crônica de base associada à inflamação.
- Resposta inflamatória crônica e recorrente (aumento de PCR).

- Anorexia ou sintomas relacionados, como presença de náusea/vômito, aversão a alimentos, saciedade precoce, alterações no paladar e olfato.

Fearon et al.[12] propôs uma terceira classe para os pacientes com câncer: a caquexia refratária, que inclui os pacientes com diferentes graus de caquexia, mas nos quais há intenso catabolismo e que não respondem ao tratamento para o câncer, ou que apresentam baixo escore de desempenho ou sobrevida estimada inferior a 3 meses (Figura 2).

O tratamento da caquexia é limitado, uma vez que garantir a ingestão energético-proteica adequada não reverte a doença de base. Mesmo quando a terapia nutricional é capaz de estabilizar o peso, a perda contínua de massa muscular pode persistir. Toda estratégia terapêutica da caquexia, independentemente da doença de base, tem em comum evitar a perda de massa muscular através da adequada nutrição. Agentes farmacológicos variados, incluindo agentes androgênicos, orexígenos e suplementação de ácidos graxos ω3; e atividade física são geralmente recomendados, variando de acordo com a doença de base, assim como ocorre com as metas calóricas e proteicas. Para o tratamento da caquexia, consulte os capítulos específicos relacionados às doenças.

TABELA 5   Critérios diagnósticos de caquexia

Perda de peso	Perda de massa muscular e inflamação

1. Perda de peso
   ■ > 5% em até 1 ano
OU
2. IMC < 20 kg/m^2
	1. Redução da força muscular
	2. Fadiga
	3. Anorexia
	4. Baixo índice de massa livre de gordura
	5. Anormalidades bioquímicas:
	   ■ PCR (> 5 mg/L), IL-6 (> 4 pg/mL)
	   ■ Hemoglobina < 12 g/dL
	   ■ Albumina < 3,2 g/dL

Nota: para o diagnóstico é necessária a presença de perda de peso associada a três dos cinco critérios relacionados à perda de massa muscular e à inflamação.

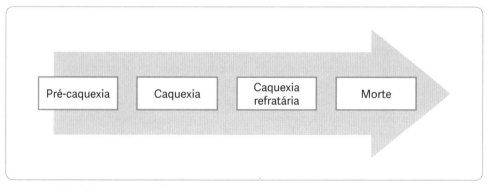

FIGURA 2   Estágios da caquexia.
Fonte: adaptada de Fearon et al. (2011).[12]

Por fim, vale ressaltar que medidas terapêuticas que combinem terapia nutricional e farmacológica devem ser instituídas precocemente com o objetivo de prevenir a evolução da pré-caquexia para caquexia.

SARCOPENIA

Termo derivado do grego, *"sarx"*, carne; e *"penia"*, pobreza.

Caracteriza-se por perda de massa muscular e da força muscular com impacto na função e performance.[13] Nas fases avançadas, evolui com inabilidade, risco aumentado de queda e dependência/perda de autonomia.[9]

O termo *sarcopenia* foi empregado inicialmente para descrever a perda de massa muscular e da força muscular relacionada ao envelhecimento. Nestes casos, a sarcopenia é dita primária. Outros casos podem ocorrer relacionados à presença de doenças, desuso ou fatores nutricionais como deficiência proteica, sendo chamados de sarcopenia secundária.

A prevalência mundial varia entre 10% e 16% na população idosa.[14]

A sarcopenia é um processo multifatorial com participação de fatores internos como redução de hormônios anabólicos (testosterona, estrogênio, GH e IGF-1), aumento da atividade apoptótica de miofibrilas, aumento de citocinas pró-inflamatórias (TNF-α e IL-6), estresse oxidativo por acúmulo de radicais livres, alterações na função mitocondrial e redução dos α-motoneurônios, além de fatores externos como ingestão deficiente de energia e proteína, redução de vitamina D e presença de doenças agudas e crônicas.

Em 2019, o European Working Groupon Sarcopenia in Older People (EWGSOP2)[15] definiu a perda de força muscular como o principal critério diagnóstico para a sarcopenia, com a proposta diagnóstica observada na Tabela 6.

TABELA 6   Definição de sarcopenia segundo EWGSOP2

Critérios
1. Baixa força muscular
2. Baixa massa muscular (ou da qualidade)
3. Baixo desempenho físico

Diagnósticos
Sarcopenia é provável na presença do critério 1
Sarcopenia é confirmada na presença do critério 2
Se os 3 critérios estiverem presentes, a sarcopenia é considerada grave

Os valores de corte para tais critérios podem variar conforme o consenso. Conforme EWGSOP2, temos:

- Redução da força muscular: força de preensão palmar < 27 kg (homens) e < 16 kg (mulheres).
- Redução da massa muscular: índice de massa muscular apendicular < 7 kg/m² (homens) e < 5,5 kg/m² (mulheres).
- Redução do desempenho físico: velocidade de marcha < 0,8 m/segundo.

O DXA é considerado o método de escolha para avaliação clínica da redução da massa muscular. Quando não é possível, medidas antropométricas como circunferência da panturrilha e circunferência muscular do braço podem ser utilizadas. A BIA, embora possa superestimar a massa muscular e subestimar a massa gorda, também pode ser utilizada.

O teste de força de preensão palmar com o dinamômetro é o mais utilizado para a análise da força muscular na prática clínica, pela facilidade de execução e baixo custo. Quando não está disponível, o teste de levantar-se da cadeira repetidamente por 30 segundos pode ser utilizado.[16]

A velocidade de marcha é testada, pedindo ao paciente que caminhe por 4 metros, o mais rápido possível, sendo que a velocidade inferior a 0,8 m/segundo configura redução do desempenho físico.

É importante que todos os pacientes acima de 65 anos sejam triados para o risco de sarcopenia, através de métodos como o Questionário SARC-F.[17,18]

Embora haja critérios específicos para o diagnóstico de sarcopenia, muitas vezes, na prática clínica, não é fácil distingui-la da caquexia. Recomenda-se que, toda vez que a sarcopenia acompanhar-se de perda significativa de peso, a caquexia seja considerada.

O tratamento da sarcopenia está baseado em medidas nutricionais associadas à atividade física de resistência, não havendo neste momento nenhum medicamento específico que possa ser utilizado.

A recomendação nutricional principal é a de garantir a adequada ingestão calórica associada ao consumo proteico de 1,2 g/kg de peso/dia, podendo chegar a 1,5 g/kg de peso/dia em pacientes com doença crônica, ou síndrome da fragilidade.

Os níveis séricos de vitamina D devem ser monitorados em todos os pacientes idosos, com a devida correção de eventuais insuficiências ou deficiências. Nível sérico adequado de vitamina D parece correlacionar-se com o aumento de força muscular de membros inferiores.[19]

A suplementação proteica, de leucina ou creatina associada a exercícios físicos de resistência, parece ter efeito positivo sobre a massa muscular, força e desempenho físico.[20]

O β-hidroxi β-metilbutirato também parece estar relacionado a aumento de massa muscular.[21]

Em relação à reposição de testosterona, há vários trabalhos demonstrando efeitos benéficos em idosos frágeis com aumento da força e desempenho muscular, além de redução na hospitalização. Entretanto, o receio de possíveis efeitos colaterais faz que haja ainda muito debate sobre seu uso.

O uso de hormônio de crescimento ou mesmo IGF-1 não está indicado para o tratamento da sarcopenia.

CONSIDERAÇÕES FINAIS

Embora saibamos do impacto que a desnutrição e as situações correlacionadas, tais como caquexia e sarcopenia, causa na evolução de todos os pacientes, muitas vezes, na prática clínica, elas não são diagnosticadas ou o são de forma tardia. Sendo assim, é indispensável que se conheça cada uma delas em seus aspectos fisiopatológicos e, especialmente, que haja familiaridade com os seus critérios diagnósticos, para poder aplicá-los, possibilitando assim o diagnóstico correto e o adequado manejo nutricional.

REFERÊNCIAS

1. Sobotka L, editor. Basics in clinical nutrition. 4.ed. Galen; 2012.
2. Cederholm T, Barazzoni R, Austin P, Ballmer P, Biolo G, Bischoff SC, et al. ESPEN guidelines on definitions and terminology of clinical nutrition. Clin Nutr. 2017;36:49-64.
3. Waterlow JC, Tomkins AM, Grantham-McGregor SM. Protein energymalnutrition. London: Edward Arnold; 1992.
4. Cederholm T, Jensen GL, Correia MITD, Gonzales MC, Fukushima R, Higashiguchi T, et al. GLIM criteria for diagnosisofmalnutrition – A consensus report from the Global Clinical Nutrition Community. Denitions and terminology of clinical nutrition. Clin Nutr. 2019;38:1-9.
5. White JV, Guenter P, Jensen G, Malone A, Schofield M, Academy Malnutrition Work Group; A.S.P.E.N. Malnutrition Task Force; A.S.P.E.N. Board of Directors. Consensus statement: Academy of Nutrition and Dietetics and American society for parenteral and enteral nutrition: characteristics recommended for the identification and documentation of adult malnutrition (undernutrition). J Parenter Enter Nutr. 2012;36:275-83.
6. WHO. Physical status: the use and interpretation of anthropometry. Report ofa WHO expert committee. World Health Organization technical report series. 1995. 854.
7. Cederholm T, Bosaeus I, Barazzoni R, Bauer J, Van Gossum A, Klek S, et al. Diagnosticcriteria for malnutrition – an ESPEN consensus statement. Clin Nutr. 2015;34:335-40.
8. Evans WJ, Morley JE, Argiles J, Bales C, Baracos V, Guttridge D, et al. Cachexia: a new definition. Clin Nutr. 2008;27:793-9.
9. Muscaritoli M, Anker SD, Argiles J, Aversa Z, Bauer JM, Biolo G, et al. Consensus definition of sarcopenia, cachexia and pre-cachexia: joint document elaborated by Special Interest Groups (SIG). "Cachexia-anorexia in chronic wasting diseases and nutrition in geriatrics. Clin Nutr. 2010;29:154-9.
10. Gomes F, Schuetz P, Bounoure L, Austin P, Ballesteros-Pomar M, Cederholm T, et al. ESPEN guidelines on nutritional support for polymorbidinternal medicine patients. Clin Nutr. 2018;37:336-353.
11. Reber E, Gomes F, Bally L, Schuetz P, Stanga Z. Nutritional Management of Medical Inpacients. J Clin Med. 2019;8:1130.
12. Fearon K, Strasser F, Anker SD, Bosaeus I, Bruera E, Fainsinger RL, et al. Definition and classification of cancer cachexia: an international consensus. Lancet Oncol. 2011;12:489-95.
13. Roubenoff R. Origins and clinical relevance of sarcopenia. Can J Appl Physiol. 2001;26(1):78-89.
14. Yuan S, Larsson SC. Epidemiologyof sarcopenia: Prevalence, risk factors, and consequences. Metabolism. 2023 Jul;144:155533.
15. Cruz-Jentofl AJ, Bahat G, Bauer JM, Boirie Y, Bruyère O, Cederholm T, et al. Writing Group for European Working Group Sarcopenia in Older People 2 (EWGSOP2), and Extended Group for EWGSOP2. Sarcopenia: revised European consensus on definition and diagnosis. Age Ageing. 2019 Jan 1;48(1):16-31.
16. Jones CJ, Rikli RE, Beam WC. A 30-s chair-stand test as a measure of lower body strength in community-residing older adults. Res Q Exerc Sport. 1999;70:113-9.
17. Malmstrom TK, Morley JE. SARC-F: a simple questionnaire to rapidLy diagnose sarcopenia. J Am Med Dir Assoc. 2013;14:531-2.
18. Cruz-Jentoft AJ, Sayer AA. Sarcopenia. Lancet. 2019 Jun 29;393(10191):2636-2646.
19. Beaudart C, et al. The effects of vitamin D on skeletal muscle strength, muscle mass and muscle power: a systematic review and meta-analysis of randomized controlled trials. J Clin Endocrinol Metab. 2014;99(11):4336-45.
20. Finger D, et al. Effects of protein supplementation in older adults undergoing resistance training: a systematic review and meta-analysis. Sports Med. 2015;45:245-55.
21. Denison HJ, Cooper C, Sayer AA, Robinson SM. Prevention and optimal management of sarcopenia: a review of combined exercise and nutrition interventions to improve muscle outcomes in older people. Clin Interv Aging. 2015;10:859-69.

SUGESTÕES DE LEITURA

1. Glim criteria for diagnosis of malnutrition – A consensus report from the global clincal nutrition community. Denitions and terminology of clinical nutrition. Clinical Nutrition, 2019.
2. Espen guidelines on nutritional support for polymorbid internal medicine patients. Clinical Nutrition, 2018.
3. ESPEN guidelines on definitions and terminology of clinical nutrition. Clinical Nutrition, 2017.
4. Writing Group for European Working Group Sarcopenia in Older People 2 (EWGSOP2), and Extended Group for EWGSOP2. Sarcopenia: revised European consensus on definition and diagnosis. Age Ageing, 2019.
5. Sarcopenia. Lancet. 2019.

32
Nutrologia nas doenças hepáticas

Lucila Maria Cappelano
Paula Bechara Poletti

INTRODUÇÃO

O fígado é um órgão vital, desempenhando papel fundamental no sistema de defesa e diversas funções metabólicas. É responsável pelo metabolismo energético, como a oxidação de ácidos graxos, ciclo do ácido cítrico e cadeia respiratória. No fígado ocorre o metabolismo dos carboidratos, como a gliconeogênese, síntese de lactato, degradação de glicogênio em glicose e glicólise. É o produtor de colesterol e de ácidos graxos. Também participa do metabolismo dos aminoácidos, convertendo-os em glicose e na formação de ureia. Ainda é responsável pela destoxificação da amônia, metabolismo de drogas e hormônios, formação de bile, peroxidação e conjugação de glutation. Armazena vitaminas lipossolúveis como as vitaminas A, E, D e K. Produz fatores de coagulação como fibrinogênio, protrombina e fator VII. Essas funções mostram a relevância da saúde hepática no contexto da nutrologia.

As doenças hepáticas abrangem um leque de enfermidades heterogêneas, tanto do ponto de vista etiológico quanto ao tratamento. Embora dentro de uma mesma patologia, o tratamento difere de acordo com estágio evolutivo da doença e suas complicações. Não podemos deixar de mencionar as doenças biliares e das vias biliares que devem ser consideradas em conjunto devido à posição anatômica e funcional que compartilham.

Algumas enfermidades crônicas do fígado podem levar à cirrose, que é o estágio terminal da doença hepática. E mesmo assim, a fase cirrótica apresenta um amplo espectro de complicações e manifestações, desde clinicamente silenciosas até descompensação e insuficiência hepática, fazendo que o manejo nutricional seja diferente em cada caso. Neste capítulo vamos abordar as doenças mais comuns e prevalentes atualmente, exceto as hepatites virais. São elas: doença hepática gordurosa não alcoólica (DHGNA), doença hepática alcoólica, doenças colestáticas e das vias biliares; doenças autoimunes.

DOENÇA HEPÁTICA METABÓLICA DO FÍGADO

A DHGNA, ou doença hepática gordurosa metabólica (DHGM), de acordo com a terminologia mais recente, é atualmente a doença mais comum que acomete o fígado no mundo inteiro. É também a principal causa de cirrose e transplante hepático no mundo. Estima-se que 25 a 30% da população mundial, incluindo a brasileira, estejam acometidas.[1] A DHGM compreende diferentes estágios: esteatose, esteato-hepatite e cirrose.

Define-se como esteatose a presença de 5% ou mais de hepatócitos com esteatose macrovesicular, na ausência de outras causas e em indivíduos que ingerem menos de 20 g de álcool por dia para mulheres e menos de 30 g para homens.[1] Na esteato-hepatite, ocorre também inflamação e balonização, com ou sem a formação de septos fibrosos, e por fim cirrose, que é o estágio final de doença hepática na qual há formação de septos e nódulos.[1]

Epidemiologia e fisiopatologia

A DHGM vem crescendo exponencialmente no planeta, junto com o sobrepeso, obesidade e suas consequências. O excesso da ingestão de calorias associado ao sedentarismo é uma das principais causas. A predisposição genética pode influenciar na evolução para formas mais graves, como esteato-hepatite e cirrose. A esteatose também pode ocorrer em indivíduos magros, principalmente em mulheres jovens, e tende à maior gravidade histológica.[2] Genes como PNPLA3 (*phospholipase domain-containing protein 3*) e TM6SF2 (*transmembrane 6 superfamily 2 human gene* (TM6SF2)) têm sido associados à DHGM em vários estudos pelo mundo.[2]

Pacientes com DHGM têm maior risco de desenvolver diabetes tipo 2 e são mais propensos a evoluir com fibrose. Mulheres que tiveram diabetes gestacional têm o dobro de chance de desenvolver DHGM. Além disso, filhos dessas mulheres mostraram um aumento de 68% na gordura intra-hepática em 1 e 3 semanas de idade, em comparação com os nascidos de mulheres não portadoras.[2]

Um estudo em ratos revelou que a exposição materna à frutose reduziu a expressão de genes envolvidos com a beta-oxidação e também induziu mudanças na expressão de pré-genes inflamatórios, variando de acordo com idade e sexo.[2]

O consumo elevado de carboidratos como frutose, sacarose e glicose, além de gordura saturada, presentes principalmente em produtos alimentícios industrializados e de baixo custo, contribui fortemente para a alta prevalência dessa enfermidade. Um exemplo são os refrigerantes e bebidas adoçadas artificialmente com xarope de frutose, uma mistura de 55% de frutose, 41% de glicose e 4% de polissacarídeos.[3]

A frutose tem um papel central na lipogênese hepática, pois é metabolizada no fígado. Resumidamente, a frutose ingerida é diretamente absorvida na luz intestinal por transportadores de glicose como os GLUT-2, GLUT-5 e GLUT-8. A frutose é rapidamente utilizada (ou metabolizada) no fígado em comparação com a glicose, devido à grande quantidade de enzimas que fazem a fosforilação da frutose até chegar em gliceraldeído-3-fosfato. Então esses derivados podem ser usados na gliconeogênese, produção de glicogênio, lactato e acetilcoenzima A. Esta última pode ser oxidada ou usada na lipogênese de novo.[3,4]

Na lipogênese de novo, os lipídios podem ser sintetizados a partir de carboidratos ou outros precursores, como ácidos graxos derivados da lipólise ou importados como triglicerídeos. Cerca de 59% dos triglicerídeos intra-hepáticos vêm de ácidos graxos, 26% da lipogênese de novo e 13% da dieta como gordura saturada. Os triglicerídeos presentes nos quilomícrons são então hidrolisados por quinases lipoproteicas para armazenamento ou oxidação no tecido periférico. O excesso de ácidos graxos resultante da quebra de quilomícrons em triglicerídeos é uma via pela qual o excesso de gordura da dieta vai para o fígado.[3,4]

Tratamento

É consenso que o pilar do tratamento consiste em mudanças comportamentais e de estilo de vida, isto é, dieta e exercício. Mesmo um emagrecimento discreto já reduz a gordura hepática. A redução de 3 a 5% do peso já diminui a esteatose e 10% de perda de peso é necessária para redução de esteato-hepatite e fibrose.[1,5]

Não está estabelecido qual é o melhor tipo de exercício, mas de modo geral treinos aeróbicos de 30 minutos 5 vezes por semana ou 20 minutos de treino intenso três vezes por semana.

A dieta mediterrânea é rica em ácidos graxos monoinsaturados, presentes em azeite, cereais integrais, frutas, laticínios e peixes; e pouca carne vermelha é indicada, pois também apresenta benefícios cardiovasculares.[5]

Indivíduos obesos devem ter restrição calórica de cerca de 450 kcal/dia, contendo de 50 a 60% de carboidratos e redução do açúcar simples e frutose industrializada, 20 a 25% de lipídios (monoinsaturados e poli-insaturados) e 1,5 g/kg de peso de proteínas, preferencialmente de origem vegetal.[5]

O consumo de café tem efeito protetor no fígado, de modo dose-dependente, que está ligado à cafeína.

O consumo de álcool deve ser desencorajado ou reduzido. Recomenda-se no máximo 30 g de álcool por dia para homens e 20 g para mulheres. Considera-se consumo excessivo mais de 14 drinques por semana para homens e 7 drinques por semana para mulheres, admitindo-se que 1 drinque equivale a 10 g de álcool puro.[5]

O álcool, além de alto teor calórico, também induz esteatose e, apesar das recomendações de dose, não existem níveis seguros perfeitamente comprovados para todos, visto que há grande variabilidade e suscetibilidade genéticas.

Pacientes com dislipidemia devem ser tratados com estatinas, pois têm risco aumentado de doenças cardiovasculares, assim como pacientes com diabetes tipo 2 devem ter controle glicêmico. As estatinas são seguras em indivíduos com cirrose compensada.

A vitamina E na dose de 400 UI, 2 vezes ao dia, pode ser usada por um período breve devido ao risco de câncer de próstata e acidente vascular hemorrágico descrito em alguns estudos. A vitamina E promove melhora histológica e diminuição da balonização. A associação com pioglitazona na dose de 30 a 45 mg ao dia mostrou melhora histológica, resolução da estetaose e esteato-hepatite; no entanto, é necessário cautela ao prescrever este fármaco, pois pode aumentar o risco de insuficiência cardíaca, perda óssea e ganho de peso.[1,5]

Os análogos do GLP-1 são fármacos que agem no metabolismo dos lipídios e da glicose, favorecem o emagrecimento e têm benefícios cardiovasculares. Estas características os tornam extremamente interessantes, já que melhoram vários parâmetros de uma vez. Entretanto, a liraglutida e a semaglutida são aprovadas para o tratamento de diabetes tipo 2 e não para DHGM.[5] De fato, qualquer medicação que controle a glicemia e ajude a emagrecer vai beneficiar direta ou indiretamente o tratamento da DHGM.

O ômega 3 está indicado apenas se houver aumento de triglicérides, associado ao uso de fibratos.[1,5]

A cirurgia bariátrica pode ser uma opção para pacientes que falharam no emagrecimento. Pacientes com complicações como hipertensão arterial, diabetes tipo 2, fibrose hepática leve a moderada e índice de

DOENÇA HEPÁTICA ALCOÓLICA

massa corporal (IMC) maior ou igual a 35 kg/m² são candidatos à intervenção cirúrgica.[1] A cirurgia bariátrica é contraindicada em pacientes com fibrose avançada e nos cirróticos, devido ao risco de descompensação hepática.

DOENÇA HEPÁTICA ALCOÓLICA

A doença hepática alcóolica (DHA) tem alta prevalência no mundo todo, representando 6% das mortes globais.[6] Abrange um largo espectro de apresentações, desde assintomática até cirrose e suas complicações. Cerca de 10 a 20% dos etilistas crônicos evoluem para cirrose, de acordo com sua suscetibilidade genética. Mulheres têm maior risco de ter cirrose e com doses menores de álcool. Considera-se consumo elevado 14 drinques por semana para homens e 7 para mulheres. Neste texto abordaremos apenas os aspectos nutricionais da DHA.

É imprescindível a avaliação do estado nutricional destes pacientes. Geralmente apresentam múltiplas deficiências de macro e micronutrientes, associados a distúrbios metabólicos.[7] O álcool oferece grande quantidade de calorias e, por isso, mesmo os obesos podem apresentar desnutrição e sarcopenia.

As deficiências mais comuns são vitamina A, vitamina D, vitamina K, vitamina E, vitaminas do complexo B e B12. Carência de zinco, falta ou excesso de ferro, cobre, magnésio e selênio são bem frequentes.[7]

A deficiência de tiamina, a vitamina B1, pode causar a síndrome de Wernicke-Korsakoff. É mais comum nos indivíduos que abusam de álcool, pois diminui a absorção de tiamina, mas também está presente em outras situações de má nutrição, como anorexia, neoplasias etc.[8] A tríade clássica aparece em apenas 1/3 dos indivíduos e compreende oftalmoplegia, ataxia e alteração do estado mental.[8]

A encefalopatia de Wernicke refere-se à confusão mental aguda e reversível. A síndrome de Korsakoff caracteriza-se por perda de memória, confabulação e alteração de marcha, geralmente irreversíveis.

As células nervosas usam tiamina para metabolizar a glicose, sendo usada como cofator de várias enzimas responsáveis pela homeostase e energia cerebral. A deficiência de tiamina reduz a conversão de piruvato em acetilcoenzima A, resultando em aumento do ácido lático e lesão cerebral.[9]

Por isso, todos os etilistas ativos devem receber uma dose profilática diária de tiamina de 300 mg.

DOENÇAS HEPATOBILIARES COLESTÁTICAS

As principais doenças colestáticas são a colangite esclerosante primária (CEP) e colangite biliar primária (CBP). São doenças autoimunes que inflamam as vias biliares, levando a estenose ou obstrução delas e causando colestase, que é o prejuízo na produção de bile e obstrução do fluxo biliar.

Uma das principais consequências das enfermidades que cursam com colestase é a má absorção de vitaminas lipossolúveis e doença óssea. A grande maioria dos pacientes apresenta dislipidemia, mas aparentemente sem aumento do risco de doença cardiovascular. O tratamento da dislipidemia deve levar em conta outros fatores de risco para doenças cardiovasculares e histórico familiar.

A doença óssea é outra complicação frequente. A fisiopatologia é desconhecida, mas se sabe que o aumento de bilirrubinas diminui a atividade do osteoblasto e causa disfunção do osteoclasto, reduzindo a formação óssea, aumentando a reabsorção óssea e risco de litíase renal.[10]

As deficiências mais comuns são, por ordem de frequência, vitamina A, vitamina D, vitamina K e vitamina E. Alguns pacien-

QUADRO 1 Equilíbrio de micronutrientes em pacientes com doença hepática alcoólica

Micronutriente	Status metabólico	Efeitos	Potenciais mecanismos
Zinco	Deficiência	Transdução de sinalização intracelular, resposta inflamatória, produção de ROS, imunorregulação	Diminui as proteínas das junções das células intestinais, aumenta o risco de disfunção da barreira; inibição do estresse oxidativo; ativa a apoptose
Ferro	Sobrecarga	Controla o transporte de oxigênio; biossíntese de DNA; síntese de ATP	Ativa células estelares, promovendo fibrose hepática; induz ferroptose e disfunção mitocondrial da síntese de ATP; provoca estresse oxidativo através da reação de Fenton; influencia a mielinização e os neurotransmissores
Cobre	Deficiência/ sobrecarga	Função precisa da medula óssea e sistema nervoso central; cofator de várias antioxidases	Aumenta a atividade enzimática da glutationa peroxidase e protege contra lesão oxidativa; participa da autofagia, apoptose e regulação da inflamação implicada por NF-kB
Selênio	Deficiência	Propriedades antioxidantes	Aumenta a atividade enzimática da glutationa peroxidase e protege contra lesão oxidativa; participa da autofagia, apoptose e regulação da inflamação implicada por NF-kB
Magnésio	Deficiência	Participa de reações enzimáticas, neurotransmissão, glicólise e função mitrocondrial	Afeta a saída do magnésio celular de modo Na+- dependente e independente
Vitamina D	Deficiência	Antifibrose, antitumoral e anti-inflamação; imunomodulação	Mecanismo desconhecido
Vitamina E	Deficiência	Propriedades antioxidantes; protege contra necrose de hepatócitos e mantém integridade mitocondrial	Diminui o dano oxidativo induzido pelo álcool e melhora defesa antioxidante

Fonte: adaptado de Wu et al.[7]

tes podem apresentar esteatorreia e emagrecimento em decorrência da má-absorção de gordura. Nestes casos, a dieta deve ser hipogordurosa, contendo menos de 20 g de gordura por dia para alívio dos sintomas. Esses indivíduos devem receber triglicerídeos de cadeia média (TCM) para prevenir o emagrecimento. Os TCM são hidrossolúveis, absorvidos por difusão passiva no sistema porta e não precisam ser transformados em quilomícrons pela bile, porém não têm ácidos graxos essenciais, os quais devem ser suplemtados.[10]

As doses de vitaminas e minerais utilizadas estão inseridas no Quadro 2.

DOENÇA DE WILSON

A doença de Wilson é uma patologia rara, autossômica recessiva, que apresenta

QUADRO 2 Dose de vitaminas e minerais

Vitamina	Níveis séricos	Formulação	Dose de reposição	Dose de manutenção oral	Observações
Vitamina A	Normal: 30-100 µg/dL Deficiente: < 10 µg/dL	Vitamina A	100.000 UI (IM)/dia, por 3 dias, seguido por 50.000 UI (IM)/dia, por 2 semanas	15.000 UI por 2 meses	Usar retinol sérico para avaliação. Deve ser avaliado com outras vitaminas lipossolúveis. Reavaliar os níveis séricos para evitar o excesso.
Vitamina D	Normal: > 30 ng/mL Deficiente: ≤ 20 ng/mL	Colecalciferol (vitamina D3) Ergocalciferol (vitamina D2)	50.000 UI vitamina D3 (oral) 1x/semana, de 8-12 semanas	400-2.000 UI vitamina D3	Usar calcidiol sérico (25-hidroxi-vitamina D) para avaliação. Dosar até atingir nível > 32 ng/mL.
Vitamina K	Normal: 0,15-1,0 µg/dL Deficiente: < 1,0 µg/dL	Vitamina K	2,5-10 mg (oral) 2x/semana	5 mg	Usar níveis séricos de vitamina K (filoquinona) para avaliação. A suplementação deve ser cuidadosa em pacientes que tomam varfarina porque pode afetar o INR
Vitamina E	Normal:0,5-2,0 mg/dL Deficiente: < 0,5 mg/dL	Vitamina E (expressed in alpha-tocopherol equivalents)	200-2.000 mg (oral)/dia	15 mg	Use alfa-tocoferol sérico para avaliação. Suplementação excessiva (> 1.200 mg/dia) interfere com a vitamina K
Cálcio	Normal: 8,6-10,2 mg/dL Deficiente: < 8,6 mg/dL	Carbonato de cálcio Acetato de cálcio Citrato de cálcio	1.200-2.000 mg (oral)	1.200-1.500 mg	A suplementação deve ser dividida em 3 a 4 doses de 500-600 mg ao longo do dia para absorção máxima. Ferro e cálcio não devem ser tomados ao mesmo tempo.

IM: intramuscular.
Fonte: adaptado de Send et al.[10]

mutação no gene que transporta o cobre, o ATP7B e ATP7A no cromossomo 13.[11] Esta alteração causa acúmulo de cobre no fígado, levando a cirrose se não tratada precocemente. Além do acometimento hepático, pode causar danos neurológicos irreversíveis.

O cobre participa de vários processos metabólicos, sendo absorvido pela luz intestinal e ao chegar no fígado é incorporado a enzimas e proteínas. Quando o nível de cobre excede valores seguros, o transportador ATP7B carrega a molécula de cobre à ceruloplasmina e impede sua secreção no plasma. Mutações no ATP7B causam produção anormal de ATPase, impedindo a incorporação do cobre à ceruloplasmina, bem como redução de sua excreção pela bile, e assim ocorre o acúmulo de cobre no fígado, cérebro, córneas e rins. O balanço do cobre é influenciado pela excreção na bile e não pela absorção intestinal.[11]

O cobre sérico livre é um potente oxidante, gerando radicais hidroxila e causando lesão mitocondrial; entretanto, os níveis séricos não correspondem aos níveis teciduais, pois 90% do cobre sérico está ligado à ceruloplasmina e, portanto, não servem para diagnóstico.[11]

O diagnóstico é feito através de testes genéticos, biópsia hepática e pesquisa de cobre urinário de 24h. A presença de cobre em 250 mg/g de tecido hepático seco e cobre urinário de 24h maior que 100 µg/24h associados a níveis de ceruloplasmina < 10 mg/dL confirmam o diagnóstico. As enzimas hepáticas apresentam alterações leves.[11]

O tratamento medicamentoso é feito com quelantes, como zinco ou com a D-penicilamina e trientina, que também aumentam a excreção de cobre pelos rins. O zinco é um ótimo quelante de cobre e bem mais barato e acessível que os demais. Pode ser usado na forma de sulfato ou acetato de zinco. A dose de sulfato de zinco é de cerca de 200 mg, três vezes ao dia (75-300 mg/dia do zinco elementar), 30 a 60 minutos antes das refeições, pois muitas substâncias presentes na dieta afetam a eficácia da medicação.

O efeito colateral mais comumente observado com o uso do sal sulfato é a irritação gástrica, que pode ser contornada com sua substituição pelo sal acetato, que é mais bem tolerado e deve ser empregado também em três doses diárias de 170 mg cada.

O tratamento dietético é muito importante, principalmente no primeiro ano de diagnóstico, para causar um balanço negativo de cobre. Devem ser evitados castanhas, fígado, chocolate e frutos do mar, principalmente lagosta. Após um ano, se o paciente for aderente ao tratamento, não é mais necessária a restrição de carne, exceto fígado e marisco.[11]

HEMOCROMATOSE

A hemocromatose hereditária (HH) é um grupo heterogêneo de doenças caracterizadas por biodisponibilidade excessiva de ferro e deposição nos órgãos e tecidos.[12] É uma doença genética, autossômica recessiva, cuja principal mutação está no gene HFE.

Ocorre deficiência ou prejuízo na síntese e/ou função da hepcidina, um hormônio-peptídeo que regula a absorção de ferro. A redução de hepcidina leva ao aumento da absorção intestinal de ferro e liberação pelos macrófagos, resultando em excesso de ferro circulante, refletido pelo aumento da saturação de transferrina, o que pode levar ao acúmulo progressivo de ferro corporal, principalmente no fígado.[13] Outros órgãos frequentemente envolvidos são o pâncreas, coração, articulações, pele e hipófise.

O principal tratamento é a flebotomia periódica, de modo a manter os níveis de ferritina sérica em 50 µg/L. O tratamento dietético deve ser aconselhado a todos os pacientes. Evitar suplementos de ferro e alimentos fortificados, bem como uso de vitamina C e redução da ingestão de carne vermelha. Sucos e frutas cítricas devem ser consumidos com moderação e não acompanhados de carne vermelha, por exemplo. O uso de bebidas contendo álcool deve ser evitado, mesmo em mínimas quantidades, e pacientes com cirrose devem manter abstinência total.[13]

CIRROSE E SARCOPENIA

A cirrose é o estágio final de doença hepática; no entanto, o fígado é capaz manter suas funções praticamente normais por muito tempo. Quando o paciente apresenta manifestações clínicas, é porque a cirrose está instalada há anos. Então, nas fases iniciais, os pacientes são assintomáticos e não requerem grandes intervenções nutricionais específicas. Entretanto, o paciente com cirrose tem elevado catabolismo e hipermetabolismo e por isso deve ter seu estado nutricional avaliado periodicamente. É muito importante prevenir a perda de massa magra e manter os pacientes eutróficos, pois isto diminui as chances de complicações e melhora a sobrevida.

À medida que a doença evolui, podem surgir complicações como hemorragia digestiva, ascite e encefalopatia hepática. A hemorragia digestiva alta (HDA) ocorre devido à formação de varizes de esôfago. Isso leva a anemia, muitas vezes períodos de jejum prolongado e disfagia pós-ligadura elástica.

Quando o paciente apresenta ascite volumosa, acaba comendo pouco porque o estômago fica comprimido pela ascite. Além disso, a restrição de sódio, necessária para controlar a ascite, acaba deixando os alimentos menos palatáveis, fazendo que o paciente aceite ainda menos a comida. Caso

o paciente seja submetido a repetidas paracenteses de alívio, aumenta ainda mais o catabolismo e desnutrição.

Não menos grave, a encefalopatia hepática deixa o paciente inapetente ou sem condições de se alimentar por via oral, pois tem risco de broncoaspiração, ficando então mais tempo em jejum. Pacientes com encefalopatia de difícil controle acabam ficando dependentes de outros para as atividades básicas diárias, inclusive para alimentação.

Grande parte dos cirróticos evoluem com sarcopenia, quase sempre irreversível nesses casos, porque diminui drasticamente a produção de albumina pelo fígado e todo o metabolismo energético.

Os pacientes devem ter o gasto metabólico basal calculado e o IMC ajustado se tiver ascite. A ingesta calórica deve conter pelo menos 35 kcal/kg/dia. Obesos devem emagrecer. Pacientes eutróficos devem receber 1,2 g de proteína/kg de peso e os sarcopênicos 1,5 g de proteína/kg de peso.

Durante muitos anos achava-se que o consumo de proteína poderia desencadear encefalopatia hepática devido à produção de amônia resultante do metabolismo das proteínas e por isso orientava-se dieta hipoproteica. Hoje sabemos que não é necessária a restrição proteica, pois pode agravar ainda mais o estado nutricional, já bem comprometido. Caso o paciente não tolere proteína animal, pode receber proteína vegetal e aminoácidos de cadeia ramificada de 0,25 a 1 g/dia. É recomendado que o paciente faça uma refeição com proteína antes de dormir, pois até durante o sono mantém o catabolismo.

Se o paciente não for capaz de comer, deverá ser alimentado por sonda nasoenteral. Pacientes internados com necessidade de jejum curto deverão receber soro glicosado por via endovenosa, mas se for necessário um período maior ou igual a 72 horas, deverão receber nutrição parenteral.[14]

O uso de sal adicionado deve ser evitado, deve-se utilizar no máximo 1 g/dia se o paciente apresentar ascite, mas não totalmente isento, pois isso torna os alimentos menos saborosos e gera menor aceitação.

Os micronutrientes também devem ser avaliados e corrigidos, se necessário, principalmente ácido fólico, vitamina C, vitamina B12, zinco, selênio, niacina, tiamina, cobre e as vitaminas lipossolúveis, A, D, E e K. Na impossibilidade de dosar esses nutrientes, podem ser prescritos multivitamínicos que de modo geral são seguros e de preço acessível.[15]

REFERÊNCIAS

1. Rinella ME, Neuschwander-Tetri BA, Siddiqui MS, Abdelmalek MF, Caldwell S, Barb D, et al. AASLD practice guidance on the clinical assessment and management of nonalcoholic fatty liver disease. Hepatology [Internet]. :10.1097/HEP.0000000000000323. Disponível em: https://journals.lww.com/hep/Citation/9900/AASLD_practice_guidance_on_the_clinical_assessment.293.aspx. Acesso em: 19 ago. 2024.

2. DiStefano JK. Fructose-mediated effects on gene expression and epigenetic mechanisms associated with NAFLD pathogenesis. Cellular and Molecular Life Sciences. 2019 Nov 23;77(11):2079-90.

3. Fructose consumption, lipogenesis, and non-alcoholic fatty liver disease. Nutrients [Internet]. 2017 Sep 6 [cited 2019 Oct 31];9(9):981. Disponível em: https://www.ncbi.nlm.nih.gov/pmc/articles/PMC5622741/figure/nutrients-09-00981-f001/. Acesso em: 19 ago. 2024.

4. Basaranoglu M. Fructose as a key player in the development of fatty liver disease. World Journal of Gastroenterology. 2013;19(8):1166.

5. Ratziu V, Ghabril M, Romero-Gomez M, Svegliati-Baroni G. Recommendations for management and treatment of nonalcoholic steatohepatitis. Transplantation. 2019 Jan;103(1):28-38.

6. Crabb DW, Im GY, Szabo G, Mellinger JL, Lucey MR. Diagnosis and treatment of alcohol-related liver diseases: 2019 Practice Guidance from the American Association for the Study of Liver Diseases. Hepatology [Internet]. 2019 Jul 17;71(1). Disponível em: https://aasldpubs.onlinelibrary.wiley.com/doi/full/10.1002/hep.30866. Acesso em: 19 ago. 2024.

7. Wu J, Meng QH. Current understanding of the metabolism of micronutrients in chronic alcoholic liver disease. World Journal of Gastroenterology. 2020 Aug 21;26(31):4567-78.

8. Akhouri S, Kuhn J, Newton EJ. Wernicke-Korsakoff Syndrome. 2022 Jun 27. In: StatPearls [Internet]. Treasure Island (FL): StatPearls Publishing; 2023 Jan-. PMID: 28613480.

9. Sinha S, Kataria A, Kolla BP, Thusius N, Loukianova LL. Wernicke encephalopathy – clinical pearls. Mayo Clinic Proceedings. 2019 Jun;94(6):1065-72.

10. Send SR. Nutritional management of cholestasis. Clinical Liver Disease. 2020 Jan;15(1):9-12.

11. Kasztelan-Szczerbinska B, Cichoz-Lach H. Wilson's disease: an update on the diagnostic workup and management. Journal of Clinical Medicine. 2021 Oct 30;10(21):5097.

12. Moretti D, van Doorn GM, Swinkels DW, Melse-Boonstra A. Relevance of dietary iron intake and bioavailability in the management of HFE hemochromatosis: a systematic review. The American Journal of Clinical Nutrition. 2013 Jun 26;98(2):468-79.

13. Zoller H, Schaefer B, Vanclooster A, Griffiths B, Bardou-Jacquet E, Corradini E, et al. EASL Clinical Practice Guidelines on haemochromatosis. Journal of Hepatology [Internet]. 2022 Jun [cited 2022 Jul 11]; Disponível em: https://easl.eu/wp-content/uploads/2022/06/PIIS0168827822021121.pdf. Acesso em: 19 ago. 2024.

14. Bischoff SC, Bernal W, Dasarathy S, Merli M, Plank LD, Schütz T, et al. ESPEN practical guideline: Clinical nutrition in liver disease. Clinical Nutrition. 2020 Oct;39.

33
Pneumopatias

Maria Vera Cruz de Oliveira Castellano

INTRODUÇÃO

As doenças pulmonares, especialmente a DPOC (doença pulmonar obstrutiva crônica), o câncer pulmonar, a fibrose cística, a SAOS (síndrome da apneia obstrutiva do sono), a asma e outras que também têm evolução crônica, como as doenças pulmonares intersticiais, necessitam de cuidados multidisciplinares. O estado nutricional nestes casos requer atenção e cuidados específicos que terão impacto na morbimortalidade, na qualidade de vida e na sobrevida dos pacientes. Exceto na SAOS, as demais doenças se caracterizam por perda de peso e depleção muscular, com consequentes fadiga, intolerância ao exercício e mau prognóstico. No caso da SAOS, o excesso de peso corporal acomete a capacidade funcional e a qualidade de vida.[1,2]

De uma forma geral, as doenças crônicas pulmonares cursam com várias adaptações orgânicas, entre elas a perda de peso, que ocorre devido à desproporção entre gasto energético e o aporte calórico. Na desnutrição, numa fase inicial, o organismo tenta se adaptar para preservar massa magra (músculos), aumentando o metabolismo de gordura; e a nutrição adequada pode reverter esse quadro. A persistência da desnutrição nesses pacientes facilita a perda de massa muscular (sarcopenia) e o aparecimento de processos infecciosos, podendo ocorrer evolução para caquexia.[1]

Várias doenças respiratórias crônicas podem evoluir com hipoxemia e compõem o grupo designado por doenças pulmonares avançadas. A hipoxemia crônica pode se associar à liberação de radicais livres e aumentar a produção de mediadores inflamatórios. A oxigenoterapia domiciliar prolongada, as orientações dietéticas e cuidados paliativos fazem parte do plano terapêutico destes pacientes, com o objetivo de melhorar a qualidade e a expectativa de vida. Os casos de doença pulmonar avançada (DPA) vêm aumentando provavelmente pela maior expectativa de vida, maior prevalência de doenças respiratórias crônicas e maior disponibilidade de tratamento no sistema de saúde. Em muitos casos de doença pulmonar avançada há indicação de transplante pulmonar e entre os critérios de admissão na fila de transplante estão os nutricionais, sendo contraindicado o procedimento para pacientes com desnutrição grave ou IMC ≥ 30 kg/m^2. Podem evoluir para doença pulmonar avançada: DPOC, doenças pulmonares intersticiais, hipertensão pulmonar, fibrose cística, neoplasias pulmonares e bronquiectasias.[3,4]

Em todas estas doenças pulmonares ocorrem alterações nutricionais significativas, porém a maioria das informações disponíveis são em relação à DPOC. Em particular no caso da fibrose cística, há uma alta necessidade energética devido às perdas de gordura pela insuficiência pancreática, a presença de infecção e inflamação, e a redução da ingestão alimentar.[5,6]

DOENÇA PULMONAR OBSTRUTIVA CRÔNICA

Os pacientes com diagnóstico de DPOC que participam de programas de reabilitação pulmonar muitas vezes apresentam peso acima ou abaixo do valor previsto, e ambas as situações extremas são prejudiciais ao seu desempenho físico. O baixo peso muitas vezes é secundário ao catabolismo decorrente da doença e leva à atrofia muscular. A principal causa do catabolismo observado na DPOC é o desequilíbrio energético, uma vez que o gasto de energia e consumo de oxigênio é maior na respiração destes pacientes, e isto não é compensado pelo ganho energético aumentado que se faria necessário.[2,7] Outros fatores, como a inflamação crônica (confirmada por níveis séricos de TNF-α), também podem causar perda de peso e aumento do consumo muscular nestes pacientes, que, além disso, em geral são inativos e, portanto, apresentam atrofia muscular devido ao descondicionamento físico.[8] Pacientes com insuficiência respiratória aguda e crônica agudizada (caso das exacerbações) apresentam depleção nos músculos respiratórios de compostos de alta energia (ATP e fosfocreatina) e de alguns oligoelementos (magnésio e potássio). Em pacientes subnutridos tais alterações na composição muscular são mais graves.[7]

O índice BODE, que utiliza os parâmetros: obstrução – a partir da espirometria VEF1 / volume expiratório forçado de 1º segundo; distância percorrida no teste de caminhada de 6 minutos; dispneia avaliada segundo a escala MRC e o IMC, pontua que a perda de peso está relacionada ao mau prognóstico independente do grau de obstrução. Celli et al. consideram o ponto de corte 21 kg/m^2.[9] Aproximadamente 40% dos pacientes com DPOC apresentam perda de peso de 10% ou mais de seu peso ideal, associada com anormalidades antropométricas, bioquímicas e imunológicas. Em pacientes com obstrução moderada a grave a depleção de massa livre de gordura ocorre em 20% dos pacientes ambulatoriais, 35% dos candidatos à reabilitação pulmonar e 45% dos candidatos a transplante pulmonar. Os pacientes com enfisema apresentam em geral valores mais baixos de IMC (índice de massa corporal), IMM (índice de massa magra) e IMG (índice de massa gorda). Os pacientes com bronquite crônica muitas vezes têm IMG mais preservado, embora a depleção muscular possa estar presente. A depleção de massa magra contribui para a diminuição da força muscular periférica e da capacidade funcional, e estas condições estão associadas a maior utilização dos serviços de saúde, hospitalizações e maior mortalidade nestes pacientes.[2,7]

A perda crônica de peso pode levar o paciente com DPOC ao estado de inanição – adaptação a deficiência energética com diminuição do gasto energético basal e preservação das fibras musculares. Ocorre também nestes pacientes a insuficiência hormonal (testosterona, hormônio do crescimento e fator de crescimento insulina-símile), que é outro fator possivelmente envolvido na fisiopatologia da desnutrição. Na caquexia, a presença de marcadores inflamatórios e o aumento do gasto energético basal levam à degradação proteica e à depleção muscular. Em paralelo, quando o paciente com DPOC apresenta hipoxemia, a função dos músculos respiratórios e periféricos passa a apresentar anormalidades que resultam em limitação aos exercícios e fadiga. A hiperinsuflação pulmonar, presente frequentemente nos pacientes com DPOC, ocasiona aumento do trabalho respiratório, reduzindo a capacidade dos músculos respiratórios de se adaptarem ao aumento da carga ventilatória. A ingestão insuficiente, que ocorre devido a saciedade precoce, anorexia, dispneia e fadiga ao alimentar-se, contribui para a piora da insuficiência respiratória. Além disso, o uso de medicamentos como broncodilatadores e corticosteroides pode alterar a função e a estrutura muscular; e o envelhecimento e o sedentarismo ocasionado pela própria doença contribuem para a perda de massa e força muscular.[7,8]

A determinação do estado nutricional pode ser obtida pelo índice de massa corpórea (IMC), que é a relação peso/altura. São considerados eutróficos os pacientes com IMC entre 22 e 27 kg/m^2, segundo a Associação Americana de Nutrição e a Organização Panamericana de Saúde. A OMS preconiza como baixo peso o IMC ≤ 18,5 kg/m^2. Entretanto, o IMC não indica qual compartimento (muscular ou gorduroso) está alterado. A avaliação pode ser complementada com a mensuração das pregas cutâneas e composição corporal (massa magra e massa gorda), sendo que a composição corporal poderá ser obtida por bioimpedância. O método mais preciso para avaliação da massa muscular e de gordura é a densitometria. Também devem ser feitas dosagens bioquímicas (proteínas séricas totais – albumina, transferrina), contagem de linfócitos e história alimentar detalhada (registro alimentar recente, habitual e pregresso, o recordatório de 24 horas, o questionário de frequência alimentar).[10,11]

TRATAMENTO

O planejamento alimentar deve seguir a distribuição normal de macronutrientes, com aporte calórico adequado para atingir ou manter o estado nutricional o mais próximo possível daquele condizente com a menor morbidade possível. Desta forma, se o paciente for eutrófico a estratégia será a manutenção do peso: 55 a 60% de carboidratos, 10 a 15% de proteínas e 25 a 30% de lipídeos; caso apresente baixo peso deverá ser aumentado o aporte energético de 500 a 1.000 kcal/dia, e no caso da obesidade devem ser diminuídas 500 kcal/dia em relação ao gasto energético total.

Como visto anteriormente, os pacientes com DPOC apresentam sintomas e comorbidades que podem interferir no consumo alimentar. Algumas estratégias podem ser adotadas para minimizar estes sintomas:

- Anorexia: ingestão de alimentos mais energéticos e calóricos, utilizar os alimentos preferidos, fracionar a dieta durante o dia.
- Saciedade precoce: limitar líquidos às refeições.
- Dispneia: descansar antes das refeições, comer devagar, comer refeições de pequeno volume várias vezes ao dia, comer com os braços apoiados na mesa.

As intervenções nutricionais também podem ser feitas com suplementos nutricionais, para reverter a perda de peso, melhorar a capacidade funcional e a qualidade de vida. Devem ser utilizados suplementos com alta densidade energética (1,5 kcal/mL), em pequenos volumes (125 mL), três vezes/dia, preferencialmente nos intervalos das principais refeições para não interferir na ingestão habitual.[12]

É citado na literatura médica o uso de substâncias ergogênicas (p. ex., esteroides anabólicos) para amenizar a depleção muscular esquelética. A prescrição dessas substâncias deve estar acompanhada de avaliação clínica a fim de evitar possíveis efeitos colaterais indesejados. O uso destes agentes deve ser feito em curtos períodos de tempo e deve ser considerado para pacientes que não respondem à suplementação alimentar regular, devendo ser sempre combinado com oferta adequada de energia, proteínas e com programas de exercício, além da avaliação regular da função hepática.

O paciente deve ser reavaliado a cada três meses para que se verifique a adesão às orientações, se possível através de registro alimentar, os parâmetros nutricionais (avaliação do IMC, da MMC), a motivação, estado psicológico e suporte social. Se necessário, considera-se e adequa-se o estímulo anabólico através da correção do tipo e intensidade do exercício físico, e uso de anabolizantes.

No caso de algumas doenças pulmonares, seja por sua gravidade ou alta prevalência, são feitas orientações nutricionais e dietéticas específicas, como, por exemplo, na asma, em que se recomenda dieta rica em frutas e verduras e com ingesta reduzida de gorduras, o que preveniria exacerbações e contribuiria para o melhor controle da doença.[13,14] Barrea et al. publicaram recomendações dietéticas para síndrome pós-covid-19, nas quais detalham as necessidades de micro e macronutrientes. Em relação ao grupo de doenças pulmonares restritivas, sugere-se que o uso de antioxidantes e suplementação de vitaminas auxiliariam no controle do processo crônico inflamatório.[15] No geral, observa-se a necessidade de mais estudos sobre o papel da nutrição no tratamento das doenças pulmonares, especialmente não DPOC.

TERAPIA NUTROLÓGICA NA DOENÇA PULMONAR AVANÇADA

Existe uma relação intrínseca entre o oxigênio e o estado nutricional: o funcionamento do sistema respiratório (controle central da respiração e músculos respiratórios) é afetado pela desnutrição; e o oxigênio é necessário para o aproveitamento eficiente dos nutrientes. Desta forma, o comprometimento do estado nutricional pode interferir negativamente na progressão da doença pulmonar, tornando indispensáveis as medidas citadas anteriormente quanto à avaliação nutricional e tratamento.[3]

SÍNDROME DA APNEIA OBSTRUTIVA DO SONO

A relação entre a síndrome da apneia obstrutiva do sono (SAOS) e a obesidade é constatada pelo fato de que 60 a 70% dos pacientes com SAOS são obesos. A redução de peso é recomendação fundamental na condução terapêutica destes pacientes. Muitos estudos indicam uma associação entre perda de peso, por meio de dieta hipocalórica ou cirurgia bariátrica, e melhora dos sintomas da SAOS (redução do índice de apneias/hipopneias, melhora da saturação de oxigênio, da pressão arterial e na sensibilidade de barorreflexos).

A presença de SAOS em crianças apresenta a incidência de 0,7% dos 4 a 5 anos de idade e estas apresentam uma correlação direta entre o índice de apneia e os níveis de obesidade. As definições de obesidade neste grupo são: (I) peso ≥ 150% do ideal, (II) peso > 120% a 180% do ideal para estatura, ou (III) pregas cutâneas > percentil 85. O tratamento é a adenotonsilectomia e a dieta hipocalórica, e esta última requer planejamento e envolvimento multidisciplinar, com a participação dos pais ou responsáveis.[16]

REFERÊNCIAS

1. Di Renzo L, Gualtieri P, De Lorenzo A. Diet, nutrition and chronic degenerative diseases. Nutrients 2021;13(4):1372. DOI: 10.3390/nu13041372.
2. De Benedetto F, Del Ponte A, Marinari S. The role of nutritional status in the global assessment of severe COPD patients. Monaldi Arch Chest Dis 2003;59:314-9.
3. Sullivan DR, Iyer AS, Enguidanos S, Cox CE, Farquhar M, Janssen DJA et al. Palliative care early in the care continuum among patients with serious respiratory illness. Am J Respir Crit Care Med. 2022;206(6):e44-e69.
4. Rinaldi S, Balsillie C, Truchon C et al. Nutrition implications of intrinsic restrictive lung disease. Nutr Clin Pract. 2022;37(2):239-255.
5. Brownell JN, Bashaw H, Stallings VA. Growth and nutrition in cystic fibrosis. Semin Respir Crit Care Med. 2019;40(6):775-791.
6. Mielus M, Sands D, Woynarowski M. Improving nutrition in cystic fibrosis: A systematic literature review. Nutrition. 2022;102:111725.
7. Keogh E, Mark WE. Managing malnutrition in COPD: A review. Resp Med. 2021;176:106248.
8. Godoy I, Campana AO, Geraldo RR, Padovani CR, Paiva SA. Cytokines and dietary energy restriction in stable chronic obstructive pulmonary disease patients. Eur Respir J. 2003;22(6):920-5.
9. Celli BR, Cote CG, Marin JM, Casanova C, Montes de Oca M, Mendez RA et al. The body-mass index, airflow obstruction, dyspnea and exercise capacity index in chronic obstructive pulmonary disease. N Engl J Med 2004;350:1005-12.
10. Xu YC, Vincent JI. Clinical measurement properties of malnutrition assessment tools for use with patients in hospitals: a systematic review. Nutrition J 2020;19(1):106. DOI: 10.1186/s12937-020-00613-0.
11. Arija V, Pérez RC, Martinez E, Ortega RM, Serra-Majem L, Ribas L, Aranceta J. Nutr Hosp. 2015;31(Suppl 3):157-67.
12. Beijers RJHCG, Steiner MC, Schols AMWJ. The role of diet and nutrition in the management of COPD. Eur Respir Rev. 2023;32(168):230003.
13. Alwarith J, Kahleova H, Crosby L et al. The role of nutrition in asthma prevention and treatment. Nutr Rev. 2020;78:928-938.
14. Williams EJ, Barthon BS, Stoodley I, Williams LM, Wood LG. Nutrition in asthma. Semin Respir Crit Care Med. 2022;43(5):646-661.
15. Barrea L, Grant WB, Frias-Toral E et al. Dietary recommendations for post-COVID-19 syndrome. Nutrients. 2022;14(6):1305.
16. Duarte RLM, Togeiro SMGP, Palombini LO, Rizzatti FPG, Fagondes SC et al. Consenso em distúrbios respiratórios do sono da Sociedade Brasileira de Pneumologia e Tisiologia. J Bras Pneumol. 2022;48(4):e20220106.

SEÇÃO X

Distúrbios
do aparelho digestivo

34

Alergia alimentar em pacientes hospitalizados: considerações clínicas e gestão

Adriana Teixeira Rodrigues
Fátima Rodrigues Fernandes
Maria Elisa Bertocco Andrade

INTRODUÇÃO

A prevalência da alergia alimentar tem aumentado nas últimas décadas, particularmente nos países ocidentalizados, e é considerada um problema crescente de saúde pública.[1] Alergias alimentares ocorrem em aproximadamente 2% para 4% da população adulta.[2] Estima-se que mais de 15 milhões de norte-americanos têm alergias alimentares; no Brasil, estes dados não foram avaliados. Particularmente preocupante é a aparente aceleração na prevalência de alergia alimentar em crianças mais velhas e adolescentes, idades para as quais o risco de morte devido a anafilaxia alimentar é maior.[1]

Muitas vezes, as alergias alimentares são autorrelatadas, tornando-se difícil determinar a verdadeira prevalência. Isto representa um desafio para a nutrição e equipes de serviços de alimentação para garantir que as alergias alimentares sejam rastreadas e a segurança do paciente seja mantida.[3] Muitas vezes são considerados meros aborrecimentos, podem causar anafilaxia e às vezes risco de vida.[2]

O manejo clínico inclui intervenções de curto prazo para controlar reações agudas e estratégias de longo prazo, principalmente por meio de modificações dietéticas, para minimizar os riscos de reações futuras. Para indivíduos já diagnosticados, evitar o alimento de maneira completa ainda é o principal método estabelecido para prevenir uma reação.[1]

Em locais onde os alimentos causadores de alergia são comprados ou consumidos, como restaurantes, lanchonetes, escolas, indústrias e serviços de alimentação de hospitalares, podem ocorrer acidentes, como eventos de contato cruzado. Especificamente, os pacientes que necessitam de dietas terapêuticas em ambiente hospitalar correm o risco de exposição a erros dietéticos que podem representar uma ameaça aguda à sua segurança. A exposição acidental a alérgenos alimentares pode levar a morbidade e mortalidade significativas.

As reações inesperadas foram relatadas principalmente em restaurantes (21-31%), na escola ou no trabalho (13-23%), em casas de amigos (12-35%) e em casa (26-37%). A maioria das mortes por anafilaxia ocorre eventualmente em hospitais. Informações sobre reações alérgicas derivadas de erros de contato cruzado entre pacientes hospitalizados dificilmente são descritas na literatura. A proporção relativamente elevada da população com alergias alimentares e a diminuição do estado de saúde dos pacientes hospitalizados solidificam a importância de garantir a segurança da alergia alimentar no ambiente hospitalar.[1]

Os profissionais de saúde devem seguir as orientações e os protocolos de segurança do hospital sobre o registro e o relato de qualquer reação alérgica a alimento. O protocolo de segurança deve a documentação do alérgeno no prontuário médico para que todos os membros da equipe de saúde estejam cientes do risco potencial à segurança.[2]

É necessário, portanto, que os aspectos clínicos da alergia alimentar em pacientes internados, incluindo sua apresentação clínica, diagnóstico e gestão adequada, sejam abordados para garantir a segurança e evitar complicações adicionais.

APRESENTAÇÃO CLÍNICA

As alergias alimentares podem ser reações mediadas por IgE e podem progredir para anafilaxia com risco de vida. Podem ocorrer imediatamente ou tardiamente. A maioria dos sintomas ocorre dentro de 2 horas (69%) após ingestão do alérgeno, outros dentro de 2 a 4 horas (28,6%). As reações alérgicas variam de distúrbios gastrointestinais à anafilaxia. Alguns tipos de respostas do sistema imune podem ser observados no Quadro 1.[2]

Em pacientes hospitalizados, a identificação precoce de reações alérgicas é crucial, especialmente em indivíduos com histórico conhecido de alergia alimentar.

DIAGNÓSTICO

A abordagem para prevenção de alergia alimentar em pacientes internados muitas vezes requer uma ação multidisciplinar, envolvendo alergologistas, nutricionistas e equipe de enfermagem. Começa com a realização de uma história completa, a identificação de potenciais alérgenos no ambiente hospitalar, na educação de pacientes, familiares e outros prestadores de cuidados de saúde, conforme necessário.[2]

Geralmente, a ordem de prevalência de alérgenos específicos varia em diferentes países, provavelmente devido a uma interação de fatores genéticos, padrões alimentares e exposição a novos produtos alergênicos no início da vida.[1] As alergias alimentares mais comuns estão listadas no Quadro 2.[2]

HISTÓRICO DO PACIENTE

A realização de um histórico completo do paciente pode ajudar a prevenir a inges-

QUADRO 1 Tipos de respostas do sistema imune

Sistema	Reações ao alérgeno por sistema
Olhos	Lacrimejamento, edema periorbital, prurido, visão prejudicada
Trato respiratório	Rinorreia, congestão nasal, espirros, tosse, disfonia, estridor (inspiratório ou expiratório), broncoespasmo, laríngeo ou faríngeo edema, taquipneia, chiado no peito
Cardiovascular	Hipotensão, taquicardia sinusal, bradicardia sinusal, arritmia, parada cardíaca
Sistema nervoso central	Sonolência, confusão, sensação de pressão nos ouvidos, síncope, tontura, visão prejudicada
Sistema gastrointestinais	Náuseas, vômitos, dor de estômago, diarreia
Pele	Urticária localizada ou generalizada, rubor, eritema, angioedema, prurido, sudorese

QUADRO 2 Alergias alimentares comuns

Leite de vaca
Marisco crustáceo (p. ex., caranguejo, lagosta, camarão)
Ovos
Peixe
Amendoim
Soja
Nozes, amêndoas, castanhas
Trigo

tão inadvertida de alérgenos durante hospitalização.[2]

A história de resposta alérgica anterior ajuda na compreensão de fatores de risco e indicação de como evitar uma exposição e adequação de um ambiente seguro, além da possibilidade de identificação do alérgeno com uma pulseira para chamar a atenção dos membros da equipe de saúde.[2]

Conhecer o tipo de reação que o paciente experimentou anteriormente pode ajudar na identificação da reação e sua gravidade. Se as reações são de início rápido, é provável que a exposição possa resultar em um evento grave ou anafilaxia. O tipo de tratamento a que o paciente foi submetido anteriormente também pode ajudar na avaliação da gravidade da reação.[2]

Algumas perguntas norteadoras estão listadas no Quadro 3.[2]

QUADRO 3 Avaliação do paciente para alergias alimentares

1. Você é alérgico a algum alimento ou bebidas?
2. Que tipo de reação você teve?
3. Quanto tempo depois de ingerir o alimento a reação ocorre?
4. Que tipo de tratamento você recebeu?
5. Existe uma história familiar de alergia alimentar?
6. Que testes de diagnóstico você fez?
7. Quais foram os resultados?

Mesmo se não houver uma história pessoal de alergia alimentar, estudos apontam que as alergias alimentares se desenvolvem em aproximadamente 75% de pessoas que têm ambos os pais com alergia alimentar, 30% a 40% das pessoas com um dos pais com alergia alimentar e 10% a 15% em pessoas sem história familiar.[2]

Os alergologistas desempenham um papel fundamental na avaliação e confirmação das alergias alimentares, utilizando testes diagnósticos apropriados, como testes cutâneos, testes de IgE específicos e testes de provocação oral que podem ser realizados, com considerações especiais para a segurança do paciente durante esses procedimentos.

GESTÃO ADEQUADA

A gestão de pacientes hospitalizados com alergia alimentar requer uma abordagem abrangente, que inclui medidas preventivas e terapêuticas. Isso pode envolver a identificação e a remoção de alimentos desencadeadores da dieta do paciente, o uso de medicamentos como anti-histamínicos e corticosteroides para controlar reações agudas e a educação do paciente e da equipe médica sobre a importância da prevenção de exposições futuras.

O desenvolvimento de uma abordagem abrangente em programa de alergia alimentar para pacientes internados com mais do que "os 8 principais" ou mais comuns causas de alergias alimentares pode trazer benefícios, como foi identificado pelo estudo da Mayo Clinic Food Services e Morrison Healthcare, que revisaram o EPIC Electronic Health Record para todas as alergias alimentares relatadas por pacientes internados em 22 hospitais da Mayo Clinic de novembro de 2018 a maio de 2019. Nestes locais, os alérgenos rastreados em cada local variaram de 72 a 232, com 52.908 alergias alimentares relatadas.

Os oito principais alérgenos representaram apenas 47,8% dos relatos.[3] Os dez principais alérgenos representaram 52,6% dos alimentos relatados como alérgenos. Se apenas oito alérgenos fossem rastreados, esses resultados indicariam que 154 bandejas de alimentos seriam entregues diariamente para os pacientes com alimentos contendo alérgenos.

Para capturar 99% dos alérgenos dos pacientes, 281 alérgenos precisariam ser monitorados através de software de jantar CBORD. Concluiu-se que monitorar menos de 99% de alérgenos alimentares representa um desafio substancial; deve-se considerar o risco à segurança do paciente. Verificou-se que para capturar todas as alergias alimentares do paciente, é recomendado análise de alérgenos nas alergias autorrelatadas. Com esta nova diretriz a Clínica Mayo agora capta 99% dos pacientes com alergias autorrelatadas em refeições de pacientes internados. Para manter a conformidade, as comunicações com a cadeia de suprimentos, vendedores e fornecedores continuam sendo checadas.[3]

Em Israel, um protocolo específico para garantir a segurança das alergias alimentares no contexto de um sistema de serviço de alimentação hospitalar foi proposto após um ensaio clínico em um único grande centro médico, o Centro Médico da Universidade Hebraica Hadassahpara, para garantir a segurança dos pacientes, e culminou no desenvolvimento de políticas sobre este assunto. Incluiu-se a integração da segurança da gestão alimentar no sistema informatizado de serviço de nutrição, destacando os rótulos nas bandejas de alimentos dos pacientes, introduzindo verificações de segurança no processo de entrega de alimentos a pacientes hospitalizados; e garantia das necessidades nutricionais de pacientes com restrições alérgicas.[1] Além disso, foram feitas alterações nos cardápios especializados para pacientes com diversos tipos de alergia alimentar e implementados procedimentos específicos em relação à alimentação enteral, para evitar a exposição acidental aos alérgenos. Todos os procedimentos foram incorporados a um protocolo escrito que se aplica a todos os funcionários do hospital.[1]

CONSIDERAÇÕES ESPECIAIS

Pacientes internados em unidades de terapia intensiva (UTI) podem apresentar desafios adicionais devido à sua condição médica grave e à necessidade de suporte nutricional enteral ou parenteral. A seleção de formulações de nutrição artificial adequadas e a supervisão cuidadosa para evitar contaminação cruzada são essenciais para prevenir reações alérgicas.

PREVENÇÃO DE ALERGIA ELEMENTAR HOSPITALAR

A alergia alimentar em pacientes hospitalizados representa um desafio clínico significativo, exigindo uma abordagem multidisciplinar para diagnóstico e gestão adequados. A identificação precoce, a remoção de alimentos desencadeadores e a educação do paciente são fundamentais para prevenir complicações graves e melhorar os resultados clínicos. O desenvolvimento de diretrizes clínicas específicas para a gestão de alergia alimentar em ambiente hospitalar pode ajudar a padronizar a prática clínica e melhorar a qualidade do cuidado prestado a esses pacientes.

Para a segurança das alergias alimentares é necessária uma política estabelecida e um conjunto adequado de diretrizes. Num mundo tecnológico, os sistemas informatizados que fornecem alimentos a pacientes hospitalizados devem ser adaptados de modo a criar um ambiente alimentar uniformemente seguro nos sistemas de saúde.

Isso exige claramente a colaboração entre os vários setores do hospital, incluindo a gestão, o departamento de informática, as equipes médica, de enfermagem, dietética e de cozinha.[1]

Além disso, programas rotineiros de educação continuada de conhecimentos para equipes médicas e pessoal de cozinha são cruciais para tais mudanças de implementação.[1]

EDUCAÇÃO DO PACIENTE E PLANEJAMENTO ANTECIPADO

Deve-se orientar aos pacientes a evitar alérgenos e como tratar a anafilaxia (Administração de Alimentos e Medicamentos [FDA], 2010).[2]

Os pacientes devem ser cautelosos ao comer alimentos preparados por outros, mesmo durante uma hospitalização. Se possível, o paciente pode avaliar se o alimento é seguro para consumo lendo rótulos de alimentos pré-embalados e perguntando aos funcionários do departamento de nutrição hospitalar sobre o conteúdo e a preparação dos alimentos.

No Brasil existe uma lei de rotulagem de alguns alérgenos alimentares, que exige que os rótulos identifiquem claramente os alimentos, com nomes de todos os ingredientes contidos. Os rótulos também devem incluir o nome comum para um ingrediente em um rótulo, como "lecitina" (soja) ou "soro de leite" (leite).[2]

Um alimento sem alérgenos pode ser contaminado por um alérgeno durante sua preparação. Os pacientes precisam perguntar se um alérgeno específico está presente nos alimentos ou foi acidentalmente transferido durante ou após a preparação dos alimentos.

Os pacientes podem usar um alerta médico, pulseira ou colar, que pode alertar outros quanto à alergia.[2]

Os pacientes precisam ser educados no sentido de que, se ocorrer uma exposição a um alérgeno alimentar, o tratamento precoce de reações alérgicas fornecerá a melhor defesa contra anafilaxia. Pacientes que experimentam reações graves devem ser instruídos a obter uma receita para usar adrenalina, que deve ser transportada sempre, caso necessário, e serem instruídos quanto a como administrá-la, e ligar para solicitar ajuda adicional. Ter um kit de emergência imediatamente disponível é vital; o kit pode conter adrenalina, e outros suprimentos, conforme indicado pelo protocolo de cada instituição.[2]

A educação de pacientes com alergia alimentar também deve considerar a possiblidade de uma eventual internação hospitalar; desta forma, o paciente e familiares devem ser instruídos quanto à necessidade de relatar sua condição. Uma lista de verificação para gerenciamento de alergia alimentar pode ser adequada, como sugerido pela Allergy & Anaphylaxis Australia (A&AA), que é uma organização sem fins lucrativos, cujo objetivo é ouvir, orientar e educar os australianos que vivem com doenças alérgicas (Quadro 4).[5]

Os protocolos disponibilizados publicamente nem sempre abordam estratégias para garantir a comunicação adequada, preparação de alimentos, rotulagem e entrega do cardápio hospitalar no contexto da segurança da alergia alimentar. Nos Estados Unidos a iniciativa para aumentar a segurança de crianças com alergias alimentares e que foram internadas não se baseia em um protocolo e trata cada paciente caso a caso. No protocolo de um centro médico público na Turquia, as precauções tomadas pela cozinha do hospital incluíam a designação de uma secção separada da cozinha do hospital para a preparação de alimentos para pacientes com alergias e a administração de um programa educativo para o pessoal da cozinha do hospital.

QUADRO 4 Lista de verificação para gerenciamento de alergia alimentar

1. Sempre revele sua alergia alimentar aos médicos e à equipe de enfermagem (mesmo que eles perguntem apenas sobre alergia[s] a medicamentos)
2. Se tiver uma internação hospitalar planejada, contate o hospital com antecedência, explicando a sua alergia alimentar e perguntando como irão geri-la.
3. Certifique-se de receber uma pulseira antialérgica (geralmente vermelha) na admissão e de que seu *status* de alergia alimentar está incluído em suas anotações médicas em cada visita ao hospital.
4. Declare suas alergias alimentares em TODAS as refeições e lanches, bem como quando você se apresentar em cada área do hospital (p. ex., emergência, enfermaria, hospital dia para cirurgia, sala de recuperação). Não confie na equipe para verificar seu *status* de alergia em suas anotações médicas.
5. Pergunte sobre o conteúdo alimentar. Legalmente, eles deveriam fornecer informações sobre o conteúdo verbalmente ou por escrito.
6. Para crianças com alergias alimentares, certifique-se de que os horários das refeições e lanches sejam SEMPRE supervisionados por um pai/responsável ou enfermeiro.
7. Tenha seu autoinjetor de adrenalina (epinefrina) (p. ex., EpiPen®) consigo e certifique-se de que esteja anotado em sua tabela de medicamentos pelo médico na admissão. Isso ajudará a permitir a administração imediata de adrenalina (epinefrina), caso você apresente sinais de uma reação alérgica grave.
8. Siga sempre seu Plano de Ação ASCIA e mantenha-o com sua EpiPen®. Considere levar uma cópia extra para inclusão em seu prontuário médico.
9. Se você desenvolver sinais e sintomas de reação alérgica após comer, localize sua EpiPen®, siga instruções sobre o seu Plano de Ação ASCIA e peça ajuda. Não hesite em administrar sua EpiPen® se você sente que precisa disso. Certifique-se de pressionar o botão ASSISTÊNCIA/EMERGÊNCIA e informe à equipe de enfermagem que vocês administraram o EpiPen®. Nunca fique de pé ou caminhe até o posto de enfermagem se você tiver uma reação de alergia, mesmo após administrar a EpiPen®.

Em um serviço de alimentação de saúde na Austrália, recursos para ajudar as instalações de saúde a gerenciar com segurança pacientes com alergias alimentares foram integrados em um kit completo de recursos para gerenciamento de alérgenos alimentares. Tais práticas incluíram a gestão de riscos e a verificação de auditorias nas diferentes fases do processo de entrega de refeições no hospital, desde a admissão do paciente até a preparação e entrega das refeições, acompanhadas de programas de apoio à formação, comunicação e sensibilização dos colaboradores.[1]

Em Israel, um protocolo e uma política referente à segurança dos pacientes com alergia alimentar internados em hospital direciona processos e setores hospitalares específicos envolvidos nas etapas relevantes do atendimento aos pacientes. Inicia-se com a admissão do paciente e a detecção de alergia alimentar; continua com os processos hospitalares gerais de preparação de alimentos, entrega e serviço da bandeja alimentar correta ao paciente.[1] Para cada ponto e/ou setor envolvido, ações específicas necessárias para prevenir uma reação alérgica por causa desencadeante de alimentos são abordadas. Simultaneamente, visam garantir as necessidades nutricionais dos pacientes, apesar das restrições alimentares impostas pelas alergias alimentares. Os ingredientes alergênicos nas fórmulas alimentares para adultos e crianças foram disponibilizados, assim como alimentos restritos nas refeições hospitalares para cada uma das principais alergias alimentares. Esses materiais foram assimilados ao sistema médico informatizado do hospital e ficam à disposição da equipe médica, da cozinha do hospital e do serviço de alimentação.[1]

As ações e estratégias específicas implementadas estão descritas no Quadro 5.[1]

Se a cozinha do hospital não é capaz de fornecer o nível de precisão necessário para garantir a segurança do paciente e prevenir alergias alimentares, os pratos do almoço para alergias são entregues especificamente por um terceirizado bem treinado (ou seja, uma fábrica com uma marca padrão ISO).[1] Isso garante que essas bandejas estejam livres de qualquer fonte de alergia. A cadeia de etapas que leva à chegada do alimento a um paciente com alergia alimentar é complexa, e qualquer erro em uma única etapa pode sabotar todo o processo e colocar em risco a vida do paciente.[1]

Na Austrália e na Nova Zelândia, na gestão de alergias alimentares em serviços alimentares de saúde, existem práticas abrangentes que são exigidas de acordo com o

QUADRO 5 Ações e estratégias específicas para atendimento de pacientes com alergia alimentar

Admissões de pacientes	O protocolo de admissão inclui questões obrigatórias relacionadas à detecção de alergias (ou potenciais alergias) a alimentos e é documentado nos prontuários dos pacientes.
Gestão da segurança por meio do sistema informatizado de alimentação hospitalar	Uma lista separada dos nove alérgenos alimentares mais comuns foi implementada no sistema informatizado de prontuário dos pacientes. Para enfatizar uma alergia existente, foi destacada uma cor específica no registro informatizado. Os ingredientes das fórmulas alimentares e as opções de alimentação enteral segura foram revisados para estabelecer medidas para prevenir a exposição acidental a alérgenos provenientes de tais fontes. Foram adicionados procedimentos ao sistema informatizado para que a indicação de alergia alimentar bloqueasse automaticamente a prescrição de alimentação enteral.
Modos separados de preparação e distribuição de alimentos para pacientes com alergia alimentar	Os ingredientes de todas as refeições foram revisados, de acordo com o prato e a porção. Foram elaboradas listas específicas de ingredientes proibidos para cada uma das alergias comuns. Um acompanhamento rigoroso e a utilização exclusiva de ingredientes não alérgicos são usados na preparação das refeições no hospital, e as refeições são trazidas de fábrica externa com um alto padrão de produção de alimentos não alergênicos. É gerado um rótulo de dieta, que inclui os dados do paciente, o título destacado de "Dieta de Alergia" e o tipo de alergia alimentar.
Programa de educação do pessoal	Orientações sobre alergia alimentar são fornecidas a todos os envolvidos no processo da alimentação, incluindo médicos e enfermeiros, administradores de enfermaria e pessoal do serviço de alimentação.
Protocolo de alergia alimentar	Um protocolo único que se aplica a todo o hospital, que inclui todas as medidas de segurança para a identificação e documentação dos pacientes e transmissão da informação sobre alergias alimentares aos funcionários competentes (preparação e entrega de alimentos, monitorização da gestão e notificação de incidentes críticos) foi entregue a diferentes funcionários do hospital que estão envolvidos na admissão clínica e no processo de entrega de alimentos aos pacientes. Também foi apresentado em algumas conferências nacionais.
Monitoramento de eventos críticos/ quase acidentes	Para registrar, monitorar e avaliar eventos críticos/quase acidentes que deverão ser reportados e avaliados em reuniões da Diretoria de Qualidade e Segurança. Quando as conclusões são relevantes para o hospital geral, devem ser tomadas e implementadas medidas específicas.

Código de Normas Alimentares (FSANZ), que irão informar e apoiar o processo de identificação, avaliação, gestão e auditoria do risco de alergias alimentares nos serviços alimentares. Devem ser declarados no rótulo dos alimentos, sempre que estejam presentes nos alimentos como ingredientes (ou como componentes de aditivos alimentares ou auxiliares tecnológicos), por menores que sejam as quantidades presentes. certas substâncias (alérgenos) nos alimentos.[5]

ADEQUAÇÃO DA TERAPIA NUTROLÓGICA EM PACIENTES COM ALERGIA ALIMENTAR

Pacientes hospitalizados dependem do cardápio hospitalar para suprir suas necessidades nutricionais; assim, erros nas refeições fornecidas podem ter um impacto substancial nos resultados de saúde dos pacientes.[1] Os nutricionistas trabalham em estreita colaboração para desenvolver planos de dieta personalizados que excluam os alimentos desencadeadores identificados, garantindo que as necessidades nutricionais do paciente sejam atendidas.

Nem sempre dietas terapêuticas, incluindo aquelas para pacientes alérgicos, atendiam às necessidades nutricionais.[6]

Um estudo, com um pequeno número de pacientes[20] no Hospital Alfred, um hospital público terciário em Melborne, Austrália, avaliou as barreiras e facilitadores para o fornecimento seguro, adequado e satisfatório de refeições aos pacientes internados, e como foi percebido pelos pacientes com alergia alimentar. Os pacientes, maiores de 18 anos, respondiam a um questionário sobre a dieta recebida durante um dia. O motivo de internação não era relacionado à alergia alimentar.[6]

A ingestão de energia e proteína foi analisada e comparada com a necessidade adequada para cada paciente e especifici-

dade da doença. A necessidade média estimada de energia atendida foi de 64,0%, e a proteína 81,3%. A maioria dos pacientes classificou sua satisfação geral com o serviço de alimentação como "boa". O tipo de alergia alimentar mais comum foi marisco/peixe (11 pacientes), seguido por outra (7 pacientes: fruta de caroço, carne de porco, trigo sarraceno, coentro, manga, kiwi e mel), depois nozes,[3] tremoço/amendoim[2] e ovo.[1] Os pacientes recebem opções de refeições com base no pedido de "código de dieta", que é feito eletronicamente pela equipe clínica com base em suas necessidades terapêuticas, projetado e supervisionado pelo departamento de Dietética, para garantir que seja clinicamente apropriado. Entre os códigos disponíveis existe o código "Alergia", que é elaborado para ser desprovido dos dez principais alérgenos de acordo com ASCIA (A&AA, 2015), com a intenção de ser um ponto de partida seguro para a maioria dos pacientes com alergia alimentar relatada, antes de sua avaliação por uma nutricionista. Todos os pacientes com alergia alimentar devem ser encaminhados ao nutricionista, de acordo com as diretrizes clínicas locais, e o nutricionista conclui uma avaliação em até 4 horas úteis, que irá completar a adaptação do menu com base nas necessidades individuais de alergia alimentar do paciente.[6]

A maioria dos pacientes expressou frustração com a falta de escolha, repetitividade e um menu único, com opções genéricas para todas as alergias; consideraram o cardápio pouco saudável e ingesta alimentar externa para complementar a sua alimentação. No entanto, as opções adicionais de menu seguro permanecem limitadas, uma vez que muitos alimentos podem conter vestígios de alérgenos. Afirmavam que tinham certeza de que não iriam lhe dar nada que causasse alergia e se sentiam seguros.[6]

CONCLUSÕES

A prevenção da alergia alimentar em pacientes internados é fundamental para garantir sua segurança e bem-estar durante a estadia hospitalar. Uma das estratégias-chave é a identificação precoce das alergias alimentares conhecidas do paciente por meio de históricos médicos prévios detalhados. Esses registros podem fornecer informações essenciais sobre os alimentos desencadeadores, a gravidade das reações alérgicas anteriores e quaisquer medidas preventivas adotadas anteriormente.

A colaboração da equipe multidisciplinar é crucial nesse processo, envolvendo profissionais como alergologistas, nutricionistas, enfermeiros e médicos. Além disso, a equipe de enfermagem e os médicos devem estar cientes das alergias alimentares do paciente e serem treinados quanto a como evitar a exposição a alimentos desencadeadores durante a administração de medicamentos, procedimentos médicos e escolha de opções de refeições seguras.

A educação do paciente e de seus familiares também desempenha um papel crucial na prevenção de reações alérgicas durante a hospitalização. Eles devem receber orientações claras sobre os alimentos a serem evitados, sinais e sintomas de reações alérgicas, e medidas a serem tomadas em caso de uma reação.

Em resumo, a prevenção da alergia alimentar em pacientes internados requer uma abordagem abrangente que inclui identificação precoce das alergias conhecidas, colaboração da equipe multidisciplinar e educação do paciente. Essas medidas podem ajudar a minimizar o risco de exposição a alimentos desencadeadores e garantir um ambiente hospitalar seguro para os pacientes alérgicos.

REFERÊNCIAS

1. Harari R, Toren O, Tal Y, et al. Food allergy safety: a descriptive report of changing policy in a single large medical center. Isr J Health Policy Res. 2021;10(32). DOI: https://doi.org/10.1186/s13584-021-00466-w.

2. Linton D, Sudduth A. Food allergies in the hospital setting: prevention, treatment and patient education. Clinical Practice. aug. 2011;15(4):4330-333. DOI: https://doi.org/10.1111/j.1751-486X.2011.01654.

3. Mundi M, Mahoney S, Chaffin J; Allergen Safety in Hospital Patient Dining Healthcare. Journal of the Academy of Nutrition and Dietetics September. 2020;Suppl 1 – Abstracts Volume 120(9):A-11.

4. https://allergyfacts.org.au/allergy-management/risk/hospital-stays-and-food-allergy-management

5. Food Allergen Management in Foodservice: A Best Practice Guideline Developed by Statewide Foodservices Qld. Health Block 7 Level 7 Royal Brisbane & Women's Hospital, Butterfield St., Herston Qld 4029 Ph. (07) 3646 2288 Statewide-Foodservices@health.qld.gov.au

6. Neff M. Food allergy in hospital from the patient perspective taking a mixed methods approach to understand foodservice management thesis for the degree of masters of food and meal science. Spring Semester 2018. Faculty of Natural Sciences. Department of Food and Meal Science. 870317-4303.

35

Hiperêmese gravídica e suas repercussões

Ênio Luis Damaso
Heracléa Ignez Toledo
Maria Luiza Toledo Leite Ferreira da Rocha
Maria Angela de Souza

INTRODUÇÃO

A hiperêmese gravídica (HG) é uma condição clínica grave, caracterizada por vômitos persistentes acompanhados de desidratação, desequilíbrio hidroeletrolítico (hiponatremia, hipocalcemia e hipocloremia), perda de mais de 5% do peso corpóreo e que exige internação hospitalar. Acomete entre 0,3 e 3,6% das gestantes.[1,2] Diferentemente de náuseas e vômitos na gestação, caracteriza-se pelo acentuado acometimento sistêmico,[3] que pode culminar em sérias complicações.

A opção pelo acompanhamento intra-hospitalar deve se basear na observação de mudança dos sinais vitais, mudança do *status* mental, continuidade da perda de peso e refratariedade ao tratamento ambulatorial.[1,4,5]

Pode se associar a má evolução obstétrica com comprometimento fetal. Observa-se uma maior incidência de recém-nascidos com baixo peso ao nascer, pequenos para a idade gestacional e prematuros. Entretanto, os estudos não demonstram associação com maior mortalidade perinatal ou neonatal.[1]

Perante esse quadro clínico grave, nutrir o binômio mãe-feto torna-se um desafio. Nos casos de evolução clínica insatisfatória

e refratariedade ao tratamento clínico medicamentoso, pode-se tornar necessária, entre outros cuidados, a terapia nutrológica enteral (TNE) ou parenteral (TNP) para, além de evitar a perda de peso materna, permitir um aporte nutricional adequado para desenvolvimento do feto e manutenção da gestação.[1,3]

O CONCEITO

O conceito de náuseas e de vômitos da gravidez (NVG) é semelhante àquele que se utiliza em qualquer área médica, ou seja, o vômito ou êmese é a expulsão do conteúdo gástrico pela boca, causada por contração da musculatura da parede torácica e abdominal. Enquanto a náusea é a sensação desagradável da necessidade de vomitar, geralmente acompanhada de sintomas como sudorese fria, sialorreia e refluxo do conteúdo intestinal para o estômago. O quadro de NVG, embora semelhante aos demais quadros que evoluem com esta sintomatologia fora da gravidez, tem como grande diferencial a dissociação com qualquer doença de base.[6]

A prevalência de náuseas e de vômitos na gestação é calculada em torno de 50 a

80%[1], sendo que em 25% dos casos observa-se exclusivamente o quadro de náusea matinal, e, no restante das gestantes, diversos graus de vômitos associado à náusea.[6] Os sintomas geralmente começam entre 2 e 4 semanas após a concepção, atingem seu pico com 9 semanas de gestação e geralmente se resolvem por volta de 22 semanas em 90% dos casos.[2] Cerca de 10% das mulheres têm um curso prolongado dos sintomas, que podem se estender até o momento do parto.[6]

A HG é a forma grave de NVG, que afeta uma pequena porcentagem das gestantes, podendo levar a distúrbios hidroeletrolíticos, alterações nutricionais e metabólicas, cetonúria e perda de mais de 5% do peso corporal, com isso trazendo risco para a vida materna e fetal.[6-8]

A mortalidade materna por náuseas e vômitos é atualmente excepcional, sendo inferior a 1/10.000 nascimentos no Brasil e em todo mundo desenvolvido.[8,9]

MUDANÇAS FISIOLÓGICAS NA GESTAÇÃO

Algumas características fisiológicas da gestação podem contribuir para desencadear ou agravar o quadro de HV. Todas as mudanças no organismo materno ocorrem no sentido de manter o corpo gravídico e possibilitar o crescimento fetal e envolvem, portanto, alterações bioquímicas, hormonais e urinárias que devem ser consideradas no diagnóstico e acompanhamento da doença.

A produção placentária de substâncias similares aos hormônios maternos gera um novo equilíbrio dos eixos hipotálamo-hipófise-adrenal, hipotálamo-hipófise-ovário e hipotálamo-hipófise-tireoide. Como consequência, ocorre alteração do metabolismo, adequando-o às fases de desenvolvimento e crescimento fetal. Essas modificações podem ser classificadas em anabólicas, tanto

para a mãe quanto para o concepto, período que se estende da concepção à 27ª semana de gestação; e uma segunda fase de anabolismo fetal e catabolismo materno, que se inicia ao fim da primeira metade da gravidez e se estende até o parto.[5,10]

A regulação da tireoide está alterada na gravidez, basicamente por três razões: diminuição dos níveis séricos de iodo, o que pode levar ao estímulo da tireoide para compensar essa deficiência relativa; aumento da produção e da glicosilação da globulina transportadora dos hormônios tireoidianos (TGB, do inglês *thyroxine-binding globulin*) com consequente aumento das frações ligadas dos hormônios e diminuição dos níveis séricos de T4 livre e devido à semelhança estrutural entre o hormônio estimulante da tireoide (TSH) e a gonadotrofina coriônica humana (hCG), estimulação direta dos receptores de TSH pelo hCG.[10]

Essas alterações provocam uma sobrecarga funcional da tireoide. Em alguns casos, os níveis de hormônios tireoidianos desviam de sua normalidade, provocando um estado de hipertireoidismo gestacional transitório. Os níveis de hCG apresentam correlação direta com o grau de hipertireoidismo.[10]

Outra importante alteração fisiológica na gestação relaciona-se à sensibilidade à insulina que, comparada ao *status* não gravídico, é aproximadamente 50% inferior. Isso influencia o metabolismo da glicose e das lipoproteínas, diminuindo a capacidade de suprimir a lipólise. Nesse contexto, ocorre um aumento no risco de cetonúria e cetonemia, mesmo em gestantes com tolerância normal à glicose. Gestantes desenvolvem cetonemia muito mais rapidamente do que mulheres não grávidas, devido ao estado de jejum acelerado.[5]

Alterações gastrointestinais durante a gestação podem ocorrer devido, principalmente, à elevação da progesterona.[3,5] Observa-se diminuição do tônus e da motilidade gástrica, diminuição da produção de ácido clorídrico, retardo do esvaziamento do estômago e aumento da secreção da mucosa gástrica e aumento de incidência do refluxo gastroesofágico. A motilidade do intestino também fica reduzida durante o período gestacional. Todas essas alterações podem interferir no processo de ganho de peso fisiológico.[3,5,10]

O ganho de peso está diretamente relacionado ao metabolismo da gestante. É o produto do armazenamento de proteínas, gorduras, água e minerais presentes no feto, placenta, líquido amniótico, útero, mamas e em todo o organismo materno. A placenta, feto e líquido amniótico correspondem a 35% do total do ganho de peso dela e qualquer condição clínica que dificulte a absorção de nutrientes, seja por aceleração do metabolismo ou do trânsito gastrointestinal, refletirá nesse ganho.[5]

Dentro desse contexto e consideradas todas as alterações fisiológicas que possam influenciar o metabolismo materno e o padrão do ganho de peso gestacional, situações clínicas como NVG ou HG podem comprometer seriamente o organismo da gestante e o desenvolvimento fetal. Desta forma, o ganho de peso é um importante parâmetro que deve ser, juntamente com as queixas clínicas, rigorosamente acompanhado durante as consultas pré-natais, e sua perda deve ser atentamente diagnosticada e investigada.

ETIOLOGIA

Nenhuma das hipóteses propostas até o momento consegue, isoladamente, explicar a etiologia das NVG. Fatores de risco como gravidez molar, gravidez gemelar (mulheres com placenta aumentada), antecedente pessoal de enxaqueca, HG em gestação prévia e história familiar da doença devem ser considerados.[1,6]

Diante desta limitação, o mais adequado seria considerá-las como fatores que poderiam atuar como uma somatória de efeitos para explicar este agravo. Teorias como a endócrina, de estimulação hormonal, de evolução adaptativa, de infecção pelo *Helicobacter pylori*, teoria genética e a de predisposição psicológica são propostas para explicar seu desenvolvimento.[1]

Teoria endócrina

O aparecimento do hormônio gonadotrofina coriônica humana (hGC) e o aumento do estrogênio e da progesterona durante a gestação apresentam potencialidades diretas ou indiretas responsáveis por causarem náuseas. Considerar que a hGC seja a responsável pelo aparecimento das NVG tem sua base na relação temporal entre a concentração máxima de produção da hGC e o pico de ocorrência dos sintomas, os quais ocorrem em média entre a 7ª a 10ª semana de gestação. Além disso, as NVG são mais frequentes e mais graves entre gestantes que apresentam situações com aumento das concentrações desse hormônio, a exemplo da gestação múltipla, doença trofoblástica gestacional, gestantes com fetos do sexo feminino e de gestantes com fetos portadores da síndrome de Down.[6,11,12]

A semelhança estrutural molecular entre o hCG e o TSH explica o mecanismo proposto pelo qual esse hormônio promoveria a estimulação da secreção das glândulas do sistema digestório superior ou ainda estimulação fisiológica da função tireoidiana.[1,9]

Segundo essa teoria, todas as gestantes apresentariam náuseas e vômitos durante a gestação, o que não se verifica na prática. A explicação do porquê de a doença não acomete a totalidade das grávidas, uma vez que o hCG é sempre produzido em todas as gestações, relaciona-se ao fato de ele apresentar diferentes isoformas com atividades biológicas variáveis. A suscetibilidade individual de cada gestante ao estímulo emético também deve ser considerada.[1]

Além da semelhança estrutural entre hCG e TSH, a glândula tireoide é fisiologicamente estimulada no início da gestação. Essa situação de hipertireoidismo gestacional transitório pode estar presente em aproximadamente 60% dos casos de HG.[11]

Ambos, progesterona e estrogênio reduzem o tônus da musculatura lisa e a atividade peristáltica de todo o trato gastrointestinal. A distensão intestinal, que ocorre em resposta a estas adaptações funcionais do organismo materno à gravidez, ativa alguns mecanismos biomoleculares que são envolvidos na geração dos estímulos eméticos. O aumento da concentração de estrogênios e da progesterona reúne atributos para ser arrolado como um dos fatores que se associam à gênese das NVG, mas que, isoladamente, não consegue explicar todos os casos desta doença.[6,8,11]

Teoria da infecção pelo Helicobacter pylori

Recentemente, muitos estudos observaram uma associação subjacente entre a infecção pelo Helicobacter pylori (H. pylori) e a patogênese da HG e da NVG. A infecção crônica por H. pylori é um fator de risco para a doença, embora possa não ser a causa única. Foi observado que 95% dos exames histológicos das mucosas das gestantes com NVG dão positivo para este agente, contra 50% do grupo controle. Além disso, constatou-se também clara associação entre a carga bacteriana e a intensidade dos sintomas. Apesar da intrigante associação entre NVG com a infecção materna pelo *H. pylori*, o número de gestantes que são portadoras da infecção e não apresentam NVG indica que esse agente também não consegue, isoladamente, explicar todos os casos de NVG.[6,11,12] A limitação de muitos estudos relaciona-se ao número de gestantes que realizam biópsias gástricas e à ausência de estudo histológico, o que acarreta resultados conflitantes.

Teoria genética

As taxas mais elevadas de recorrência desta complicação em sucessivas gestações reforçam a teoria genética. Além disso, o risco de uma gestante desenvolver NVG é de três vezes mais se sua mãe também apresentou esta complicação. No entanto, há poucos estudos que identifiquem quais são os genes responsáveis por essa predisposição e em que parte do genoma estas alterações poderiam ser identificadas. Essas observações são fatores limitantes para se desenhar abordagens mais específicas de controle da doença.[12]

Teoria psicogênica

Mulheres grávidas com distúrbios psicológicos são propensas a serem expostas a resultados adversos de saúde, incluindo NVG e HG. Já foi especulado que as NVG poderiam ser a manifestação de uma doença psicossomática na qual o processo emético seria a forma de exteriorizar estes conflitos intrapsíquicos, o que poderia conferir a esta teoria importante papel etiológico. Entre as variáveis situacionais que compõem esta teoria, já foi postulado que as NVG seriam a manifestação subconsciente de a gestante rejeitar uma gravidez não desejada.[6,12]

Muitos estudos defendem que os sintomas psicológicos são resultados do estresse, da própria debilitação física decorrente do quadro e não sua causa. Não se nega a importância de situações de estresse potencializando sinergicamente o aparecimento e manutenção do processo emético em gestantes predispostas, mas não é correto considerá-las como responsáveis isoladas pelo aparecimento das NVG.[1] Dessa forma, a teoria da predisposição psicológica é atualmente questionada e muito discutida. [13]

DIAGNÓSTICO

O diagnóstico da hiperêmese gravídica é clínico, porém sem critério uniforme e geralmente de exclusão. Assim, é importante estabelecer diagnósticos diferenciais entre essa e outras enfermidades que possam apresentar quadro clínico semelhante. É muito importante se considerar o momento de início das náuseas e vômitos. Quando as gestantes se queixam desses sintomas com mais de 9 semanas de gravidez, outros diagnósticos devem ser descartados. Gastropatias, síndrome dispéptica, gastroenterocolite aguda, colecistite, hepatite, intoxicação medicamentosa, apendicite, cetoacidose diabética, esteatose hepática gestacional aguda e até iminência de eclâmpsia, entre outras doenças, devem ser investigadas.[8]

Anamnese

Deve-se atentar para a intensidade dos sintomas, pois, mesmo não havendo vômitos espoliativos, a presença de náuseas significa redução do aporte alimentar e da ingesta de água, com efeitos negativos sobre a gravidez. Nos casos mais graves, pode haver a informação de perda de peso e redução do volume urinário. O início das náuseas após o primeiro trimestre indica atenção redobrada, pois aumentam as possibilidades de que a causa seja decorrente de outras doenças orgânicas.[8]

Do ponto de vista obstétrico, deve-se dar atenção à queixa de sangramento genital e aumento uterino além do esperado para a idade gestacional, visto que o diagnóstico diferencial com a neoplasia trofoblástica e com gestação múltipla deve ser lembrado.

Ainda, na anamnese, é de fundamental importância avaliar dados epidemiológicos familiares e pessoais da gestante, como seus hábitos, vacinação prévia, estilo de vida, estabilidade conjugal, independência financeira e histórico de violência.[8]

O diagnóstico e principalmente a avaliação da gravidade deverão se basear no ESCORE PUQE (*pregnancy-unique quantification of emesis and nausea*),[1,8] conforme Quadro 1.

QUADRO 1 Determinação da gravidade da NVG Escore de PUQE (*Pregnancy Unique Quantification of Emesis*)

1. Por quanto tempo se sentiu nauseada nas últimas 24 horas?
Nunca (1); Até 4 horas (2); Até 8 horas (3); Até 12 horas (4); mais de 12 horas (5)
2. Quantos episódios de vômitos apresentou nas últimas 24 horas?
Nenhum (1); 1 episódio (2); Até 3 episódios (3); Até 4 episódios (4); Mais de cinco (5)
3. Em quantos momentos observou intensa salivação e esforço de vômito nas últimas 24 horas?
Nenhum (1); Até 3 vezes (2); Até 5 vezes (3); Até 8 vezes (4); Todo o tempo (5)
Classificação: pontuação ≤ 6 – forma leve; entre 7 e 11 – forma moderada; ≥ 12 – forma grave.

Fonte: Adaptado de Ministério da Saúde, 2022;[13] e Koren et al., 2005.[14]

Exame físico

No exame físico de uma gestante que refere náuseas, as alterações dificilmente serão detectadas nos casos de menor gravidade. Independentemente da intensidade e frequência dos vômitos, alguns casos são acompanhados de excesso da salivação. Nos casos de média ou maior intensidade, o exame físico pode identificar sinais de desidratação e até redução do peso.

No exame genital e na palpação abdominal é necessário avaliar sangramento genital, aumento do volume uterino incompatível com idade gestacional e verificar eventual eliminação de vesículas.

Exames laboratoriais

Os exames são utilizados para dar subsídio ao diagnóstico diferencial, a fim de aferir o comprometimento sistêmico da gestante e avaliar o resultado terapêutico.

Sugere-se avaliar inicialmente:

- Hemograma.
- Sódio e potássio.
- Glicemia.
- Sorologias para não vacinadas (teste para sífilis, HIV, toxoplasmose, rubéola e hepatites A, B e C).
- Testes de função renal (ureia e creatinina).
- Testes de função hepática.
- Desidrogenase láctica.
- Amilase e lipase.
- Hormônio estimulante da tireoide (TSH e T4 livre).
- Urina tipo I e urocultura.
- Conforme condição clínica, colher gasometria.

A ultrassonografia está indicada para descartar casos de doença trofoboblástica e, igualmente, pode identificar gestação gemelar, situação em que as NVG são mais frequentes.[8,15]

Nos casos sem remissão ou melhora das NVG, apesar da terapia instalada, é indicada a repetição dos exames para avaliação das funções hepática e renal, como também é imprescindível a realização da esofagogastroduodenoscopia. Concomitantemente ao exame endoscópico, é aconselhável, também, a pesquisa da infecção

pelo *H. pylori*, justamente pela falta de remissão do quadro emético.

Caso não apresente melhoras apesar dos cuidados corretos, pode ser necessária a avaliação do neurologista. Os recursos utilizados vão desde a punção liquórica para afastar infecções e hemorragias até o estudo por imagens (tomografia ou ressonância magnética). Estas avaliações não são apenas para avaliação diagnóstica de eventuais alterações infecciosas ou expansivas do encéfalo, mas também para verificar o risco de evolução para a síndrome de Wernicke.[4,18]

Diagnósticos diferenciais

O Quadro 2 exibe os principais diagnósticos diferenciais da hiperêmese gravídica.

Tratamento

O tratamento deve se basear no ESCORE PUQE e as condutas atualmente recomendadas são:

- Se escore PUQE menor que 6, pode-se considerar tratamento ambulatorial ou *day care*. As medidas não farmacológicas e farmacológicas por via oral apresentam bons resultados.
- Nas formas moderadas e graves do quadro de NVG (maior que 6 do escore PUQE), a gestante deve ser abordada de maneira multidisciplinar em ambiente hospitalar. As possibilidades de tratamento podem ser divididas em farmacológicas e não farmacológicas.[8,12]

Abordagem não farmacológica
- Apoio psicoemocional: fundamental em todos os casos, pois o medo e a ansiedade, por si sós, podem resultar no aparecimento do quadro. Este apoio será familiar e profissional; em casos de maior complexidade, com o apoio de

QUADRO 2 Principais diagnósticos diferenciais da hiperêmese gravídica

Condições relacionadas à gravidez	Condições gastrointestinais	Condições do trato geniturinário	Condições metabólicas	Desordens neurológicas	Condições diversas
Esteatose hepática aguda da gravidez	Gastroenterite	Pielonefrite	Cetoacidose diabética	Pseudotumor cerebral	Toxicidade ou intolerância a medicamentos
Pré-eclâmpsia	Gastroparesia	Uremia	Porfiria	Lesões vestibulares	Condições psicológicas
Neoplasia trofoblástica	Acalasia	Torção ovariana	Doença de Addison	Enxaqueca	
Gestação múltipla	Doença do trato biliar	Cálculose renal	Hipertireoidismo	Tumores do sistema nervoso central	
	Hepatite	Leiomioma uterino em degeneração	Hiperparatireoidismo	Hipofisite linfocítica	
	Obstrução intestinal				
	Úlcera péptica				
	Pancreatite				
	Apendicite				

Fonte: adaptada de Ministério da Saúde, 2022[13]

psicólogo familiarizado a este tipo de situação clínica.

- Medidas dietéticas: todas as gestantes devem receber esse tipo de orientação, independentemente de apresentarem qualquer sintoma de NVG. O maior tempo de esvaziamento gástrico, menor produção e escoamento biliar, menor tolerância ao jejum prolongado e muitas outras alterações levam a gestante a ter que adotar dietas mais leves, menos gordurosas e em intervalos menores, como também evitar ingestão de líquidos nas primeiras duas horas do dia.

- Terapias alternativas: acupuntura e fitoterapia podem ser consideradas, com resultados controversos na literatura. Estudos mostram que o uso de gengibre pode diminuir as náuseas, mas não é muito eficaz na redução dos vômitos. A prática da acupressão, acupuntura ou a estimulação do nervo no pulso apresenta eficácia controversa na literatura, podendo ser considerada em casos leves.[1,16]

Abordagem farmacológica
Terapia com antieméticos
Ondansetrona
Os estudos mostram uma superioridade de ação da ondansetrona tanto nos casos mais leves como nos mais graves sobre os demais grupos farmacológicos. Por ser um bloqueador seletivo dos receptores da serotonina (5-HT3), evita o bloqueio adicional sobre receptores de outros neurotransmissores.

Em vista dessas características farmacológicas, apresenta baixa incidência de efeitos colaterais como fadiga e cefaleia. O principal efeito colateral da ondansetrona é *flush* facial, mas há relatos raros de constipação intestinal em gestantes com uso prolongado. Quando é usada em doses elevadas (> 30 mg/dia), é prudente afastar-se a possibilidade de prolongamento do intervalo Q-T em pacientes com predisposição a doenças cardíacas.[1,8] Alguns estudos recomendam evitar o uso em primeiro trimestre, até 10 semanas de gestação devido a dados inconsistentes de literatura quanto ao risco fetal. Dessa forma, seu uso deve ser individualizado.[1,3]

Metoclopramida
Trata-se de um procinético que promove o bloqueio dos receptores de dopamina e de serotonina (5-HT2). Com este conjunto de propriedades farmacológicas ela acaba sendo antiemética. A sua maior limitação de uso se refere aos efeitos, principalmente às manifestações de ações extrapiramidais (tremores de extremidade e desequilíbrio postural).[1,4,8,16]

Anti-histamínicos (dimenidrato, meclizina, prometazina)

Constitui um grupo farmacológico que atua realizando o bloqueio do receptor H1 da histamina. Promove eficiente efeito antiemético nas formas leves moderadas de NVG. Tem como efeito colateral mais evidente a sonolência. Essas drogas não são associadas a efeitos teratogênicos fetais e podem desencadear efeitos colaterais como obstipação intestinal, secura na boca e tontura.[8]

Piridoxina (vitamina B6)

A administração de vitamina B6 associada aos antieméticos via oral é também considerada primeira linha de tratamento medicamentoso ambulatorial. Obtém-se sucesso com essa terapia em até 90% dos casos, mas seu mecanismo de ação não é ainda totalmente esclarecido.[1,16]

Tratamento da hiperêmese gravídica

Internação

Nos casos em que se verifica inabilidade de tomar medicação, associação com outras comorbidades, náuseas e vômitos com cetonúria, perda de peso de maior de 5% apesar do uso de antieméticos ou o escore PUQE maior que 12, a internação hospitalar é obrigatória.

É necessária tanto para o tratamento como para retirar a paciente do ambiente de estresse.[8,12,15]

Durante a permanência hospitalar, deve-se realizar:

- Controle de peso e de diurese diariamente.
- Correção de distúrbios hidroeletrolíticos.
- Evitar suplementação de derivados de ferro, pois aumentam os sintomas.

- Apoio psicológico, em especial da família, e, se necessário, recorrer à psicoterapia.

Alimentação

- Jejum por 24 a 48 horas ou até a estabilização do quadro, retornando progressivamente à dieta líquida e, em seguida, alimentos sólidos. Dar preferência a alimentos pobres em lipídios e ricos em carboidratos, em pequenas porções, em curtos intervalos (a cada 3 horas).
- A nutrição enteral por sonda nasogástrica ou nasoduodenal deve ser a primeira via a ser considerada. A alimentação enteral, na maioria dos casos, é bem tolerada pelas gestantes. Infelizmente, algumas delas podem apresentar piora dos vômitos com a presença da sonda e, nessas circunstâncias, deve-se indicar a nutrição parenteral (TNP).[1]
- Alimentação parenteral pode ser necessária em casos mais graves e resistentes ao tratamento. Deverá ser mantida enquanto persistirem os sintomas. Quando a via parenteral for usada por mais de 48 horas, realizar a reposição de vitaminas do complexo B e vitamina C.[3,8,18]

Hidratação venosa e reposição iônica

A hidratação parenteral deve ser iniciada logo em seguida à obtenção de acesso venoso. A reposição é feita com solução isotônica: ringer lactato, solução salina ou glicofisiológica. O ideal é a reposição de 2.000 a 4.000 mL em 24 horas, não devendo exceder 6.000 mL ao dia. As soluções glicosadas devem ser utilizadas com cautela, pois podem precipitar a síndrome de Wernicke.[1,8,16,17]

A reposição endovenosa de tiamina, 100 mg em 100 mL de solução salina, administrada em 30 minutos, pode prevenir a síndrome de Wernicke.[12,18] Nos casos de hidratação venosa prolongada, deve-se repor as vitaminas B6, C, K e a tiamina. A reposição de potássio está indicada nos casos de hipopotassemia, isto é, valores abaixo de 3,5 mEq/L, o que raramente é necessário.[18]

Medicamentos intravenosos

Recomenda-se a dose de 8 mg de ondansetrona a cada 6 horas. O dimenidrato associado a piridoxina pode ser utilizado na dose de 30 a 50 mg a cada 4 horas. O antiemético de segunda escolha neste quadro será a metoclopramida, na dose de 10 mg a cada 8 horas.[1]

Em situações emergenciais, com baixa resposta às medidas até aqui sugeridas, recorre-se aos corticosteroides. A metilprednisolona tem sido utilizada com bom resultado. A pulsoterapia com hidrocortisona (50 mg de a cada 12 horas, por 2 a 48 horas) ou dexametasona (50 mg a cada 12 horas por 24 a 48 horas) tem a capacidade de cessar os vômitos em até 2 horas. Após a melhora clínica, pode-se passar para o uso via oral com prednisona (10-20 mg via oral, a cada 12 horas). São drogas relativamente seguras que favorecem a rápida recuperação da paciente.[1,4,17]

Os quadros de comprometimento neurológico severo (como a psicose de Wernicke) devem ser medicados com doses altas de corticoides, além das outras medidas de controle metabólico.[8,12,17]

CONSIDERAÇÕES FINAIS

Felizmente, são raros os casos de morte por HG na atualidade. Entretanto, trata-se de entidade nosológica a qual deve-se dar especial atenção para as complicações graves, como: encefalopatia de Wernicke, rotura de veia esplênica, rotura de esôfago, pneumotórax ou necrose tubular aguda, que podem ocorrer e devem ser prontamente assistidas e, sempre que possível, evitadas.[17]

Consequências emocionais e econômicas graves também devem ser consideradas.[4] Pela falta de evidências consistentes sobre a eficácia de uma única intervenção, todas as medidas disponíveis devem ser utilizadas para se evitar maus desfechos.

Quanto à prevenção dessa doença, estudos demonstram que um estado nutricional geral pré-concepcional adequado, com níveis elevados de vitamina B6, pode reduzir a incidência da HG, a severidade das náuseas e vômitos. Portanto, a recomendação de suplementação vitamínica iniciada um mês antes da fertilização pode beneficiar essas pacientes.[1]

REFERÊNCIAS

1. ACOG – The American College of Obstetricians and Gynecologists Practice Bulletin nº 189 Nausea and vomiting of pregnancy. Obstet Gynecol. 2018;131(1):e-15-30.
2. Gnanasambanthan S, Datta S. Early pregnancy complications. Obstet Gynaecol Rep Med. 2018;29:229-35.
3. Elkins JR, Oxentenko AS, Nguyen LAB. Hyperemesis gravidarum and nutritional support. Am J Gastroenterol. 2022;117:S2-S9.
4. Boelig RC, Barton SJ, Saccone G, Kelly AJ, Edwards SJ, Berguella V. Interventions for treating hiperemesis gravidarum (Review). Cochrane Database of Systematic Reviews. 2016;5:CD0110607. DOI: 10.1002/14651858.CD010607.pub2.
5. Vianna SML, da Paz LCM. Nutrologia na gestação. In: Ribas Filho D, Suen VMM, coordenadores. Tratado de Nutrologia. 2.ed. Barueri: Manole; 2019. p.115-51.
6. Bustos M, Venkataramanan R, Caritis S. Nausea and vomiting of pregnancy – What's new? Auton Neurosci. 2017 Jan;202:62-72.
7. Balaban CD, Yates BJ. What is nausea? A historical analysis of changing views. Auton Neurosci. 2017 Jan;202:5-17.
8. Federação Brasileira das Associações de Ginecologia e Obstetrícia (Febrasgo). Náuseas e vômitos na gravidez. São Paulo: Febrasgo; 2021. (Protocolo Febrasgo-Obstetrícia, n. 32/Comissão Nacional Especializada em Assistência Pré-Natal).
9. Gomes FA, Mamede MV, Costa Júnior MLD, Nakano AMS. Morte materna mascarada: um caminho

para sua identificação. Acta Paul Enferm. 2006 Dec;19(4):387-93.

10. Cabar FR, Codarin RR, Bunduki V. Repercussões da gravidez no organismo materno – anatomia e fisiologia. In: Zugaib e Francisco RPV, editors. Zugaib Obstetrícia, 3.ed. Barueri: Manole; 2016. p.159-64.

11. Furneaux EC, Langley-Evans AJ, Langley-Evans SC. Nausea and Vomiting of Pregnancy: Endocrine Basis and Contribution to Pregnancy Outcome: Obstet Gynecol Surv. 2001 Dec;56(12):775-82.

12. Liu C, Zhao G, Qiao D, Wang L, He Y, Zhao M, et al. Emerging Progress in Nausea and Vomiting of Pregnancy and Hyperemesis Gravidarum: Challenges and Opportunities. Front Med. 2022 Jan 10;8:809270.

13. Ministério da Saúde. Manual de gestação de alto risco. Brasília-DF; 2022. Disponível em: https://bvs-ms.saude.gov.br/bvs/publicacoes/manual_gesta-cao_alto_risco.pdf. Acesso em: 13 set. 2024.

14. Koren G, Piwko C, Ahn E, Boskovic R, Maltepe C, Einarson A, Navioz Y, Ungar WJ. Validation studies of the Pregnancy Unique-Quantification of Emesis (PUQE) scores. Journal of Obstetrics and Gynaecology. 2005.

15. Brasil. Ministério da Saúde. Secretaria de Vigilância em Saúde. Departamento de Doenças de Condições Crônicas e Infecções Sexualmente Transmissíveis. Manual técnico para o diagnóstico da sífilis [recurso eletrônico] / Ministério da Saúde, Secretaria de Vigilância em Saúde, Departamento de Doenças de Condições Crônicas e Infecções Sexualmente Transmissíveis. Brasília: Ministério da Saúde; 2021.

16. Parlin MC, O'Donnell A, Robson SC, Beyer F, Moloney E, Bryant A, et al. Treatments for hyperemesis gravidarum and nausea and vomiting in pregnancy – A systematic review. JAMA. 2016;316(13):1392-401.

17. Erick M. Gestational malnutrition, hyperemesis gravidarum and Wernicke's encephalopathy: what is missing? Nutr Clin Pract. 2022;37:1273-90.

18. Damaso ÊL, Reis ETSD, Jesus FA de, Marcolin AC, Cavalli R de C, Moisés ECD. Wernicke encephalopathy as a complication of hyperemesis gravidarum: case report. Rev Bras Ginecol e Obstet Rev Fed Bras Soc Ginecol e Obstet. 2020 Oct;42(10):672-5.

36

Intolerância à lactose

Alisson Oliveira Andrade
Maria Carolina Paulillo de Camargo
Eline de Almeida Soriano
Simone Chaves de Miranda Silvestre

INTRODUÇÃO

O leite e seus derivados têm sua importância na dieta humana de longa data. O primeiro registro histórico e concreto da utilização do leite como alimento é uma peça encontrada em Tell Ubaid, atual Iraque, datada de 3100 a.C., conhecida como "Friso dos Ordenhadores". Nela, podem ser constatadas não só a ordenha, mas também a filtragem do leite.[1]

O ser humano é o único mamífero que consome leite de outra espécie e que o continua ingerindo após o desmame. Manter o consumo de leite após o período da lactação foi um hábito adquirido pelos seres humanos ao longo da história. Para tanto, foram necessárias adaptações genéticas em diferentes momentos e civilizações, que promovessem a capacidade dos humanos adultos digerirem os componentes do leite. Ele é a principal fonte de cálcio absorvido por meio da alimentação, respondendo por 70% do total ingerido pelo homem desse mineral.[1-3]

A dieta sem lactose vem sendo difundida e praticada de forma indiscriminada na população geral em decorrência do apelo de ser "mais saudável", mesmo em indivíduos sem intolerância à lactose. Entretanto, para quem não tem intolerância, o leite e derivados podem ser consumidos sem problemas e, inclusive, são fonte importante de cálcio e outros nutrientes.[4,5]

INTOLERÂNCIA E ALERGIA AO LEITE

A intolerância à lactose e a alergia ao leite são condições diferentes. A intolerância à lactose é causada pela deficiência da enzima lactase, responsável por digerir a lactose presente no leite e seus derivados. Já a alergia ao leite é uma reação imunológica às proteínas presentes no leite, como a caseína e a lactoglobulina. Na alergia, o sistema imunológico reconhece essas proteínas como antígenos e desencadeia uma resposta alérgica, que pode incluir sintomas como urticária, inchaço, dificuldade para respirar e até mesmo choque anafilático.[3,6]

A LACTOSE

A lactose é um dissacarídeo produzido na glândula mamária por meio da ligação de uma molécula de galactose com uma de glicose. Encontra-se em maior quantidade, chegando a 70 g/L no leite humano e pode ser convertida em ácido lático, cuja absorção é mais fácil, através da ação de microrganismos, ocorrendo fermentação e precipitação de caseína. Ela representa 30% da energia fornecida pelo leite de vaca; sendo uma importante fonte energética, contribui na absorção do cálcio e tem função prebiótica.[2]

A lactose é absorvida no intestino delgado através da ação da enzima lactase, que a quebra em glicose e galactose. Esses açúcares são então absorvidos pelas células da mucosa intestinal e transportados para a corrente sanguínea, onde são utilizados como fonte de energia pelo organismo. Quando há deficiência de lactase, a lactose não é completamente digerida e absorvida, o que pode levar a sintomas gastrointestinais.[3,6]

Fisiopatologia

A intolerância a lactose (IL) é caracterizada pela incapacidade de digerir lactose devido a deficiência ou ausência da enzima intestinal lactase. Quando não há digestão da lactose no organismo, a lactose não será absorvida e se acumulará no cólon, onde microrganismos a utilizarão como fonte de energia e a fermentarão, ocorrendo formação de gases, tais como o hidrogênio, metano e dióxido de carbono, gerando flatulência, distensão, borborigmo e cólica abdominal. Além disso, o ácido lático produzido, que é osmoticamente ativo, puxa a água para o lúmen intestinal resultando em diarreia.[3,6]

A lactose chega no cólon, onde é fermentada pela microbiota bacteriana, formando ácidos graxos de cadeia curta e gases, sendo o hidrogênio o principal. Parte do hidrogênio é absorvida e será eliminada pelo ar expirado. Dos ácidos graxos, a parte absorvida será utilizada como fonte de energia e a outra será eliminada pelas fezes, diminuindo o pH fecal.[3]

A IL pode ser classificada em três tipos: primária, secundária e congênita.

A intolerância primária, também conhecida como hipolactasia primária, é a forma mais comum e ocorre quando há uma diminuição natural da produção da enzima lactase com o avançar da idade; pode ser influenciada por fatores genéticos e étnicos. Ela é mais comum em adultos e pode se manifestar de forma gradual, com sintomas leves e intermitentes, ou de forma mais intensa e persistente. Alguns fatores podem influenciar a gravidade dos sintomas, como a quantidade de lactose ingerida, a presença de outros alimentos no estômago e a presença de outras condições gastrointestinais.[3,5,6]

A intolerância secundária à lactose ocorre quando há uma diminuição na produção da enzima lactase devido a lesões na mucosa intestinal. Essas lesões podem ser causadas por diversas condições, como a doença celíaca, a gastroenterite, as doenças inflamatórias intestinais, a radioterapia abdominal, entre outras. Quando a mucosa intestinal é lesada, as células que produzem a lactase são afetadas, o que pode levar a uma diminuição na produção da enzima e, consequentemente, à intolerância à lactose. Ela pode ser reversível, ou seja, assim que o paciente inicia o tratamento da doença de base que causou a lesão na mucosa, a produção de lactase pode ser recuperada e a intolerância à lactose pode ser revertida.[3,5,6]

A intolerância congênita à lactose é uma condição rara e grave que ocorre em recém-nascidos e é causada por um defeito genético que impede a produção da enzima lactase e está presente desde o nascimento. Os recém-nascidos com intolerância congênita à lactose apresentam sintomas logo após as primeiras mamadas, que incluem diarreia, vômitos, desidratação, perda de peso e distensão abdominal. Se não for diagnosticada e tratada precocemente, a intolerância congênita pode levar a complicações graves, como desnutrição, infecções e até mesmo a morte.[3]

A incidência e prevalência da intolerância à lactose variam de acordo com a região geográfica, a etnia e a faixa etária da população estudada. Estima-se que a intolerância à lactose afete cerca de 75% dos adultos em todo o mundo, sendo mais comum em populações de origem asiática, africana e indígena americana. Já em populações de origem europeia, a prevalência é menor, variando de 5% a 20%. A intolerância à lactose também pode afetar crianças e adolescentes, embora seja menos comum do que em adultos. Estudos indicam que a prevalência da intolerância à lactose em crianças varia de 2% a 20%, dependendo da faixa etária e da região geográfica. É importante ressaltar que a intolerância à lactose não é uma condição grave e não representa uma ameaça à saúde, desde que seja diagnosticada e tratada adequadamente.[3,6]

Manifestações clínicas

As complexidades dos sintomas da intolerância à lactose podem ser modificadas por outras intolerâncias alimentares e pela presença de distúrbios gastrointestinais funcionais que cursam com má-absorção secundária à lactose.[7,8]

As manifestações clínicas são predominantemente intestinais, como diarreia, náuseas, distensão abdominal, borborigmos e dor abdominal, devido à fermentação da lactose por meio de microrganismos na flora intestinal e um efeito osmótico produzido por moléculas de lactose no trato gastrointestinal.[9]

A intolerância à lactose secundária à deficiência de lactase é causada por condições em sua maioria transitórias. Ela pode ser reversível após a melhora do dano intestinal, como o que ocorre em gastroenterites agudas, parasitoses intestinais, doenças intestinais decorrentes de alergias alimen-

tares, doenças inflamatórias intestinais, desnutrição ou falta de absorção, como no caso de síndrome do intestino curto.[10]

Manifestações extraintestinais também podem ocorrer, apesar de o diagnóstico de síndrome sistêmica relacionada à lactose ainda ser considerado controverso na literatura. A sintomatologia mais frequente é cefaleia, astenia, dores articulares e/ou musculares, perda da concentração, lesões cutâneas e úlceras na boca.

A intolerância à lactose e, consequentemente, a intensidade da sintomatologia dependem de alguns fatores, como dose de lactose consumida, expressão de lactase residual, matriz alimentar (ingestão com outros componentes dietéticos), tempo de trânsito intestinal e composição do microbioma entérico.[9]

Diagnóstico

A suspeita diagnóstica inicia-se com sintomatologia gastrointestinal sugestiva, porém apenas a presença de manifestações clínicas tem baixa sensibilidade e especificidade para diagnóstico de intolerância à lactose. Para ajudar no diagnóstico tem-se disponível alguns testes descritos a seguir.

Teste respiratório

O teste respiratório trata-se de uma prova de absorção, realizada por meio da detecção de hidrogênio no ar expirado após administração de lactose via oral. São ofertadas, geralmente, 25 g de lactose a cada 30 minutos. Na ausência da enzima lactase, a lactose é fermentada pelas bactérias, levando a um aumento do hidrogênio (H_2) exalado pelo pulmão. O teste é positivo quando o nível de hidrogênio no ar expirado é de pelo menos 20 partes por milhão, maior que o valor da linha de base.

Em alguns indivíduos, bactérias metanogênicas convertem H_2 em metano, resultando em menor exalação de H_2 e levando a um possível falso-negativo. Por isso, alguns autores recomendam medições combinadas de H_2 e metano.

Atualmente é considerado como teste padrão ouro devido a sua alta sensibilidade e especificidade, sua simplicidade, por sua característica não invasiva e seu baixo custo.

Teste de tolerância à lactose

O teste de tolerância à lactose é realizado através da ingesta de uma carga de lactose (50 g). Caso ocorra um aumento da glicose plasmática de mais de 20 mg/100 mL com relação à glicemia basal, configura-se digestão da lactose com a consequente absorção de glicose. Assim sendo, afasta-se uma possível intolerância à lactose. É possível mensurar os níveis de glicose sérica por meio da glicemia capilar, porém com menor acurácia.

Apesar do baixo custo devido à baixa complexidade para sua realização, o teste é limitado por distúrbios gastrointestinais associados ao teste e não recomendado para portadores de distúrbios do metabolismo da glicose e com anatomia intestinal alterada.

Atividade de lactase duodenal

O teste de atividade da lactase duodenal mensura a atividade enzimática da lactase na biópsia duodenal. Possui caráter invasivo, alto custo e é mais bem indicado se o paciente for submetido a gastroscopia por outros motivos. Outro fator limitante seria o fato de poder ser influenciado pela distribuição irregular da lactase no intestino delgado.

Gaxilose sérica ou teste de galactose na urina

O teste da gaxilose envolve a administração do substrato da lactase gaxilose (4-galactosilxilose) com medição de D-xilose na urina ou no sangue. Conceitualmente, as medições de gaxilose são ideais para avaliação da lactase intestinal, uma vez que a atividade em todo o intestino delgado é medida.

Existem ainda testes genéticos, entretanto ainda não preconizados para a prática diária. Esses testes são realizados visando à detecção do polimorfismo-13910C/T na população caucasiana. O fato de existerem mutações atípicas nesses genes pode levar a falso-positivo.[8,9]

Diagnóstico diferencial

A sintomatologia da intolerância à lactose pode ser semelhante a diversas condições, evidenciadas frequentemente após restrição à lactose sem nenhuma melhora clínica.

Algumas dessas condições são intolerância ao leite devido a gorduras, caseína A1 ou alergia à proteína do leite não mediada por IgE, intolerância ao glúten e distúrbios gastrointestinais funcionais, como a síndrome do intestino irritável.[7]

Manejo nutrológico

Uma das principais preocupações com relação a indivíduos intolerantes à lactose é o fato da exclusão total dos lacticínios, normalmente recomendada e apoiada pelo senso comum. Essa restrição pode causar uma deficiência de micronutrientes, uma vez que alimentos lácteos fornecem mais cálcio, magnésio, potássio, zinco e fósforo por caloria do que qualquer outro alimento típico encontrado na dieta adulta. Além disso, esse grupo alimentar é uma fonte significativa de proteína de alto valor biológico.[7]

Ingestão de produtos com e sem lactose

A exclusão de todos os produtos lácteos não é mais recomendada, tendo em vista que a intolerância à lactose é dose-dependente e a sintomatologia causada pela intolerância depende da quantidade de produção de enzimas (lactase), bem como da quantidade de dissacarídeo ingerido (lactose). Geralmente, pacientes com intolerância à lactose toleram até 250 mL de leite (12 g de lactose), sem sintomas.[7,8]

Ainda que a expressão da lactase não seja regulada positivamente com a ingestão de lactose, é exposto que a ingestão de pequenas quantidades e de forma progressiva pode atenuar a tolerância através da adaptação da flora intestinal.[9]

O ideal seria encontrar a quantidade de lactose que não determina manifestação clínica, sendo possível, através da introdução gradual de leite de vaca, optar por queijos curados (baixo teor de lactose) e pela inclusão de outros produtos com baixo teor de lactose.

Outra opção em casos de intolerância à mínima quantidade de lactose seria uso dos substitutos não lácteos já ricos ou enriquecidos com micronutrientes presentes em abundância nos produtos lácteos.[7]

Enzimas

Uma forma de ingerir alimentos contendo lactose de forma voluntária, ou até mesmo de forma involuntária, em situações específicas (componentes alimentares duvidosos em restaurantes, denominando-se "lactose oculta"), o uso da enzima lactase se torna uma opção. É produzida em sua maioria a partir de leveduras ou fungos. A administração de enzimas antes das refeições ou adicionadas às formulações lácteas auxilia na digestão da lactose, minimizando sintomas. As formas de apresentações existentes são em géis, líquidos, cápsulas ou comprimidos, com quantidades variadas de lactase.[7]

Probióticos

Os probióticos são definidos como microrganismos vivos, quando administrados em quantidades adequadas, que conferem benefício à saúde do hospedeiro. As bactérias que possuem β-galactosidase (lactase bacteriana) têm capacidade de hidrólise à lactose e podem ser potencialmente úteis para a digestão do excesso de lactose intestinal, reduzindo, assim, os sintomas clássicos de intolerância à lactose. Entretanto, os estudos ainda mostram resultados heterogêneos quanto à eficácia do probiótico.[7]

REFERÊNCIAS

1. Ciência do Leite. Piracema, Minas Gerais: site mantido pela Rica Nata Indústria e Comércio, 2008. Apresenta conteúdo de caráter técnico, matéria adaptada a partir do livro "A Vitória do Leite". Disponível em: https://cienciadoleite.com.br/noticia/93/a-medicina-antiga-e-o-leite. Acesso em: 9 ago. 2023.

2. Valsechi OA. O leite e seus derivados. Araras, 2001. 36p. Departamento de tecnologia agroindustrial e socioeconomia rural da Universidade Federal de São Carlos.

3. Branco MSC, Dias NR, Fernandes LGR, Berro E, Simioni PU. Classificação da intolerância à lactose: uma visão geral sobre causas e tratamentos. Rev Ciênc Méd. 2017;26(3):117-125. DOI: http://dx.doi.org/10.24220/2318-0897v26n3a3812.

4. Sociedade Brasileira de Alimentação e Nutrição. Declaração de posicionamento da Sociedade Brasileira de Alimentação e Nutrição sobre consumo de leite e de produtos lácteos e intolerância à lactose. Rev Nutr. 2017;30(1):107-11.

5. Wayhs M. Dieta sem lactose é saudável?. Temas da atualidade em nutrologia pediátrica – Departamento CIentífico de Nutrologia. 2021:56-57.

6. Dantas A, Verruck S, Prudencio ES. Ciência e tecnologia de leite e produtos lácteos sem lactose. Atena Editora; 2019. Disponível em: https://educapes.capes.gov.br/handle/capes/432520. Acesso em: 12 abr. 2024. Nutrients – 2018 – Lactose Intolerance. doi: 10.3390/nu10121994.

7. Szilagyi A, Ishayek N. Lactose Intolerance, Dairy Avoidance, and Treatment Options. Nutrients. 2018 Dec 15;10(12):1994. DOI: 10.3390/nu10121994. PMID: 30558337; PMCID: PMC6316316. Update 2019 – Uptade on lactose. DOI: 10.1136/gutjnl-2019-318404

8. Misselwitz B, Butter M, Verbeke K, Fox MR. Update on lactose malabsorption and intolerance: pathogenesis, diagnosis and clinical management. Gut. 2019 Ago 19;68(11):2080-2091. DOI: 10.1136/gutjnl-2019-318404. Nutrients – 2018 – Lactose Maldigestion. DOI: 10.3390/nu10111599.

9. Fassio F, Facioni MS, Guagnini F. Lactose Maldigestion, Malabsorption, and Intolerance: A Comprehensive Review with a Focus on Current Management and Future Perspectives. Nutrients. 2018 Nov 1;10(11):1599. DOI: 10.3390/nu10111599. PMID: 30388735; PMCID: PMC6265758.

10. Toca MDC, Fernández A, Orsi M, Tabacco O, Vinderola G. Lactose intolerance – 2022: Lactose intolerance: myths and facts. An update. Arch Argent Pediatr. 2022 Feb;120(1):59-66. English, Spanish. DOI: 10.5546/aap.2022.eng.59. Epub 2021 D.

37

Síndrome de intestino curto: novas fronteiras

André Dong Won Lee
Daniela Mendes Latrechia
Mariana Holanda Martins da Rocha
Sandra Lucia Fernandes

INTRODUÇÃO

As condições clínicas associadas a redução da função e capacidade absortiva intestinal podem ser divididas em três conceituações distintas: falência intestinal (FI), insuficiência intestinal (II) e síndrome do intestino curto (SIC). Embora compartilhem semelhanças, estes três conceitos possuem divergências importantes entre si, as quais determinam como importante a evolução clínica e a estruturação das estratégias de tratamento para os indivíduos acometidos por cada uma destas condições.[1]

A FI é definida pela redução da função intestinal abaixo do mínimo necessário para absorção de macronutrientes, água e/ou eletrólitos, de tal modo que se torna imprescindível a suplementação intravenosa para manutenção da saúde e/ou crescimento.[2]. Já a condição de redução da função absortiva intestinal que não implica necessidade de qualquer tipo de suplementação intravenosa de macronutrientes, água e/ou eletrólitos é definida como insuficiência intestinal (II).[2,3]

A FI é comumente classificada a partir das categorias: funcional (Quadro 1), fisiopatológica (Quadro 2) e clínica (Quadro 3).

SÍNDROME DO INTESTINO CURTO

A SIC decorre de uma ressecção intestinal extensa, sendo definida por um comprimento do intestino delgado remanescente inferior a 200 cm.[2-4] Os principais sinais clínicos e sintomas associados a SIC e que possuem potencial para complicações fatais são: fadiga, diarreia, desidratação, perda de peso, desnutrição e distúrbios hidroeletrolíticos.[5] Devido a estas complicações, focamos o manejo clínico dos pacientes em nossa prática clínica nos três pontos a seguir, em ordem de prioridade: correção de distúrbios hidroeletrolíticos; controle da sepse; e suporte nutricional.

Usualmente, a ressecção intestinal extensa que resulta na SIC tem uma condição/patologia subadjacente como causa primária, sendo as duas mais frequentes a trombose venosa/arterial e a doença de Crohn, conforme dados epidemiológicos do Ambulatório Multiprofissional da Síndrome do Intestino Curto (AMULSIC) do Hospital das Clínicas da Faculdade de Medicina da Universidade de São Paulo (HC-FMUSP) em 2017 (Figura 1). No entanto,

346 NUTROLOGIA HOSPITALAR

QUADRO 1   Classificação funcional da falência intestinal (a partir do tempo de início, repercussões metabólicas e desfecho esperado)

Classificação	Características e exemplos
Tipo I (aguda)	Curta duração e, muitas vezes, condição autolimitada Ocorre no ambiente perioperatório, após a cirurgia abdominal Forma de FI que ocorre em situações de pós-operatórios de cirurgias abdominais (como íleo paralítico pós-operatório).
Tipo II (aguda prolongada)	Condição aguda prolongada Associada a complicações metabólicas e nutricionais complexas Suplementação intravenosa por semanas ou meses Forma de FI que ocorre em situações de fístulas intestinais de alto débito e nas fístulas complexas (como fístulas enteroatmosféricas, resultantes de cirurgias abdominais ou da Doença de Crohn.
Tipo III (Crônica)	Condição crônica, em pacientes metabolicamente estáveis Suplementação intravenosa ao longo de meses ou ano Forma de FI que ocorre em situações crônicas e definitivas, que geralmente ocorrem após ressecções intestinais extensas, com comprometimento significativo da capacidade absortiva, de modo que os usuários se tornam dependentes parcial ou totalmente de nutrição parenteral, e até mesmo sendo candidatos ao transplante intestinal.

FI: falência intestinal crônica.
Fonte: modificada de Pironi et al., 2015.[1]

QUADRO 2   Classificação fisiopatológica da falência intestinal (a partir dos principais fatores etiológicos e mecanismos associados)

Fator etiológico	Mecanismo primário para FI	Mecanismos concomitantes para FI
Intestino curto	Redução da superfície absortiva	Aumento das perdas intestinais de fluidos e eletrólitos; Restrição ou ausência da ingestão alimentar por via oral e ou enteral (para reduzir perdas intestinais e ou débito de ostomia); Hipofagia relacionada a doença; Não ocorrência de hiperfagia adaptativa; Aumento da velocidade do trânsito intestinal; Supercrescimento bacteriano no intestino delgado; Interrupção do ciclo êntero-hepático; Prejuízos do peristaltismo interinal e aumento das demandas metabólicas associadas a inflamação e sepse.
Fístula intestinal	Desvio (by-pass) de segmentos extensos de superfície absortiva	Aumento das perdas intestinais de fluidos e eletrólitos; Interrupção do ciclo êntero-hepático; Restrição ou ausência da ingestão alimentar por via oral e ou enteral (para reduzir perdas intestinais e ou débito de fístulas); Prejuízos do peristaltismo interinal e aumento das demandas metabólicas associadas a inflamação e sepse.

(continua)

QUADRO 2 Classificação fisiopatológica da falência intestinal (a partir dos principais fatores etiológicos e mecanismos associados) (*continuação*)

Fator etiológico	Mecanismo primário para FI	Mecanismos concomitantes para FI
Dismotilidade intestinal	Restrição importante da possibilidade realizar nutrição por via oral e/ou enteral OU jejum devido exacerbação de sintomas digestivos e/ou episódios de obstrução intestinal não mecânica.	Supercrescimento bacteriano no intestino delgado; Aumento das secreções intestinais de fluidos e eletrólitos nos segmentos obstruídos; Aumento das perdas intestinais de fluidos e eletrólitos decorrentes de vômitos, drenagem de conteúdo gástrico, e/ou diarreia.
Obstrução mecânica	Jejum completo ou parcial	Aumento das secreções intestinais de fluidos e eletrólitos nos segmentos obstruídos; Aumento das perdas intestinais de fluidos e eletrólitos decorrentes de vômitos e/ou drenagem de conteúdo gástrico.
Doença acometendo grande extensão de mucosa intestinal	Absorção intestinal ineficiente e/ou perdas de nutrientes, fluidos e eletrólitos mucosa intestinal	Aumento das perdas intestinais de fluidos e eletrólitos; Restrição ou ausência da ingestão alimentar por via oral e ou enteral; Hipofagia relacionada a doença

FI: falência intestinal crônica.
Fonte: modificada de Pironi et al., 2015.[1]

QUADRO 3 Classificação clínica da falência intestinal (a partir das médias de aporte calórico e de volume diários necessários para suplementação intravenosa)

Suplementação calórica intravenosa (kcal/kg/dia)	Suplementação de fluidos intravenosa (mL/dia)			
	< 1.000 mL	1.001-2.000 mL	20.01-3.000 mL	> 3.000 mL
0 kcal/kg (A)	A1	A2	A3	A4
1-10 kcal/kg (B)	B1	B2	B3	B4
11-20 kcal/kg (C)	C1	C2	C3	C4
20 kcal/kg (D)	D1	D2	D3	D4

Fonte: adaptada de Pironi et al., 2015.[1]

em casos mais raros a SIC com FI, pode estar presente desde o nascimento, como resultado de malformação congênita ou outros eventos tais como enterocolite necrotizante.[6,7]

Quanto aos tipos de ressecções e configurações de intestino remanescente na SIC, as mais frequentes dividem-se entre jejunostomia terminal (tipo 1), anastomose jejunocólica (tipo 2) e anastomose jejunoileal (tipo 3)[8,9] (Figura 2). Para cada uma dessas configurações, o risco para ocorrência de falência intestinal crônica (FIC) e, consequentemente, da dependência de nutrição parenteral, pode ser estimado a partir do comprimento do intestino delgado remanescente, conforme descrito no Quadro 4. É importante considerar que a configuração de jejunostomia terminal está associada a ausência ou menor intensidade de mecanismos fisiológicos adaptativos pós-ressecções intestinais extensas e, consequentemente, maior risco para desenvolvimento de FIC.[10,11]

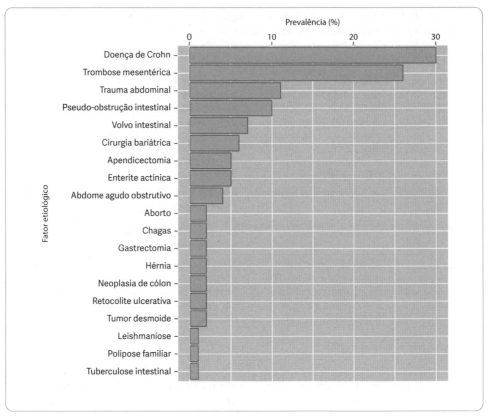

FIGURA 1 Principais fatores etiológicos para desenvolvimento da síndrome do intestino curto (SIC), em pacientes acompanhados pelo AMULSIC do HCFMUSP.
Fonte: Dados de serviço, coletados em 2017.

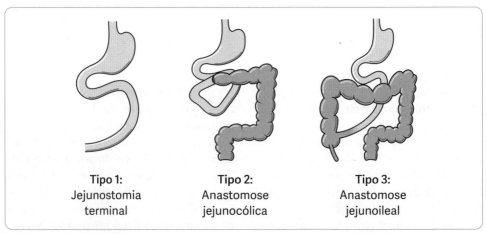

FIGURA 2 Principais tipos de ressecção intestinal e configurações de intestino delgado remanescente.
Fonte: de Dreuille e Joly, 2022.[12]

QUADRO 4   Classificação dos tipos de ressecção intestinal e configuração do intestino remanescente, e comprimento do intestino delgado remanescente associado a maior risco para falência intestinal crônica

Tipo de ressecção intestinal	Comprimento de intestino delgado remanescente associado a maior risco de FIC
Jejunostomia terminal	< 115 cm de intestino delgado remanescente
Anastomose jejunocólica	< 60 cm de intestino delgado remanescente
Anastomose jejunoileal	< 35 cm de intestino delgado remanescente + colón intacto

FI: falência intestinal crônica.
Fonte: adaptada de Pironi, 2016.[6]

IMPACTOS DOS DIFERENTES TIPOS DE RESSECÇÃO INTESTINAL SOBRE A CAPACIDADE ABSORTIVA INTESTINAL E A PRODUÇÃO DE ÊNTERO-HORMÔNIOS

Para melhor compreensão dos impactos (ou prejuízos) de cada tipo de ressecção intestinal que resulta na SIC (podendo levar, a quadros de II ou FIC), faz-se necessária a compreensão acerca das contribuições de cada porção do intestino delgado e do cólon para os processos de absorção de macro e micronutrientes, eletrólitos e água (Figura 3), assim como para a síntese de êntero-hormônios (estes últimos associados, dentre outros, a regulação dos mecanismos de fome e saciedade, secreções de enzimas digestivas e sais biliares, controle da motilidade intestinal e proliferação celular) (Figura 4).[13]

A ressecção do duodeno compromete a absorção de peptídeos e aminoácidos, ferro, cálcio, zinco e vitamina A. A má absorção do cálcio pode ser ainda intensificada pela ligação a ácidos graxos de cadeia longa não absorvidos (fator este que aumenta perdas fecais) e por níveis reduzidos de vitamina D (um dos principais moduladores da absorção intestinal de cálcio).[14-16] Do ponto de vista dos êntero-hormônios, a ressecção duodenal resulta em impactos negativos para a secreção de insulina dependente de glicose (via peptídeo semelhante ao glucagon-1, GLP-1), secreção de enzimas pancreáticas (via colecistoquinina – CCK, e secretina), contração da vesícula biliar e secreção biliar (via CCK), controle da secreção gástrica (via gastrina, resultando em hipersecreção gástrica, redução do pH luminal e dificultando a ação das enzimas digestivas), constrição do piloro (via GLP-1 e CCK, e consequentemente aumento da velocidade de esvaziamento gástrico).[11]

O jejuno é responsável por 90% da digestão e absorção dos principais macro e micronutrientes, sobretudo em sua porção proximal (100-150 cm), como os tri/dipeptídeos e aminoácidos livres, monossacarídeos, vitaminas A e D, vitaminas do complexo B (exceto B12), vitamina C, cálcio, zinco e magnésio.[10,15,16] Nas ressecções de segmentos extensos do jejuno, porém com a preservação do íleo, a absorção de proteínas, carboidratos, boa parte das vitaminas, eletrólitos e água poderá ser pouco afetada – em função da grande capacidade adaptativa ileal, através de alterações estruturais (aumento da área absortiva) e funcionais (redução da velocidade do trânsito intestinal).[14] Na ausência do íleo e cólon (como nas jejunostomias terminais), e jejuno remanescente curto (< 100 cm), as perdas hídricas e de eletrólitos podem ser severas.[14]

É importante considerar, entretanto, os impactos negativos para a produção de êntero-hormônios produzidos no jejuno

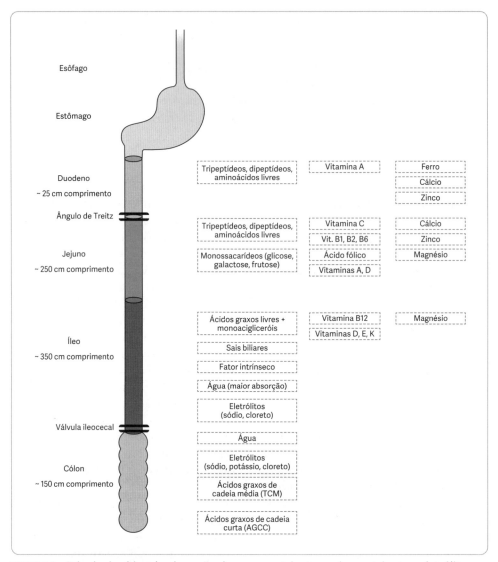

FIGURA 3 Principais sítios de absorção de macronutrientes, micronutrientes, eletrólitos e água no trato gastrointestinal.

sobre as secreções biliopancreáticas (via secretina, CCK) e controle do esvaziamento gástrico (via GLP-1), comprometendo o processo digestivo de macronutrientes, com aumento da concentração de solutos osmoticamente ativos no íleo e/ou cólon, e consequentemente ocorrência de diarreia.[11,15]

O íleo é responsável pela absorção da maior proporção de água e eletrólitos no trato gastrointestinal, além de ser o sítio responsável pela absorção de ácidos graxos livres, de vitaminas D, E e K, vitamina B12 e pela reabsorção de sais biliares.[14-16] A ressecção ileal compromete de forma importante a capacidade absortiva intestinal, sen-

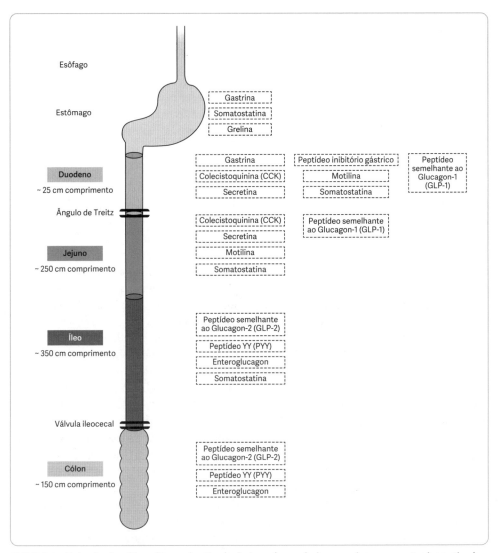

FIGURA 4   Principais sítios de produção de êntero-hormônios no sistema gastrointestinal.

do fundamental considerar que este tipo de ressecção – sobretudo quando envolve porções distais – tende a ser de pior prognóstico em relação às ressecções de segmentos proximais, devido à baixa capacidade adaptativa do jejuno.[10] Ressecções ileais > 100 cm resultam em perdas importantes de sais biliares, comprometendo a digestão e a absorção de gorduras e vitaminas lipossolúveis e intensificando o quadro de esteatorreia. Ressecções ileais > 60 cm resultam em prejuízos importantes da absorção de vitamina B12, e usualmente demandam suplementação.[10] É importante considerar, também, a importância da presença da válvula ileocecal (que conecta o íleo ao cólon), que está intimamente envolvida no aumento do tempo do trânsito intestinal e na prevenção da migração de bactérias colônicas para o intestino delgado.[17]

Do ponto de vista da produção de êntero-hormônios, as ressecções ileais comprometem de forma importante a velocidade do trânsito intestinal, reconhecido como "freio ileal" (dependente de peptídeo YY – PYY, e peptídeo semelhante ao glucagon 2 – GLP-2).[14] As reduções dos níveis de GLP-2 associadas a ressecção ileal comprometem de forma importante o processo de adaptação intestinal e parecem estar associadas a maior chance de dependência de suplementação intravenosa, uma vez que este êntero-hormônio está intimamente associado à proliferação de células das criptas, e consequentemente à regulação da altura das vilosidades e da superfície absortiva intestinal.[18]

Para além da função de absorção de grandes volumes de água e eletrólitos, o cólon pode contribuir de forma significativa no aporte calórico diário, através da absorção de ácidos graxos de cadeia média (TCM),[19] e absorção de ácidos graxos de cadeia curta (AGCC) decorrentes da fermentação anaeróbica de carboidratos (fibras solúveis), peptídeos e aminoácidos não digeridos no intestino delgado, por bactérias colônicas.[17,20] Estima-se que 1.000 kcal podem ser absorvidos diariamente pelo cólon intacto na forma de AGCC, principalmente pela metabolização de fibra solúvel (pectina) pela microbiota presente no cólon, como fonte de energia para os colonócitos.[21] Dessa maneira, pacientes que passam por ressecção colônica encontram-se em risco aumentado para desidratação, distúrbios hidroeletrolíticos e perda da capacidade de otimização de aporte calórico através da absorção de TCM e AGCC. Por também configurar-se como sítio importante da síntese de PYY e GLP-2, as ressecções do cólon comprometem a regulação da velocidade do esvaziamento gástrico e do trânsito intestinal, bem como a adaptação morfológica dos segmentos remanescentes.[14,17,18]

PROCESSO DE ADAPTAÇÃO INTESTINAL – O DESENVOLVIMENTO DA FALÊNCIA INTESTINAL CRÔNICA NA SÍNDROME DO INTESTINO CURTO

Após a ressecção massiva de seu(s) segmento(s), o intestino delgado remanescente passa por um processo de resposta adaptativa compensatória, que se inicia nas primeiras 24 horas pós-ressecção, atingindo estágios de estabilidade após aproximadamente 2 ou mais anos (como em casos de *by-pass* jejunoileal e anastomoses jejunocólicas).[21-23]

As respostas adaptativas à ressecção intestinal massiva englobam aspectos morfológicos (que envolvem a proliferação celular, aumento da altura das vilosidades e aumento da profundidade das criptas),[18] e aspectos funcionais (que envolvem regulação dos mecanismos de fome e saciedade, a regulação da velocidade do trânsito intestinal, e capacidade de absorção de nutrientes, fluidos e eletrólitos).[18,21] Clinicamente, o processo de adaptação intestinal evidencia-se a partir do aumento gradual da tolerância a nutrição enteral e/ou oral, em relação a períodos anteriores. Considera-se uma resposta adaptativa completa quando o paciente passa a ser capaz de tolerar toda a terapia nutricional a partir da via entérica, não havendo necessidade para a suplementação intravenosa de macro/micronutrientes, fluidos e/ou eletrólitos.[24]

Entre pacientes com SIC, a FIC ocorre quando o processo de adaptação intestinal é insuficiente para atender, exclusivamente através da via enteral, às demandas nutricionais e/ou de fluidos, resultando, assim, na dependência em longo prazo da nutrição parenteral.[4,25] A ocorrência da FIC associada à SIC é complexa, podendo ser influenciada por diversos fatores condicionantes, como: tipo de ressecção intestinal e configuração do intestino remanescente (ressecções ileais extensas e ausência de cólon remanescente parecem estar associadas à menor resposta adaptativa, devido à menor produção de GLP-2 e PYY, bem como menor capacidade de absorção de AGCC no caso da ausência do cólon);[14,18,20] o comprimento do intestino remanescente (já descrito no Quadro 4); o potencial intrínseco de adaptação do intestino remanescente (ausência do íleo e/ou ressecções extensas do íleo terminal indicam pior prognóstico, devido à menor capacidade adaptativa jejunal);[10] período de ressecção intestinal; doença de base (fator etiológico primário da SIC); integridade da mucosa intestinal remanescente; e idade.[5,26]

INTERVENÇÕES CIRÚRGICAS NO CONTEXTO DA REABILITAÇÃO INTESTINAL NA SIC

As cirurgias de reabilitação intestinal podem ser divididas em quatro categorias/finalidades: (1) cirurgias para retardo do tempo de trânsito intestinal; (2) cirurgias para aumento da superfície absortiva; (3) cirurgias de reconstrução do trânsito intestinal; (4) transplante intestinal.

Técnicas para retardo do tempo de trânsito intestinal

Dentre as técnicas cirúrgicas com finalidade de retardo do trânsito intestinal, destaca-se a construção de válvulas e esfíncteres intestinais. A maioria destes procedimentos ocorrem em modelos experimentais, em ratos, com confecção de válvulas por seromiotomia dupla no intestino delgado,[27,28] porém com resultados inconsistentes e limitados, com riscos para ocorrência de obstrução ou intussuscepção intestinal (Figura 5).

A confecção de segmento intestinal anisoperistáltico, um método de inversão do segmento ileal de aproximadamente 20 cm (Figura 6), parece ser capaz de lentificar a

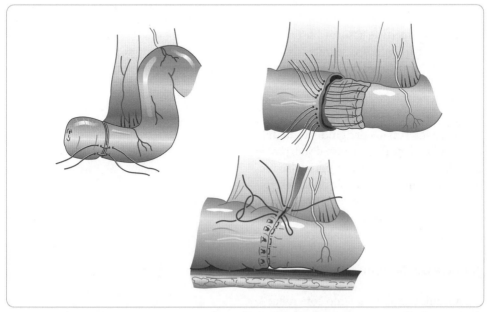

FIGURA 5   Ilustração de técnica cirúrgica para criação de válvulas, para retardo do tempo de trânsito intestinal.
Fonte: adaptação de Vernon e Georgeson, 2001.[28]

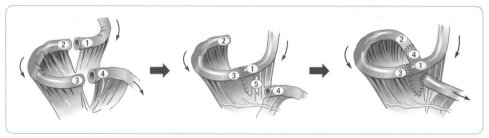

FIGURA 6 Ilustração de técnica cirúrgica para confecção de segmento intestinal anisoperistáltico.
Fonte: adaptação de Rygick & Nasarov, 1969.[29]

passagem do quimo e otimizar o processo de absorção; entretanto, obtém-se como consequência uma dilatação à montante da anastomose proximal pela técnica de Rygick e Nasarov.[29] A interposição do segmento de cólon no trato do intestino delgado[30] e a implantação de marca passo elétrico intestinal reverso foram tentadas, porém sem sucesso.[28]

Técnicas para aumento da superfície absortiva intestinal

As técnicas cirúrgicas com finalidade de aumento da superfície absortiva se dão através do alongamento dos segmentos intestinais e dividem-se em dois tipos: a técnica de Bianchi[31] e a enteroplastia transversa seriada (STEP).[32] O alongamento intestinal tem a vantagem de potencializar a função absortiva intestinal, corrigindo a sua dilatação (decorrente do processo de adaptação intestinal), minimizando a peristalse inefetiva e permitindo controle do supercrescimento bacteriano (intensificado com aumento da luz intestinal), o que aumenta o tempo de transito intestinal.

Técnica de Bianchi

A técnica de alongamento com redução do diâmetro luminal, duplicando o comprimento do segmento intestinal afetado, foi primeiramente descrita por Bianchi em 1980, com subsequentes relatos de sucesso no manejo cirúrgico da SIC em crianças e neonatos. É considerada um procedimento mais fisiológico, por ser isoperistáltico, porém com maior risco de comprometimento vascular pela dissecção dos vasos mesentéricos (jejunais/ileais) na borda mesenterial, bem como maior risco de fístula na anastomose intestinal pela desvascularização, devendo ser realizada por cirurgiões experientes (Figura 7).

Técnica de enteroplastia seriada transversa

A STEP pode suplantar as limitações apresentadas pela técnica de Bianchi, sen-

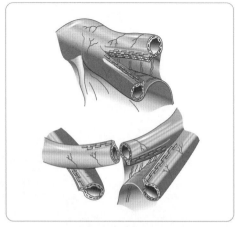

FIGURA 7 Ilustração da cirurgia de alongamento intestinal pela técnica de Bianchi.
Fonte: adaptação de Vernon e Georgeson, 2001.[28]

do considerada tecnicamente mais fácil, não requerendo a bertura da luz intestinal, manipulação mesentérica e/ou anastomose intestinal, e adaptando-se aos diferentes níveis de dilatação intestinal. Ela se fundamenta em aplicações de grampeadores lineares perpendiculares ao eixo longitudinal, alternando-se os sentidos do grampeamento (zigue-zague), preservando a vascularização adequada em todos os segmentos do intestino (Figuras 8 e 9). Forma-se, desta maneira, um segmento intestinal mais longo e estreito, com trânsito determinado pelo cirurgião.

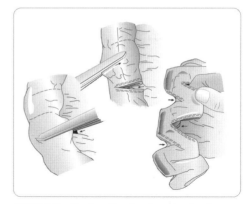

FIGURA 8 Ilustração da cirurgia de alongamento intestinal pela técnica de enteroplastia seriada transversa.
Fonte: adaptação de Kim et al., 2003.[33]

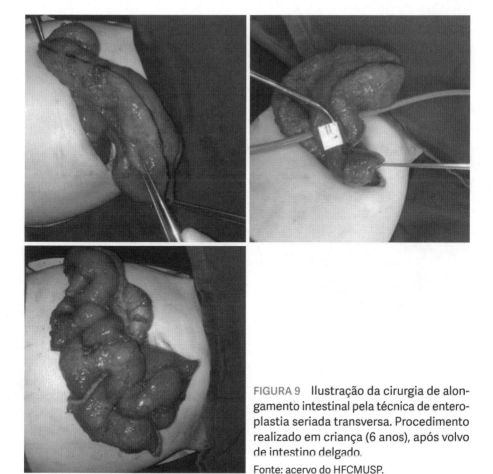

FIGURA 9 Ilustração da cirurgia de alongamento intestinal pela técnica de enteroplastia seriada transversa. Procedimento realizado em criança (6 anos), após volvo de intestino delgado.
Fonte: acervo do HFCMUSP.

Técnicas alternativas de alongamento intestinal

Mais recentemente, intervenções cirúrgicas de alongamento intestinal através do uso de molas biodegradáveis (que promovem tração e alongamento dos segmentos intestinais)[34,35] têm sido estudadas em modelos experimentais. Dentre estas, destaca-se a introdução de mola biodegradável encapsulada de policaprolactona na luz intestinal, que após sua abertura promove aumento do segmento intestinal através de sua força tênsil (Figura 10).

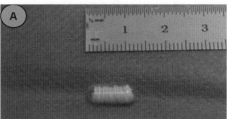

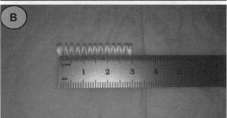

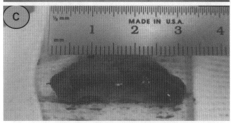

FIGURA 10 Ilustração da técnica cirúrgica de alongamento intestinal a partir da inserção, na luz intestinal de modelos experimentais, de molas biodegráveis. (A) mola de policaprolactona encapsulada; (B) mola de policaprolactona expandida; (C) mola de policaprolactona, após inserção e expansão, em segmento intestinal de modelo experimental.
Fonte: Sullins et al., 2014.[35]

Técnicas de reconstrução do trânsito intestinal

Em parte considerável dos casos de pacientes em uso de nutrição parenteral encaminhados ao serviço do AMULSIC-HCF-MUSP para avaliação de elegibilidade para transplante intestinal, após a realização do estudo do intestino remanescente, observa-se que se trata de casos de fístula êntero-atmosféricas, com indicação para reconstrução intestinal. Nestes casos, busca-se transformar uma ressecção intestinal tipo I (jejunostomia terminal) ou fístula êntero-atmosférica em uma anastomose jejunoileal,[9] visando restaurar e/ou otimizar a oferta alimentar por via oral/enteral, otimizar o processo de adaptação intestinal e progressivamente realizar o desmame da nutrição parenteral.

Entretanto, é preciso considerar os fatores condicionantes para a FIC associada a SIC (mencionadas anteriormente neste capítulo), principalmente a presença de intestino remanescente/intestino excluso do trânsito. A reconstrução intestinal, sempre que possível, será a primeira intervenção cirúrgica de primeira escolha nestes casos, devendo-se reservar o transplante intestinal somente como última opção terapêutica nos casos de FIC.[36]

Nos casos de fístulas digestivas complexas, uma importante opção terapêutica consiste no método da fistuloclise (Figuras 11 e 12),

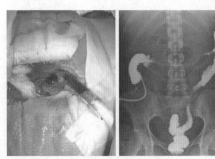

FIGURA 11 Acesso à fístula digestiva distal, para realização de fistuloclise.
Fonte: acervo do HC-FMUSP.

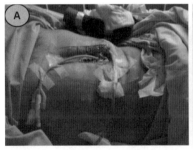 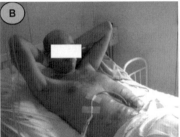 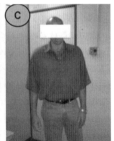

FIGURA 12   Evolução clínica de paciente apresentando fístula enteroatmosférica, acompanhado pelo AMULSIC do HCFMUSP. (A) obtenção do acesso da fístula distal, para início da terapia nutricional enteral complementar via fistuloclise; (B) paciente recebendo terapia nutricional enteral através do método de fistuloclise, durante internação hospitalar; (C) paciente após alta hospitalar, após fechamento da fístula.
Fonte: acervo do HCFMUSP.

que se caracteriza pelo acesso da fístula distal através da introdução de uma sonda vesical para realização de terapia nutricional enteral complementar (por meio de dietas enterais poliméricas ou oligoméricas, a depender o comprimento intestinal a jusante), permitindo aumento do aporte nutricional, otimização do processo de adaptação intestinal e redução/desmame da nutrição parenteral.

Transplante intestinal

O transplante intestinal (TI) configura-se como a última opção terapêutica em indivíduos com FIC, e usualmente passa a ser indicado na vigência de complicações por outros métodos mencionados anteriormente, sobretudo complicações relacionadas a nutrição parenteral (Figura 13). Den-

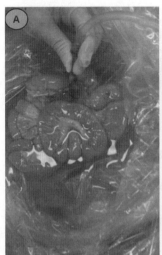 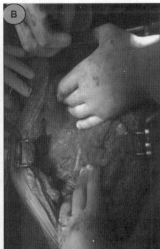 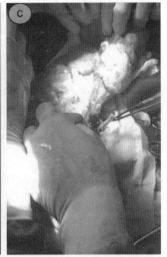

FIGURA 13   Transplante intestinal isolado. (A) captação do órgão, originário de doador falecido; (B) procedimento cirúrgico para retirada do intestino remanescente do receptor; (C) procedimento cirúrgico para implantação do enxerto ao receptor.

tre as principais complicações associadas ao manejo de pacientes com FIC e que podem configurar indicação para o TI, destacam-se: doença hepática relacionada a FI; trombose de dois ou mais vasos venosos centrais; recorrência da sepse relacionada a infecções do cateter venoso central; episódios frequentes de distúrbio hidroeletrolítico e doença de base de risco elevado.[3]

REFERÊNCIAS

1. Pironi L, Arends J, Baxter J, Bozzetti F, Peláez RB, Cuerda C, et al. ESPEN endorsed recommendations: Definition and classification of intestinal failure in adults. Clinical Nutrition. 2015 Apr 1;34(2):171-80.

2. Pironi L, Arends J, Bozzetti F, Cuerda C, Gillanders L, Jeppesen PB, et al. ESPEN guidelines on chronic intestinal failure in adults. Clin Nutr. 2016 Apr;35(2):247-307.

3. Cuerda C, Pironi L, Arends J, Bozzetti F, Gillanders L, Jeppesen PB, et al. ESPEN practical guideline: Clinical nutrition in chronic intestinal failure. Clinical Nutrition. 2021 Sep 1;40(9):5196-220.

4. Hofstetter S, Stern L, Willet J. Key issues in addressing the clinical and humanistic burden of short bowel syndrome in the US. Vol. 29, Current Medical Research and Opinion. 2013. p.495-504.

5. John K DiBaise. Up To Date. 2023 [cited 2023 Aug 23]. Pathophysiology of short bowel syndrome. Disponível em: https://www.uptodate.com/contents/pathophysiology-of-short-bowel-syndrome/print#!. Acesso em: 19 ago. 2024.

6. Pironi L. Definitions of intestinal failure and the short bowel syndrome. Vol. 30, Best Practice and Research: Clinical Gastroenterology. Bailliere Tindall Ltd; 2016. p.173-85.

7. Pironi L, Arends J, Baxter J, Bozzetti F, Peláez RB, Cuerda C, et al. ESPEN endorsed recommendations. Definition and classification of intestinal failure in adults. Clin Nutr. 2015 Apr;34(2):171-80.

8. Nightingale JMD. Management of patients with a short bowel. World J Gastroenterol. 2001;7(6):741.

9. Nightingale J. Intestinal Failure. Gut. 2002;50(4):583.

10. Booth CC. The metabolic effectos of intestinal resection in man. POSTGRAD MED J. 1961;37:725.

11. Gribble FM, Reimann F. Function and mechanisms of enteroendocrine cells and gut hormones in me-

tabolism. Vol. 15, Nature Reviews Endocrinology. Nature Publishing Group; 2019. p.226-37.

12. de Dreuille B, Joly F. Disease-modifying therapies in short bowel syndrome. Vol. 65, Current Opinion in Pharmacology. Elsevier Ltd; 2022.

13. Feldman M, Friedman L, Brandt L. Gastrointestinal and Liver Disease. 9.ed. Filadélfia: Sanders/Elsevier; 2010. p.2257-2276.

14. Nightingale J, Woodward J. Guidelines for management of patients with a short bowel. Gut [Internet]. 2006;50((supl IV)). Disponível em: www.gutjnl.com. Acesso em: 19 ago. 2024.

15. Kiela PR, Ghishan FK. Physiology of intestinal absorption and secretion. Best Pract Res Clin Gastroenterol. 2016 Apr;30(2):145-59. DOI: 10.1016/j.bpg.2016.02.007. Epub 2016 Feb 10. PMID: 27086882; PMCID: PMC4956471.

16. Goncalves A, Roi S, Nowicki M, Dhaussy A, Huertas A, Amiot MJ, et al. Fat-soluble vitamin intestinal absorption: Absorption sites in the intestine and interactions for absorption. Food Chem. 2015 Apr 1;172:155-60.

17. Matarese LE. Nutrition and fluid optimization for patients with short bowel syndrome. Journal of Parenteral and Enteral Nutrition. 2013 Mar;37(2):161-70.

18. Rubin DC, Levin MS. Mechanisms of intestinal adaptation. Vol. 30, Best Practice and Research: Clinical Gastroenterology. Bailliere Tindall Ltd; 2016. p.237-48.

19. Jeppesen PB, Mortensen PB. The influence of a preserved colon on the absorption of medium chain fat in patients with small bowel resection. Gut. 1998. Vol. 43.

20. Mortensen PB, Clausen MR. Short-chain fatty acids in the human colon: relation to gastrointestinal health and disease. Scand J Gastroenterol Suppl. 1996;216:132-48. DOI: 10.3109/00365529609094568. PMID: 8726286.

21. Billiauws L, Thomas M, Le Beyec-Le Bihan J, Joly F. Intestinal adaptation in short bowel syndrome. What is new? Vol. 35, Nutricion Hospitalaria. ARAN Ediciones S.A.; 2018. p.731-7.

22. Doldi S 6. Intestinal adaptation following jejunoileal bypass. Vol. 10, Clinical Nurrition. 1991.

23. Joly F, Mayeur C, Bruneau A, Noordine ML, Meylheuc T, Langella P, et al. Drastic changes in fecal and mucosa-associated microbiota in adult patients with short bowel syndrome. Biochimie. 2010;92(7):753-61.

24. Warner BW. The Pathogenesis of Resection-Associated Intestinal Adaptation. Vol. 2, CMGH. Elsevier Inc; 2016. p.429-38.

25. Pironi L, Konrad D, Brandt C, Joly F, Wanten G, Agostini F, et al. Clinical classification of adult patients with chronic intestinal failure due to benign disease: An international multicenter cross-sectional survey. Clinical Nutrition. 2018 Apr;37(2):728-38.
26. Sundaram A, Koutkia P, Apovian CM. Nutritional management of short bowel syndrome in adults. J Clin Gastroenterol. 2002 Mar;34(3):207-20.
27. Rena C. Uma proposta cirúrgica auxiliar no tratamento da Síndrome de Intestino Curto: seromiotomia dupla no Intestino Delgado com criação de um piloro [Dissertação]. Belo Horizonte (MG); 2002.
28. Vernon AH, Georgeson KE. Surgical options for short bowel syndrome. Semin Pediatr Surg [Internet]. 2001;10(2):91-8. Disponível em: https://pubmed.ncbi.nlm.nih.gov/11329610/. Acesso em: 19 ago. 2024.
29. Rygick AN, Nasarov LU. Antiperistaltic displacement of an ileal loop without twisting its mesentery. Dis Colon Rectum [Internet]. 1969 Nov;12(6):409-11. Disponível em: https://pubmed.ncbi.nlm.nih.gov/5354886/. Acesso em: 19 ago. 2024.
30. Coletta R, Morabito A. Non-transplant surgical management of short bowel syndrome in children: an overview. Curr Pediatr Rev [Internet]. 2019 Nov 30;15(2):106-10. Disponível em: https://pubmed.ncbi.nlm.nih.gov/30499416/. Acesso em: 19 ago. 2024.
31. Bianchi A. Intestinal loop lengthening--a technique for increasing small intestinal length. J Pediatr Surg [Internet]. 1980;15(2):145-51. Disponível em: https://pubmed.ncbi.nlm.nih.gov/7373489/. Acesso em: 19 ago. 2024.
32. Kim HB, Fauza D, Garza J, Oh JT, Nurko S, Jaksic T. Serial transverse enteroplasty (STEP): A novel bowel lengthening procedure. J Pediatr Surg [Internet]. 2003 Mar 1;38(3):425-9. Available from: https://pubmed.ncbi.nlm.nih.gov/12632361/. Acesso em: 19 ago. 2024.
33. Kim HB, Fauza D, Garza J, Oh JT, Nurko S, Jaksic T. Serial transverse enteroplasty (STEP): A novel bowel lengthening procedure. In: Journal of Pediatric Surgery. W.B. Saunders; 2003. p.425-9.
34. Scott A, Sullins VF, Steinberger D, Rouch JD, Wagner JP, Chiang E, et al. Repeated mechanical lengthening of intestinal segments in a novel model. J Pediatr Surg [Internet]. 2015 Jun 1;50(6):954-7. Available from: https://pubmed.ncbi.nlm.nih.gov/25818320/. Acesso em: 19 ago. 2024.
35. Sullins VF, Wagner JP, Suwarnasarn AT, Lee SL, Wu BM, Dunn JCY. A novel biodegradable device for intestinal lengthening. J Pediatr Surg [Internet]. 2014;49:109-13. Available from: http://dx.doi.org/10.1016/j.jpedsurg.2013.09.040. Acesso em: 19 ago. 2024.
36. Pécora R, David A, Lee A, Galvão F, Cruz-Junior R, D'Albuquerque L. Small bowel transplantation. Arq Bras Cir Dig [Internet]. 2013;26(3):161-72. Disponível em: https://pubmed.ncbi.nlm.nih.gov/24190382/. Acesso em: 19 ago. 2024.

38

Disfagia: enfoque fonoaudiológico hospitalar

Carolina Fiorin Anhoque
Juliana Santarosa
Audie Nathaniel Momm

INTRODUÇÃO

O trabalho multi e interprofissional em ambiente hospitalar tem ganhado força com o avanço das tecnologias, ciência e processos de trabalho integrado dos profissionais de saúde na assistência ao paciente internado. A fonoaudiologia faz parte do rol de procedimentos decisórios no cuidado integral ao paciente, de forma a atuar na melhoria da assistência, na redução de custos, na segurança do paciente e na desospitalização adequada.

A ingestão, aporte e a forma adequada de nutrientes são alvo do trabalho da Nutrologia e Fonoaudiologia junto ao paciente internado.

Tanto a incapacidade de se alimentar adequadamente pode evoluir com quadro de desnutrição, desidratação e complicações pulmonares como pacientes em estado nutricional inadequado podem evoluir com disfagia e dificuldades em se alimentar adequadamente.

Nos quadros de distúrbio da deglutição, há dificuldade em garantir o melhor aporte nutricional, além de oferecer risco de complicações clínicas. A disfagia está associada a diversas condições de saúde, repre-

sentando um desafio multidimensional aos profissionais, pacientes e familiares.

Assim, o momento de avaliação fonoaudiológica e nutricional à beira do leito, o modelo de assistência e intervenção aplicada, e também o poder de interlocução família-profissional-equipe-paciente são decisórios nas tomadas de decisão para o melhor e mais seguro desfecho clínico. É importante ressaltar que toda abordagem deve ser customizada levando em consideração necessidades nutricionais, quadro clínico e preferências alimentares do paciente.

Neste capítulo, apresentaremos o manejo da disfagia com técnicas de avaliação, diagnósticos e reabilitação fonoaudiológica, levando em conta aspectos relacionados à nutrologia e à disfagia em ambiente hospitalar.

MANEJO DA DISFAGIA

O ato de comer é essencial para a manutenção da vida e um dos principais prazeres do ser humano; sendo assim, parece que engolir é um ato simples. Entretanto, a deglutição é um ato complexo, multissináptico, que envolve músculos, cartilagens e nervos periféricos, que estão interligados ao sistema nervoso central. Por ser uma atividade fundamental para a sobrevivência, percebemos que a dificuldade de se alimentar interfere diretamente no estado físico do indivíduo.

A alimentação, além de necessária para nossa sobrevivência, também tem uma grande representatividade social. Quase sempre, quando nos reunimos com outras pessoas, o encontro acontece acompanhado de uma refeição. Pode ser um jantar romântico, um almoço em família ou um simples cafezinho. O ato de colocar um alimento na boca e engoli-lo parece tão automático e simples que podemos entender que uma dificuldade de deglutição, além de prejuízos físicos, pode trazer prejuízos emocionais ao indivíduo.

Disfagia é qualquer dificuldade na efetiva condução do alimento da boca até o estômago em qualquer de suas fases inter-relacionadas sob controle neuromotor, impedindo uma ingestão segura, eficiente e confortável. É um sintoma e, devido ao risco de seu agravamento comprometer o estado clínico do paciente, deve ser manejado por equipe interprofissional. O paciente disfágico pode evoluir com desnutrição e desidratação, além de complicações respiratórias agravando o quadro e o desfecho clínico.

A disfagia pode acontecer com qualquer consistência de alimento, inclusive água, e até com a saliva. Ela caracteriza-se por um ou mais dos seguintes sintomas: dificuldade de manipulação oral do alimento; dificuldade na propulsão do bolo alimentar da boca para o esôfago; sensação de alimento parado na garganta; pigarro e deglutições múltiplas; tosse antes, durante ou após a deglutição; engasgos e sufocação; alterações vocais após alimentação; falta de ar após a refeição.

Murillo et al., em seu estudo de manejo do paciente disfágico intra-hospitalar, indi-

ca que há alta prevalência da disfagia, além do risco de complicações graves decorrentes, e que exigem tratamento precoce e multidisciplinar. O objetivo do atendimento deve ser avaliar a eficácia e a segurança da deglutição para indicar terapia nutricional personalizada, e a equipe multidisciplinar facilita o atendimento integral a esse tipo de paciente. O autor reforça ainda que a informação recebida pelo paciente e cuidador sobre as adaptações alimentares de que necessita é essencial para minimizar riscos e melhorar a qualidade de vida.[1]

A inadequação dietética, por meio de alteração da capacidade de ingestão de consistências adequadas, pode evoluir para alterações nutricionais importantes, reforçando a dificuldade de coordenação e controle dos ajustes necessários para deglutição. Assim, o risco de disfagia e desnutrição deve ser manejado de forma precoce durante o período de internação com seguimento ambulatorial ou domiciliar. Quanto mais cedo inicia-se a intervenção fonoaudiológica melhores serão seus resultados, principalmente no que tange a minimizar ou suprimir os riscos de complicações da disfagia.

Diversas podem ser as causas da disfagia, tanto que podemos considerá-la como um sintoma e não como doença propriamente dita. Pode ser de origem neurológica, muscular, mecânica/obstrutiva, pelo processo de envelhecimento, causas emocionais ou induzida por drogas. Por ter etiologia multifatorial, muitas vezes, é necessário o olhar de uma equipe multiprofissional a fim de delinear as melhores estratégias de conduta para o paciente.

Gallegos et al. descrevem os aspectos nutricionais do manejo da disfagia, indicando três características clínicas principais: a) sua prevalência ser muito alta; b) evoluem para complicações graves; e c) são condições frequentemente sub-reconhecidas e negligenciadas.[2]

Didaticamente e, levando em consideração a anatomia, podemos classificar as disfagias conforme a fase da deglutição que se encontra prejudicada, podendo ser: oral, faríngea ou esofágica, caracterizando disfagias orofaríngeas e/ou esofágicas. Entretanto, do ponto de vista fisiopatológico, a disfagia pode ser causada por doenças orgânicas ou estruturais (benignas ou malignas) ou doenças que causam comprometimento da biomecânica/motilidade e/ou percepção.

AVALIAÇÃO FONOAUDIOLÓGICA

A avaliação clínica fonoaudiológica do paciente com disfagia deve ser composta por anamnese cuidadosa, exame físico e avaliação funcional da deglutição. O objetivo da avaliação é estabelecer hipóteses sobre a causa da disfagia, o estado cognitivo, a capacidade de proteção das vias aéreas e as condições de alimentação do paciente – oral ou via alternativa, e propostas de reabilitação para cada caso.

O rastreamento e diagnóstico da disfagia, as consequências da disfagia, como pneumonia por aspiração, desnutrição e desidratação, e o manejo nutricional de pacientes disfágicos são pontos focais de atenção na atuação da fonoaudiologia e nutrologia hospitalar.

Na anamnese, devemos levantar informações sobre a história clínica do paciente, sua doença de base e os aspectos alimentares atuais e pregressos. A participação da família já é importante desde este primeiro contato.

No exame físico, podemos observar os aspectos relacionados ao nível de linguagem e capacidade de fala e voz do paciente, a mobilidade e sensibilidade dos órgãos fonoarticulatórios (língua, lábios, bochechas, palato mole), reflexos orais e dentição.

A avaliação funcional consiste na observação do movimento de deglutição com alimentos. Quando o paciente já se alimenta por via oral, o avaliador deverá acompanhar uma refeição observando o tipo de dieta escolhida, o tempo de refeição, a postura, o manuseio intraoral do bolo alimentar, a eficiência da deglutição e a presença de sinais sugestivos de penetração ou aspiração laríngea. Quando o paciente ainda não está se alimentando por via oral, sugere-se que o avaliador escolha a consistência, a textura e o tipo de alimento que pareça ser o mais seguro com base nos dados levantados na anamnese.

Além da avaliação clínica e funcional, o fonoaudiólogo pode optar por outras formas de avaliação e semiologia avançada, sugerindo métodos objetivos por meio dos exames de videodeglutograma e/ou da videoendoscopia da deglutição, que são exames que complementam a avaliação clínica, definindo a fase da deglutição acometida e a melhor consistência alimentar para conduta terapêutica.

A videofluoroscopia é um exame radiológico que permite visualizar a aspiração laringotraqueal e observar se ela ocorre antes, durante ou após o ato de deglutir. Com este exame também é possível a testagem direta de manobras terapêuticas e sua eficácia para cada paciente.

A videoendoscopia da deglutição, realizada por meio de um nasofaringolaringoscópio, permite a identificação de aspirações laringotraqueais e possibilita a visualização de diversas características da fase faríngea da deglutição, tendo a vantagem de poder ser realizada à beira do leito, em pacientes acamados e até domiciliares.

Estabelecido o diagnóstico de disfagia, a equipe multidisciplinar deverá escolher a melhor via de alimentação para garantir a segurança do paciente. Com base na situação nutricional, nas dificuldades observadas para alimentação e nos riscos de broncoaspiração, poderemos optar pela via oral (alimentos pela boca), vias alternativas (enteral ou parenteral), bem como a associação entre elas. Sempre que a ingestão por via oral for inadequada a ponto de oferecer riscos ao paciente ou for insuficiente a ponto de não suprir a necessidade nutricional do paciente, deve-se optar por uma via de alimentação alternativa.

Para os pacientes que apresentam comprometimento cognitivo grave, com nível de consciência rebaixado, recomenda-se suspender a alimentação por via oral devido ao alto risco de broncoaspiração.

REABILITAÇÃO FONOAUDIOLÓGICA

A fonoterapia de reabilitação já se inicia com mudanças relacionadas ao ambiente, tais como posicionamento adequado ao paciente, tipo de utensílios que serão utilizados durante a refeição, modificação do volume e ritmo da oferta, sabor, temperatura e quantidades dos alimentos. Sobretudo com orientações aos cuidadores e ao próprio paciente. A terapia fonoaudiológica propriamente dita pode ocorrer de forma direta ou indireta. Na terapia direta são realizados exercícios de mobilidade e sensibilidade oral com o uso de alimentos, propondo manobras e estratégias para garantir a deglutição segura. Na terapia indireta são realizados exercícios e estímulos para deglutição sem o uso de alimentos, esta é indicada para os pacientes mais graves que ainda não têm condições de receberem alimentação por via oral.

De uma forma geral, as técnicas de intervenção fonoaudiológica, sejam sensoriais ou motoras, têm como objetivo promover a reabilitação funcional das estruturas e permitir uma adaptação do paciente para uma alimentação segura.

Devido ao potencial de complicações respiratórias graves, os pacientes que apresentam risco de broncoaspiração devem ser constantemente monitorados em relação aos aspectos clínicos gerais e às condições pulmonares, observando-se sinais como tosse persistente, febre, confusão mental, perda de peso e piora do estado geral.

Dúvidas sobre se é possível ou não introduzir uma alimentação por via oral, qual tipo de alimento oferecer, qual tipo de sonda é mais adequado, quando indicar uma gastrostomia e quando indicar uma traqueostomia, são parte das decisões diárias dos profissionais que lidam com os pacientes disfágicos.

Em 2018, Steele et al. padronizaram o referencial *International Dysphagia Diet Standardisation Initiative Functional Diet Scale* (IDDSI), destinado a detectar a gravidade da disfagia orofaríngea, representada pelo grau de restrição de textura da dieta recomendado para o paciente. Essa ferramenta tem sido amplamente utilizada na padronização e evidência de assessoramento ao paciente disfágico em hospitais.[3]

A desnutrição afeta negativamente a qualidade de vida dos pacientes com disfagia. Ueshima et al. (2021) afirmam em seu estudo de revisão que, apesar da real necessidade de avaliação do estado nutricional em pacientes com disfagia, ainda há pouca padronização das avaliações nutricionais, com clara identificação de itens de avaliação nutricional ideais para pacientes com disfagia. Nas bases de dados, foram identificadas categorias de avaliação nutricional: 1) índice de massa corporal (IMC); 2) instrumento de triagem nutricional; 3) medidas antropométricas; 4) composição corporal; 5) avaliação dietética; e 6) biomarcadores sanguíneos. Os autores incluem ainda a avaliação do estado nutricional, pelos critérios GLIM em pacientes adultos com disfagia, como forma de padronizar e proceder futuras comparações globais da prevalência e dos resultados da desnutrição.[4]

É sabido que a abordagem fonoaudiológica, dietética e nutricional em pacientes com disfagia requer uma personalização terapêutica e interdisciplinaridade para melhorar a qualidade de vida de pacientes disfágicos. Garantindo a implementação de protocolos terapêuticos baseados em evidências é possível prevenir a aspiração e obter deglutição segura, com modificação de texturas dos alimentos, promovendo a ingestão adequada de nutrientes e líquidos para evitar desnutrição e desidratação.[5]

REFERÊNCIAS

1. Murillo AZ, Montesinos IG, Minchot EC, Romero FB. Hospital management of the patient with dysphagia. Survey and recommendations of SEEN nutrition area. Endocrinol Diabetes Nutr (Engl Ed). 2023 Sep:70 Suppl 3:1-9. DOI: 10.1016/j.endien.2023.07.002.

2. Gallegos C, Fuente EB, Clavé P, Costa A, Assegehegn G. Nutritional aspects of dysphagia management. Adv Food Nutr Res. 2017:81:271-318. DOI: 10.1016/bs.afnr.2016.11.008.

3. Steele CM, Namasivayam-MacDonald, AM, Guida BT, Cichero JA, Duivestein J, Hanson B, Lam P, Riquelme LF. Creation and initial validation of the international dysphagia diet standardisation initiative functional diet scale. Arch Phys Med Rehabil. 2018 May;99(5):934-944. DOI: 10.1016/j.apmr.2018.01.012.

4. Ueshima J, Momosaki R, Shimizu A, Motokawa K, Sonoi M, Shirai Y, et al. Nutritional assessment in adult patients with dysphagia: a scoping review. Nutrients. 2021 Feb 27;13(3):778. DOI: 10.3390/nu13030778.

5. Lozano-Estevan MC, González-Rodríguez LG, Cuadrado-Soto E, Bermejo LM, Salas-González MD. Protocolo de actuación en el abordaje dietético y nutricional en pacientes con disfagia. Nutr Hosp. 2023;40(N. Extra 2):55-61. DOI: http://dx.doi.org/10.20960/nh.04957.

39

Microbiota intestinal e nutrologia hospitalar

Hiago Rafael Alves Amorim Silva
Edvaldo Guimarães Júnior

INTRODUÇÃO

A microbiota intestinal, composta por trilhões de microrganismos, desempenha um papel crucial na saúde humana, influenciando desde a digestão até a modulação do sistema imunológico. Nos últimos anos, a pesquisa sobre a microbiota intestinal tem revelado sua importância em diversas condições clínicas, especialmente em ambientes hospitalares em que os pacientes estão frequentemente imunocomprometidos ou em estado crítico. Este capítulo explora a relação entre a microbiota intestinal e a nutrologia hospitalar, abordando os mecanismos subjacentes, as implicações clínicas e as estratégias terapêuticas.

COMPOSIÇÃO E FUNÇÃO DA MICROBIOTA INTESTINAL

Diversidade microbiana

A microbiota intestinal é composta por bactérias, vírus, fungos e arqueias. As bactérias predominantes incluem os filos *Firmicutes* e *Bacteroidetes*, com *Actinobacteria* e *Proteobacteria* presentes em menor quantidade. A diversidade microbiana é essencial para a manutenção da homeostase intestinal e da saúde geral do hospedeiro. A perda de diversidade microbiana tem sido associada a várias condições patológicas, incluindo doenças inflamatórias intestinais, obesidade e diabetes tipo 2. A diversidade microbiana é um indicador de resiliência do ecossistema intestinal, permitindo uma resposta adaptativa a diferentes desafios ambientais e dietéticos.[1]

Funções metabólicas

A microbiota intestinal está envolvida na fermentação de fibras dietéticas, na produção de ácidos graxos de cadeia curta (AGCC), na síntese de vitaminas (como a vitamina K e algumas do complexo B) e na biotransformação de ácidos biliares. Os AGCC, como o butirato, propionato e acetato, são particularmente importantes, pois servem como fonte de energia para as células do cólon, regulam a inflamação e fortalecem a barreira intestinal. Além disso, os AGCC têm efeitos sistêmicos, influenciando o metabolismo lipídico e glicídico, e modulando a resposta imunológica. O butirato, por exemplo, é conhecido por suas propriedades anti-inflamatórias e por promover a integridade da barreira intestinal, enquanto o propionato pode influenciar a regulação do apetite e o metabolismo da glicose.[2]

Modulação do sistema imunológico

A microbiota intestinal interage com o sistema imunológico através da produção de metabólitos e da estimulação de células imunológicas, contribuindo para a tolerância imunológica e a defesa contra patógenos. A microbiota também influencia a maturação e a função das células T reguladoras (Tregs), que são essenciais para a manutenção da homeostase imunológica. A disbiose, ou desequilíbrio na composição da microbiota, pode levar a uma resposta imunológica exacerbada, contribuindo para doenças autoimunes e inflamatórias. Além disso, a microbiota intestinal pode influenciar a produção de citocinas e a ativação de células dendríticas, modulando a resposta imune tanto local quanto sistêmica.[3]

MICROBIOTA INTESTINAL EM PACIENTES HOSPITALIZADOS

Impacto da hospitalização na microbiota

A hospitalização pode alterar significativamente a composição da microbiota intestinal devido ao uso de antibióticos, mudanças na dieta, e procedimentos médicos invasivos. Essas alterações podem levar à disbiose, caracterizada por uma redução na diversidade microbiana e um aumento de patógenos oportunistas. Estudos mostram que a disbiose pode ocorrer rapidamente após a administração de antibióticos e pode persistir por meses, aumentando o risco de infecções e outras complicações. Além disso, a hospitalização pode levar a uma diminuição na produção de AGCC, o que pode comprometer a integridade da barreira intestinal e aumentar a permeabilidade intestinal. A redução na diversidade microbiana também pode afetar negativamente a capacidade do intestino de resistir à colonização por patógenos.[4]

Disbiose e complicações clínicas

A disbiose está associada a várias complicações clínicas, incluindo infecções nosocomiais, sepse e complicações gastrointestinais, como a colite pseudomembranosa causada por *Clostridioides difficile*. A disbiose também pode contribuir para a inflamação sistêmica e a disfunção de múltiplos órgãos, exacerbando o estado crítico dos pacientes hospitalizados. A inflamação crônica de baixo grau, resultante da disbiose, pode afetar negativamente a recuperação dos pacientes e prolongar o tempo de internação. Além disso, a disbiose pode influenciar a resposta aos tratamentos médicos, incluindo a eficácia dos antibióticos e a resposta imunológica às infecções.[5]

ESTRATÉGIAS NUTRICIONAIS PARA MODULAÇÃO DA MICROBIOTA

Probióticos

Os probióticos são microrganismos vivos que, quando administrados em quantidades adequadas, conferem benefícios à saúde do hospedeiro. Estudos mostram que probióticos podem ajudar a restaurar a microbiota intestinal e prevenir infecções nosocomiais. *Lactobacillus* e *Bifidobacterium* são os gêneros mais comumente utilizados. Os probióticos podem melhorar a função da barreira intestinal, modular a resposta imunológica e competir com patógenos por nutrientes e espaço. Além disso, podem influenciar a produção de neurotransmissores e outros compostos bioativos que afetam a saúde mental e o bem-estar. A administração de probióticos pode ser particularmente benéfica em pacientes que receberam antibióticos, ajudando a restaurar a diversidade microbiana e a prevenir a colonização por patógenos.[6]

Prebióticos

Prebióticos são substratos que são seletivamente utilizados por microrganismos do hospedeiro, promovendo benefícios à saúde. Fibras dietéticas como inulina e fruto-oligossacarídeos são exemplos de prebióticos que podem melhorar a composição da microbiota. Recentemente, uma revisão na literatura médica estendeu o conceito de prebióticos para outras substâncias, como ácido linolênico, ácidos graxos poli-insaturados, oligossacarídeos do leite humano entre outros (Figura 1). Os prebióticos estimulam o crescimento de bactérias benéficas, como *Bifidobacterium* e *Lactobacillus*, e aumentam a produção de AGCC, que têm efeitos anti-inflamatórios e imunomoduladores. Além disso, os prebióticos podem melhorar a absorção de minerais, como cálcio e magnésio, e contribuir para a saúde óssea. A suplementação com prebióticos pode ser uma estratégia eficaz para melhorar a saúde intestinal e prevenir a disbiose em pacientes hospitalizados.[7]

Simbióticos

Simbióticos combinam probióticos e prebióticos, potencializando os efeitos benéficos de ambos. Estudos indicam que simbióticos podem ser eficazes na prevenção de complicações gastrointestinais em pacientes hospitalizados. A combinação de probióticos e prebióticos pode melhorar a sobrevivência e a colonização dos probióticos no intestino, além de aumentar a produção de metabólitos benéficos. Os simbióticos também podem ter efeitos sinérgicos na modulação da resposta imunológica e

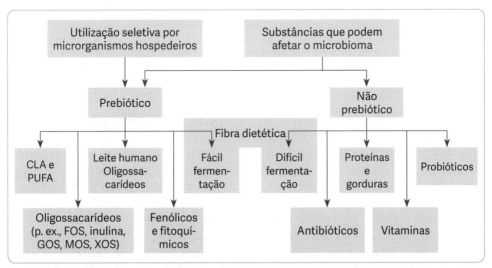

FIGURA 1 Os prebióticos candidatos e também aceitos nesses níveis de evidência atualmente variam, sendo o FOS e o GOS os mais pesquisados.
CLA: conjugado ácido linoleico; FOS: fruto-oligossacarídeos; GOS: galacto-oligossacarídeos; MOS: mananoligossacarídeos; PUFA: ácido graxo poli-insaturado; XOS: xilo-oligossacarídeo.
Fonte: Gibson, 2017.[18]

na redução da inflamação. A administração de simbióticos pode ser particularmente útil em pacientes com condições inflamatórias intestinais, ajudando a restaurar a homeostase intestinal e a melhorar os resultados clínicos.[8]

Posbiótico

Os posbióticos ou os paraprobióticos referem-se a componentes não viáveis de microrganismos ou seus produtos que conferem benefícios à saúde do hospedeiro. Eles podem incluir fragmentos celulares, metabólitos ou componentes da parede celular bacteriana. Prebióticos têm a vantagem de não apresentar risco de infecção, especialmente em pacientes imunocomprometidos. Eles podem modular a resposta imunológica, reduzir a inflamação e melhorar a função da barreira intestinal. Estudos sugerem que posbióticos podem ter efeitos semelhantes aos probióticos na modulação da microbiota e na promoção da saúde intestinal. A administração de prebióticos pode ser uma estratégia segura e eficaz para melhorar a saúde intestinal em pacientes hospitalizados.[9]

Dietas específicas

Dietas ricas em fibras, polifenóis e ácidos graxos ômega-3 têm mostrado efeitos positivos na modulação da microbiota intestinal. A nutrição enteral e parenteral também deve ser ajustada para apoiar a saúde intestinal. Dietas ricas em fibras solúveis, como aveia e legumes, podem aumentar a produção de AGCC, enquanto os polifenóis, presentes em frutas e vegetais, têm propriedades antioxidantes e anti-inflamatórias. Os ácidos graxos ômega-3, encontrados em peixes gordurosos e sementes de linhaça, podem modular a composição da microbiota e reduzir a inflamação sistêmica. A

personalização das dietas com base nas necessidades individuais dos pacientes pode otimizar os resultados clínicos e melhorar a saúde intestinal.[10]

INTERVENÇÕES CLÍNICAS E TERAPIAS EMERGENTES

Transplante de microbiota fecal

O transplante de microbiota fecal (TMF) envolve a transferência de microbiota fecal de um doador saudável para um paciente com disbiose. Esta intervenção tem mostrado eficácia no tratamento de infecções recorrentes por *C. difficile* e está sendo explorada para outras condições, como a síndrome do intestino irritável e a doença inflamatória intestinal. O TMF pode restaurar rapidamente a diversidade microbiana e a função da microbiota, reduzindo a inflamação e melhorando a saúde intestinal. No entanto, o TMF também apresenta riscos, incluindo a potencial transmissão de patógenos e a necessidade de triagem rigorosa de doadores. A seleção de doadores deve incluir testes para infecções bacterianas, virais e parasitárias, bem como uma avaliação detalhada do histórico médico e dos hábitos de vida do doador.[11]

Antibióticos seletivos

O uso de antibióticos seletivos visa eliminar patógenos específicos enquanto preserva a microbiota benéfica. Esta abordagem pode reduzir o risco de disbiose e suas complicações. Antibióticos de espectro estreito e a administração de antibióticos em combinação com probióticos são estratégias que estão sendo investigadas para minimizar os efeitos negativos dos antibióticos na microbiota. Exemplos de antibióticos seletivos incluem a rifaximina, que é usada para tratar o supercrescimento bacteriano no intestino delgado (SIBO) e a neomicina, que é utilizada em casos específicos de encefalopatia hepática. A administração de antibióticos seletivos pode ser uma estratégia eficaz para tratar infecções sem comprometer a saúde da microbiota intestinal.[12]

Terapias baseadas em metabólitos

A administração de AGCC e outros metabólitos produzidos pela microbiota pode ajudar a restaurar a homeostase intestinal e melhorar os resultados clínicos. Os AGCC têm efeitos anti-inflamatórios, modulam a função das células imunológicas e fortalecem a barreira intestinal. A suplementação com butirato, por exemplo, tem mostrado benefícios em condições inflamatórias intestinais e na prevenção de lesões intestinais induzidas por quimioterapia. Além disso, a administração de outros metabólitos, como os ácidos biliares secundários, pode ter efeitos benéficos na saúde metabólica e na prevenção de doenças hepáticas. A personalização das terapias baseadas em metabólitos com base no perfil da microbiota do paciente pode otimizar os resultados clínicos e minimizar os riscos.[13]

APLICABILIDADE E RISCO DE CONTAMINAÇÃO NA MANIPULAÇÃO

Aplicabilidade clínica

A aplicabilidade clínica das intervenções baseadas na microbiota intestinal é vasta e inclui a prevenção e o tratamento de infecções nosocomiais, suporte em condições inflamatórias intestinais e modulação da resposta imunológica. A personalização das intervenções com base no perfil da microbiota do paciente pode otimizar os resultados clínicos e minimizar os riscos. A análise do microbioma individual pode ajudar a identificar desequilíbrios específicos e orientar intervenções nutricionais e terapêuticas personalizadas. Além disso, a integração de tecnologias avançadas, como a metagenômica e a metabolômica, pode fornecer *insights* detalhados sobre a composição e a função da microbiota, permitindo uma abordagem mais precisa e eficaz. A personalização das intervenções pode incluir a seleção de cepas probióticas específicas, a formulação de dietas ricas em prebióticos e a administração de terapias baseadas em metabólitos.[14]

Risco de contaminação

A manipulação de produtos microbiológicos, como probióticos, simbióticos e TMF, apresenta riscos de contaminação que devem ser cuidadosamente gerenciados. A produção de probióticos e simbióticos deve seguir rigorosos padrões de qualidade para evitar a contaminação com patógenos. No caso do TMF, a seleção de doadores deve incluir triagem rigorosa para patógenos transmissíveis, e o processamento das amostras deve ser realizado em condições estéreis para minimizar o risco de infecção. A contaminação cruzada durante a manipulação e o armazenamento dos produtos microbiológicos também deve ser evitada através de práticas de higiene rigorosas e controle de qualidade. A implementação de protocolos de segurança rigorosos é essencial para garantir a segurança dos pacientes e a eficácia das intervenções.[15]

Medidas de segurança

Para reduzir os riscos de contaminação, é essencial implementar medidas de segurança rigorosas, incluindo:

- Triagem de doadores: para TMF, os doadores devem ser rigorosamente triados para excluir a presença de patógenos transmissíveis. A triagem deve incluir testes para infecções bacterianas, virais e parasitárias, bem como uma avaliação detalhada do histórico médico e dos hábitos de vida do doador. A triagem rigorosa é essencial para garantir a segurança do procedimento e minimizar o risco de transmissão de patógenos.

- Condições estéreis: a manipulação e o processamento de produtos microbiológicos devem ser realizados em ambientes estéreis. O uso de salas limpas, equipamentos de proteção individual (EPI) e técnicas assépticas é essencial para prevenir a contaminação. A manutenção de condições estéreis durante todo o processo de produção e administração dos produtos microbiológicos é crucial para garantir a segurança dos pacientes.
- Controle de qualidade: a produção de probióticos e simbióticos deve seguir padrões de qualidade rigorosos para garantir a pureza e a segurança dos produtos. Isso inclui a realização de testes microbiológicos para detectar a presença de contaminantes e a verificação da viabilidade e da concentração dos microrganismos benéficos. O controle de qualidade rigoroso é essencial para garantir a eficácia das intervenções e a segurança dos pacientes.
- Monitoramento contínuo: implementar sistemas de monitoramento contínuo para detectar e prevenir contaminações durante a produção e a administração dos produtos. Isso pode incluir a realização de auditorias regulares, a implementação de protocolos de rastreabilidade e a capacitação contínua dos profissionais envolvidos na manipulação dos produtos microbiológicos. O monitoramento contínuo é essencial para garantir a segurança e a eficácia das intervenções.

- Educação e treinamento: a educação e o treinamento dos profissionais de saúde sobre as melhores práticas de manipulação e administração de produtos microbiológicos são essenciais para garantir a segurança dos pacientes. Isso inclui a conscientização sobre os riscos de contaminação e a importância de seguir os protocolos de segurança rigorosamente. A educação e o treinamento contínuos são essenciais para garantir a competência dos profissionais e a segurança dos pacientes.[16]

SUGESTÕES DE USO, INDICAÇÕES E CONTRAINDICAÇÕES

Probióticos

Os probióticos são microrganismos vivos que, quando administrados em quantidades adequadas, conferem benefícios à saúde do hospedeiro. Eles são comumente administrados por via oral, seja em cápsulas, sachês ou alimentos fortificados. A dose recomendada varia entre 1 e 10 bilhões de unidades formadoras de colônias (UFC) por dia, dependendo da cepa e da condição clínica do paciente.

- Indicações: os probióticos são indicados para uma variedade de condições, incluindo diarreia associada a antibióticos, prevenção de infecções nosocomiais, doenças inflamatórias intestinais (DII), síndrome do intestino irritável (SII), prevenção de diarreia associada a viagens, e melhoria da saúde mental com redução de sintomas de ansiedade e depressão. Para paciente com diarreia a utilização de *Lactobacillus reuteri* e *Lactobacillus acidophilus* parece ter maior efetividade.
- Contraindicações: no entanto, seu uso deve ser evitado em pacientes imuno-

comprometidos severamente, aqueles com pancreatite aguda, pacientes com cateteres venosos centrais (a não ser que a manipulação não aconteça à beira do leito) e aqueles com síndrome do intestino curto.

- Efeitos adversos potenciais: os efeitos adversos mais comuns incluem flatulência e distensão abdominal. Em pacientes imunocomprometidos, há um risco aumentado de infecção.
- Considerações especiais: é crucial escolher cepas específicas de probióticos para condições específicas e monitorar os efeitos adversos, especialmente em pacientes críticos.

Prebióticos

Prebióticos são substratos que são seletivamente utilizados por microrganismos do hospedeiro, promovendo benefícios à saúde. Eles são geralmente suplementados na forma de fibras dietéticas como inulina, fruto-oligossacarídeos (FOS) e galacto-oligossacarídeos (GOS). A dose recomendada é de 5 a 10 g por dia, ajustada conforme a tolerância individual.

- Indicações: prebióticos são indicados para a melhoria da saúde intestinal, aumento da produção de AGCC, prevenção de constipação, suporte no tratamento de doenças metabólicas como diabetes tipo 2, redução do risco de câncer colorretal e melhoria da absorção de minerais como cálcio e magnésio.
- Contraindicações: pacientes com intolerância a FODMAP (oligossacarídeos, dissacarídeos, monossacarídeos e polióis fermentáveis) e aqueles com distúrbios gastrointestinais graves que podem ser exacerbados por fibras devem evitar o uso de prebióticos.

- Efeitos adversos potenciais: os efeitos adversos incluem flatulência, distensão abdominal e diarreia em doses altas.
- Considerações especiais: a introdução gradual de prebióticos pode minimizar os efeitos adversos, e a dose deve ser ajustada conforme a tolerância individual.

Simbióticos

Simbióticos são combinações de probióticos e prebióticos em uma única formulação, potencializando os efeitos benéficos de ambos. A dose recomendada geralmente inclui 1 a 10 bilhões de UFC de probióticos e 5 a 10 g de prebióticos por dia, conforme especificado pelo produto.

- Indicações: simbióticos são indicados para a prevenção e tratamento de complicações gastrointestinais em pacientes hospitalizados, melhoria da saúde intestinal geral, suporte no tratamento de doenças DII e SII, e redução de infecções respiratórias e urinárias.
- Contraindicações: devem ser evitados em pacientes imunocomprometidos severamente, aqueles com intolerância a FODMAP e pacientes com pancreatite aguda.
- Efeitos adversos potenciais: os efeitos adversos incluem flatulência, distensão abdominal e risco de infecção em pacientes imunocomprometidos.
- Considerações especiais: é importante escolher combinações específicas de simbióticos para condições específicas e monitorar os efeitos adversos em pacientes críticos.

Posbióticos

No Brasil também conhecido como parabiótico, é definido como preparação de microrganismos inanimados e/ou seus componentes que conferem benefício à saúde do hospedeiro.[17] Atua na resposta imunológica. é administrado em doses de 10 a 100 mg por dia, conforme especificado pelo produto.

- Indicações: modulação imunológica, redução da inflamação, suporte no tratamento de doenças alérgicas e melhoria da saúde intestinal em pacientes que não podem usar probióticos vivos.
- Contraindicações: pacientes com alergia a componentes bacterianos específicos e aqueles com condições autoimunes graves devem evitar o uso de posbióticos.
- Efeitos adversos potenciais: os efeitos adversos incluem reações alérgicas e desconforto gastrointestinal.
- Considerações especiais: posbióticos são particularmente úteis em pacientes imunocomprometidos que não podem usar probióticos vivos. É essencial monitorar a eficácia e a segurança do tratamento.

Transplante de microbiota fecal

O TMF envolve a transferência de microbiota fecal de um doador saudável para um paciente com disbiose. Este procedimento pode ser realizado via colonoscopia, enema ou cápsulas orais. Geralmente, uma única infusão é suficiente, com possíveis repetições, conforme necessário.

- Indicações: para o tratamento de infecções recorrentes por *Clostridioides difficile*, potencial uso em DII e SII, tratamento de colite ulcerativa refratária e potencial uso em doenças metabólicas e neurológicas.
- Contraindicações: pacientes com imunossupressão severa, histórico de doenças infecciosas transmissíveis e condições gastrointestinais graves não relacionadas à disbiose devem evitar o TMF.
- Efeitos adversos potenciais: os efeitos adversos incluem desconforto abdominal, flatulência e risco de transmissão de patógenos.
- Considerações especiais: A seleção rigorosa de doadores é crucial, e o monitoramento pós-procedimento é necessário para detectar efeitos adversos.

Antibióticos seletivos

Antibióticos seletivos, como rifaximina e neomicina, são usados para eliminar patógenos específicos enquanto preservam a microbiota benéfica. A dose recomendada para rifaximina é de 400-550 mg 2-3 vezes ao dia por 10-14 dias, e para neomicina é de 500-1.000 mg 2-4 vezes ao dia por 5-10 dias. No Brasil, com pouco acesso, podem ser substituídos pela associação de ciprofloxacino 500 mg 2 vezes ao dia por 7 a 14 dias e metronidazol 400 mg 3 vezes ao dia por tempo semelhante.

- Indicações: são indicados para o tratamento de SIBO, encefalopatia hepática, prevenção de infecções em pacientes cirúrgicos e tratamento de infecções urinárias recorrentes.
- Contraindicações: devem ser evitados em casos de resistência bacteriana, necessidade de tratamento com antibióticos de amplo espectro e alergia ao medicamento.
- Efeitos adversos potenciais: os efeitos adversos incluem náusea, vômito, diarreia e resistência bacteriana.
- Considerações especiais: o uso criterioso é necessário para evitar resistência, e o monitoramento de efeitos adversos e eficácia do tratamento é essencial.

Terapias baseadas em metabólitos

Estas terapias envolvem a suplementação com AGCC, como butirato. A dose recomendada é de 300-500 mg por dia por 4-8 semanas.

- Indicações: são indicadas para a redução da inflamação, fortalecimento da barreira intestinal, suporte em condições inflamatórias intestinais, melhoria da saúde metabólica e potencial uso em doenças neurológicas.
- Contraindicações: pacientes com distúrbios metabólicos específicos que podem ser exacerbados por AGCC e aqueles com intolerância a suplementos específicos devem evitar estas terapias.
- Efeitos adversos potenciais: desconforto gastrointestinal, flatulência e diarreia em doses altas.
- Considerações especiais: a dose deve ser ajustada conforme a tolerância individual, e o monitoramento de efeitos adversos e eficácia do tratamento é necessário. No Quadro 1 temos um resumo dos recursos terapêuticos apresentados, com as sugestões de uso, indicações e contraindicações.

CONCLUSÃO

A microbiota intestinal desempenha um papel fundamental na saúde dos pacientes hospitalizados. A compreensão de sua composição, funções e modulação através de intervenções nutricionais e terapêuticas é essencial para melhorar os resultados clínicos. A pesquisa contínua e o desenvolvimento de novas tecnologias prometem avanços significativos nesta área, com potencial para transformar a prática da nutrologia hospitalar. A personalização das intervenções com base no perfil da microbiota do paciente, a implementação de medidas de segurança rigorosas e a educação contínua dos profissionais de saúde são essenciais para garantir a eficácia e a segurança das intervenções.

QUADRO 1   Resumo de recursos terapêuticos

Intervenção	Sugestões de uso	Indicações	Contraindicações
Probióticos	Administração de cepas específicas como *Lactobacillus* e *Bifidobacterium*. Dose recomendada: 10^9-10^{11} UFC/dia por 4-8 semanas.	Prevenção de infecções nosocomiais, suporte em disbiose, melhora da função imunológica.	Pacientes imunocomprometidos graves, risco de bacteremia ou fungemia.
Prebióticos	Suplementação com fibras dietéticas como inulina e fruto-oligossacarídeos. Dose recomendada: 5-10 g/dia por 4-8 semanas.	Estímulo ao crescimento de bactérias benéficas, aumento da produção de AGCC, suporte em constipação.	Pacientes com síndrome do intestino irritável (SII) podem apresentar desconforto gastrointestinal.
Simbióticos	Combinação de probióticos e prebióticos. Dose recomendada: conforme formulação específica por 4-8 semanas.	Prevenção de complicações gastrointestinais, suporte em disbiose, melhora da função imunológica.	Similar às contraindicações de probióticos e prebióticos individualmente.
Posbióticos	Uso de componentes não viáveis de microrganismos. Dose recomendada: conforme formulação específica por 4-8 semanas.	Modulação da resposta imunológica, redução da inflamação, melhora da função da barreira intestinal.	Poucas contraindicações conhecidas, mas deve-se considerar a individualidade do paciente.
Dietas ricas em fibras	Dietas ricas em fibras solúveis e insolúveis. Ingestão recomendada: 25-30 g/dia de fibras continuamente.	Aumento da produção de AGCC, melhora da saúde intestinal, prevenção de constipação.	Pacientes com obstrução intestinal ou condições que requerem dieta de baixo resíduo.
Transplante de microbiota fecal (TMF)	Procedimento realizado por infusão de microbiota fecal de um doador saudável.	Tratamento de infecções recorrentes por *C. difficile*, potencialmente outras condições gastrointestinais.	Pacientes com imunossupressão severa, risco de transmissão de patógenos.
Antibióticos seletivos	Uso de antibióticos de espectro estreito como rifaximina e neomicina. Dose recomendada: rifaximina 400-550 mg 2-3x/dia por 10-14 dias, neomicina 500-1.000 mg 2-4x/dia por 5-10 dias. Ou Cirpofloxacino 500 mg 2x/dia por 7-14 dias + metronodazol 400 mg 3x/dia por 7-14 dias	Tratamento de supercrescimento bacteriano no intestino delgado (SIBO), encefalopatia hepática.	Resistência bacteriana, necessidade de tratamento com antibióticos de amplo espectro, alergia ao medicamento.
Terapias baseadas em metabólitos	Suplementação com AGCC como butirato. Dose recomendada: 300-500 mg/dia por 4-8 semanas.	Redução da inflamação, fortalecimento da barreira intestinal, suporte em condições inflamatórias intestinais.	Pacientes com distúrbios metabólicos específicos que podem ser exacerbados por AGCC.

Fonte: elaborado pelos autores.

REFERÊNCIAS

1. Zmora N, Zeevi D, Korem T, et al. Personalized gut mucosal colonization resistance to empiric probiotics is associated with unique host and microbiome features. Cell. 2020;174(6):1388-1405.e21.
2. Koh A, De Vadder F, Kovatcheva-Datchary P, Bäckhed F. From dietary fiber to host physiology: short-chain fatty acids as key bacterial metabolites. Cell. 2020;165(6):1332-1345.
3. Belkaid Y, Hand TW. Role of the microbiota in immunity and inflammation. Cell. 2020;157(1):121-141.
4. Dethlefsen L, Relman DA. Incomplete recovery and individualized responses of the human distal gut microbiota to repeated antibiotic perturbation. Proc Natl Acad Sci U S A. 2021;108(Suppl 1):4554-4561.
5. Buffie CG, Pamer EG. Microbiota-mediated colonization resistance against intestinal pathogens. Nat Rev Immunol. 2021;13(11):790-801.
6. Sanders ME, Merenstein DJ, Reid G, Gibson GR, Rastall RA. Probiotics and prebiotics in intestinal health and disease: from biology to the clinic. Nat Rev Gastroenterol Hepatol. 2022;16(10):605-616.
7. Gibson GR, Hutkins R, Sanders ME, et al. Expert consensus document: The International Scientific Association for Probiotics and Prebiotics (ISAPP) consensus statement on the definition and scope of prebiotics. Nat Rev Gastroenterol Hepatol. 2022;14(8):491-502.
8. Ouwehand AC, Salminen S, Isolauri E. Probiotics: an overview of beneficial effects. Antonie Van Leeuwenhoek. 2022;82(1-4):279-289.
9. Tsilingiri K, Barbosa T, Penna G, et al. Probiotic and postbiotic activity in health and disease: comparison on a novel polarised ex-vivo organ culture model. Gut. 2022;71(5):1027-1035.
10. Makki K, Deehan EC, Walter J, Bäckhed F. The impact of dietary fiber on gut microbiota in host health and disease. Cell Host Microbe. 2023;23(6):705-715.
11. van Nood E, Vrieze A, Nieuwdorp M, et al. Duodenal infusion of donor feces for recurrent Clostridium difficile. N Engl J Med. 2023;368(5):407-415.
12. Pamer EG. Resurrecting the intestinal microbiota to combat antibiotic-resistant pathogens. Science. 2023;352(6285):535-538.
13. Koh A, De Vadder F, Kovatcheva-Datchary P, Bäckhed F. From dietary fiber to host physiology: short-chain fatty acids as key bacterial metabolites. Cell. 2023;165(6):1332-1345.
14. Zmora N, Zeevi D, Korem T, et al. Personalized gut mucosal colonization resistance to empiric probiotics is associated with unique host and microbiome features. Cell. 2023;174(6):1388-1405.e21.
15. Vich Vila A, Imhann F, Collij V, et al. Gut microbiota composition and functional changes in inflammatory bowel disease and irritable bowel syndrome. Sci Transl Med. 2023;10(472):eaap8914.
16. Wang Y, Kasper LH. The role of microbiome in central nervous system disorders. Brain Behav Immun. 2024;38:1-12.
17. Vinderola, Gabriel, Mary Ellen Sanders, and Seppo Salminen. The concept of postbiotics. Foods. 2022;11(8):1077.
18. Gibson GR, et al. Expert consensus document: The International Scientific Association for Probiotics and Prebiotics (ISAPP) consensus statement on the definition and scope of prebiotics. Nature Reviews Gastroenterology & Hepatology. 2017;14(8):491-502.

SEÇÃO XI

Pediatria

40

Nutrição enteral em pediatria

Tania Mara Perini Dillen Rosa
Karla Cristina Malta Vilanova
Samara Malta Vilanova

INTRODUÇÃO

Os pacientes pediátricos e as doenças que os levam a internações são peculiares aos pacientes adultos.[1] Eles requerem atenção especializada e apresentam demandas diversas para crescimento e desenvolvimento adequados, necessitando, portanto, de uma abordagem diferenciada e interesse na avaliação e oferta nutricional. Essa abordagem de nutrição enteral (NE) e administração adequada pode ajudar no crescimento e recuperação adequados de pacientes pediátricos com desequilíbrios nutricionais ou necessidades nutricionais.[2] Uma doença que leva à hospitalização pode levar a mudanças significativas nas necessidades nutricionais. A desnutrição resulta em maior vulnerabilidade do sistema imunológico, com maior frequência de infecções, maiores taxas de morbidade e mortalidade e internações hospitalares mais longas. O suporte nutricional na criança gravemente doente ajuda a reduzir o risco de desnutrição energética e/ou proteica, melhora a sobrevida e reduz a morbidade e mortalidade associadas.[1] Um estudo descobriu pela primeira vez que a nutrição enteral precoce (NEP) estava as-sociada à melhora da sobrevida em pacientes de Unidade de Terapia Intensiva Pediátrica (UTIP) com síndrome do desconforto respiratório agudo (SDRA), mas não estava associada à diminuição do tempo de ventilação mecânica.[3]

INDICAÇÕES DE NUTRIÇÃO ENTERAL NA PEDIATRIA

As indicações são relativas e dependem de avaliação individual, mas de um modo geral, nos pacientes hospitalizados, a NE está indicada principalmente quando não for possível ofertar, pelo menos, 70% do requerimento energético total pela via oral; no ganho ponderal ou crescimento inadequado; na perda ou não ganho de peso durante o seguimento nutricional em pacientes com doenças agudas ou crônicas.[4]

Além dos pacientes em estado crítico internados em UTIP, beneficiam-se da terapia nutricional, dentre outros, os pacientes com câncer, na fase pré e pós-quimioterapia, no traumatismo craniano cirúrgico ou não, grande queimado, transtornos gastrintestinais, como doenças inflamatórias e disabsortivas, intestino curto, pancreatite, distúrbios de sucção e de deglutição, refluxo gastroesofágico, anorexia, vômitos de difícil controle, fístulas digestivas, úlcera de pressão de maior vulto, doença pulmonar e condições específicas na prematuridade, fibrose cística, cardiopatia congênita e erros inatos do metabolismo, dentre outras condições.[4]

As recomendações das diretrizes, no que diz respeito ao início precoce da NE, preconizam que, se o tubo digestivo estiver viável e o paciente hemodinamicamente estável, a NE deve ser iniciada dentro de 24 a 48 horas. A adequada nutrição do paciente e uma estratégia terapêutica proativa podem reduzir a gravidade da doença, diminuir as complicações, o tempo de permanência na UTI, melhorar o resultado do tratamento do paciente, bem como minimizar custos.[5] No entanto, fornecer nutrição adequada para crianças gravemente doentes também é um desafio. Muitos dos estudos relatados anteriormente na literatura mostraram que um número significativo de pacientes não recebe NE durante sua doença crítica devido a barreiras evitáveis. Infelizmente, essas barreiras resultam, consequentemente, em falha ou atraso em atingir as metas nutricionais ideais. Por exemplo, restrições hídricas e distúrbios gastrointestinais geralmente interferem na administração da nutrição enteral na UTIP. Além disso, muitos procedimentos eletivos e testes diagnósticos requerem um estado de jejum.[6]

Estudos afirmam que em pacientes críticos ventilados e hemodinamicamente estáveis a alimentação enteral deve ser iniciada nas primeiras 24 a 48 horas após a admissão. Da mesma forma, Artinian et al. relataram em seu estudo que, quando a alimentação enteral foi iniciada dentro de 24 horas, uma diminuição na unidade de terapia intensiva (UTI) e na mortalidade hospitalar foi notada (18,1% vs. 21,4%, P − 0,01 e 28,7% vs. 33,5%, P = 0,001, respectivamente).[6]

CONTRAINDICAÇÕES DE NUTRIÇÃO ENTERAL

Fatores relacionados à doença crítica, como instabilidade hemodinâmica, procedimentos e restrição hídrica, continuam a representar desafios contínuos para alimentação enteral em crianças. Contraindicações absolutas à NE são problemas com a função gastrointestinal, como íleo paralítico ou mecânico e obstrução ou perfuração intestinal. As contraindicações relativas incluem dismotilidade intestinal, enterocolite necrotizante, megacólon tóxico, peritonite difusa, sangramento gastrointestinal e fístula entérica de alto débito. No entanto, se possível, deve-se evitar o jejum total e manter um suprimento nutricional intestinal mínimo.[2] Apesar da importância da nutrição para os pacientes em UTIP, o tempo prolongado para o início da dieta e as interrupções frequentes, muitas vezes evitáveis, podem resultar em grandes déficits nutricionais ao longo da internação.[7]

VIAS DE ADMINISTRAÇÃO DO SUPORTE ENTERAL

O fornecimento de nutrição enteral requer acesso prolongado ao estômago ou ao intestino delgado proximal. As vias de administração para nutrição enteral incluem alimentação nasogástrica, nasoduodenal, nasojejunal, gastrostomia e jejunostomia (seja direta ou através do estômago). A escolha do acesso depende de por quanto tempo a alimentação será necessária, considerações anatômicas (p. ex., incapacidade de acessar o trato gastrointestinal superior por via endoscópica) e presença de doenças coexistentes, incluindo doença do RGE (Figura 1). Em pacientes com necessidade de acesso enteral a curto prazo, incluindo pacientes hospitalizados, o acesso nasoentérico com sonda específica fina (p. ex., Dobhoff, Corpak Inc, Wheeling, IL) atende aos requisitos limitados de acesso enteral.[8]

No recém-nascido (RN), o tipo de sonda indicado é a orogástrica, pois a nasogástrica reduz em torno de 30 a 50% a luz do ducto nasal, aumentando assim o trabalho respiratório.[9] Sondas específicas para lactentes e crianças, macias e de pequeno calibre, devem ser usadas com alimentação nasal (5, 6 ou 8 Fr).

A escolha da sondagem gástrica ou do intestino delgado permanece controversa. As supostas vantagens da sondagem gástrica incluem facilidade de colocação dela, capacidade de usar alimentação em bólus, que pode ser mais apropriada fisiologicamente, e custo reduzido ao evitar a necessidade de confirmação radiográfica. Os defensores da alimentação do intestino delgado relatam uma incidência reduzida de aspiração e melhor ingestão calórica.[9] Os dispositivos de acesso devem ser colocados por ou sob a supervisão de um médico, enfermeira ou profissional de saúde, especialmente treinado, que seja proficiente na colocação de dispositivos de acesso em crianças e que seja competente e conhecedor do reconhecimento e gerenciamento de complicações associadas à colocação e à manutenção de dispositivos de acesso.[10]

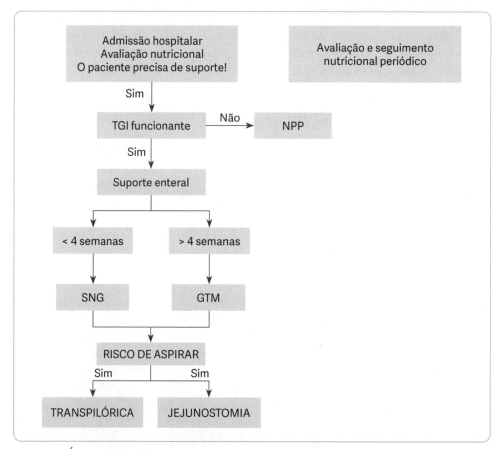

FIGURA 1 Árvore de decisão para o suporte nutricional enteral.
GTM: gastrostomia; NPP: nutrição parenteral; SNG: sonda nasogástrica.
Fonte: Feferbaum, 2020.[13]

COMO A NUTRIÇÃO DEVE SER MONITORADA NA CRIANÇA GRAVEMENTE DOENTE

Os objetivos do monitoramento nutricional na criança gravemente enferma devem ser avaliar seu efeito sobre o estado nutricional e detectar efeitos adversos. A avaliação nutricional na criança criticamente enferma é complicada porque os métodos antropométricos (peso e dobras cutâneas), que são os mais simples, são relativamente insensíveis a mudanças de curto prazo e podem ser afetados por variações na composição corporal (edema ou desidratação).

Algumas proteínas séricas de meia-vida curta, como a pré-albumina e a proteína ligadora de retinol, são indicadores relativamente sensíveis e específicos do estado nutricional, embora ainda haja pouca experiência com seu uso em crianças gravemente enfermas. A calorimetria indireta é o melhor método para medir o gasto energético e, juntamente com o balanço de nitrogênio, que é fácil de calcular e permite determinar o catabolismo proteico, e a análise da nutrição administrada, o equilíbrio entre a entrega e utilização de energia e substratos imediatos pode ser calculado. A maior limitação para alcançar nutrição enteral adequada em crianças gravemente doentes é o aparecimento de complicações gastrointestinais.[11]

Complicações

As complicações gastrointestinais mais comuns são distensão abdominal, resíduos gástricos excessivos, vômitos, diarreia e constipação (Quadro 1). Em um estudo, a incidência de complicações da nutrição enteral foi a seguinte: vômito, 17,9%; distensão abdominal, 13,2%; resíduos gástricos excessivos, 4,7%; e diarreia, 11,3%. Os fatores de risco mais importantes para complicações gastrointestinais são choque, insuficiência renal aguda, hipofosfatemia e administração de catecolaminas, sedativos e relaxantes musculares. Não existem estudos clínicos que tenham avaliado a utilidade de dietas especiais, procinéticos e laxantes na prevenção e tratamento dessas complicações na criança gravemente doente.[11]

INTERVENÇÃO NUTRICIONAL ENTERAL NA CRIANÇA INTERNADA

Iniciando os cálculos

A Society of Critical Care Medicine (SCCM) e a American Society for Parenteral and Enteral Nutrition (ASPEN) sugerem a realização de calorimetria indireta (CI) para determinação dos requerimentos de energia das crianças em terapia nutri-

QUADRO 1 Complicações da terapia nutricional

Gastrointestinais	Mecânicas	Infecciosas	Metabólicas
Distensão abdominal	Obstrução da sonda	Pneumonia aspirativa	Sobrecarga hídrica
Vômitos	Perfuração de órgãos	Sinusite	Hiperglicemia
Diarreia	Posição incorreta do cateter	Otite média	Superalimentação
Esofagite	Infusão venosa		Desequilíbrios hidroeletrolíticos
	Alterações nasofaríngeas		Azotemia
	Pneumotórax		

Fonte: Padilha, 2011.[12]

cional (TN). Entretanto, o equipamento é especializado e de custo elevado, o que não permite seu uso rotineiro. Assim, na ausência da CI, algumas equações têm sido sugeridas para a estimativa destes requerimentos, como a da Organização Mundial da Saúde (OMS) e a de Shofield (Quadro 2);[13] sem acréscimo do fator de estresse em crianças gravemente doentes, eles devem ser usados seletivamente, com cautela, pois seu uso rotineiro pode resultar em superalimentação não intencional.[14]

Escolhendo a fórmula

As dietas enterais apresentam várias especificações, com diferenças em relação a tipo de proteína, carboidrato, gordura, osmolaridade e densidade calórica, além de minerais, oligoelementos, vitaminas e fibras. Podem ser classificadas de acordo com o seu conteúdo de carboidrato e proteína em: poliméricas, semielementares e elementares. As dietas poliméricas apresentam proteína intacta e carboidratos complexos; as semielementares, pequenos peptídeos e ami-

noácidos; e as elementares, apenas aminoácidos livres e carboidratos simples. Os carboidratos podem ser polissacarídeos (necessitam de digestão enzimática) ou oligossacarídeos e fibras, que são fermentadas pelas bactérias intestinais, formando ácidos graxos de cadeia curta. Os lipídios podem ser triglicerídeos de cadeia curta ou longa. Os triglicerídeos de cadeia longa necessitam de digestão enzimática e dos sais biliares para sua absorção, enquanto os triglicerídeos de cadeia curta são absorvidos diretamente pela mucosa intestinal.[12]

As crianças requerem uma carga reduzida de solutos renais e uma maior concentração de vitaminas e minerais vitais para promover o crescimento e o desenvolvimento. Uma avaliação nutricional completa, incluindo antropometria, histórico de crescimento, histórico de dieta, ingestão atual, índices bioquímicos, regime alimentar atual, nível de atividade, grau de falência/doença de órgãos, idade/histórico de prematuridade, aumento de perdas, capacidade de absorção e produção de fezes é uma questão importante a ser considerada antes

QUADRO 2   Necessidade de energia de crianças em terapia nutricional

Equação	Cálculo
Schofield, 1985	**Meninos:** 0-3 anos: (0,167 × P [kg]) + (15,174 × E [cm]) − 617,6 3-10 anos: (19,59 × P [kg]) + (1,303 × E [cm]) + 414,9 10-18 anos: (16,25 × P [kg]) + (1,372 × E [cm]) + 515,5 **Meninas:** 0-3 anos: (16,252 × P [kg]) + (10,232 × E [cm]) − 413,5 3-10 anos: (16,969 × P [kg]) + (1,618 × P [cm]) + 371,2 10-18 anos: (8,365 × P [kg]) + (4,65 × E [cm]) + 200
FAO/WHO WHO, 1985	**Meninos:** 0-3 anos: (60,9 × P [kg]) − 54 3-10 anos: (22,7 × P [kg]) + 495 10-18 anos: (17,5 × P [kg]) + 651 **Meninas:** 0-3 anos: (61 × P [kg]) − 51 3-10 anos: (22,5 × P [kg]) + 499 10-18 anos: (12,2 × P [kg]) + 746

E: estatura; P: peso.
Fonte: Feferbaum, 2020.[13]

de prescrever o tipo de fórmula e a quantidade de nutrição.[8]

Estudos têm mostrado que o leite materno (LM) desempenha um papel importante no tratamento de prematuros, pois não só contém nutrientes ricos, mas também contém um grande número de substâncias biologicamente ativas, substâncias antioxidantes, fatores de crescimento, hormônios e oligossacarídeos do leite humano e outras substâncias ativas importantes, para prevenir doenças, promover o crescimento de bebês e, a longo prazo, saúde. Além disso, o LM é rico em células vivas, incluindo células do sistema imunológico e células-tronco. Estudos demonstraram que o LM pode reduzir a incidência de doenças graves em prematuros, promover o estabelecimento precoce de nutrição enteral em prematuros e beneficiar o crescimento e a saúde de longo prazo de prematuros.[15]

Deve-se notar a importância da síndrome de realimentação em crianças criticamente enfermas, que podem passar rapidamente do estado de fome para o estado alimentado, tanto via nutrição enteral quanto parenteral. Essa síndrome causa complicações graves, como anormalidades eletrolíticas, insuficiência cardíaca, insuficiência respiratória e morte.[11]

REFERÊNCIAS

1. Corkins MR, Griggs KC, Groh-Wargo S, Han-Markey TL, Helms RA, Muir LV, et al.; Task Force on Standards for Nutrition Support: Pediatric Hospitalized Patients; and the American Society for Parenteral and Enteral Nutrition Board of Directors. Standards for nutrition support: pediatric hospitalized patients. Nutrition in Clinical Practice. 2013;28(2):263-276.

2. Yi DY. Enteral nutrition in pediatric patients. Pediatr Gastroenterol Hepatol Nutr. 2018 Jan;21(1):12-19. DOI: 10.5223/pghn.2018.21.1.12. Epub 2018 Jan 12. PMID: 29383300; PMCID: PMC5788946,

3. Wong J, Han W, Sultana R, Loh TF, Lee JH. Nutrition delivery affects outcomes in pediatric acute respiratory distress syndrome. J Parenter Enter Nutr 2016 Mar;1.

DOI: https://doi.org/10.1177/0148607116637937. 148607116637937.

4. Ramos V, Silva JP, Lamouniere JÁ, Pinasco GC, Nutrição Enteral, Diretrizes clínicas: terapia nutricional na criança hospitalizada / Valmin Ramos-Silva, Greyce Sanches Moreira de Rezende, Simone Eslacher Medici (organizadores). Vitória/ES: Emescam, 2014. p.111-118.

5. Meireles GCL de A, Gomes ACV, Olinto EO dos S, Barreto MR, Batista I. G dos S. Nutrição enteral precoce em paciente crítico pediátrico: evolução da conduta nutricional e desfecho clínico / Early enteral nutrition in pediatric critical patient: evolution of nutritional conduct and clinical outcome. Brazilian Journal of Health Review. 2021;4(1):1603-1619. DOI: https://doi.org/10.34119/bjhrv4n1-134.

6. Fahad A, et al. Barriers to the delivery of enteral nutrition in pediatric intensive care units: A national survey, International Journal of Pediatrics and Adolescent Medicine. 2021;8(3):186-190, ISSN 2352-6467. DOI: https://doi.org/10.1016/j.ijpam.2020.12.003.

7. Meireles GCL de A, Gomes ACV, Olinto EO dos S, Barreto MR, Batista IG dos S. Early enteral nutrition in pediatric critical patient: evolution of nutritional conduct and clinical outcome. Brazilian Journal of Health Review. 2021;4(1):1603-1619. DOI: https://doi.org/10.34119/bjhrv4n1-134.

8. Axelrod D, Kazmerski K, Iyer K. Pediatric enteral nutrition. JPEN. Journal of parenteral and enteral nutrition. 2006;30(1 Suppl):S21-S26. DOI: https://doi.org/10.1177/01486071060300S1S21.

9. Lopez FA, Campos Júnior D. Tratado de pediatria. Barueri: Manole; 2007.

10. Corkins MR et al. Standards for Nutrition Support: Pediatric Hospitalized Patients, Nutrition in Clinical Practice. April 2013;28(2):263-276.

11. Prieto MB, Cid JL. Malnutrition in the critically ill child: the importance of enteral nutrition. International journal of environmental research and public health. 2011;8(11):4353-4366. DOI: https://doi.org/10.3390/ijerph8114353.

12. Padilha PC, et al. Terapia nutricional enteral no paciente crítico pediátrico: uma revisão de literatura. Revista Brasileira de Nutrição Clínica. 2011;26(2):126-34.

13. Feferbaum R, org. Manual de Suporte Nutricional da Sociedade Brasileira de Pediatria. Revisores: Luciana Rodrigues Silva, Dirceu Solé; apresentação: Luciana Rodrigues Silva. 2.ed. Rio de Janeiro: Departamento Científico de Suporte Nutricional da Sociedade Brasileira de Pediatria; 2020. 243f.

14. Mehta NM, et al. Guidelines for the provision and assessment of nutrition support therapy in the pediatric critically Ill patient: Society of Critical Care Medicine and American Society for Parenteral and Enteral Nutrition. Journal of Parenteral and Enteral Nutrition. 2017;41(5):706-742.

15. Musheng L, Lini C. Aplicação da Nutrição Enteral Precoce em Crianças Críticas. Unidade de Terapia Intensiva Pediátrica, Centro Médico Infantil e Feminino de Guangzhou. Universidade Médica de Guangzhou, Guangzhou, China DOI: 10.4236/ojped.2021.114050.

41

Nutrição parenteral pediátrica

Tania Mara Perini Dillen Rosa
Karla Cristina Malta Vilanova
Thaís Simões Lacerda
Maria Amelia Caldeira de Souza
Greyce Sanches Moreira de Rezende

INTRODUÇÃO

A nutrição parenteral (NP) consiste em infusão endovenosa de macronutrientes (aminoácidos,lipídios e carboidratos), micronutrientes (eletrólitos, minerais, vitaminas e oligoelementos) e água. A nutrição enteral (NE) é a via de eleição na maioria dos pacientes e deve ser sempre preferível. Quando a via enteral for insuficiente, ou em sua impossibilidade, deve-se utilizar a NP para garantir o aporte nutricional adequado aos pacientes que necessitarem, principalmente os que apresentam enfermidades crônicas complexas.[1]

A nutrição parenteral pode ser total (NPT), quando ocorre exclusivamente por via endovenosa, ou parcial (NPP), quando há infusão de nutrientes também por via enteral.

INDICAÇÕES

As principais indicações de NP estão listadas a seguir.[1,2]

- Condições gastrointestinais:
  - Anomalias congênitas do trato gastrointestinal.
  - Síndrome do intestino curto.
  - Enterocolite necrosante.
  - Isquemia intestinal.
  - Trauma abdominal.
  - Pseudo-obstrução intestinal.
  - Pós-operatório de cirurgia abdominal.
  - Doença inflamatória intestinal.
  - Dismotilidade intestinal grave.
  - Intuscepção, volvo intestinal, aganglionose colônica.
  - Transplante intestinal.
  - Alterações da parede abdominal (gastrosquise, onfalocele).
  - Malabsorção intestinal: displasia intestinal, inclusão microvilositária, enterostomia proximal, diarreia grave prolongada, imunodeficiências, fístula enterocutânea de alto débito.
  - Grandes cirurgias abdominais sem possibilidade de via enteral por pelo menos 3 dias em pacientes desnutridos e por 5-7 dias nos eutróficos.
  - Outras condições gastrointestinais: hemorragia digestiva, vômitos incoercíveis, isquemia intestinal, íleo meconial, mucosite ou enterite grave por quimioterapia, insuficiência hepática grave, pancreatite complicada, fístula pancreática.

- Prematuridade:
  - Prematuridade extrema.
  - Insuficiência respiratória com hipoxemia e acidose, hipotensão com necessidade de drogas vasoativas, asfixia perinatal.
  - Enterocolite necrosante ou obstrução intestinal.
  - Cardiopatias congênitas com repercussão hemodinâmica.
  - Íleo paralítico.
- Enfermidades extradigestivas:
  - Pós-operatório de cirurgia cardíaca, caquexia cardíaca.
  - Broncodisplasia.
  - Quilotórax.
  - Anorexia nervosa.
  - Paciente criticamente enfermo.
  - Insuficiência renal grave.
  - Perioperatório de paciente desnutrido grave.

CÁLCULO DA OFERTA HÍDRICA

A oferta hídrica deve se basear na regra de Holliday e Segar, que estima a atividade metabólica diária a partir do peso corpóreo, em indivíduos sadios, devendo também considerar a doença de base e estado de hidratação do paciente. Com base nessa fórmula (Tabela 1), propõe-se a reposição de acordo com a idade, devendo ser consideradas situações clínicas que modificam

TABELA 1   Requerimento hídrico na criança e no adolescente (mL/kg/dia)

Peso corporal (kg)	Necessidade hídrica
Até 10	100 mL/kg/dia
10-20	1.000 mL + 50 mL para cada kg acima de 10 kg
> 20	1.500 mL + 20 mL para cada kg acima de 20 kg

Fonte: Holliday e Segar, 1957.

o estado de hidratação, como febre, hiperventilação, perdas gastrointestinais, insuficiência renal e cardíaca e ventilação mecânica. A avaliação da adequação de fluidos pode ser realizada por meio de balanço hídrico, avaliação clínica de sinais de desidratação ou edema e controle de hematócrito, ureia e eletrólitos.[3]

O volume total, para infusão em 24 horas, englobará a soma de todos os componentes da solução parenteral (SP), sendo o volume de água destilada acrescentado ao final do cálculo para completar o volume a ser infundido.

CÁLCULO DA ENERGIA: REQUERIMENTO CALÓRICO

Ao serem avaliadas as necessidades energéticas em pediatria, deve-se considerar o requerimento nutricional para idade, gênero, doença de base e objetivo da terapia nutricional. Para fase aguda e estável, a oferta calórica deverá suprir a manutenção da massa muscular e das funções orgânicas (catabolismo); e para os pacientes não críticos, progride-se a meta energética de anabolismo para fase de recuperação (Tabela 2).

O fornecimento de energia deve ser suficiente para promover o crescimento adequado, evitar a perda de massa magra, promover desenvolvimento motor e cognitivo apropriado e auxiliar na imunidade. Quando em excesso, podem ocorrer complicações a curto e longo prazo, como hiperglicemias, risco aumentado de infecções, esteatose hepática e alteração do metabolismo.[4]

Os elementos da NP que fornecem energia são glicose, aminoácidos e lipídeos. É necessário equilibrar os macronutrientes para atingir o valor calórico total, a meta calórica e a adequação dos percentuais que devem ser alcançados, com aumento gradativo, em torno de 5 a 8 dias de NP. As soluções de lipídeos fornecem 10 a 12 kcal/mL, dependendo do fabricante, pois são acrescidas à solução algumas moléculas de carboidratos visando à estabilidade. O tipo de glicose utilizada fornece 3,4 kcal/g. Em situações habituais, a distribuição de calorias na NP deve ser 10 a 15% em proteínas (4 kcal/g), 25 a 35% em lipídeos (9 kcal/g) e 50 a 60% em carboidratos (4 kcal/g).[4]

CÁLCULOS DOS MACRONUTRIENTES

Carboidratos

São a principal fonte de energia na nutrição e fornecem, em média, 50 a 60% das calorias diárias. Em NP, os carboidratos são ofertados por meio da dextrose, forma monoidratada da glicose. O monitoramento deve ser realizado diariamente por glicemia capilar e ajustado conforme evolução do paciente, com objetivo de evitar complicações, como hipoglicemia ou hiperglicemia.

A oferta adequada de glicose deve estar de acordo com a fase da doença (aguda, estável, em recuperação) (Tabela 3).[5] Considerar fase aguda quando o paciente necessitar de suporte ventilatório, sedação, drogas vasoativas; fase estável quando o paciente estável hemodinamicamente; e fase de recuperação quando suspensa a terapia de suporte.

Diante da necessidade de aumento da oferta de glicose, não exceder a capacidade máxima de oxidação da glicose de 12 mg/kg/min em lactentes e 3,8 mg/kg/min

em crianças maiores e adolescentes, visando manter a glicemia entre 70 e 144 mg/dL. O excesso da oferta de glicose, estresse agudo e uso de corticosteroides levam à hiperglicemia, com consequente aumento da lipogênese, que pode levar à glicosúria, diurese osmótica, hiperosmolaridade e, eventualmente, esteatose e cirrose hepática. A hiperglicemia (glicemia > 145 mg/dL) em crianças criticamente doentes está associada ao aumento de morbimortalidade. Sendo assim, caso esses pacientes tenham medidas seriadas de glicemia > 180 mg/dL, está indicado uso de insulina em infusão contínua.[5]

Lipídios

As emulsões lipídicas na nutrição parenteral são utilizadas como fonte de calorias de alto conteúdo energético (30-40% das necessidades) e baixa osmolaridade. Elas promovem fornecimento de ácidos graxos essenciais (AGEs) – ácidos linoleico e linolênico. Essas emulsões devem ser utilizadas com cautela em pacientes com insuficiência hepática, pancreatite, sepse, hipertensão pulmonar e síndrome do desconforto respiratório. A administração de emulsões lipídicas auxilia no aporte de vitaminas lipossolúveis (A, D, E e K) ao organismo.[6]

A infusão de lipídeos deve se iniciar em uma dose de 1 g/kg/dia até o máximo de 3 g/kg/dia. Altas doses de lipídeos ou taxa de infusão excessiva podem levar à síndrome de sobrecarga de gordura, caracterizada por

TABELA 2 Necessidade calórica (kcal/kg/dia) para nutrição parenteral nas diferentes fases da doença

Faixa etária (anos)	Fase aguda	Fase estável	Fase de recuperação
0-1	45-50	60-65	75-85
1-7	40-45	55-60	65-75
7-12	30-40	40-55	55-65
12-18	20-30	25-40	30-55

Fonte: Joosten et al., 2018.[4]

TABELA 3 Recomendação de glicose parenteral de acordo com peso e fase da doença – TIG (mg/kg/min)

	Fase aguda	Fase estável	Fase de recuperação
Até 10 kg	2-4	4-6	6-10
11-30 kg	1,5-2,5	2-4	3-6
31-45 kg	1-1,5	1,5-3	3-4
> 45 kg	0,5-1	1-2	2-3

Fonte: Mesotten et al., 2018.[5]

cefaleia, febre, hepatoesplenomegalia, icterícia, anemia, leucopenia e trombocitopenia, além de alteração de fibrinogênio e risco de coagulopatia. Nos casos de hipertrigliceridemia (triglicerídeos séricos > 265 mg/dL em lactentes ou > 400 mg/dL em crianças maiores) ou de síndrome de sobrecarga de gordura, é recomendado reduzir a dose.[6]

A origem dos óleos utilizados nas emulsões lipídicas influencia na quantidade de ácidos graxos poli-insaturados de cadeia longa (LC-Pufas), vitamina E e fitosteróis, o que pode influenciar na formação de diversos marcadores inflamatórios e mediar a resposta imunológica.[1] Em pediatria recomenda-se a emulsão 20%, que contém melhor relação triglicerídeos/fosfolipídios, e maior concentração calórica (2,0 kcal/mL).[2]

Proteínas

As proteínas são constituídas por aminoácidos (AA), importantes componentes estruturais e funcionais das células, e essenciais para crescimento, desenvolvimento, processos enzimáticos, resposta imunológica e formação neuromuscular.[1] A meta principal de nutrir é promover síntese proteica (Tabela 4). Nos pacientes em NP, o objetivo é promover formação de massa magra, e para isto é necessário oferecer proteínas, que são o seu principal substrato, e calorias não proteicas para que estas proteínas sejam utilizadas para este fim e não para neoglicogênese (queima como energia).[2]

Alguns aminoácidos são considerados essenciais por não serem sintetizados pelos humanos e, portanto, devem ser ofertados por meio da dieta enteral e das soluções parenterais: histidina, isoleucina, leucina, lisina, metionina, fenilalanina, treonina, triptofano e valina.[7]

Em pediatria, a quantidade de calorias não proteicas por grama de nitrogênio deve ser 120 a 180 kcal não proteicas (CNP)/gN2.[8] Nas situações de anabolismo, espera-se 150 a 250 CNP para cada grama de nitrogênio (N) ofertado, e nos casos de hipermetabolismo e catabolismo, essa relação deve ser de 90 a 150 CNP por grama de nitrogênio.[9] A administração de calorias não proteicas (carboidratos e lipídios) em quantidades insuficientes faz que os aminoácidos sejam utilizados como fonte calórica e não para a síntese proteica, assim como o excesso de calorias não proteicas por grama de nitrogênio pode promover formação de massa gorda.[2]

CÁLCULOS DE MICRONUTRIENTES

Eletrólitos

Na NP devem ser colocadas as quantidades de manutenção (Tabela 5) e, se o paciente apresentar desequilíbrio hidroeletrolítico, esta complementação deve ser feita em solução endovenosa paralela, assim não modificando a prescrição da parenteral todos os dias, ou até mesmo várias vezes

TABELA 4 Necessidades de proteínas (g/kg/dia) para faixa etária pediátrica

Faixa etária	Dose (g/kg/dia)
1 mês a 3 anos	1-2,5
3 a 18 anos	1-2

Fonte: Goudoever et al., 2018.[7]

por dia, onerando o tratamento. Os ajustes devem ser realizados de acordo com as necessidades individuais de cada paciente, por meio da dosagem sérica de eletrólitos.[10,11]

Vitaminas

As necessidades de vitaminas variam conforme a idade e a condição clínica. Costuma-se utilizar soluções padronizadas de mistura de vitaminas para pediatria, sendo possível adequar a dose às necessidades do paciente.[2] As vitaminas hidrossolúveis e lipossolúveis devem ser ofertadas em solução de polivitamínicoendovenoso. Na Tabela 6 estão as RDA para faixa etária, considerando a média da necessidade diária de vitaminas, respeitando a UL para as vitaminas lipossolúveis.[12]

A dosagem dos níveis séricos das vitaminas não costuma ser necessária pela falta de benefício clínico, exceto a vitamina D, que deve ser monitorada principalmente em pacientes em uso prolongado de NP e conforme condições clínicas basais.[1]

Nos pacientes em NP cuja composição utilizada de vitaminas não contenha vitamina K, é recomendado o uso de 5 mg/semana ou com intervalos maiores, conforme o tempo de protrombina. Naqueles que recebem NP associada à NE, a administração de vitamina K pode ser dispensada, quando o controle de tempo de protrombina permanece normal.[2]

Oligoelementos

São minerais de baixo peso molecular que atuam como catalisadores de reações enzimáticas importantes, sendo eles: ferro, zinco, cobre, iodo, selênio, manganês, molibdênio e cromo (Tabela 7).[1]

As crianças com colestase não devem receber soluções de oligoelementos que contenham cobre e manganês. Em insuficiência renal zinco, selênio, molibdênio e cromo devem ser evitados ou usados com cautela. As crianças com diarreia importante, com perdas excessivas por ileostomia ou com fístulas digestivas de alto débito, devem receber suplementação adicional de zinco.[2]

Osmolaridade

A importância da adequação da osmolaridade da SP com o local da ponta do cateter venoso está na prevenção de graves complicações, como flebite, esclerose de vasos com perda permanente de acessos venosos, trombose venosa e tromboembolismo com risco de morte, que são decorrentes de infusão

TABELA 5 Requerimentos diários de eletrólitos e minerais

Eletrólitos	1 mês-1 ano	1-2 anos	3-5 anos	6-12 anos	13-18 anos
Na(mEq/kg/d)	2-3	1-3	1-3	1-3	1-3
K (mEq/kg/d)	1-3	1-3	1-3	1-3	1-3
Ca (mg/kg/d)	20-60	10-16	10-16	10-16	10-16
P(mMol/kg/d)	0,5-1,3	0,2-0,7	0,2-0,7	0,2-0,7	0,2-0,7
Mg(mEq/kg/d)	0,2-0,4	0,2	0,2	0,2	0,2

Fonte: Jochum et al., 2018;[10] Mihatsch et al., 2018.[11]

TABELA 6 Requerimentos diários de vitaminas por via parenteral

Vitaminas	Lactente (dose/kg/dia)	Criança (dose/dia)	Adolescente (dose/dia)
Vitamina A – retinol (UI)	500-1.000	500	3.300
Vitamina D – calciferol (UI)	32	400	200
Vitamina E – tocoferol (mg)	2,8-3,5	7	10
Vitamina K – fitomenadiona (mcg)	10	200	150
Vitamina B1 – tiamina (mg)	0,35-0,5	1,2	6
Vitamina B2 – riboflavina (mg)	3,6	1,4	3,6
Vitamina B3 – niacina (mg)	4-6,8	17	40
Vitamina B5 – pantetonato (mg)	1-2	5	15
Vitamina B6 – piridoxina (mg)	0,15-0,2	1	6
Vitamina B7 – biotina (mcg)	5-8	20	60
Vitamina B9 – folato (mcg)	56	140	600
Vitamina B12 – cianocobalamina (mcg)	0,3	1	5
Vitamina C (mg)	15-25	80	200

Fonte: adaptada de Vanek, 2012.[12]

TABELA 7 Requerimentos diários de oligoelementos

Oligoelemento	Lactente (mcg/kg/dia)	Criança (mcg/kg/dia)	Adolescente (dose/dia)
Zinco	50-250	50	2,5-5 mg
Cobre	20	20	0,3-0,5 mg
Manganês	1	1	0,06-0,1 mg
Cromo	0,2	0,2	10-15 mcg
Selênio	1-3	1-3	20-60 mcg

Fonte: Vanek et al., 2012.[12]

venosa de soluções hiperosmolares em vasos de pequeno calibre e baixo fluxo sanguíneo. A via de acesso venoso periférico pode ser utilizada com osmolaridade da SP ≤ 900 mOsm/L. Osmolaridade maior ou concentração periférica de glicose maior do que 12% deve-se obrigatoriamente utilizar acesso venoso central.[13]

COMPLICAÇÕES

A complicação mais frequente da NP é a infecção associada ao cateter.[2] Outras complicações relacionadas ao cateter incluem oclusão por precipitação da solução ou por trombose, extravasamento da NP, migração, perda ou quebra do cateter.[14] Entre as relacionadas aos componentes da solução e ao uso prolongado da NP estão as tromboflebites, doença metabólica óssea e PNALD, que cursa com colestase, esteatose hepática, fibrose e pode evoluir para cirrose hepática.[2]

MONITORIZAÇÃO CLÍNICA E LABORATORIAL

O acompanhamento clínico de um paciente em NP inclui os seguintes cuidados:

1) exame clínico diário completo (atividade, estado geral, cor da pele e mucosas, hidratação, perfusão periférica, pulsos, respiração, acesso venoso, edemas etc.); 2) controle de sinais vitais a cada 4 horas; 3) peso diário; 4) balanço hídrico; 5) controle semanal de estatura e perímetro cefálico em prematuros; 6) controle laboratorial[2] (Quadro 1).

QUADRO 1 Controle laboratorial

	Primeira semana	A seguir
Sódio, potássio e cálcio	Cada 2 ou 4 dias*	Semanal
Fósforo e magnésio	Semanal*	Se necessário
Ureia e creatinina	Cada 3 dias	Semanal
Glicemia	Cada 2 ou 3 dias*	Semanal
Glicemia capilar	3 vezes ao dia	Se necessário
Triglicerídeos e colesterol	Cada 2 ou 3 dias	Semanal ou quando aumentar infusão de lipídios
TGO, TGP, GGT	Semanal	Semanal
Turvação plasmática	Se possível, a cada 2 dias	Semanal
Glicosúria	Cada 8 horas	Diário
Densidade urinária	Cada 8 horas	Diário
Pré-albumina	Semanal	Semanal
Hemograma	Semanal	Semanal
Albumina	Avaliação inicial	Cada 3 semanas

*Quando houver risco de síndrome de realimentação está indicada coleta diária, particularmente de glicemia capilar, fósforo, magnésio e potássio.
GGT: gama glutamil transferase; TGO: transaminase glutâmico-oxalacética; TGP: transaminase glutâmico pirúvica.

REFERÊNCIAS

1. Navarro NF, Nogueira-de-Almeida CA, Mello ED. Nutrição parenteral em crianças e adolecentes. In: Nogueira-de-Almeida CA, Mello ED. Nutrologia pediátrica: prática beaseada em evidências. 2.ed. Santana de Parnaíba (SP): Manole; 2022.

2. Feferbaum R, Silva LR, Solé D, et al. Manual de suporte nutricional da Sociedade Brasileira de Pediatria. 2.ed. Rio de Janeiro: Departamento Científico de Suporte Nutricional da Sociedade Brasileira de Pediatria; 2020.

3. Jochum F, Moltu SJ, Senterre T, Nomayo A, Goulet O, Iacobelli S et al. ESPGHAN/Espen/ESPR/CSPEN guidelines on pediatric parenteral nutrition: fluid and electrolytes. Clin Nutr. 2018;37(6 Pt B).

4. Joosten K, Embleton N, Yan W, Senterre T. ESPGHAN/ESPEN/ESPR/CSPEN guidelines on pediatric parenteral nutrition: energy. Clin Nutr [Internet]. 2018;37(6).

5. Mesotten D, Joosten K, Kempen A, Verbruggen S. ESPGHAN/ESPEN/ESPR/CSPEN guidelines on pediatric parenteral nutrition: carbohydrates. Clin Nutr [Internet]. 2018;37(6).

6. Lapillonne A, Mis NF, Goulet O, Akker CHP, Wu J, Koletzko B, et al. ESPGHAN/Espen/ESPR/CSPEN guidelines on pediatric parenteral nutrition: lipids. Clin Nutr. 2018;37.

7. Goudoever JB, Carnielli V, Darmaun D, Pipaon MS. ESPGHAN/Espen/ESPR guidelines on pediatric parenteral nutrition: amino acids. 2018.

8. Goudoever JB, Carnielli V, Darmaun D, Pipaon MS; ESPGHAN/ESPEN/ESPR guidelines on pediatric parenteral nutrition: Amino acids, Clin Nutr. 2018 Jun 18. pii: S0261-5614(18)31164-6

9. Silva VR, Rezende GSM. Nutrição parenteral. In: Diretrizes clínicas: terapia nutricional na criança hospitalizada. Vitória: Emescam; 2014.

10. Jochum F, et al. ESPGHAN/ESPEN/ESPR/CSPEN – Guidelines on Paediatric Parenteral Nutricion: Fluids and Electrolytes. Clin Nutrition, 2018.

11. Mihatsch W, et al. ESPGHAN/ESPEN/ESPR/CSPEN – Guidelines on Paediatric Parenteral Nutricion: Calcium, phosphorus and magnesium. Clin Nutrition. 2018.

12. Vanek VW, et al. ASPEN Position Paper: Recommendations for changes in commercially available parenteral multivitamin and multi – trace element products. Nutr Clin Pract. 2012.

13. Pittiruti M, et al. ESPEN Guidelines on Parenteral Nutrition: Central Venous Catheters (access, care, diagnosis and therapy of complications). Clin Nutrition. 2009.

14. Hartman C, Shamir R, Simchowitz V, Lohner S, Cai W, Decsi T, et al. ESPGHAN/Espen/ESPR/CSPEN guidelines on pediatric parenteral nutrition: complications. Clin Nutr [Internet]. 2018;37(6).

42
Avaliação do estado nutricional na criança hospitalizada

Tania Mara Perini Dillem Rosa
Karla Cristina Malta Vilanova
Samara Malta Vilanova
Melissa Pereira de Oliveira
Bruna Junger de Lima Tanure

INTRODUÇÃO

A desnutrição aguda grave é uma das principais causas de morbidade e mortalidade em crianças menores de 5 anos. Pode ter causa primária e secundária. A desnutrição primária é resultado da interação complexa de fatores sociais, econômicos e ambientais que levam a ingestão inadequada de nutrientes, consumo das reservas corporais, comprometimento do ganho de peso, crescimento e do desenvolvimento neuropsicomotor. Além disso, relaciona-se com maior suscetibilidade, frequência e gravidade de infecções que, na forma de ciclo vicioso, podem agravar ainda mais a condição nutricional da criança. A desnutrição secundária, por sua vez, relaciona-se com a presença de doenças agudas (traumas, queimaduras e infecções graves) e/ou crônicas (pneumopatias, cardiopatias, nefropatias, neuropatias e síndromes de má-absorção) que levam ao comprometimento da condição nutricional por diminuição da ingestão alimentar, aumento do gasto energético, aumento das perdas e/ou má-absorção dos nutrientes.[1]

Sabe-se que a desnutrição, quando não diagnosticada ou não abordada adequadamente durante o período de hospitalização, pode levar a um pior desfecho clínico. Ela está associada a aumento do tempo de internação, complicações infecciosas, dificuldade em cicatrização de feridas, dentre outros prejuízos.[1]

Com o intuito de identificar crianças em risco nutricional e evitar a piora do grau da desnutrição, toda criança deve ter avaliação nutricional à admissão, segundo o Manual do Atendimento ao Desnutrido Grave Hospitalizado, do Ministério da Saúde.[2-4]

A avaliação nutricional completa engloba dados objetivos, sempre levando em consideração fatores genéticos, socioeconômicos, culturais, psicológicos e ambientais para melhor definição diagnóstica. É recomendada a utilização das curvas da OMS 2006/2007 (disponíveis em https://www.sbp.com.br/departamentos-cientificos/endocrinologia/graficos-de-crescimento/).[5]

AVALIAÇÃO NUTRICIONAL

A avaliação nutricional é baseada em dados objetivos (como medidas antropométricas, análise bioquímica, consumo alimentar).[6]

Na impossibilidade da utilização de métodos objetivos podem ser utilizados métodos subjetivos que incluem exame clínico, avaliação global das condições socioeconômica e cultural da família. Porém, a avaliação completa sempre leva em consideração fatores genéticos, psicológicos, sociais e ambientais para melhor definição do diagnóstico nutricional.[6]

Todos os pacientes admitidos no hospital devem realizar uma triagem nutricional para identificação dos grupos de risco, em seguida à avaliação nutricional, segundo o referencial da OMS. Posteriormente, deve-se identificar deficiências específicas de macro ou micronutrientes; avaliar e discutir a indicação da terapia nutricional e definir os requerimentos nutricionais baseados na doença de base, nas condições clínicas e no estado nutricional; e, finalmente, monitorar a evolução nutricional a fim de preservar ou melhorar o estado nutricional.[4,6,7]

Medidas antropométricas

A. Peso: medida muito relevante por refletir com alta sensibilidade os agravos nutricionais agudos. No momento da avaliação, busca-se sempre obter o peso mais fidedigno, lembrando que nem sempre será o peso atual. Em situações como edema, desidratação, tumores sólidos ou outras possíveis interferências, opta-se pelo peso usual.[6,8-10]

B. Estatura: reflete estado nutricional atual e pregresso, com alteração mais lenta. Para avaliar alterações no crescimento, o método mais sensível é a velocidade de crescimento, geralmente dada em centímetro por ano, com intervalo mínimo de 6 meses entre as medidas.[6,8-10]

C. Perímetro cefálico: é a última medida a ser comprometida na desnutrição, e deve ser medida até os 36 meses por refletir o crescimento cerebral, especialmente no primeiro ano de vida.[6,8-10]

D. Dobras cutâneas: avaliação da reserva de gordura corporal (massa gorda). As dobras cutâneas mais usadas na criança e no adolescente são a tricptal e a subescapular.[6,8-10]

E. Circunferência do braço: avaliação da reserva proteica (massa magra). Útil na presença de ascite e edema localizado. Essas medidas isoladas ou em conjunto podem ser usadas nos casos em que não seja possível pesar o paciente devido a limitações físicas ou quando o peso é superestimado (hidrocefalia, tumores sólidos, edemas localizados).[6,8-10]

As medidas antropométricas fazem parte da avaliação objetiva do estado nutricional. Porém, é importante ressaltar que são obrigatórias na admissão e na alta, a fim de registro em prontuário, intervenção – quando necessário – e notificação. A frequência da aferição, apesar de seguir um padrão, pode variar conforme o agravo e o tempo de hospitalização.[4,10]

Índices antropométricos e classificação antropométrica do estado nutricional

Atualmente, a classificação antropométrica do estado nutricional é baseada nos critérios definidos pelas curvas da OMS, para crianças menores de 5 anos (OMS/2006) e maiores de 5 anos (OMS/2007) e utiliza os seguintes índices antropométricos, conforme faixa etária e gênero:[4-6]

- Peso/idade: demonstra a situação global atual, sem compromisso de refletir a composição corporal.
- Estatura/idade: analisa o crescimento linear, sendo afetado por agravos prolongados. É útil para definir se a alteração nutricional é aguda ou crônica.

- Peso/estatura: identifica a harmonia do crescimento, sendo comprometido por agravos agudos. Indica o peso apropriado para a altura atual, mesmo em pacientes com desnutrição crônica.

- Índice de massa corporal (IMC) ou índice de Quetelet: possui boa correlação com a gordura corporal; entretanto, não distingue massa de gordura e massa magra. Fórmula IMC = peso (kg)/altura ^{2} (m)

TABELA 1   Estadiamento puberal de Tanner

Classificação das etapas da puberdade	
Estágio 1	Pré-puberal
Estágio 2	Idade 11 anos (9-13)
Estágio 3	Idade 12 anos (10-14)
Estágio 4	Idade 13 anos (10-15)
Estágio 5	Adulto
Características dos estágios de maturação sexual	
Genitais (sexo masculino)	
G1	Pênis, testículos e escroto de tamanho e proporções infantis.
G2	Aumento inicial do volume testicular (> 4 mL). Pele escrotal muda de textura e torna-se avermelhada. Aumento do pênis mínimo ou ausente.
G3	Crescimento peniano, principalmente em comprimento. Maior crescimento dos testículos e escroto.
G4	Continua crescimento peniano, agora principalmente em diâmetro e com maior desenvolvimento da glande.
G5	Desenvolvimento completo da genitália, que assume tamanho e forma adulta.
Mamas (sexo feminino)	
M1	Mama infantil, com elevação somente da papila.
M2	Broto mamário: aumento inicial da glândula mamária, com elevação da aréola e papila, formando uma pequena saliência. Aumenta o diâmetro da aréola e modifica-se a sua textura.
M3	Maior aumento da mama e da aréola, mas sem separação de seus contornos.
M4	Maior crescimento da mama e da aréola, sendo que esta agora forma uma segunda saliência acima do contorno da mama.
M5	Mamas com aspecto adulto. O contorno areolar novamente incorporado ao contorno da mama.
Pelos púbicos (ambos os sexos)	
P1	Ausência de pelos pubianos. Pode haver uma leve penugem semelhante à observada na parede abdominal.
P2	Aparecimento de pelos longos e finos, levemente pigmentados, lisos ou encaracolados, principalmente na base do pênis (ou ao longo dos grandes lábios).
P3	Maior quantidade de pelos, agora mais grossos, escuros e encaracolados, espalhando-se esparsamente pela sínfise púbica.
P4	Pelos do tipo adulto, cobrindo mais densamente a região púbica, mas ainda sem atingir a face interna das coxas.
P5	Pilosidade pubiana igual à do adulto, em quantidade e distribuição, invadindo a face interna das coxas.

Fonte: adaptada de SBP.[6]

- Estadiamento puberal (Tabela 1): recomendado para o diagnóstico nutricional do adolescente, em conjunto com IMC e E/I.[6,8]

AVALIAÇÃO LABORATORIAL

Além de complementar a avaliação, auxiliam na terapia nutricional a ser instituída. Pode ser utilizada apenas em casos selecionados. Os exames gerais estão listados na Tabela 2.

- Avaliação imunológica: considera-se aceitável a contagem de linfócitos maior que 1.200/mm³, moderadamente reduzida entre 800 e 1.200/mm³, e gravemente reduzida quando menor que 800/mm.[7]
- Análises bioquímicas: devem incluir hemoglobina, proteína total e frações, cálcio, fósforo, potássio, magnésio e fosfatase alcalina. A dosagem de oligoelementos (como cobre e zinco) pode ser reservada para casos especiais, principalmente quando houver suspeita de alteração no metabolismo do elemento em questão. O acompanhamento do perfil lipídico é importante, especialmente em pacientes com oferta endovenosa de lipídios, obesos e sobrepeso.[7]

TABELA 2 Lista de exames laboratoriais solicitados na avaliação nutricional

- Hemograma	- Triglicerídeos
- PCR	- TSH, T4 livre
- Proteinograma	- TGO, TGP
- Transferrina	- Fosfatase alcalina
- Ferritina	- Oligoelementos
- Glicemia	(Zn, Cu)
- Ureia	- Vitamina D
- Creatinina	- Vitamina B12
- Íons (K, Ca, P, Mg)	- Retinol plasmático
- Colesterol total e frações	

Fonte: Ramos-Silva et al., 2014.[3]

AVALIAÇÃO NUTRICIONAL EM SITUAÇÕES ESPECIAIS

- Avaliação nutricional do recém-nascido: a nutrição do recém-nascido é majoritariamente determinada pelas condições de vida intrauterina. Deve-se utilizar as referências de peso ao nascer, peso de nascimento comparado com a idade gestacional para a classificação do recém-nascido (Tabela 3).[6]

TABELA 3 Classificação do recém-nascido

Quanto ao peso de nascimento	
Peso	Classificação
< 1.000 g	Extremo baixo peso
1.000-1.499 g	Muito baixo peso
1.500-2.499 g	Baixo peso
> 4.000 g	Macrossomia
Quanto ao peso para a idade gestacional	
Percentil	Classificação
< p10	Pequeno para a IG (PIG)
p10-p90	Adequado para IG (AIG)
> p90	Grande para a IG (GIG)
Quanto à idade gestacional de nascimento	
IG	Classificação
< 28 semanas	Preamturidade extrema
28-30 semanas	Prematuridade grave
31-33 semanas	Prematuridade moderada
34-36 semanas	Prematuridade tardia
37-41 semanas	Termo
> 42 semanas	Pós-termo

AIG: adequado para a idade gestacional; GIG: grande para a idade gestacional; IG: idade gestacional; PIG: pequeno para a idade gestacional.
Fonte: SBP.[6]

- Avaliação nutricional do prematuro: realizar referências da população geral, utilizando o peso de acordo com a idade gestacional corrigida até os 2 anos de idade (ou 3 anos de idade em caso de prematuro extremo). Altura: até 3 anos e 6 meses. Perímetro cefálico: até 18 meses.[6]

TABELA 4 GMFCS – Sistema de Classificação da Função Motora Grossa

Nível 1	Marcha independente sem limitações
	Pula e corre
	Velocidade, equilíbrio e coordenação podem ser prejudicados
Nível 2	Anda com limitações, mesmo em superfícies planas
	Engatinha
	Tem dificuldade para pular e correr
Nível 3	Anda com auxílio de muletas ou andadores
	Sobe escadas segurando corrimão
	Depende da função de membros superiores para tocar a cadeira de rodas em longas distâncias
Nível 4	Senta-se em cadeira adaptada
	Faz transferências com ajuda de um adulto
	Anda com andador em curtas distâncias
	Pode adquirir autonomia em cadeira de rodas
Nível 5	Necessita de adaptações para se sentar
	É totalmente dependente nas atividades de vida diária e locomoção
	Pode tocar cadeira de rodas motorizada com adaptações

Fonte: Brooks et al., 2011. [11]

■ Encefalopatas: representam um grupo heterogêneo de pacientes, que podem ser classificados de diversas formas, sendo uma das principais o GMFCS – Sistema de Classificação da Função Motora Grossa (Tabela 4). Essa classificação leva em conta o grau de mobilidade e funcionalidade do paciente, fator que interfere diretamente na evolução física da criança durante sua fase de crescimento. Espera-se, por exemplo, que um paciente com menor grau de mobilidade (maior nível GMFCS) atinja estaturas finais menores do que um paciente com maior grau de mobilidade (menor nível GMFCS), sob as mesmas condições. Brooks et al., em 2011, publicaram as Novas Curvas de Crescimento Específicas para a Paralisia Cerebral (NCEPC), de acordo com idade, sexo, GMFCS e via da dieta (oral ou gastrostomia) (http://uepa-sp.com.br/curva-de-crescimento-na-paralisia-cerebral-com-graficos). [11,12]

Além disso, esses pacientes geralmente possuem dificuldade na obtenção das medidas devido a restrições físicas. Por isso, usam-se fórmulas que correlacionam medidas do comprimento superior do braço, comprimento da tíbia e altura do joelho até o calcanhar com a estatura (Tabela 5). [11,12]

■ Síndrome de Down: também possuem gráficos específicos, uma vez que esses pacientes possuem tamanhos menores

TABELA 5 Fórmulas para estimativa de estatura em crianças de 2 a 12 anos com restrição física

Medida do segmento	Estatura estimada (cm)	Desvio-padrão (cm)
Comprimento superior do braço (CSB)	E = (4,35 × CSB) + 21,8	± 1,7
Comprimento tibial (CT)	E = (3,26 × CT) + 30,8	± 1,4
Comprimento a partir do joelho (CJ)	E = (2,69 × CJ) + 24,2	± 1,1

Fonte: Stevenson, 1995. [12]

e taxas de crescimento mais lentas em relação à população geral. As curvas específicas para este grupo encontram-se disponíveis em: https://www.sbp.com.br/departamentos-cientificos/endocrinologia/graficos-de-crescimento/.[5]

- Amputados: realizar peso corrigido estimado conforme o membro amputado (Tabela 6):[4]

$$\text{Peso não amputado corrigido (estimado)} = \frac{\text{Peso atual} \times 100}{100 - \% \text{ de amputação}}$$

TABELA 6 Percentual corporal para a fórmula de correção do peso amputado

Membro amputado	Proporção de peso (%)
Braço	2,7
Antebraço	1,6
Mão	0,7
Coxa	10,1
Perna	4,4
Pé	1,5

Nota: amputações bilaterais: dobrar as porcentagens.
Fonte: Departamento Científico de Nutrologia.[4]

DIAGNÓSTICO NUTRICIONAL

A triagem nutricional deve ser instituída para todo paciente internado, por busca ativa diária, por nutricionista e registrada na evolução clínica e em impresso próprio, que deve ser anexado ao prontuário para conhecimento de toda a equipe assistente.

Os pacientes com qualquer grau de desnutrição ou ainda aqueles eutróficos, em sobrepeso ou obesos, em situação de risco nutricional, devem ser encaminhados para o nutricionista responsável e notificados a EMTN (Equipes Multiprofissionais de Terapia Nutricional) para acompanhamento.

O registro de vigilância nutricional deve ser realizado em prontuário eletrônico pelo nutrólogo da EMTN a fim de alertar a equipe médica assistente quanto ao diagnóstico daqueles com qualquer grau de desnutrição e orientar condutas iniciais referentes aos requerimentos nutricionais e de suplementação precoce de micronutrientes.

Para a conclusão do diagnóstico nutricional do paciente hospitalizado deve ser realizada análise da avaliação nutricional antropométrica associada a anamnese, história social e alimentar, exame físico e os dados laboratoriais, em algumas situações específicas; e pode-se classificar de acordo com a intensidade da desnutrição em leve, moderada e grave, considerando os índices antropométricos: peso para estatura (P/E) e IMC para Idade (Tabela 7).[6]

Nos casos em que haja discordância entre eles, deve ser valorizado o índice P/E para crianças menores de 2 anos e o IMC/I em crianças maiores de 2 anos.[6]

Dentro do contexto clínico, considera-se desnutrição aguda quando a estatura para idade (E/I) está adequada e crônica quando a E/I se encontra baixa ou muito baixa para a idade.

Após a avaliação do Score-Z, segundo OMS 2006/2007, quanto aos índices peso para estatura (P/E) e IMC para Idade (IMC/I), classificamos conforme as tabelas da OMS.[5]

TABELA 7 Classificação do grau de desnutrição

Índice	Desnutrição		
	Leve	Moderada	Grave
P/E	≥ Score-Z –2 e ≤ Score-Z –1	≥ Score-Z –3 e < Score-Z –2	< Score-Z –3
IMC/I	≥ Score-Z –2 e ≤ Score-Z –1	≥ Score-Z -3 e < Score-Z –2	< Score-Z –3

E: estatura; I: idade; IMC: índice de massa corporal; P: peso.
Fonte: SBP.[6]

Após a definição do diagnóstico nutricional, o paciente é classificado no protocolo de atendimento e acompanhamento nutricional pediátrico por níveis assistenciais para orientação da intervenção pela EMTN ou pelos nutricionistas dos setores do hospital.

REFERÊNCIAS

1. Departamento Científico de Nutrologia. Sociedade Brasileira de Pediatria. Princípios da Abordagem e Tratamento da Desnutrição Grave em Crianças. São Paulo: Sociedade Brasileira de Pediatria. 2023.
2. Manual de atendimento da criança com desnutrição grave em nível hospitalar/Ministério da Saúde, Secretaria de Atenção à Saúde, Coordenação Geral da Política de Alimentação e Nutrição. Brasília: Ministério da Saúde; 2005.
3. Ramos-Silva V, et al. Diretrizes Clínicas: Terapia Nutricional na Criança Hospitalizada. 1.ed. Vitória: Editora Emescam; 2014.
4. Departamento Científico de Nutrologia. Guia Prático de Atualização. Avaliação Nutrológica da Criança Hospitalizada. Sociedade Brasileira de Pediatria. N. 2. 2017.
5. OMS. Curvas de crescimento. Disponíveis em http://www.who.int/childgrowth/standards/en. Acessado em 15/01/2022.
6. Sociedade Brasileira de Pediatria. Manual de avaliação nutricional. Departamento Científico de Nutrologia. 2.ed. atualizada. São Paulo: Sociedade Brasileira de Pediatria; 2021.
7. Burns DAR, et al. Avaliação do estado nutricional. Tratado de pediatria: Sociedade Brasileira de Pediatria. 4.ed. Barueri: Manole; 2017.
8. Oliveira FLC, et al. Manual de terapia nutricional pediátrica. Barueri: Manole; 2014.
9. Orientações para a coleta e análise de dados antropométricos em serviços de saúde: Norma Técnica do Sistema de Vigilância Alimentar e Nutricional – SISVAN. Ministério da Saúde, Secretaria de Atenção à Saúde, Departamento de Atenção Básica. Brasília: Ministério da Saúde; 2011.
10. Martins C. Antropometria. Instituto Cristina Martins. Curitiba; 2009.
11. Brooks JS, et al. Low weigth, morbility and mortality in children with cerebral palsy: new clinical growth charts. Pediatrics. Julho 2011.
12. Stevenson RD. Use of segmental measures to estimate stature in children with cerebral palsy. Arch Pediatr Adolesc Med. 1995.

43

Terapia nutricional do paciente com encefalopatia do desenvolvimento

Tania Mara Perini Dillem Rosa
Karla Cristina Malta Vilanova
Greyce Sanches Moreira de Rezende
Maria Amelia Caldeira de Souza
Mariana de Oliveira Muchilin

INTRODUÇÃO

A encefalopatia crônica não progressiva (ECNP), também conhecida como paralisia cerebral (PC) ou encefalopatia do desenvolvimento (ED), é a deficiência mais comum na infância e consiste em um grupo heterogêneo de síndromes clínicas que variam quanto à etiologia, aos sinais clínicos e à severidade de comprometimentos, decorrentes de uma agressão encefálica não progressiva durante a formação do cérebro fetal ou infantil. É caracterizada por desordens do tônus, postura e movimento, que podem ser acompanhadas por distúrbios sensoriais, perceptivos, cognitivos, de comunicação e comportamental, por apresentar ou não epilepsia e por problemas musculoesqueléticos secundários.[1]

Crianças com este diagnóstico possuem diversos fatores de risco para transtornos nutricionais, como, por exemplo, alterações na mastigação, na deglutição e no esvaziamento gástrico, refluxo gastroesofágico, dificuldade de se alimentar de forma independente, convulsões, uso de diversos medicamentos com interação na absorção de nutrientes, alterações sensoriais, entre outros, e por isso a terapia nutricional nestes pacientes se faz tão importante.[2]

CLASSIFICAÇÃO DAS ALTERAÇÕES DO DESENVOLVIMENTO NEUROMOTOR

Irão depender da área afetada do sistema nervoso, sendo elas:[3]

- Espástica (70-80%): ocorre quando a região acometida é o córtex cerebral, caracterizada pelo aumento do tônus muscular com atraso no desenvolvimento motor em graus variados, que pode ser acompanhado de epilepsia.
- Discinética ou atetoide (8-15%): ocorre quando os gânglios basais são acometidos; caracterizada pela presença de movimentos involuntários, também ocorre atraso no desenvolvimento motor.
- Atáxica (cerca de 4%): o cerebelo é a região acometida e se caracteriza por incoordenação motora, alterações do equilíbrio, diminuição do tônus muscular e tremores.

- Mista: combinação de dois ou mais tipos, sem predomínio evidente de uma das formas, associada a danos em várias áreas do sistema nervoso.

TRANSTORNOS GASTROINTESTINAIS ASSOCIADOS

Quase todas as crianças com ED apresentam algum grau de alterações digestórias ou do estado nutricional em algum momento de suas vidas. Algumas das alterações que podem ocorrer são descritas a seguir.

Disfunção oral-motora/disfagia

É importante a avaliação periódica da fonoaudióloga, para avaliar a capacidade de mastigação e deglutição, pois as lesões que ocasionam a PC levam a alterações do movimento voluntário que podem interferir na coordenação da musculatura oral e ocasionar dificuldade na deglutição. Além disso, podem apresentar dificuldade na mastigação e limitação do vedamento labial, levando à perda do alimento durante a refeição. A ESPGHAN sugere considerar a disfunção orofaríngea em todos os pacientes com ECNP, mesmo na ausência de sinais e sintomas clínicos óbvios.[4]

Doença do refluxo gastroesofágico

A motilidade esofágica também pode estar descoordenada e evoluir para a doença do refluxo gastroesofágico, comumente observada nestas crianças. Há relatos de que a doença do refluxo gastroesofágico (DRGE) está presente em até 70% das crianças com comprometimento neurológico. O tratamento inicial é feito com medidas não farmacológicas, posturais e alimentares, como as modificações na nutrição enteral (espessantes e ajustes no tipo de fórmula ofertada).

Quando a DRGE não responder às medidas iniciais, deve ser considerado o tratamento farmacológico (inibidores da bomba de prótons e os procinéticos), ficando como última alternativa o tratamento cirúrgico.[5]

Desnutrição

Pode ocorrer por diversos fatores, como: distúrbios da deglutição, impossibilidade de alimentação independente, disfunção motora-oral, uso de medicamentos, entre outros. Se não tratada, pode levar a piora da condição neurológica e alterações de crescimento e desenvolvimento.[6]

Obesidade

Ocorre pela associação do consumo excessivo de calorias combinado com o gasto energético reduzido e limitação na prática regular de atividade física.[6]

Constipação

Afeta cerca de 74% dos pacientes e vários fatores contribuem, como: imobilidade prolongada, anormalidades esqueléticas, tônus muscular alterado, com músculos abdominais fracos e descontrole dos esfíncteres, postura corporal inadequada, pouca ingestão alimentar e ingestão insuficiente de fibras e líquidos por alterações da função motora oral, uso crônico de alguns medicamentos que retardam a motilidade intestinal e falta de independência para se alimentar, expressar sede e ir ao banheiro.[5]

AVALIAÇÃO NUTRICIONAL

A aferição de altura e peso pode ser difícil de se realizar nessas crianças devido muitas vezes à presença de contraturas, escolioses, dificuldade em se manter de pé, pouca cooperação por deficiência cognitiva, sendo necessário formas para estimar essas medidas para seguimento do estado nutricional.[7]

Estimativa da altura

Nos casos de crianças com limitações físicas, podem ser usadas equações que levam em consideração as medidas (Figura 1) de segmentos como o comprimento superior do braço (CSB – distância do acrômio até a cabeça do rádio medido com o membro superior fletido a 90°), o comprimento tibial (CT – medida da borda súpero-medial da tíbia até a borda do maléolo medial inferior) ou a distância joelho ao calcâneo (CJ), sendo esta última medida a mais utilizada em nossa prática devido ao menor desvio-padrão.[7] Sabendo-se que podem existir diferenças entre a estatura real e aquela calculada por equações (Tabela 1), é possível, portanto, que sobrevenham discrepâncias significativas no cálculo de IMC, uma vez que ele é baseado na razão entre a massa e o quadrado da altura do indivíduo. Sendo assim, pequenas variações na estimativa da estatura podem gerar erros exponenciais no cálculo do IMC, ocasionando diagnósticos e abordagens equivocadas sobre a situação nutricional dos pacientes.[8]

TABELA 1 Medidas de segmentos para estimativa da estatura

Medida do segmento	Fórmula para cálculo	DP
CSB	E = (4,35 × CSB) + 21,8	+/– 1,7
CT	E = (3,26 × CT) + 30,8	+/– 1,4
CJ	E = (2,69 × CJ) + 24,2	+/– 1,1

CJ: distância joelho ao calcâneo; CSB: comprimento superior do braço; CT: comprimento tibial; DP: desvio-padrão; E: estatura.
Fonte: modificada de Ramos-Silva et al., 2014.[9]

Estimativa de peso

Os pacientes que podem permanecer em posição ereta devem ser pesados em uma balança, mas quando isso não for possível o adulto acompanhante é inicialmente pesado individualmente e a seguir é pesado com a criança em seu colo; sendo assim, o peso da criança é obtido pela diferença das medidas.[9]

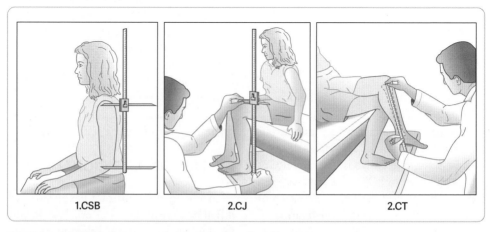

FIGURA 1 Medidas de segmentos para estimativa da estatura.
CJ: distância joelho ao calcâneo; CSB: comprimento superior do braço; CT: comprimento tibial.
Fonte: adaptação de Ramos-Silva et al., 2014.[9]

Outras formas de avaliação nutricional

Outros métodos de avaliação nutricional são as medidas de dobras cutâneas (que auxiliam na avaliação dos estoques de gordura), a circunferência do braço (que estima a massa magra), a absorciometria de raios X duplos (densitometria óssea) e a bioimpedância (técnica para medir composição corporal).[10]

Avaliação laboratorial

A avaliação laboratorial é realizada através de exames bioquímicos como hemograma, ferritina, transferrina e reticulócitos, que avaliam anemia e/ou deficiência de ferro, enfermidades de alta prevalência nas crianças em geral. Cálcio, fósforo e fosfatase alcalina também podem ser aferidos, com o objetivo de avaliar o estado mineral ósseo, e ainda microniutrientes como vitamina B12, vitamina E, folato, zinco, cobre, selênio e carnitina livre completam a avaliação necessária do estado nutricional nessas crianças.[4]

Curvas de crescimento

Gráficos específicos para crianças com paralisia cerebral

As primeiras curvas de crescimento para avaliação de pacientes com PC foram apresentadas por Krick et al., e somente se aplicam em pacientes com tetraplegias espásticas em crianças até 10 anos de idade.[11] Em 2011, Brooks et al. publicaram as novas curvas de crescimento específicas para a paralisia cerebral (NCEPC) com percentis para peso, estatura e IMC para crianças e adolescentes de 2 a 20 anos de idade, organizadas de acordo com o GMFCS (Sistema de Classificação da Função Motora Grossa), que considera os diferentes níveis de gravidade motora (níveis – I a V) e a forma de alimentação no grupo V (FO – *Feeds Orally*; e TF – *Tube fed*).[12]

As curvas de crescimento do referencial OMS 2006 e 2007 deverão ser utilizadas para avaliação nutricional de todos os pacientes e complementadas pelas curvas de crescimento específicas para encefalopatias.[13] Entretanto, existem divergências quanto à utilização das curvas específicas. Alguns autores dizem que elas parecem subestimar a desnutrição quando se levam em consideração indicadores que envolvem peso e composição corporal. Portanto, sugerem que as curvas elaboradas para crianças hígidas podem ser uma boa opção para prática clínica, devendo-se considerar o indicador peso/estatura e, ao avaliar o indicador estatura/idade, ficar atento ao déficit de estatura que ocorre na maioria desses pacientes. Recomendam também a associação das medidas de composição corporal, sempre que possível, como ferramentas complementares.[13] Já outros autores afirmam que quando avaliados corretamente, por suas curvas específicas, observa-se uma visão melhor do estado nutricional, proporcionando intervenção nutricional mais adequada.[10] A ESPGHAN, por sua vez, refere que esses gráficos de crescimento específicos para PC, no entanto, descrevem o crescimento que não é necessariamente ideal, pois incluem muitas crianças com outras condições de saúde que afetam o crescimento, principalmente desnutrição. Assim, não podem ser considerados como uma medida de como este grupo de crianças deveria crescer idealmente.[4] De qualquer modo, cada criança deve ser avaliada individualmente, e o acompanhamento precisa ser contínuo, visando preservar o estado nutricional.[13]

Classificação da função motora grossa

Essa classificação é baseada no movimento iniciado voluntariamente, com ênfase no sentar-se, transferências e mobilidade, e inclui cinco níveis, de acordo com a faixa etária.[3]

- Nível I: anda sem limitações, capaz de subir e descer escadas sem o corrimão, capaz de correr e pular, mas a velocidade, o equilíbrio e a coordenação são limitados.
- Nível II: anda com limitações, pode precisar de um dispositivo manual de mobilidade ao aprender a andar, pode utilizar um dispositivo com rodas quando caminha por longas distâncias, requere o uso de corrimão para subir e descer escadas, e não é capaz de correr e pular.
- Nível III: anda utilizando um dispositivo manual de mobilidade e quando se move por longas distâncias, a criança utiliza alguma forma de mobilidade sobre rodas, senta-se sozinha ou requer no máximo um apoio externo limitado para sentar-se.
- Nível IV: automobilidade com limitações, pode utilizar mobilidade motorizada, senta-se geralmente apoiada.
- Nível V: transporte em uma cadeira de rodas manual, graves limitações no controle da cabeça e tronco e requer tecnologia assistida ampla e ajuda física. A autolocomoção é conseguida apenas se a criança/jovem pode aprender como operar uma cadeira de rodas motorizada.

TERAPIA NUTRICIONAL

Requerimento energético

O requerimento energético deve levar em consideração mobilidade, tônus muscular, nível de atividade, metabolismo alterado e taxa de crescimento.

Crianças com paralisia cerebral possuem necessidades diminuídas em relação às crianças com o desenvolvimento típico,

possuem menor taxa metabólica basal (menor massa magra e adaptação à má nutrição crônica) e menor taxa de atividade física. Sendo assim, a meta calórica deve inicialmente ser menor e, em seguida, ajustada para manutenção do peso corporal adequado, avaliando sempre a necessidade de suplementar a dieta com módulos proteicos e com micronutrientes.[14]

A ESPGHAN recomenda que o cálculo das necessidades energéticas dessas crianças seja estimado por meio de fórmulas que utilizem a altura (Tabela 2), por calorimetria indireta ou por meio de padrões dietéticos de referência (DRI) para crianças com desenvolvimento típico para estimar as necessidades calóricas de crianças com PC, sendo que estas podem superestimar as necessidades energéticas.[4]

TABELA 2 Método para cálculo da necessidade energética baseado na altura

Oferta de kcal/cm de altura	Atividade motora
15,0	Quando não apresentar disfunção motora
14,0	Quando apresentar disfunção motora, mas deambular
11,0	Quando não deambular

Fonte: Romano et al., 2017.[4]

Macronutrientes

Quanto ao requerimento dos macronutrientes, não há evidências que sugiram necessidades diferentes das crianças com desenvolvimento típico, com exceção de casos como o de desnutrição, nos quais há uma necessidade maior de aporte calórico e proteico para promover adequado crescimento.

Nas situações clínicas em que há maior necessidade proteica e/ou baixa necessidade calórica, o que levaria a um menor volume de dieta e, consequentemente, menor oferta proteica, o uso de suplementação proteica pode ser necessário para atingir as necessidades e prevenir o *overfeeding*.[9]

Micronutrientes

Deficiências de micronutrientes como cálcio, ferro, zinco, vitaminas C, D e E e selênio são comuns, especialmente em crianças alimentadas exclusivamente por sonda. Muitas crianças com PC possuem um menor requerimento calórico para evitar o excesso de peso e como consequência de uma ingestão de volume reduzido de dieta, com menor oferta de micronutrientes, que pode estar abaixo da RDA para idade e gênero. Análises individualizadas devem ser feitas para suplementação destas deficiências específicas.[6]

Atenção especial para a vitamina D, devido ao risco de deficiência pelo uso de medicação como fármacos antiepiléticos e menor exposição solar.

Hidratação

É importante também estar atento ao aporte hídrico ofertado a essas crianças, já que possuem fatores como: incapacidade de comunicar a sede, sialorreia e dificuldade de deglutição, que podem favorecer a desidratação. Monitorar a coloração e o volume urinário para orientar oferta de água livre.[6]

Nutrição por via oral

Deve ser mantida nas crianças com função motora oral preservada e que não apresentem risco de broncoaspiração. É necessário cuidado com a postura no momento de ofertar o alimento, os utensílios utilizados devem ser adequados, a textura dos alimentos adaptada e individualizada, além de espessamento dos líquidos, quando necessário.[3]

Acompanhamento por fonoaudióloga para gerenciamento da coordenação da deglutição deve ser iniciado precocemente, com identificação de risco, orientação para terapias que proporcionem melhora nas habilidades motoras orais, como a dessensibilização, estimulação oral não nutritiva e estimulação nutritiva.[9]

Nutrição enteral

A terapia nutricional enteral por sonda ou ostomia deve ser considerada nas seguintes situações:

- Nutrição oral insuficiente para atender 60 a 80% dos requerimentos nutricionais.
- Tempo de alimentação maior do que 3 horas por dia.
- Crescimento e/ou ganho de peso insuficiente.
- Queda ou estabilização da velocidade de crescimento.
- Dobra cutânea tricipital inferior ao percentil 5 para idade.

Opta-se pela SNG ou SNE quando há indicação de nutrição enteral por curtos períodos e a gastrostomia quando a avaliação por equipe multidisciplinar determinar via alternativa definitiva para alimentação.[3]

Na escolha da fórmula enteral que será ofertada, devemos levar em consideração a idade, as condições clínicas da criança, necessidades energéticas, via de acesso enteral, além do custo dessa fórmula. Atualmente encontramos uma grande variedade de fórmulas com diferentes densidades calóricas, teor de fibra, macronutrientes, micronutrientes, composição e osmolaridade.[15]

A fórmula polimérica com 1 kcal/mL deve ser a primeira escolha, podendo-se optar pelas de maior densidade calórica (1,5 kcal/mL) quando a criança não tolera aumentos de volume ou necessita de maior aporte calórico ou de menor densidade calórica (0,75 kcal/mL) nos casos de sobrepeso.[15]

Em casos de vômito, retardo no esvaziamento gástrico e refluxo gastroesofágico, as dietas enterais oligoméricas com proteína do soro do leite extensamente hidrolisadas estão indicadas.

Interação de fármacos antiepilépticos e nutrientes

Outro ponto importante para ser lembrado na terapia nutricional é o uso frequente de diversas medicações antiepilépticas e que podem alterar o metabolismo de alguns nutrientes, sendo necessária a suplementação. Na Tabela 3 estão listados alguns medicamentos e suas interações.[16]

Sugere-se assim que o termo "encefalopatia epiléptica e do desenvolvimento" seja usado quando apropriado e o mesmo pode ser aplicado a indivíduos de qualquer idade. Isso permite o uso de qualquer um ou ambos os descritores: encefalopatia do desenvolvimento quando há apenas comprometimento do desenvolvimento sem atividade epileptiforme frequente associada com regressão ou alentecimento progressivo no desenvolvimento.[17]

TABELA 3   Interação de medicamentos antiepilépticos e nutrientes

Medicamento	Nutriente	Interação
Carbamazepina	Biotina	Haverá diminuição da absorção, aumento da degradação e queda na reabsorção tubular.
	L-carnitina	Possível aumento do metabolismo ou diminuição da síntese.
	Ácido fólico	Diminuem a absorção e aumentam o metabolismo.
	Cálcio e vitamina D	Aumento da taxa de metabolismo da vitamina D, reduzindo seus níveis e, com isso, reduzindo absorção de cálcio.
	Vitamina K	Aumento do metabolismo com diminuição significativa dos seus níveis em recém-nascidos.
	Vitamina E	Redução dos níveis dessa vitamina, sem mecanismo de ação descrito.
Fenitoína	Biotina	Haverá diminuição da absorção, aumento da degradação e queda na reabsorção tubular.
	Ácido fólico	Absorção reduzida, aumento do metabolismo e da demanda por folato com coenzima do sistema microssomal hepático.
	L-carnitina	Possível aumento do metabolismo ou diminuição da síntese.
	Nicotinamida	Mecanismo desconhecido de interação.
	Tiamina (vit. B1)	Mecanismo desconhecido de interação.
	Vitamina B12	Queda na absorção da vitamina B12.
	Cálcio e vitamina D	Aumento da taxa de metabolismo da vitamina D, reduzindo seus níveis e, com isso, reduzindo a absorção de cálcio.
	Vitamina E	Redução dos níveis dessa vitamina, sem mecanismo de ação descrito.
	Vitamina K	Aumento do metabolismo com diminuição significativa dos seus níveis em recém-nascidos.
	Zinco	Pode quelar o zinco e reduzir sua absorção.

(continua)

TABELA 3 Interação de medicamentos antiepilépticos e nutrientes (*continuação*)

Medicamento	Nutriente	Interação
Fenobarbital	Biotina	Haverá diminuição da absorção, aumento da degradação e queda na reabsorção tubular.
	Ácido fólico	Absorção reduzida, aumento do metabolismo e da demanda por folato com coenzima do sistema microssomal hepático
	L-carnitina	Possível aumento do metabolismo ou diminuição da síntese.
	Vitamina B12	Queda na absorção.
	Cálcio e vitamina D	Aumento da taxa de metabolismo da vitamina D, reduzindo seus níveis e, com isso, reduzindo a absorção de cálcio.
	Vitamina E	Redução dos níveis dessa vitamina, sem mecanismo de ação descrito.
	Vitamina K	Aumento do metabolismo com diminuição significativa dos seus níveis em recém-nascidos.
Ácido valproico	Ácido fólico	Mecanismo desconhecido.
	L-carnitina	Possível aumento do metabolismo ou diminuição da síntese.
	Nicotinamida	Mecanismo desconhecido.
	Zinco	Pode quelar o zinco e reduzir sua absorção.

Fonte: modificada de Sampaio, 2018.[16]

REFERÊNCIAS

1. Silva DCG, Cunha MSB, Santana AO, Alves AMS, Santos MP, Nutritional interventions in children and adolescents with cerebral palsy: systematic review. DOI: https://doi.org/10.1590/1984-0462/2024/42/2022107.

2. Bechtold ML, Brown PM, Escuro A, et al. When is enteral nutrition indicated? J Parenter Enteral Nutr. 2022;46:1470-1496. DOI: 10.1002/jpen.2364.

3. Silveira CRM, De Mello ED, Nogueira-de-Almeida CA. Paralisia Cerebral. In: Nutrologia Pediátrica: prática baseada em evidências. 2.ed. Santana de Paraíba: Manole; 2022. p.587-597.

4. Romano C, et al. ESPGHAN European Society for pediatric gastroenterology, hepatology and nutrition guidelines for the evaluation and treatmentof gastrointestinal and nutritional complications in children with neurological impairment. JPGN. 2017;65:242-264.

5. Penagini F, Mameli C, Fabiano V, Brunetti D, Dilillo D, Zuccotti GV. Dietary intakes and nutritional issues in neurologically impaired children. Nutrients. 2015;7(11):9400-9415. DOI: https://doi.org/10.3390/nu7115469.

6. Leonard M, et al. Nutritional status of neurologically impaired children: Impact on comorbidity. Archives de Pediatrie. 2019. DOI: https://doi.org/10.1016/j.arcped.2019.11.003.

7. Rempel G. The importance of good nutrition in children with cerebral palsy. Phys Med Rehabil Clin N Am. 2015 Feb;26(1):39-56. DOI: 10.1016/j.pmr.2014.09.001. PMID: 25479778.

8. Lamounier JA et al. Estimativa de estatura em crianças com paralisia cerebral por meio de medidas segmentares: uma revisão sistemática, artigo de revisão. Rev Paul Pediatr. 2020;38. DOI: https://doi.org/10.1590/1984-0462/2020/38/2018185.

9. Ramos-Silva V, Rezende GSM, Medici SE. Avaliação nutricional da criança hospitalizada. In: Diretrizes clínicas: terapia nutricional na criança hospitalizada. Vitoria; 2014.

10. Santos HCC, Carvalho MIAC, Lima AR, Nutritional assessment of patients with cerebral palsy assisted by a pediatric philanthropic hospital in Salvador/BA. Braspen J. 2019;34(2):145-50.

11. Krick JM, et al. Patterno of Growth in children with cerebral Palsy. J. Am Diet Assoc.1996;580-635.

12. Brooks J et al. Lowweight, morbidity, and mortality in children with cerebral palsy: new clinical growth charts, Pediatrics. 2011;128:e299-e307.

13. Teixera JS, Gomes MM: Anthropometric evaluation of pediatric patients with non-progressive chronic encephalopathy according to diferente methods of classification. Rev Paul Pediatr. 2021;32:194-199.

14. Silva PS, Gonçalves FCL et al. Estado nutricional e consumo alimentar de crianças com paralisia cerebral de um centro de reabilitação da cidade do Recife / Nutritional state and food consumption of children with cerebral palsy of a rehabilitation center in the city of Recife. Brazilian Journal of Development. 2021;7(8):83529-83546. DOI: https://doi.org/10.34117/bjdv7n8-522.

15. Bell KL, Samson-Fang L. Nutritional management of children with cerebral palsy. Eur J Clin Nutr. 2013 Dec;67(Suppl 2):S13-6. DOI: 10.1038/ejcn.2013.225. PMID: 24301003

16. Sampaio LPB. Suplementação na dieta cetogênica. In: ABC da dieta cetogênica para epilepsia refratária. Rio de Janeiro; 2018. p.109-132.

17. Scheffer IE, Berkovic S, Capovilla G, et. Al. Classificação da ILAE das epilepsias: artigo da posição da Comissão de Classificação e Terminologia da International League against Epilepsy. Epilepsia. 2017;58(4):512-521. DOI: 10.111/epi.13709.

SEÇÃO XII

Reabilitação pré-alta

44

Atuação do fisioterapeuta em unidade de terapia intensiva

Bruna Peruzzo Rotta
Carlos Alberto Werutsky
Cláudia Tozato
Yuri de Oliveira Pereira

INTRODUÇÃO

A unidade de terapia intensiva (UTI) desempenha um papel fundamental na assistência de pacientes clinicamente graves com objetivo centrado na recuperação ou manutenção de suas funções fisiológicas. Uma equipe interdisciplinar especializada direciona todas as intervenções para um despertar precoce, desmame de sedação e da ventilação mecânica (VM) e estimula o retorno da capacidade funcional dos pacientes, a fim de minimizar as sequelas da internação.[1]

Fatores como a gravidade da doença, estado nutricional, grau de força muscular, nível de cooperação, *delirium*, dispositivos utilizados pelo paciente, medicamentos, utilização de VM e sepse influenciam na capacidade funcional e na mortalidade do paciente crítico.[2]

Um dos grandes desafios enfrentados pela equipe dentro do ambiente hospitalar e que envolve o paciente crítico é a fraqueza muscular adquirida na unidade de terapia intensiva (FAUTI). A FAUTI refere-se à perda de função muscular e lesão ou perda nervosa aguda em pacientes internados em UTI, sem uma causa clara, incluindo miopatias, neuropatias ou uma combinação

de ambos, possuindo uma incidência global entre 25 e 31% dos pacientes críticos internados.[3,4]

A degradação muscular com proteólise é responsável pela rápida diminuição de massa muscular com até 20% de perda, já nos primeiros 10 dias de internação; e estudos histológicos em pacientes críticos indicam perda dos filamentos de miosina, necrose de fibras musculares, atrofia de ambos tipos de fibras musculares e degeneração axonal.[5]

Estudos sugerem que a ingestão adequada de nutrientes pode melhorar o anabolismo da proteína muscular, diminuir a degradação, preservar a massa muscular e melhorar o desempenho físico em pacientes criticamente enfermos. Além disso, pode despertar o entusiasmo em participar de atividades e exercícios, e juntamente com a mobilização precoce pode reduzir mortalidade e prevenir a FAUTI.[6]

DESENVOLVIMENTO

Fraqueza muscular adquirida na unidade de terapia intensiva

A deterioração da massa muscular em pacientes graves durante o repouso é causada tanto por diminuição da síntese de proteína quanto pelo aumento da degradação proteica. As variáveis que contribuem para a perda muscular durante a internação incluem o fator de necrose tumoral, glicocorticoides, espécies reativas de oxigênio e diminuição da síntese de óxido nítrico. O imobilismo reduz o glicogênio e adenosina trifosfato (ATP); a diminuição da resistência muscular pode comprometer a irrigação sanguínea com consequente diminuição da capacidade oxidativa; a redução da força muscular associada à falta de coordenação contribui para a atrofia das fibras musculares tipo I e II, o que resulta em má qualidade do movimento e comprometimento no desmame da VM. A musculatura esquelética guarda relação com a adaptação metabólica ao estresse severo. De modo geral, a inatividade no leito promove um declínio na massa muscular, força e resistência, podendo a massa muscular se reduzir pela metade em menos de duas semanas; e associada à sepse, declina até 1,5 kg ao dia.[1,5]

A FAUTI é tipicamente generalizada, simétrica e afeta os músculos periféricos (proximal mais do que distal) e músculos respiratórios, enquanto os músculos da face e oculares são preservados. O tônus muscular é quase invariavelmente reduzido e os reflexos tendinosos profundos podem ser reduzidos ou normais.[2]

Várias técnicas são utilizadas para diagnosticar a FAUTI e avaliar os músculos periféricos e/ou respiratórios. A avaliação da força muscular periférica é realizada mais comumente através da aplicação do *Medical Research Council* (MRC), dinamometria para medição de preensão palmar e de quadríceps. Para a avaliação de funcionalidade e habilidade são utilizadas escalas/questionários validados especificamente para esta população (*"Scored Physical Function in Intensive Care Test"*, *"Functional Status Score for the ICU"* e *"Chelsea Critical Care Physical Assessment Tool"*) e o teste de caminhada de 6 minutos para a avaliação da capacidade funcional.[2]

A prevenção e o tratamento da FAUTI requerem uma abordagem interdisciplinar com exercícios precoces, suporte nutricional adequado, associados aos cuidados metabólicos e clínicos.

Tamanha a sua importância, a mobilização precoce integra um conjunto de ações coordenadas que busca reforçar as bases assistenciais na rotina do cuidado intensivo, denominado *bundle* ABCDEF.[1,7]

Componentes do *bundle*:

A. Avaliação, prevenção e manejo da dor.
B. Avaliação do despertar diário e elegibilidade para o teste de respiração espontânea
C. Escolha da analgesia e sedação.
D. *Delirium*, avaliação, prevenção e manejo.
E. Mobilização precoce.
F. Engajamento familiar.

Atuação do fisioterapeuta

O fisioterapeuta atuante na UTI exerce atividades que buscam a manutenção e a recuperação funcional do paciente crítico. Dentro de suas competências é comum encontrarmos os termos "fisioterapia respiratória" e "fisioterapia motora", sendo importante compreender que ambos são parte de um conjunto de atividades executadas pelo mesmo profissional. Cabe ao fisioterapeuta, durante a sua avaliação, estabelecer e priorizar condutas e estratégias para o paciente crítico.

A atuação do fisioterapeuta na UTI tem como objetivos otimizar o transporte de oxigênio, melhorar o equilíbrio da relação ventilação/perfusão, aumentar os volumes e capacidades pulmonares, melhorar a capacidade funcional, reduzir o trabalho respiratório, tratar as complicações respiratórias e restaurar a independência respiratória e física dos pacientes e, assim, contribuir na prevenção, tratamento e reabilitação.[8] A Tabela 1 ilustra as principais estratégias utilizadas no ambiente de UTI na reabilitação da capacidade respiratória, física e funcional.

Mobilização precoce

A força-tarefa da *European Respiratory Society* (ERS) e da *European Society of Intensive Care Medicine* (ESICM) sugere que se estabeleça uma hierarquia de atividades de mobilização na UTI, baseada em uma sequência de intensidade e na repetição de exercícios, e aponta para que tal atividade seja iniciada o mais precoce possível. A equipe interdisciplinar deve ser responsável em identificar as indicações e as contraindicações para realização da mobilização precoce, mas cabe ao fisioterapeuta definir a melhor intervenção, sua intensidade, periodicidade, continuidade ou interrupção.[9]

Protocolos de mobilização precoce são essenciais para minimizar os efeitos da FAUTI. Eles são baseados na implementação de atividades motoras progressivas e individualizadas, que podem se iniciar de maneira passiva para atividades ativas, mudanças de decúbito e posicionamento, sedestação, ortostatismo e deambulação.[5,7,9]

A mobilização precoce pode diminuir o tempo de VM e o tempo de permanência na UTI, mas não tem efeito sobre a mortalidade. Pode reduzir em 1,5 dias o tempo de VM e 1 dia o tempo de UTI em comparação ao tratamento convencional. O tempo mais curto de VM pode levar a menos complicações, aumento da capacidade funcional do paciente e diminuição dos custos da UTI, e a longo prazo pode ser associada ao aumento na qualidade de vida após seis meses da alta hospitalar.[10]

Apesar de a literatura descrever a mobilização precoce como segura, viável e benéfica aos pacientes, na prática, algumas barreiras para a sua aplicação são descritas e vivenciadas nas UTI de todo o mundo, tais como: o estado clínico do paciente, dimensionamento de recursos humanos, falta de conhecimento e de estímulo aos profissionais para aderência às práticas, falta de protocolos e planejamento.[11] Além disso, os critérios de segurança para a sua implementação não são uniformes. A Tabela 2 descreve os critérios de segurança para a mobilização precoce.

O sucesso da implementação da mobilização precoce depende do estabelecimento de estratégias por parte do serviço de UTI; elas podem ser observadas na Figura 1.

NUTROTERAPIA NA FAUTI

Terapia nutricional médica é um termo que engloba suplementos nutricionais orais,

TABELA 1 Estratégias utilizadas pelo fisioterapeuta na unidade de terapia intensiva

Respiratórias	Motoras
■ Técnicas de remoção de secreção ■ Técnicas de reexpansão pulmonar ■ Cinesioterapia respiratória ■ Treinamento de musculatura respiratória ■ Manejo da ventilação mecânica não invasiva (VNI) ■ Manejo do desmame ventilatório mecânico	■ Posicionamento no leito ■ Mudança de decúbito ■ Exercícios passivos, ativos e resistidos ■ Eletroestimulação muscular ■ Eletroanalgesia ■ Utilização de recursos físicos, como cicloergômetro, faixas elásticas, halter, prancha ortostática, andador ■ Sedestação ■ Ortostatismo ■ Deambulação

Fonte: elaborada pelos autores.

TABELA 2 Critérios de segurança para a mobilização precoce divididos nos sistemas cardiovascular, respiratório e neurológico

Sistemas	Critérios
Cardiovascular	FC: 40-130 bpm PAM: 60 mmHg-110 mmHg
Respiratório	f < 25 ipm SpO_2 > 88-90% Se em VM: FiO_2 ≤ 60% e peep < 10 cm/H_2O
Neurológico	Abertura ocular a comandos Responder a comandos Sem agitação psicomotora Não apresenta aumento de pressão intracraniana

f: frequência respiratória; FC: frequência cardíaca; FiO_2: fração inspirada de oxigênio; PAM: pressão arterial média; peep: pressão positiva expiratória final); SpO_2: saturação periférica de oxigênio; VM: ventilação mecânica.
Fonte: adaptada de Hodgson et al., 2021.[12]

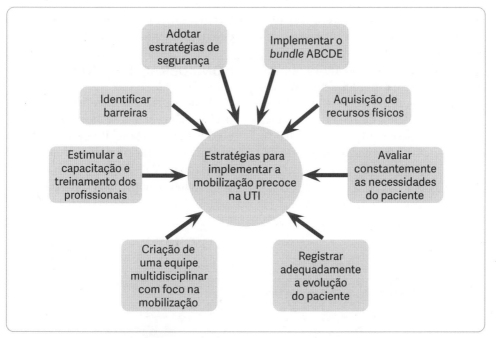

FIGURA 1 Estratégias para implementar a mobilização precoce na unidade de terapia intensiva.
Fonte: adaptada de https://diretrizes.amb.org.br/medicina-intensiva/pacientes-em-unidades-de-terapia-intensiva-mobilizacao-precoce/

nutrição enteral (NE) e parenteral (NP) prescritos para cada paciente individualmente, diante da grande heterogeneidade da população de UTI.

A desnutrição e a perda de grandes quantidades de massa magra corporal podem ocorrer em um tempo relativamente curto durante uma internação na UTI. As primeiras 48 horas chamamos de fase aguda inicial, e do 3º ao 7º dias é a fase aguda tardia. A insuficiência muscular evolui com baixa força muscular, que supera o papel da baixa massa muscular como fator determinante.

A fase pós-aguda é seguida da convalescença/reabilitação ou estado inflamatório/catabólico persistente e internação prolongada, como ilustra a Figura 2.[13]

Se houver intolerância à alimentação oral, as intervenções nutricionais devem se iniciar com NE em 24 a 48 horas, enquanto a NP, se recomendada, deve ser implementada em 3 a 7 dias.

Como o risco de desnutrição pode acometer um paciente grave que permaneça por mais de 48 horas na UTI, o aporte calórico deve ser adequadamente estimado pela calorimetria indireta ou pelo consumo de oxigênio (VO_2 do cateter pulmonar) ou, ainda, pela produção de dióxido de carbono (VCO_2 derivado do ventilador), que estimam a energia dispendida (ED).[13]

O aporte nutricional anticatabólico, especialmente na fraqueza e perda musculares, é da ordem de 20-30 kcal/kg de peso corporal/dia e de 1,5-1,8 g de proteínas/kg de peso corporal/dia. A nutrição hipocalórica (não excedendo a 70% do ED) deve ser administrada na fase inicial da doença aguda.[14]

Emulsões lipídicas parenterais enriquecidas com eicosapentaenoico (EPA) e docosa-hexaenoico (DHA) (dose de óleo de peixe 0,1-0,2 g/kg/d) podem ser fornecidas em pacientes recebendo NP, por reduzir marcadores inflamatórios envolvidos na fraqueza muscular.

Dentre os micronutrientes que podem ser fornecidos diariamente (oligoelementos/vitaminas), dá-se atenção especial à necessidade de suplementação de vitamina D_3 (níveis plasmáticos de VitD-25 < 12,5 ng/mL).

Por fim, a implementação da mobilização precoce na UTI, por intervenção fisioterapêutica, pode melhorar os efeitos benéficos da terapia nutricional médica, atenuando o desenvolvimento da FAUTI.

CONSIDERAÇÕES FINAIS

A mobilização precoce associada a nutrição adequada tem se mostrado imprescindível para uma melhor e mais rápida recuperação funcional do doente crítico internado na UTI, já que ele necessita estar com o suporte nutricional condizente para

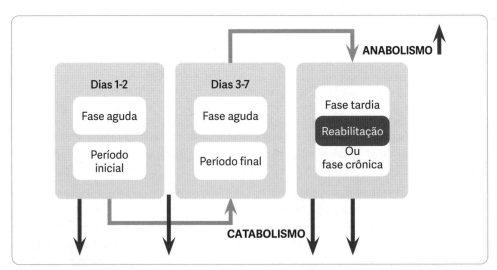

FIGURA 2 Descrição das fases agudas e tardia de populações de UTI.
Fonte: adaptada de Singer et al., 2019.[13]

poder suportar e progredir na sua reabilitação física e funcional, demonstrando a importância da integração constante entre as diversas especialidades profissionais dentro do ambiente hospitalar. O fisioterapeuta é o profissional que tem papel fundamental nesse processo; cabe a ele a definição de quando, como e por quanto tempo realizar a intervenção.

REFERÊNCIAS

1. Oliveira ACL, Reis MMP, Mendonça SS. Alterações na composição corporal em pacientes internados em unidades de terapia intensiva. Com. Ciências Saúde. 2011;22(4):367-378.
2. Vanhorebeek I, Latronico N, Van den Berghe G. ICU-acquired weakness. Intensive Care Medicine. 2020 Feb 19;46(4):637-53.
3. Intiso D, Amoruso L, Zarrelli M, Pazienza L, Basciani M, Grimaldi G, et al. Long-term functional outcome and health status of patients with critical illness polyneuromyopathy. Acta Neurologica Scandinavica. 2010 Aug 19;123(3):211-9.
4. Wang W, Xu C, Ma X, Zhang X, Xie P. Intensive care unit-acquired weakness: a review of recent progress with a look toward the future. Frontiers in Medicine. 2020 Nov 23;7.
5. Balke M, Teschler M, Hendrik Schäfer, Pape P, Mooren FC, Schmitz B. Therapeutic potential of electromyostimulation (EMS) in critically Ill patients – a systematic review. 2022 May 9;13.
6. Heyland DK, Stapleton RD, Mourtzakis M, Hough CL, Morris P, Deutz NE, et al. Combining nutrition and exercise to optimize survival and recovery from critical illness: Conceptual and methodological issues. Clinical Nutrition. 2016 Oct;35(5):1196-206.
7. Souza TL de, Azzolin K de O, Fernandes VR. Cuidados multiprofissionais para pacientes em delirium em terapia intensiva: revisão integrativa. Revista Gaúcha de Enfermagem. 2018 Aug 2;39(0).
8. Pereira FS, Veneziano LSN. Fisioterapia respiratória e terapia intensiva / Respiratory physiotherapy and intensive care. Brazilian Journal of Health Review. 2021 Nov 11;4(6):24540-64.
9. Aquim EE, Bernardo WM, Buzzini RF, Azeredo NSG de, Cunha LS da, Damasceno MCP, et al. Brazilian guidelines for early mobilization in intensive care unit. Revista Brasileira de Terapia Intensiva [Internet]. 2019;31(4).
10. Klem HE, Tveiten TS, Beitland S, Malerod S, Kristoffersen DT, Dalsnes T, et al. Early activity in mechanically ventilated patients-ameta-analysis. Tidsskr Nor Laegeforen. 2021 May 12;141(8).
11. Dubb R, Nydahl P, Hermes C, Schwabbauer N, Toonstra A, Parker AM, et al. Barriers and strategies for early mobilization of patients in intensive care units. Annals of the American Thoracic Society. 2016 May;13(5):724-30.
12. Hodgson CL, Schaller SJ, Nydahl P, et al. Ten strategies to optimize early mobilization and rehabilitation in intensive care. Crit Care. 2021;25(324). DOI: https://doi.org/10.1186/s13054-021-03741-z.
13. Singer P, et al. ESPEN guideline on clinical nutrition in the intensive care unit. Clinical Nutrition. 2019;38:48-79.
14. Gostynska A, et al. Medicina. 2019;55(770):1-15.

45

Reabilitação pré-alta hospitalar

Sergio Akira Horita
Carlos Alberto Werutsky
Moisés da Cunha Lima

INTRODUÇÃO

A internação hospitalar para avaliação, acompanhamento e tratamento de doenças pode gerar um impacto variável sobre a vida cotidiana de uma pessoa, interferindo na sua autonomia e funcionalidade, tanto pelo adoecimento em si quanto pela própria internação, gerando prejuízos nas atividades básicas de vida diária e na mobilidade.

Neste contexto, a reabilitação em momento oportuno é uma parte fundamental dos cuidados com pacientes internados, uma vez que ela aborda as consequências das doenças sobre a capacidade para realização das atividades de autocuidados e da mobilidade, otimizando sua funcionalidade e reduzindo a experiência da incapacidade.[1]

A reabilitação extrapola o foco na alteração estrutural e/ou funcional decorrente de determinada doença e tem como objetivos buscar que as pessoas com um problema de saúde possam permanecer o mais independentes possível e participar das atividades de educação, do trabalho e de funções significativas na vida.

INCAPACIDADE ASSOCIADA À HOSPITALIZAÇÃO

A perda da independência para a realização das atividades de vida diária consequente à hospitalização é conhecida como incapacidade associada à internação hospitalar e é muito frequente, chegando a uma prevalência de 30% dos pacientes idosos que necessitaram de internação.[2]

As limitações decorrentes da hospitalização persistem ao longo do tempo, sendo relatado que entre as pessoas idosas, após seis meses da alta hospitalar, 43% necessitam de auxílio contínuo com o uso das medicações, 24% não conseguem andar mais de 400 metros de distância e 45% não são capazes de dirigir.[3]

A incapacidade associada à hospitalização aumenta a mortalidade, a reinternação hospitalar e a necessidade de institucionalização nos anos subsequentes.[4,5] Além disso, estima-se que os gastos envolvidos nos cuidados de saúde das pessoas com a incapacidade associada à hospitalização giram em torno de 58,5 bilhões de dólares no ano de 2019, o que correspondeu a 8,3% do gasto médico anual total.[6]

Em virtude do importante impacto da internação hospitalar sobre a funcionalidade do indivíduo e nos custos financeiros e humanos detalhados acima, especialmente entre as pessoas idosas, a abordagem de reabilitação em momento oportuno (precoce), ainda nos primeiros dias de internação, é necessária para minimizar as perdas sobre a capacidade de realização das suas atividades de vida diária e autocuidados.

Existem fatores considerados de maior risco para o desenvolvimento da incapacidade associada à hospitalização. Eles podem ser divididos em quatro grandes grupos:[3]

- Fatores sociodemográficos: idade maior que 65 anos, condições socioeconômicas (pobreza, baixa renda), gênero feminino, instituição de longa permanência.
- Relacionados à permanência no hospital: tempo de hospitalização, uso de sonda vesical, uso de contenção mecânica, baixa mobilização, enfermaria de medicina geral.
- Comorbidades: incapacidade cognitiva, baixo *status* funcional na admissão, insuficiência renal aguda, incapacidade visual, polifarmácia (uso de inibidores da bomba de prótons ou medicamentos psicotrópicos).
- Reserva fisiológica: hipoalbuminemia e status nutricional pobre, hipóxia, altos graus de gravidade do delirium, baixo escore de qualidade de vida.

MECANISMOS ENVOLVIDOS

Os mecanismos envolvidos no desenvolvimento da incapacidade associada à hospitalização estão relacionados a algumas consequências da internação hospitalar, como a sobrecarga alostática, o repouso na cama, a alteração da adaptação cognitiva e a remodelação vascular, e aos fatores do indivíduo, como as condições físicas associadas à idade, a diminuição da reserva fisiológica, a fragilidade, o declínio cognitivo, a sarcopenia e a disfunção crônica do eixo hipotálamo-hipófise-adrenal. Todas estas condições têm impacto na condição física e cognitiva do indivíduo, levando à perda de independência funcional.

Assim, é importante a identificação de fatores preditivos e características de pacientes com maior risco para o desenvolvimento da incapacidade associada à hospitalização. Alguns destes aspectos incluem algumas características do indivíduo, como sexo, idade, nível educacional, aspectos antropométricos, integridade da pele e presença de incontinência. As pessoas do sexo feminino, com idade superior a 75 anos, baixo nível educacional, diminuição prévia da capacidade de independência para autocuidados, presença de diagnóstico de câncer e alteração cognitiva apresentam maior risco para o desenvolvimento de incapacidade associada à hospitalização.[7]

Outros aspectos estão associados à condição anterior à internação dos indivíduos, especialmente um pior estado de saúde e funcional antes da hospitalização, necessidade prévia de assistência para realizar uma viagem, presença de alterações do equilíbrio e da mobilidade, necessidade do uso de meio auxiliar de marcha e redução da velocidade da marcha.[3]

A evolução durante a internação hospitalar também contribui para a incapacidade associada à hospitalização, principalmente o diagnóstico das doenças e situações clínicas enfrentadas pelo paciente, a funcionalidade na alta hospitalar, a gravidade dos sintomas, o declínio cognitivo e a menor capacidade de caminhar.[3]

Alguns marcadores biológicos podem ser úteis como fatores preditores para a incapacidade associada à hospitalização, entre eles se destacam a dosagem de IL-6 e IGF1 na admissão e a proteinúria e os níveis de creatinina, durante a internação hospitalar.[3]

SÍNDROME PÓS-TERAPIA INTENSIVA

Quando o paciente necessita de internação em unidades de terapia intensiva (UTI), o impacto é mais significativo. Para o conjunto dos sintomas, foi definido o termo "síndrome pós-terapia intensiva" (SPTI), que leva aos efeitos prejudiciais na vida dos pacientes, especialmente na qualidade de vida relacionada à saúde. A SPTI pode ser descrita como "deficiências novas ou agravadas no estado de saúde física, cognitiva ou mental, que surgem após uma doença crítica e persistem além da hospitalização de cuidados agudos".[8]

A pandemia relacionada à infecção pelo covid-19 promoveu um aumento significativo de pacientes com necessidade de cuidados intensivos e, por consequência, levou ao aumento da morbidade e da mobilidade, além do número de pessoas com incapacidade e limitações funcionais (Figura 1).

Um dos fatores mais relevantes para a funcionalidade de pacientes internados nas UTIs é a presença e a qualidade da massa muscular. A massa e a qualidade do músculo esquelético na admissão são preditivas de mortalidade e complicações após cirurgia e em cuidados intensivos, e podem ser úteis para prever a reserva metabólica pré-doença em pacientes que precisam de otimização nutricional pré-doença. Os mecanismos por trás da perda de força e de massa muscular são complexos, incluindo polineuropatia e/ou miopatia da doença crítica, idade avançada, sexo feminino, exposição a corticosteroides sistêmicos, duração da ventilação mecânica e sepse. Pacientes críticos em UTI podem apresentar hipercatabolismo sistêmico, resistência muscular anabólica, produção aumentada de citocinas pró-inflamatórias (IL-6, TNF-alfa) e desnutrição.[9]

Muitos são os mecanismos reguladores e desreguladores da massa muscular esquelética que levam à disfunção mitocondrial, à alteração da capacidade de regeneração e de produção de adenosina trifostato (ATP), e mudanças da atividade dos microRNAs (miRs) musculares (miR-1, miR-133, miR-206, miR-208) que regulam redes de sinalização críticas como a síntese de proteína muscular, diferenciação miogênica e fibrose. Em pacientes de UTI foi observado que o miR-542-3p/5p induz atrofia muscular por meio da promoção da disfunção mitocondrial e aumento da sinalização de crescimento transformador beta (TGFβ).[10]

O uso de meios objetivos para mensuração da força muscular pode ser útil. Entre os recursos existentes para esta avaliação destacam-se o uso do dinamômetro manual,[11] a ultrassonografia do sistema musculoesquelético[12] e a bioimpedância segmentar.[13]

REABILITAÇÃO NO AMBIENTE DAS UNIDADES DE TERAPIA INTENSIVA

Quando um paciente está na UTI, os profissionais envolvidos no seu cuidado precisam pensar na preservação da sua funcionalidade. Para isso, eles devem adotar medidas para a prevenção do desenvolvimento da SPTI. Estas envolvem estratégias para controlar as consequências da sedação, do delirium e da imobilidade, como o manejo das vias aéreas; a avaliação, a prevenção e o controle da dor; o manejo da ventilação mecânica com objetivo de desmame mais precoce possível; uso adequado da analgesia e da sedação; coordenação do cuidado e comunicação entre os membros da equi-

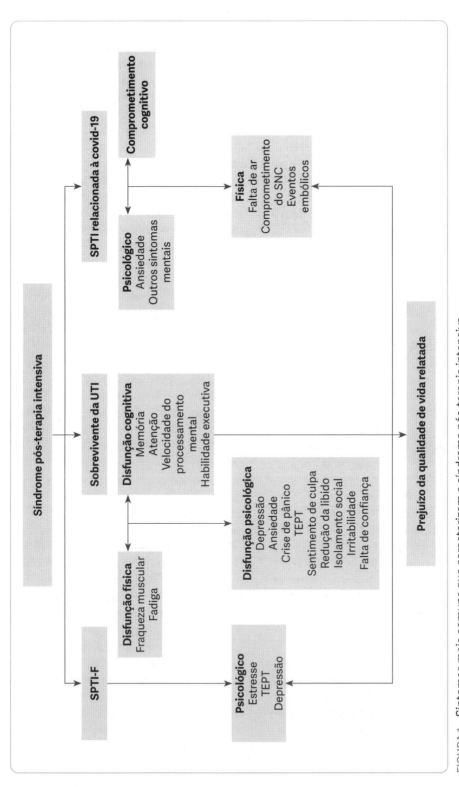

FIGURA 1 Sintomas mais comuns que caracterizam a síndrome pós-terapia intensiva.

SNC: sistema nervoso central; SPTI-F: síndrome pós terapia intensiva – família. TEPT: transtorno do estresse pós-traumático.
Fonte: adaptada de Vrettou et al., 2022.[8]

pe; acolhimento e suporte aos familiares; avaliação, prevenção e manejo do *delirium*; e a mobilidade precoce e a realização de exercícios.[14,15]

A partir do momento em que há a instalação da SPTI, a reabilitação tem um papel fundamental. Os principais objetivos da reabilitação envolvem melhorar a capacidade de autonomia para os autocuidados e para a mobilidade, o estado mental, a capacidade cognitiva e melhorar a qualidade de vida.[19,20] Para alcançar estes objetivos, os esforços da reabilita ção devem ser focados nos domínios psicológico, físico e cognitivo.

Abordagem psicológica

A SPTI pode estar associada ao desenvolvimento de quadro de ansiedade, depressão e transtorno de estresse pós-traumático. Em algumas situações, estes quadros podem se manifestar com sintomas somáticos novos ou recorrentes, incluindo palpitações, irritabilidade e sudorese; sintomas de desrealização e despersonalização; comportamento de evitação; sintomas depressivos incluindo choro e abstinência; pesadelos, delírios, alucinações e *flashbacks*. Cada um destes problemas clínicos deve ser abordado de forma específica, podendo ser necessário o tratamento medicamentoso.

Entre as abordagens não farmacológicas destacam-se a adoção do diário da UTI, intervenção psicológica precoce, intervenção emocional preventiva liderada pela enfermagem, liberação da visita de familiares e amigos, e a intervenção assistida por animal.

Outros problemas psicológicos e psicossociais devem ser abordados quando presentes, como redução da autoestima, piora da sua autoimagem e problemas de percepção da composição corporal, prejuízo das relações sociais, incluindo família, amigos e cuidadores.

Abordagem física

Os cuidados envolvendo a mobilidade dependem dos quadros clínico e funcional do paciente no momento da terapia. Existem algumas situações clínicas mais restritivas quanto à segurança para realização de exercícios terapêuticos, como algumas doenças cardíacas (p. ex., doença cardíaca valvular grave, hipertrofia ventricular, arritmias graves e hipertensão maligna) e doenças do sistema locomotor (p. ex. fraturas não tratadas e luxações não reduzidas).[16]

Em outras situações, a condição funcional do paciente não permite a realização de determinadas atividades. Um exemplo disso é a impossibilidade de treino de marcha, quando o paciente não possui controle de tronco adequado e/ou quando está sonolento ou com alteração do estado mental.

A abordagem física inicial envolve a realização de exercícios passivos, incluindo exercícios para mobilização dos membros para preservação da amplitude de movimento. Em algumas situações, o terapeuta pode lançar mão de exercícios passivos com auxílio do cicloergômetro portátil.[17]

À medida que há melhores condições clínicas e funcionais, o estímulo para melhorar a capacidade do paciente de se sentar deve ser inserido. A elevação progressiva da cabeceira da maca hospitalar, o treino de sentar à beira do leito e transferir o paciente da maca para a poltrona são algumas das estratégias neste sentido. Outra medida que pode auxiliar no controle de tronco inclui o uso de dispositivos como a prancha ortostática. Associadas ao estímulo do sentar, algumas atividades para melhora da função manual podem ser inseridas neste momento, e incluem exercícios para fortalecimento da musculatura intrínseca das mãos, o estímulo para o uso funcional das mãos, como as tentativas para se alimentar e realizar seus autocuidados, como a higiene oral, por exemplo.

À medida que há a melhora, mesmo que parcial, do controle do tronco, os terapeutas podem pensar estratégias para estimular o ortostatismo e a deambulação do paciente. Em um primeiro momento, a colocação do paciente é feita com assistência do(s) terapeuta(s), mas com a progressão das sessões terapêuticas, espera-se que o grau de auxílio seja gradualmente reduzido.

A realização dos exercícios com maior frequência têm mostrado maior impacto sobre a qualidade de vida do que exercícios com menor frequência, mas há necessidade de maior evidência científica para maior esclarecimento da dose-resposta da prática de exercícios neste ambiente.[14]

O uso isolado da estimulação elétrica neuromuscular ou combinado com exercícios terapêuticos tem apresentado resultados no ganho de força muscular e na mobilidade. Diversos trabalhos demonstram o papel da estimulação elétrica neuromuscular em pacientes críticos. Uma revisão sistemática de trabalhos em pacientes críticos apontou que a estimulação elétrica pode manter ou aumentar a massa, força e volume muscular, reduzir o tempo de ventilação mecânica e de desmame ventilatório, além de aumentar o tempo de degradação muscular.[18]

Outros fatores físicos que devem ser abordados incluem: dispneia e prejuízo da função pulmonar, dor, disfunção sexual, prejuízo da tolerância aos esforços físicos, presença de neuropatias, fraqueza muscular e a fadiga. Cada uma destas situações deve ser avaliada, e o tratamento deve ser individualizado de acordo com cada paciente.

A integração entre as ações da equipe da fisioterapia e da terapia ocupacional deve ser feita para otimização do processo de reabilitação. As sessões de fisioterapia e de terapia ocupacional geralmente começam com exercícios funcionais destinados a melhorar a capacidade nas atividades de vida diária, seguidos de treinamento de resistência progressivo para aumentar a força muscular.[19]

Abordagem cognitiva

As alterações cognitivas são muito comuns na SPTI, entre elas destacam-se as alterações de memória e de atenção, alterações visuoespaciais e psicomotoras, e impulsividade.

Outros problemas comportamentais e cognitivos incluem problemas de sequenciamento, déficits em habilidades organizacionais, confusão, apatia, desinibição e comprometimento visual.

Em algumas situações pode ser necessário o tratamento medicamentoso para melhor controle das alterações cognitivas, geralmente associado às medidas não farmacológicas. As abordagens não medicamentosas incluem a reabilitação cognitiva, a terapia de fala e a terapia de linguagem.

Além dos cuidados terapêuticos, o ajuste do ambiente na UTI é fundamental. Este manejo ambiental para os pacientes internados na UTI envolve o controle dos estímulos ambientais, principalmente ruído e luz. O ruído excessivo tem um impacto negativo na qualidade do sono e o uso de dispositivos para redução de ouvido, como tampões de ouvidos ou protetores de ruído, tem demonstrado resultado no padrão de sono de pacientes internados nas Unidades de Terapia Intensiva. O uso de máscaras oculares também pode ajudar na qualidade do sono entre pacientes na UTI. Embora não exista evidência direta de uma relação entre os fatores ambientais e o comprometimento cognitivo de longo prazo; no entanto, alguns estudos relataram uma relação significativa entre estratégias de redução de ruído e *delirium*.[14]

Abordagem da Nutrologia no contexto da reabilitação de pacientes nas Unidades de Terapia Intensiva

Quando identificada a incapacidade relacionada à internação hospitalar, tanto nas enfermarias quanto nas UTI, há necessidade de ações que envolvam uma abordagem sinérgica anticatabólica que considere a adoção de medidas da reabilitação física e nutricional para a reversão da perda de massa muscular associada a estas condições. Nessas situações, uma apropriada combinação da nutroterapia com exercícios físicos terapêuticos e estruturados pode ser usada para reduzir os efeitos catabólicos musculares e promover a recuperação dos pacientes hospitalizados, como uma sinergia de ambos os recursos terapêuticos (Figura 2).[20]

A intolerância e/ou a impossibilidade à nutrição oral estão frequentemente associadas à subalimentação energética e proteica. A nutrição parenteral pode ser usada com segurança como suplemento ou alternativa à nutrição enteral, se prescrita de acordo com as necessidades indi-

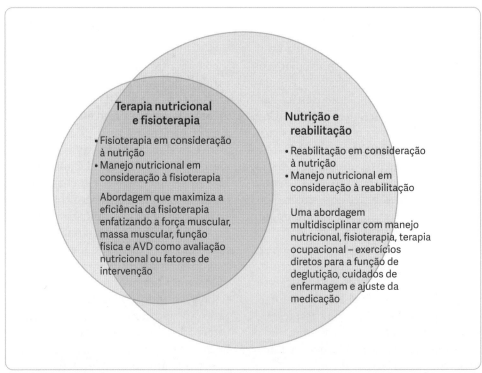

FIGURA 2 Relação entre "terapia nutricional e fisioterapia" e "nutrição e reabilitação". A "terapia nutricional e fisioterapia" e a "nutrição e reabilitação" se sobrepõem. Os dois conceitos compartilham objetivos, a maioria dos pacientes, avaliações e estratégias de intervenção. Por outro lado, a abordagem multiprofissional, envolvendo a equipe de reabilitação (terapia ocupacional, fonoaudiologia, cuidados de enfermagem e o seguimento médico) não está incluída na "terapia nutricional e fisioterapia".

AVD: atividade de vida diária.
Fonte: adaptada de Inoue et al., 2022.[20]

viduais do paciente (20-30 kcal/kg de peso corporal/dia e 1,5-1,8 g de proteínas/kg de peso corporal/dia) que, quando possível, pode ser mais bem avaliada pela calorimetria indireta à beira do leito. Logo, pode-se alternar a nutrição enteral ou parenteral, desde que a alimentação hipo ou hipercalórica seja evitada, mas tentativas suficientes de alimentação enteral devem ser feitas com antecedência.

O catabolismo proteico muscular pode ser atenuado com a suplementação ergogênica anabólica dos aminoácidos essenciais enriquecidos de leucina mais creatina monoidratada (em pacientes com cistatina-C normal), simultaneamente ao programa de exercícios, com efeito de síntese proteica miofibrilar superior ao uso de beta-hidroxi-beta-metil butirato (HMB) isolado.[20]

REABILITAÇÃO NAS ENFERMARIAS E TRANSIÇÃO DE CUIDADOS

Os esforços de reabilitação com a equipe multiprofissional, envolvendo médicos, fisioterapeutas, terapeutas ocupacionais, fonoaudiólogos, enfermeiros e psicólogos, devem estar presentes no ambiente das enfermarias hospitalares, especialmente quando os pacientes apresentam a síndrome pós-terapia intensiva.

Os principais objetivos do tratamento de reabilitação nesta fase são promover o melhor nível de autonomia, de acordo com o impacto funcional desencadeado pelo processo de adoecimento, e melhorar a qualidade de vida dos pacientes.

A realização de exercícios de reabilitação dirigidos ao paciente mostrou melhora nos testes de caminhada, nos escores de ansiedade e depressão, bem como no nível de independência das atividades de vida diária.

A intervenção psicológica precoce, o estímulo à visitação e à participação da família e amigos, a intervenção assistida com animais e os cuidados de acolhimento emocional pela equipe de enfermagem são medidas importantes que auxiliam na melhora da funcionalidade e do estado mental na alta hospitalar.

Quando o paciente começa a apresentar condições para a alta hospitalar, há a necessidade de planejamento da transição de cuidados para que ocorra a continuidade dos tratamentos de saúde, incluindo o processo de reabilitação. Em muitas situações, após a alta hospitalar, podem haver necessidades não atendidas durante a desospitalização, como a não disponibilização de equipamentos médicos, como oxigênio, ventilação não invasiva, dispositivos auxiliares de mobilidade, terapias de reabilitação e psicoterapia. A lista de necessidades comuns no período de alta é exibida na Figura 3. É de extrema importância a abordagem do risco de polifarmácia, especialmente uso excessivo de inibidores da bomba de prótons, anti-histamínicos, corticosteroides, antibióticos, broncodilatadores, anticolinérgicos, antidepressivos, hipnóticos, opioides e antipsicóticos.[21]

O acompanhamento por um médico que centralize a organização dos cuidados e a presença de profissionais que entendam seu papel na avaliação e acompanhamentos destes pacientes é necessária. A transição de cuidados deve ser feita de uma forma adequada e pensada, envolvendo os diversos atores e necessidades apresentadas pelo paciente. A abordagem centrada no paciente com equipe interdisciplinar encampada diminui os riscos de intercorrências, morbidades e de reinternações precoces.

A inserção da equipe de reabilitação e o adequado seguimento pós-alta hospitalar permite que o paciente se sinta mais acolhido, com melhora da satisfação dele e de seus familiares.

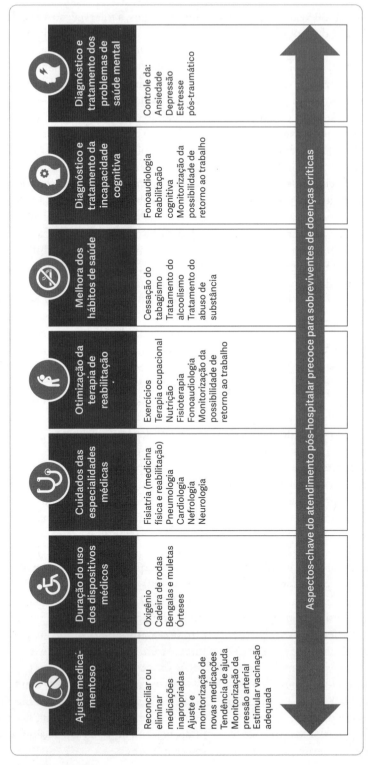

FIGURA 3   Aspectos-chave na preparação para desospitalização do paciente.
Fonte: adaptada de Brown et al., 2019.[21]

REFERÊNCIAS

1. World Health Organization. Rehabilitation. c2023. Disponível em: https://www.who.int/news-room/fact-sheets/detail/rehabilitation. Acesso em: 19 ago. 2024.
2. Loyd C, Markland AD, Zhang Y, Fowler M, Harper S, Wright NC, et al. Prevalence of hospital-associated disability in older adults: a meta-analysis. J Am Med Dir Assoc. 2020;21(4):455-461.e5. DOI: https://doi: 10.1016/j.jamda.2019.09.015. Epub 2019 Nov 14. PMID: 31734122; PMCID: PMC7469431.
3. Chen Y, Almirall-Sánchez A, Mockler D, Adrion E, Domínguez-Vivero C, Romero-Ortuño R. Hospital-associated deconditioning: not only physical, but also cognitive. Int J Geriatr Psychiatry. 2022;37(3):1-13. DOI: https://doi.org/10.1002/gps.5687.
4. Van Rijn M, Buurman BM, Macneil Vroomen JL, et al. Changes in the in-hospital mortality and 30-day post-discharge mortality in acutely admitted older patients: retrospective observational study. Age Ageing. 2016;45(1):41-47. DOI: https://doi.org/10.1093/ageing/afv165.
5. Hoyer EH, Needham DM, Atanelov L, Knox B, Friedman M, Brotman DJ. Association of impaired functional status at hospital discharge and subsequent rehospitalization. J Hosp Med. 2014;9(5): 277-282. DOI: https://doi.org/10.1002/jhm.215.
6. American Hospital Association. Fact Sheet: Post-Acute Care. c2019. Disponível em: https://www.aha.org/system/files/media/file/2019/07/fact-sheet-post-acute-care-0719.pdf. Acesso em: 19 ago. 2024.
7. Sager MA, Rudberg MA, Jalaluddin M, Franke T, Inouye SK, Landefeld CS, Winograd CH. Hospital admission risk profile (HARP): identifying older patients at risk for functional decline following acute medical illness and hospitalization. Journal of the American Geriatrics Society. 1996;44(3):251-257. DOI: https://doi:10.1111/j.1532-5415.1996.tb00910.x.
8. Vrettou CS, Mantziou V, Vassiliou AG, Orfanos SE, Kotanidou A, Dimopoulou I. Post-Intensive care syndrome in survivors from critical illness including COVID-19 patients: a narrative review. Life (Basel). 2022;12(1):107. DOI: https://doi: 10.3390/life12010107. PMID: 35054500; PMCID: PMC8778667.
9. Batt J, Herridge MS, Dos Santos CC. From skeletal muscle weakness to functional outcomes following critical illness: a translational biology perspective. Thorax. 2019;74(11):1091-1098. DOI: https:// doi: 10.1136/thoraxjnl-2016-208312. Epub 2019 Aug 20. PMID: 31431489.
10. Connolly M, Paul R, Farre-Garros R, Natanek SA, Bloch S, Lee J, et al. miR-424-5p reduces ribosomal RNA and protein synthesis in muscle wasting. J Cachexia Sarcopenia Muscle. 2018;9(2):400-416. DOI: https://doi: 10.1002/jcsm.12266. Epub 2017 Dec 7. PMID: 29215200; PMCID: PMC5879973.
11. Samosawala NR, Vaishali K, Kalyana BC. Measurement of muscle strength with handheld dynamometer in Intensive Care Unit. Indian J Crit Care Med. 2016;20(1):21-6. DOI: https://doi: 10.4103/0972-5229.173683. PMID: 26955213; PMCID: PMC4759989.
12. Mourtzakis M, Parry S, Connolly B, Puthucheary Z. Skeletal muscle ultrasound in critical care: a tool in need of translation. Ann Am Thorac Soc. 2017;14(10):1495-1503. DOI: https://doi: 10.1513/AnnalsATS.201612-967PS.
13. Zheng W-H, Zhao Y-H, Yao Y, Huang H-B. Prognostic role of bioelectrical impedance phase angle for critically ill patients: A systematic review and meta-analysis. Front Med. 2023;9:1059747. DOI: https://doi: 10.3389/fmed.2022.1059747.
14. Inoue S, Hatakeyama J, Kondo Y, Hifumi T, Sakuramoto H, Kawasaki T, Nishida O. Post-intensive care syndrome: its pathophysiology, prevention, and future directions. Acute Medicine & Surgery. 2019;6(3):233-246. DOI: https://doi:10.1002/ams2.415.
15. Colbenson GA, Johnson A, Wilson ME. Post-intensive care syndrome: impact, prevention, and management. Breathe. 2019;15:98-101. DOI: https://doi.org/10.1183/20734735.0013-2019.
16. Bielecki JE, Tadi P. Therapeutic exercise. In: StatPearls. Treasure Island. Editora StatPearl. 2022. p1. PMID: 32310374. Disponível em: https://www.ncbi.nlm.nih.gov/books/NBK555914. Acesso em: 19 ago. 2024.
17. Hiser SL, Fatima A, Ali M. Post-intensive care syndrome (PICS): recent updates. J Intensive Care. 2023;11(1):23. DOI: https://doi.org/10.1186/s40560-023-00670-7.
18. Wageck B, Nunes GS, Silva FL, Damasceno MC, de Noronha M. Application and effects of neuromuscular electrical stimulation in critically ill patients: systematic review. Med Intensiva. 2014;38(7):444-54.
19. Held N, Moss M. Optimizing post-intensive care unit rehabilitation. Turk Thorac J. 2019;20(2):147-152. DOI: https://doi: 10.5152/TurkThoracJ.2018.18172. PMID: 30958989; PMCID: PMC6453631.
20. Inoue T, Iida Y, Takahashi K, Shirado K, Nagano F, Miyazaki S, et al. Nutrition and physical therapy: a position paper by the physical therapist section of the Japanese Association of Rehabilitation Nutrition (Secondary Publication). JMA J. 2022;5(2):243-251.

DOI: https://doi: 10.31662/jmaj.2021-0201. Epub 2022 Mar 4. PMID: 35611222; PMCID: PMC9090552.

21. Brown SM, Bose S, Banner-Goodspeed V, Beesley SJ, Dinglas VD, Hopkins RO, et al.; Addressing Post Intensive Care Syndrome 01 (APICS-01) study team. Approaches to addressing post-intensive care syndrome among intensive care unit survivors. A narrative review. Ann Am Thorac Soc. 2019;16(8):947-956. DOI: https://doi: 10.1513/AnnalsATS.201812-913FR. PMID: 31162935.

SEÇÃO XIII

Gestão e qualidade de equipe multidisciplinar de terapia nutricional

46

Legislação (Anvisa e ANS)

Simone Chaves de Miranda Silvestre
Daniela Mendes Latrechia
Livia Siqueira Campos Alves

INTRODUÇÃO

A desnutrição hospitalar é uma preocupação crescente nos cenários de saúde atuais, impactando negativamente a recuperação e o prognóstico dos pacientes. Estudos recentes têm demonstrado que a desnutrição está associada a complicações, aumento do tempo de internação e maior mortalidade.[1] Diversos fatores contribuem para o desenvolvimento da desnutrição em ambiente hospitalar, incluindo condições clínicas subjacentes, falta de apetite e inadequada oferta de nutrientes.[2]

Diante desse contexto, a formação de uma Equipe Multidisciplinar de Terapia Nutricional (EMTN) se torna essencial para abordar de forma eficaz a desnutrição hospitalar. A EMTN é composta por profissionais qualificados, como médicos, nutricionistas, enfermeiros e farmacêuticos, que trabalham de forma integrada para avaliar, planejar e implementar estratégias nutricionais personalizadas para cada paciente.[3]

Essa equipe desempenha um papel fundamental na identificação precoce da desnutrição, na prescrição de dietas adequadas, no monitoramento da ingestão alimentar e na educação dos pacientes e cuidadores sobre a importância da nutrição.[4] Além disso, a EMTN é responsável por garantir a segurança e a eficácia da terapia nutricional, seguindo as diretrizes e protocolos estabelecidos pelas agências reguladoras, como a Anvisa e a ANS.[5]

A desnutrição hospitalar é um desafio complexo que requer uma abordagem multidisciplinar e especializada. No Brasil, a presença da EMTN é obrigatória em hospitais, conforme estabelecido pela Portaria nº 272/1998 e pela Resolução RDC n. 503/2021. Essas normativas garantem a qualidade e segurança dos serviços de terapia nutricional, exigindo a atuação da EMTN para a manipulação e administração adequada de dietas parenterais e enterais. A EMTN é essencial para assegurar a assistência nutricional adequada aos pacientes hospitalizados, promovendo melhores desfechos clínicos e contribuindo para a recuperação e bem-estar dos indivíduos em tratamento. A presença de uma Equipe Multidisciplinar de Terapia Nutricional é fundamental para assegurar a adequada assistência nutricional aos pacientes hospitalizados, contribuindo para melhores desfechos clínicos e qualidade de vida.[6]

IMPACTO DA LEGISLAÇÃO NA PRÁTICA DA EQUIPE MULTIDISCIPLINAR DE TERAPIA NUTRICIONAL

A legislação, representada pela Portaria n. 272/1998 e pela Resolução RDC n. 503/2021, exerce uma influência crucial na rotina da EMTN, ao estabelecer critérios mínimos e orientações para a prestação de serviços de terapia nutricional. Tais normativas abrangem desde requisitos estruturais para a manipulação de dietas enterais e parenterais até as atribuições específicas de cada membro da equipe, visando garantir a segurança, eficácia e qualidade dos cuidados nutricionais oferecidos aos pacientes.

Ademais, a legislação delimita a composição básica da EMTN, que deve ser composta por profissionais capacitados e especializados, como médicos, nutricionistas, enfermeiros e farmacêuticos, assegurando uma abordagem integrada e multidisciplinar no tratamento nutricional. Ela também enfatiza a importância da documentação adequada, registros precisos e avaliações regulares para assegurar a conformidade com os padrões estabelecidos.

A legislação exerce um papel fundamental ao orientar e regular as práticas da EMTN, promovendo a uniformidade, qualidade e segurança dos serviços de terapia nutricional, com o intuito de melhorar os desfechos clínicos e promover a saúde dos pacientes.

LEGISLAÇÃO

A regulamentação da Anvisa que estabelece as diretrizes para a EMTN no Brasil inclui a Portaria nº 272, de 8 de abril de 1998 (Regulamento Técnico para Terapia de Nutrição Parenteral), e a Resolução RDC Nº 503, de 27 de maio de 2021 (Regulamento Técnico para Terapia de Nutrição Enteral). Essas normativas definem os requisitos mínimos para a atuação da EMTN, assegurando a segurança e a qualidade dos serviços de terapia nutricional em conformidade com as diretrizes da Anvisa.

Competências da Equipe Multidisciplinar de Terapia Nutricional

As atribuições da EMTN, conforme a regulações citadas, são essenciais para garantir a qualidade e eficácia da terapia de nutrição enteral e assegurar o bem-estar dos pacientes submetidos a esse tipo de tratamento. Portanto, é responsabilidade da EMTN:

- Estabelecer as diretrizes técnico-administrativas que devem nortear as atividades da equipe e suas relações com a instituição.[7,8]
- Criar mecanismos para o desenvolvimento das etapas de triagem e vigilância nutricional em regime hospitalar, ambulatorial e domiciliar, sistematizando uma metodologia capaz de identificar pacientes que necessitam de terapia nutricional (TN).
- Atender às solicitações de avaliação do estado nutricional do paciente, indicando, acompanhando e modificando a TN, quando necessário, em comum acordo com o médico responsável pelo paciente, até que se atinjam os critérios de reabilitação nutricional pré-estabelecidos.
- Assegurar condições adequadas de indicação, prescrição, preparação, conservação, transporte e administração, controle clínico e laboratorial e avaliação final da TN, visando obter os benefícios máximos do procedimento e evitar riscos.
- Capacitar os profissionais envolvidos, direta ou indiretamente, com a aplicação do procedimento, por meio de programas de educação continuada, devidamente registrados.

- Estabelecer protocolos de avaliação nutricional, indicação, prescrição e acompanhamento da TN.
- Documentar todos os resultados do controle e da avaliação da TNE, visando à garantia de sua qualidade.
- Estabelecer auditorias periódicas a serem realizadas por um dos membros da EMTN, para verificar o cumprimento e o registro dos controles e avaliação da TN.
- Analisar o custo e o benefício no processo de decisão que envolve a indicação, a manutenção ou a suspensão da TN.
- Desenvolver, rever e atualizar regularmente as diretrizes e procedimentos relativos aos pacientes e aos aspectos operacionais da TN.

Essas competências são essenciais para garantir a qualidade e eficácia da terapia de nutrição enteral e assegurar o bem-estar dos pacientes submetidos a esse tipo de tratamento.

COORDENADOR TÉCNICO-ADMINISTRATIVO

O coordenador técnico-administrativo na EMTN é selecionado pelos membros da equipe com base em critérios como experiência, qualificação, habilidades de liderança e conhecimento técnico-científico na área relacionada com a TN. A escolha do coordenador técnico-administrativo é realizada de forma consensual entre os integrantes da equipe, visando assegurar a eficácia e a harmonia no desempenho das atividades da EMTN.

Suas responsabilidades incluem garantir as condições para o cumprimento das atribuições da equipe e dos profissionais, priorizando a qualidade e eficácia da TN, representar a equipe em assuntos relacionados às atividades da EMTN, promover programas de educação continuada e contribuir para o desenvolvimento e atualização das diretrizes e procedimentos da TN.

COORDENADOR CLÍNICO

O coordenador clínico na EMTN é designado entre os membros da equipe com base em critérios específicos. É necessário que seja um médico especializado em TN e que atenda a pelo menos um dos seguintes requisitos:

- Possuir especialização com curso de no mínimo 360 horas em área relacionada à TN, com título reconhecido; ou
- Ter obtido título de mestrado, doutorado ou livre-docência em área relacionada à TN.

A experiência, qualificação e conhecimento técnico-científico do coordenador clínico são fundamentais para que ele possa desempenhar suas funções de forma eficaz na equipe de TN.

De acordo com a legislação, é possível que o coordenador clínico assuma também a coordenação técnico-administrativa, desde que haja consenso na equipe quanto a essa decisão.

É dever do coordenador técnico:

- Supervisionar os protocolos de avaliação nutricional, recomendação, prescrição e monitoramento da TN.
- Assegurar o cumprimento das normas de qualidade delineadas nas Boas Práticas de Prescrição e Administração de Nutrição Enteral e Parenteral.
- Manter-se atualizado sobre os avanços técnicos e científicos no campo da TN e aplicá-los de forma adequada.
- Priorizar a excelência nos procedimentos de nutrição enteral sobre quaisquer outras considerações.

QUAIS PROFISSIONAIS DEVEM COMPOR A EQUIPE MULTIDISCIPLINAR DE TERAPIA NUTRICIONAL

A EMTN deve ser composta por profissionais de diferentes áreas, conforme estabelecido na legislação. Deve ser composta, no mínimo, por um profissional de cada categoria – médico, nutricionista, enfermeiro e farmacêutico – com capacitação específica para essa atividade. Além dessas categorias obrigatórias, a equipe pode ser complementada por profissionais de outras áreas, de acordo com as necessidades e critérios das Unidades Hospitalares e Empresas Prestadoras de Bens e Serviços.

É fundamental ressaltar que a presença desses profissionais na EMTN desempenha um papel crucial na garantia da segurança, eficácia e qualidade da terapia de nutrição enteral, atendendo às exigências específicas dos pacientes que necessitam desse tipo de tratamento. A colaboração interdisciplinar desses profissionais contribui para uma abordagem abrangente e integrada no cuidado nutricional dos pacientes.

ATRIBUIÇÕES DOS MEMBROS DA EQUIPE MULTIDISCIPLINAR DE TERAPIA NUTRICIONAL

Médico

- Indicar e prescrever a TN levando em consideração as necessidades nutricionais e clínicas específicas do paciente, em conformidade com as diretrizes estabelecidas na prescrição médica.
- Realizar a avaliação clínica do paciente, identificando a necessidade e a viabilidade da terapia nutricional enteral (TNE) como parte integrante do tratamento.

- Assegurar a implementação da TNE, incluindo a garantia do acesso ao trato gastrointestinal e a determinação da via de administração mais apropriada, o que pode incluir a realização de ostomias nutricionais por via cirúrgica, laparoscópica ou endoscópica.
- Assegurar a implementação da terapia nutricional parenteral, estabelecendo o acesso venoso para a infusão da nutrição parenteral (NP).
- Fornecer orientações aos pacientes, familiares ou responsáveis legais sobre os potenciais riscos e benefícios associados ao procedimento de TN.
- Contribuir para o avanço técnico e científico relacionado à TN, participando ativamente do desenvolvimento e da implementação de novas práticas e procedimentos.
- Assegurar a documentação precisa e completa da evolução do paciente, bem como de todos os procedimentos médicos relacionados à TNE, em conformidade com as normas e regulamentações aplicáveis.

Nutricionista

- Realizar uma avaliação nutricional abrangente dos pacientes, considerando suas necessidades individuais e condições clínicas.
- Desenvolver e prescrever planos de TN personalizados, adaptados às necessidades específicas de cada paciente.
- Monitorar e ajustar a TN conforme a evolução do paciente e as recomendações da equipe multidisciplinar.
- Participar ativamente das discussões e decisões da equipe sobre o manejo nutricional dos pacientes.
- Contribuir na seleção e aquisição de insumos e equipamentos necessários para a TN.

- Educar e orientar os pacientes e seus familiares sobre a importância da TN e como seguir as recomendações nutricionais em casa.
- Documentar de maneira precisa e abrangente todas as informações relacionadas à TN dos pacientes.
- Participar de programas de educação continuada e atualização profissional para aprimorar suas práticas e conhecimentos na área da TN.

Enfermeiro

- Realizar a avaliação clínica abrangente dos pacientes, incluindo monitoramento dos sinais vitais e identificação de possíveis complicações relacionadas à TN.
- Garantir a administração correta da TN, seguindo as prescrições e diretrizes estabelecidas pela equipe multidisciplinar.
- Monitorar continuamente a resposta dos pacientes à terapia nutricional, comunicando prontamente quaisquer mudanças ou problemas observados.
- Garantir a manutenção adequada da via de administração da TN.
- Detectar, registrar e comunicar ao médico responsável pelo paciente e à EMTN quaisquer intercorrências técnicas e/ou administrativas relacionadas à TN.
- Colaborar na inserção e manutenção de acessos venosos ou outros dispositivos enterais necessários para a administração da TN.
- Educar e orientar pacientes e familiares sobre os procedimentos e cuidados durante a TN.
- Registrar de forma precisa e completa todas as intervenções realizadas, observações clínicas e respostas dos pacientes à TN.

- Participar ativamente das discussões e decisões da equipe sobre o manejo nutricional dos pacientes.
- Participar de programas de desenvolvimento profissional para aprimorar suas habilidades na área da TN.

Farmacêutico

- Avaliar os insumos utilizados na TNP, assegurando sua qualidade e segurança.
- Manipular os componentes da NP seguindo procedimentos padronizados, garantindo a correta preparação das formulações.
- Controlar a qualidade dos insumos para garantir que atendam aos padrões estabelecidos para a terapia.
- Conservar e transportar adequadamente os insumos da TNP para garantir sua integridade e eficácia.
- Participar de atividades de treinamento e educação continuada para aprimorar conhecimentos e práticas na área de TN.
- Colaborar na elaboração, revisão e atualização de diretrizes e procedimentos operacionais relacionados à TNP.
- Adquirir, armazenar e distribuir a nutrição enteral (NE) industrializada, conforme critérios estabelecidos pela equipe.
- Participar do processo de seleção, padronização, licitação e aquisição de equipamentos e materiais para a administração e controle da terapia nutricional enteral (TNE).
- Garantir o adequado funcionamento das bombas de infusão utilizadas na TNE.
- Certificar-se de que outras drogas ou nutrientes prescritos sejam administrados na mesma via de administração da nutrição enteral, conforme procedimentos estabelecidos.

BENEFÍCIOS E DESAFIOS DA LEGISLAÇÃO PARA A ATUAÇÃO DA EQUIPE MULTIDISCIPLINAR DE TERAPIA NUTRICIONAL

A legislação que regula a atuação da equipe multidisciplinar de terapia nutricional tem um impacto significativo na prática clínica. A legislação estabelece diretrizes e padrões que visam garantir a qualidade e segurança dos serviços de TNE e de TNP, resultando em melhores desfechos clínicos para os pacientes.

Ao exigir a composição de uma equipe multidisciplinar, promove-se a colaboração entre profissionais de diversas áreas, como médicos, nutricionistas, enfermeiros e farmacêuticos, o que resulta em uma abordagem mais abrangente e eficaz no cuidado nutricional. Além disso, a legislação claramente define as responsabilidades de cada membro da equipe, evitando sobreposição de funções e garantindo uma atuação mais organizada e eficiente. Isso estimula a atualização constante de conhecimentos e habilidades por meio de programas de educação continuada e treinamentos para os profissionais envolvidos na TN.

No entanto, a formação e a manutenção de uma equipe multidisciplinar qualificada podem representar um desafio em termos de recursos humanos e financeiros, devido à necessidade de coordenação de profissionais de diversas áreas. A integração e comunicação eficaz entre os diferentes membros da equipe também podem ser desafiadoras, exigindo esforços para garantir uma atuação colaborativa e sinérgica. A evolução constante da prática clínica e das tecnologias em TN demanda revisões e atualizações regulares na legislação para garantir sua adaptação às necessidades atuais. Além disso, aplicar efetivamente a legislação na rotina clínica pode enfrentar obstáculos relacionados a infraestrutura, recursos e processos institucionais, requerendo um esforço conjunto para superá-los. Portanto, enquanto a legislação proporciona benefícios em termos de qualidade, interdisciplinaridade e definição de responsabilidades, também apresenta desafios como a complexidade da equipe, coordenação interprofissional, atualização legislativa e implementação prática. Superar esses desafios exige um esforço conjunto dos profissionais de saúde, gestores e órgãos reguladores para garantir a excelência na prestação de cuidados nutricionais aos pacientes.

REFERÊNCIAS

1. Waitzberg DL, Caiaffa WT, Correia MITD. Inquérito Brasileiro de Avaliação Nutricional Hospitalar (Ibranutri). RBNC, 1999.
2. Vallejo KP et al. Current clinical nutrition practices in critically ill patients in Latin America: a multinational observational study. Critical Care, 2017;21:1-11.
3. Rosen BS, Maddox PJ, Ray N. A position paper on how cost and quality reforms are changing healthcare in America: focus on nutrition. JPEN. 2013.
4. Barent's Group-LLC – The clinical and cost-effectiveness of medical nutrition therapy: evidence and estimate of potential medicare savings from the use of selected nutrition interventions. Washington; 1996.
5. Corkins MR, Guenter P, DiMaria-Ghalili RA, Jensen GL, Malone A, Miller S, et al. American Society for Parenteral and Enteral Nutrition, Malnutrition diagnoses in hospitalized patients: United States, 2010. JPEN; 2014.
6. Robinson G, Goldstein M, Levine GM. Impact of nutritional status on DRG length of stay. J Parent Ent Nutr. 1987.
7. Brasil. Ministério da Saúde. Portaria n. 272, de 8 de abril de 1998. Diário Oficial da União de 15 de abril de 1999.
8. Brasil. Anvisa – Agência Nacional de Vigilância. Resolução n. 503, de 27 de maio de 2021. Diário Oficial da União; Poder Executivo, de 7 de julho de 2000.

47

Indicadores de qualidade

Rodrigo Fernandes Weyll Pimentel
Eline de Almeida Soriano
Simone Chaves de Miranda Silvestre
Nadia Haubert

A assistência nutricional é um tratamento complementar essencial em diversas patologias. Assim como cozinha e as refeições são fundamentais em um lar, a dietoterapia e a nutroterapia são pilares essenciais para a recuperação dos pacientes. No entanto, o conceito de qualidade e gestão nessa área ainda é recente e há muito a ser estabelecido. O fato de lidarmos com vidas humanas e com mitos alimentares baseados em raciocínios imperativos dificulta a realização de estudos randomizados prospectivos, direcionados a avaliar custos e desfechos clínicos diretamente relacionados à assistência nutricional. Questões éticas, como a não permissividade de privar pacientes de terapia nutricional adequada para avaliar um determinado desfecho, dificultam a mensuração dos impactos científicos, administrativos e financeiros reais do investimento nesse tratamento.

Assim sendo, a ideia que prevalece entre os administradores é que a assistência nutricional é apenas um custo adicional, raramente vista como uma forma de diminuir complicações, prevenir e reduzir a morbimortalidade. O administrador muitas vezes desconhece que, ao recusar um alimento, o paciente está sujeito a uma outra condição: a desnutrição. Estudos diversos indicam um aumento de mais de 100% na incidência de desnutrição durante o período de internação para aqueles que permanecem mais de 10 dias hospitalizados sem receber a intervenção nutricional adequada. Cerca de 48,1% dos pacientes encontram-se desnutridos após dez dias de internação, sendo 35,5% diagnosticados com desnutrição moderada e 12,6% com desnutrição grave.[1,2]

A desnutrição está associada a cicatrização mais lenta de feridas, taxa aumentada de infecções hospitalares, maior tempo de internação, especialmente em pacientes de UTI, e índices de reinternação superiores.[3,4] Além disso, outro estudo demonstra que o custo total por paciente é duas vezes maior nos pacientes desnutridos. Ainda, 56% dos pacientes em risco nutricional foram responsáveis por 72,5% de todos os custos entre 100 doentes.[5]

Na Grã-Bretanha, os custos adicionais estimados para o cuidado de pacientes desnutridos giram em torno de 7,3 bilhões de libras.[6] Por anos, a desnutrição foi o "esqueleto no armário" de nossos hospitais, não diagnosticada e não abordada como fator coadjuvante na morbimortalidade dos pacientes. No entanto, cada dia reforça que esse "esqueleto" também impacta diretamente as bases financeiras do sistema de saúde. Diante desse cenário, gerenciar a assistência nutricional torna-se primordial.

DESVENDANDO OS INDICADORES DE QUALIDADE NA ASSISTÊNCIA NUTRICIONAL

Para aqueles que ainda não mergulharam no universo da qualidade, compreender o que são indicadores, sua relevância e como esses números podem contribuir é um desafio. Os indicadores são como bússolas que nos guiam na avaliação de pontos específicos de um processo. Imagine-os como faróis que iluminam o caminho para aprimorar a qualidade dos cuidados prestados.

Vamos considerar um exemplo prático: o Protocolo de Triagem Nutricional. No contexto hospitalar brasileiro, é fundamental verificar se a Equipe Multidisciplinar de Terapia Nutricional (EMTN) está triando todos os pacientes admitidos. Para isso, observamos o número total de internações diárias e o quantitativo de pacientes submetidos à triagem nutricional.

Mas por que essa medida é tão crucial? A resposta reside na própria essência da terapia nutricional (TN). Antes de indicarmos qualquer intervenção nutricional, precisamos identificar os pacientes que dela necessitam. Ou seja, é imperativo triar aqueles em risco nutricional ou já desnutridos. Quanto maior a proporção de pacientes triados entre os internados, menor a chance de negligenciarmos alguém que requer TN.

Academicamente, um indicador é definido como uma medida que descreve o estado atual de um fenômeno ou problema. Ele nos permite comparar, detectar mudanças e avaliar a eficácia das ações planejadas ao longo do tempo, tanto em termos de qualidade quanto de quantidade.

A literatura sobre indicadores na Assistência Nutricional ainda é recente, e poucos dados foram publicados sobre o impacto desses indicadores na qualidade da TN. Inicialmente, a tentação é escolher uma variedade de indicadores, mas a sabedoria está em começar com um ou dois, dominar seu método e compreender profundamente seus resultados antes de expandir a lista.

Aqui estão algumas perguntas simples que podem orientar a seleção dos indicadores mais apropriados:

1. É possível coletar esse indicador?
   O cálculo de um indicador requer registros precisos, baseados em eventos mensuráveis. Voltando ao exemplo da triagem, registrar cada paciente triado em planilhas nos permite saber quantos passaram pelo processo. Se a triagem não for registrada ou ocorrer duplicidade de registros, a confiabilidade do indicador fica comprometida. Por outro lado, escolher um indicador que dependa do preenchimento de um formulário por todos os pacientes, sem um mecanismo eficaz de cobrança desse registro, pode resultar em perda de dados.

2. É viável executar e registrar esse indicador?
   Imagine criar um indicador relacionado à diarreia em pacientes em TN, com base no volume fecal total em 24 horas. No entanto, a falta de padronização nas sondas retais e a independência de alguns pacientes, que utilizam o vaso sanitário, tornam a mensuração do volume fecal extremamente desafiadora. Por outro lado, se focarmos na determinação da diarreia em pacientes com ileostomia ou colostomia, a execução e o registro se tornam factíveis. Portanto, verificar a exequibilidade do registro é crucial antes de escolher um indicador.

3. Qual variável posso medir?

O aumento da massa magra figura entre os indicadores frequentemente propostos para avaliar os resultados da TN. Idealmente, esse aumento seria mensurado com precisão por meio da bioimpedanciometria (BIA). Contudo, a disponibilidade de equipamentos BIA validados pela literatura é limitada em muitos hospitais. Portanto, recorremos à antropometria como alternativa. Vale ressaltar que a presença de edema pode comprometer a confiabilidade dos resultados antropométricos. Assim, o ganho ou perda de massa magra deve ser interpretado com cautela, desaconselhando o uso exclusivo desse indicador como parâmetro de eficácia da TN.

4. Quais fatores influenciam?

Em algum momento, o número de linfócitos foi aventado como parâmetro para avaliar o estado nutricional. No entanto, diversos fatores afetam essas células, incluindo medicamentos, doenças variadas e até vírus. Em pacientes hospitalizados, utilizar a contagem linfocítica como indicador de desnutrição é inadequado, invalidando seu uso como base para avaliação nutricional.

5. O que agrega?

Ao escolher um indicador, concentramo-nos no que desejamos diagnosticar no processo e como podemos aprimorá-lo. Retomando o exemplo do indicador de triagem, esperamos que ele resulte em uma detecção mais ágil de pacientes em risco nutricional, permitindo intervenções precoces para prevenir ou tratar a desnutrição.

6. Realmente reflete o trabalho da equipe?

Essa pergunta é crucial na seleção de indicadores. Em alguns contextos, sugere-se o uso do aumento da albumina sérica como indicador da eficácia da terapia nutricional. No entanto, a albu-

mina, sendo uma proteína consumida rapidamente durante estados inflamatórios, diminui prontamente. Seu aumento, por outro lado, ocorre de forma lenta e depende de diversos fatores orgânicos que não refletem diretamente o trabalho da EMTN.

7. Promoverá mudanças no processo?

Recentemente, em um determinado serviço, não conseguíamos atingir a meta relacionada ao indicador de obstrução de SNE (sonda nasogástrica). Investigamos as medicações administradas aos pacientes e descobrimos que mais de 90% deles recebiam esomeprazol, uma droga que requer diluição específica. Reformulamos o protocolo, treinamos a equipe de enfermagem e, assim, observamos melhorias significativas no indicador.

8. O cálculo está correto?

Vamos explorar um cenário intrigante: a incidência de infecção de cateter. Imagine dois serviços distintos, ambos com 20 pacientes por mês, todos com acesso central. Agora, concentre-se no número de pacientes com infecção. Parece simples, certo? Mas há mais nuances do que aparenta. Se calculássemos a incidência como um percentual de pacientes com infecção, estaríamos ignorando uma parte crucial da história. Vamos desvendar isso juntos! O Primeiro Serviço – O Gigante Silencioso: aqui, a média diária de pacientes com cateter é robusta: 600 pacientes. Esses pacientes permanecem, em média, 20 dias com o mesmo cateter. Todavia, a infecção é detectada tardiamente, muitas vezes após uma semana de punção. O gigante silencioso, com sua vasta população, esconde as infecções até que se tornem evidentes. O Segundo Serviço – O Detetive Ágil: neste serviço, cerca de 140 pacientes são atendidos diariamente. A infecção, porém, é diagnosticada rapidamente, muitas vezes no sétimo dia após a inserção do cateter. O detetive ágil, com seu olhar atento, não deixa escapar as sutilezas.

Agora, vamos além dos números. O que esses indicadores realmente nos dizem? Eles revelam a eficácia das práticas de prevenção? A qualidade do cuidado prestado? A resposta está nas entrelinhas, nos detalhes que escapam aos olhos apressados. Portanto, quando exploramos indicadores, lembremo-nos de que cada número esconde uma história. E, como bons detetives, devemos decifrar essas histórias para aprimorar nossos cuidados e proteger nossos pacientes.

DEFININDO INDICADORES E INDO ALÉM DOS NÚMEROS

Em um intricado tabuleiro, os indicadores se movem como peças de xadrez, revelando o desempenho oculto de funções, processos e resultados institucionais. Cada número é uma jogada, e a partida se desenrola ao longo do tempo.

1. O palco da qualidade:
   Imagine um teatro onde os indicadores são os atores principais. Eles não são meros números; são as vozes que ecoam pelos corredores, sussurrando segredos e desafios. A plateia? Os gestores, os profissionais de saúde, todos ansiosos por ver o desempenho em cena.
2. A coleta dos tesouros:
   Como arqueólogos modernos, precisamos escavar dados com precisão. Cada indicador é um artefato valioso, revelando padrões e oportunidades. A coleta criteriosa é nossa pá e pincel.
3. A jornada da qualidade:
   O mapa da qualidade é traçado com metas e ações. Cada indicador é uma bússola, apontando para melhorias.

Quando identificamos possibilidades de aprimoramento, lançamos âncoras e ajustamos as velas.
4. Os personagens conhecidos:
   Na EMTN, os indicadores têm nome e história. A frequência de saída inadvertida de sonda enteral, a obstrução e os episódios de diarreia são como velhos amigos. A equipe os acompanha de perto, como um maestro regendo uma sinfonia de dados.
5. O enigma da EMTN:
   Quando necessário, a EMTN decifra enigmas. Os indicadores não são apenas números; são chaves que abrem portas para aprimorar a qualidade. Como bons detetives, seguimos as pistas e desvendamos mistérios.

Os indicadores sugeridos a seguir podem ser implementados e acompanhados pela EMTN, considerando a rotina e a necessidade de cada unidade hospitalar.

a. Frequência de doentes com tempo de jejum inadequado antes do início da TNE:

$$\frac{N^o \text{ de paciente com jejum} > 48 \text{ horas candidatos a TN}}{N^o \text{ total de pacientes candidatos a TNE}} \times 100$$

– Fonte dos dados: ficha de acompanhamento nutricional e prontuário do paciente.
– Frequência: mensal.
– Meta: < 80%.

b. Frequência de recuperação de ingestão oral:

$$\frac{N^o \text{ de paciente que voltaram à alimentação oral exclusiva}}{N^o \text{ total de pacientes em TN enteral e parenteral}} \times 100$$

- Fonte dos dados: ficha de acompanhamento nutricional e prontuário do paciente.
- Frequência: mensal.
- Meta: > 30%.

c. Frequência de jejum por mais de 24 horas em pacientes em TNE:

$$\frac{\text{N}^\circ \text{ de paciente com jejum} > 24 \text{ horas}^a}{\text{N}^\circ \text{ total de pacientes em TNE}^b} \times 100$$

a = pacientes em jejum por mais de 24 horas em dado período;
b = pacientes em TNE no mesmo período.
- Fonte dos dados: relatório da enfermagem.
- Frequência: mensal.
- Meta: ≤ 12%.

d. Frequência de infecção por CVC para TNP central:

$$\frac{\text{N}^\circ \text{ de ocorrências de infecção associado ao CVC em TNP Central}}{\text{N}^\circ \text{ total de pacientes em TNP via CVC} \times \text{N}^\circ \text{ de dias de cateter}^*} \times 100$$

*Referente a cateter não tunelizado.
Aceita-se como infecção associada ao CVC:
i. N° de cateteres com ≥ 15 ufc (técnica de Maki);
ii. Sinais locais de infecção relacionada ao cateter de NP;
iii. Sinais sistêmicos de infecção relacionada ao cateter de NP.

- Fonte dos dados: relatório da enfermagem, prontuário, resultados laboratoriais microbiológicos e informe da CCIH.
- Frequência: trimestral.

- Meta: CVC-via periférica (PICC) – infecção com bacteremia < 2,5%; CVC: infecção sem bacteremia < 10%; CVC: infecção com bacteremia < 5%.

e. Frequência de flebite por cateter venoso periférico (CVP) para TNP:

$$\frac{\text{N}^\circ \text{ de ocorrências de flebites associadas ao CVP em TNP}}{\text{N}^\circ \text{ total de pacientes em TNP via CVP} \times \text{N}^\circ \text{ de dias de cateter}} \times 100$$

- Fonte dos dados: relatório da enfermagem, prontuário.
- Frequência: trimestral.
- Meta: < 10%.

REFERÊNCIAS

1. Waitzberg DL, Caiaffa WT, Correia MITD. Inquérito Brasileiro de Avaliação Nutricional Hospitalar (Ibranutri). RBNC. 1999.
2. Rosen BS, Maddox PJ, Ray N. A position paper on how cost and quality reforms are changing healthcare in America: focus on nutrition. JPEN. 2013.
3. Barent's Group-LLC – The clinical and cost-effectiveness of medical nutrition therapy: evidence and estimate of potential medicare savings from the use of selected nutrition interventions. Washington; 1996.
4. Corkins MR, Guenter P, DiMaria-Ghalili RA, Jensen GL, Malone A, Miller S, et al. American Society for Parenteral and Enteral Nutrition, Malnutrition diagnoses in hospitalized patients: United States, 2010. JPEN. 2014
5. Robinson G, Goldstein M, Levine GM. Impact of nutritional status on DRG length of stay. J Parent Ent Nutr. 1987.
6. Milte RK, Ratcliffe J, Miller MD, Crotty M. Economic evaluation for protein and energy supplementation in adults: opportunities to strengthen the evidence. Eur J Clin Nutr. 2013.

48

Equipe multiprofissional em terapia nutricional: a visão do profissional não médico

Cinthia Kellermann Machado
Gabriel André da Silva Mendes
Luciana de Oliveira Marques
Juliana Santarosa

Mesmo com os avanços da terapia nutricional nas últimas décadas, a desnutrição hospitalar continua sendo prevalente e devido a sua etiologia multifatorial depende de equipe multiprofissional para compartilhar discussões a respeito das causas, elementos mantenedores e condutas com o paciente hospitalizado. A complexidade para o consenso das necessidades em saúde requer abordagem ampliada, envolvendo diversas especialidades a fim de melhorar o desfecho para pacientes e familiares durante o período de internação, bem como melhorar a satisfação no trabalho por parte dos profissionais.

Em 2000, o Ministério da Saúde e a Agência Nacional de Vigilância Sanitária (Anvisa) estabeleceram diretrizes para a formação da Equipe Multidisciplinar de Terapia Nutricional (EMTN) em hospitais brasileiros. Essas diretrizes foram delineadas por regulamentações técnicas de terapia de nutrição parenteral e terapia de nutrição enteral.[1,2] O documento fixa requisitos mínimos exigidos para as terapias nutricionais e equipe multidisciplinar. Nele está definida a equipe multiprofissional de terapia nutricional como um grupo formal e obrigatoriamente constituído por médico, nutricionista, enfermeiro e farmacêutico, podendo ainda incluir profissionais de outras categorias, habilitados e com treinamento específico para a prática da terapia nutricional (TN), como fisioterapeuta e fonoaudiólogo.

De acordo com a Sociedade Brasileira de Nutrição Parenteral e Enteral (SBNPE), cerca de 30% dos pacientes hospitalizados manifestam sinais de desnutrição nas primeiras 48 horas após a admissão. Esta proporção aumenta ao longo dos dias e pode atingir um patamar de 60%. Pacientes que enfrentam infecções graves, traumas significativos ou se encontram em fase pós-operatória de cirurgias complexas estão particularmente suscetíveis a desenvolver quadros de desnutrição.[3,4]

A deficiência nutricional acarreta diversas complicações, como piora na resposta imunológica, atraso no processo de cicatrização, risco elevado de complicações cirúrgicas e infecciosas, altas chances de desenvolvimento de lesão por pressão, aumento no tempo de permanência hospitalar e na morbimortalidade, elevando os custos médico-hospitalares.[10]

Fatores como a redução na ingestão alimentar, limitação na oferta de líquidos, instabilidade hemodinâmica, diminuição da absorção nutricional e interações medicamentosas com nutrientes representam situações de risco nutricional. Além disso, a negligência e o desconhecimento por parte dos profissionais de saúde em relação ao cuidado nutricional é uma constante observada, contribuindo para a ocorrência da desnutrição.[3-5]

Portanto, a constituição de uma equipe multidisciplinar emerge como requisito fundamental para garantir uma atenção adequada aos pacientes internados, diante da complexidade dos elementos envolvidos na supervisão de pacientes hospitalizados e no tratamento da desnutrição em ambiente hospitalar.[4-7]

A função da equipe multidisciplinar visa oferecer um cuidado integral efetivo, que começa desde o início da estadia do paciente no hospital, onde são preconizadas avaliação, preparo, prescrição, gerenciamento e orientações em relação à terapia nutricional, e se estende à avaliação de pacientes em situação de risco nutricional ou desnutridos, bem como àqueles com dificuldades na absorção de nutrientes.[3]

A EMTN empenha-se na formulação dos padrões essenciais para a administração eficaz das terapias nutricionais. Este conglomerado de procedimentos orquestrados engloba a participação de cada profissional em atividades específicas, com o intuito primordial de assegurar a nutrição adequada a cada paciente. O trabalho conjunto de especialistas com formações distintas permite complementar os conhecimentos e habilidades da equipe a fim de acompanhar o tratamento dos distúrbios nutricionais. Dessa maneira, a equipe em questão assume a responsabilidade de estabelecer diretrizes e protocolos voltados para a triagem, identificação de riscos nutricionais e seleção das abordagens terapêuticas mais indicadas para a recuperação dos pacientes.[4-7]

Na formação de uma equipe de saúde, espera-se que os profissionais das diversas áreas tenham posturas reflexivas e comunicativas, com interação abrangente e horizontal, em busca de um consenso com foco no entendimento das necessidades do paciente e seus familiares, considerando seus conhecimentos técnicos para a tomada de decisões para o cuidado integral como prioridade.

Quando há comunicação frequente e uma relação colaborativa entre os participantes da equipe com um objetivo comum, as ações de cuidado à saúde estarão mais integradas; caso contrário, a atenção à saúde do indivíduo se torna fragmentada, comprometendo a qualidade e a efetividade do serviço oferecido.

A relevância desse engajamento assume proporções significativas, sobretudo no contexto hospitalar, em que as condições físicas individuais e as possíveis comorbidades desempenham papel crucial tanto na alimentação quanto nos tratamentos. Em igual medida, a equipe assume a responsabilidade pela gestão dos cuidados relacionados a gastrostomias e jejunostomias, assim como atende às necessidades alimentares especiais, incluindo dietas restritivas, procedimentos de curativos, monitoramento do volume de resíduos e administração de reidratação.[4-7]

A literatura aponta que quando os membros de uma equipe compartilham de objetivos comuns maior é a efetividade de seus resultados. Desta forma, as vantagens inerentes à EMTN têm sido documentadas ao longo dos anos e demonstram que a implementação de equipe multidisciplinar tem resultados superiores aos que não contam com esta composição de profissionais.[5,8,9]

Os resultados favoráveis estão relacionados ao estabelecimento de protocolos, otimização da adequação nutricional, padronização de abordagens, à redução de complicações de ordem mecânica, metabólica e gastrointestinal e à mitigação de riscos infecciosos, resultando em aumento na frequência das avaliações nutricionais, propiciando uma oferta mais precisa de nutrientes, bem como uma indicação mais precisa da nutrição parenteral.[4,5,7-9]

ATUAÇÃO DO ENFERMEIRO NA EQUIPE MULTIDISCIPLINAR DE TERAPIA NUTRICIONAL

A enfermagem na equipe interprofissional, por sua característica em cuidar do paciente 24 horas ao dia e se comunicar com todas as especialidades profissionais que compõem a saúde no âmbito hospitalar, tem recebido a designação de gestora do cuidado.

Assim, é de suma importância que as decisões tomadas entre os profissionais sejam comunicadas à chefia de enfermagem local para que a linha de cuidados seja mantida e a comunicação entre todos, assim como com os familiares, seja assertiva. Não é incomum profissionais tomarem conduta, comunicarem a família e o paciente, e a gestora do cuidado não saber dos próximos passos do tratamento. Tal fato gera quebra de confiança da família na equipe, autopercepção de desvalorização da equipe de enfermagem, prejuízo na comunicação com outros profissionais, possível atraso de andamento em exames e condutas que poderiam ser agilizadas através de uma comunicação interprofissional.

Tão importante quanto comunicar as condutas à enfermagem é registrá-las em prontuário, em que todos têm acesso ao documento. Igualmente importantes são os registros dos auxiliares, técnicos e enfermeiros; além disso, as reuniões de equipe e decisões devem ser registradas em prontuário, descrevendo os profissionais participantes.

As legislações que regem a Enfermagem orientam os profissionais a registrar em prontuário as observações efetuadas no cuidado. Isso inclui sempre que o paciente receber a visita de um profissional de saúde, assim como registrar quando comunicar algo a algum profissional ou quando necessitar acioná-lo para alguma intercorrência junto a ele. Não é à toa que em processos judiciais as anotações de enfermagem são utilizadas e a ausência deles também é de extrema responsabilidade do profissional.

Na terapia nutricional a equipe de enfermagem deve garantir a via de acesso, a infusão do prescrito, os cuidados envolvidos, o gerenciamento de risco junto à EMTN, orientação contínua ao paciente e família e registro em prontuário dos fatos; tão importante é a comunicação verbal interprofissional quanto as intercorrências e ou solicitações com urgências de interconsultas via sistema; e não somente aguardar que profissionais de outras especialidades leiam o prontuário para tomar condutas. O que conta no final não é uma equipe ou outra, mas sim a soma dos esforços na responsabilidade conjunta para a prevenção da desnutrição hospitalar.

ATUAÇÃO DO FARMACÊUTICO NA EQUIPE MULTIDISCIPLINAR DE TERAPIA NUTRICIONAL

Muitos pacientes, sobretudo os criticamente doentes, não apresentam viabilidade para administração de fármacos ou alimentos por via oral. Nesse contexto, tanto a terapia medicamentosa como a terapia nutricional se fazem por via endovenosa ou por via enteral, através da utilização de sondas enterais, nesse caso.

A terapia nutricional por via endovenosa (TNP) e a terapia nutricional por via enteral (TNE) devem ser administradas por vias independentes e exclusivas. Porém nem sempre essa conduta é passível de ser realizada e muitas vezes a terapia medicamentosa é administrada simultaneamente à terapia nutricional, inclusive pela mesma via utilizada para a administração de nutrientes. Nessas circunstâncias podem ocorrer incompatibilidades físico-químicas e interações medicamentosas do tipo fármaco-nutriente, as quais podem acarretar eventos adversos prejudiciais à terapia nutricional e à terapia farmacológica.

A nutrição parenteral (NP) integra a lista de medicamentos potencialmente perigosos (MPP), também denominados medicamentos de alta vigilância (MAV), pois apresenta risco aumentado de provocar danos significativos aos pacientes quando há falhas na sua utilização. Os erros envolvendo MPP não são os mais frequentes, porém, quando ocorrem, as consequências tendem a ser mais graves para os pacientes, podendo ocasionar lesões permanentes ou morte.[11]

A terapia medicamentosa envolvendo a NP está sujeita a vários erros, desde indicação, prescrição, manipulação, dispensação e administração. Por este motivo, devem ser seguidas recomendações de segurança e protocolos para a prevenção de erros envolvendo este medicamento, sendo o profissional farmacêutico responsável pela avaliação da prescrição quanto à sua adequação, concentração, compatibilidades e dosagens de administração da NP individualizada, sugerindo ajustes, quando necessário.[1]

Da mesma forma, a administração de medicamentos por via enteral também está sujeita a erros, pois o uso de fármacos por sondas enterais requer conhecimento sobre a viabilidade da administração por essa via, principalmente no que tange à obstrução do dispositivo enteral, à estabilidade dos fármacos após trituração e diluição e às interações fármaco-nutrientes.

Um estudo sobre o conhecimento dos profissionais de saúde acerca dos procedimentos e interações medicamentosas em terapia nutricional demonstrou que 94%

dos participantes consideram importante a realização de capacitação e atualização para os profissionais que atuam nesta área. Em relação à estabilidade de fármacos na nutrição enteral e parenteral, verificou-se que 70% e 54%, respectivamente, não tinham conhecimento. Com relação ao conhecimento sobre as possíveis interações fármaco-nutriente, 78% afirmaram não conhecer esse tipo de interação em NE, e 58% em NP.[12] Outro estudo constatou que 80% dos pacientes avaliados faziam uso de medicamentos que apresentavam interações ou incompatibilidades com a NP.[13] Não obstante, em estudos sobre a contribuição do cuidado farmacêutico em nutrição parenteral, observou-se que os pacientes em uso de NP acompanhados por farmacêuticos clínicos se recuperaram melhor e que de forma geral as intervenções farmacêuticas relativas à NP possuem boa aceitação pelos profissionais da equipe de saúde.[14]

Dessa forma, a atuação do farmacêutico clínico como membro da EMTN é de fundamental importância, pois subsidia informações sobre a administração de fármacos por via sondas enterais, informa sobre possíveis interações fármaco-nutriente que podem ocorrer tanto por via enteral quanto por via parenteral e esclarece sobre incompatibilidades entre fármacos e nutrientes. Também monitora os níveis de vitaminas e oligoelementos em pacientes que requerem suporte nutricional, tanto no sentido de prevenir a deficiência na oferta quanto para evitar a toxicidade no consumo desses micronutrientes.[14] Além disso, coopera na elaboração de protocolos de suporte nutricional e operacionaliza a investigação e a notificação de eventos adversos que estejam relacionados à TN, principalmente envolvendo a TNE e a TNP.

A EMTN é indispensável na elaboração e disseminação de protocolos de terapia nutricional e a participação do farmacêutico é de suma importância para garantir a efetividade terapêutica, reduzir a ocorrência de erros de medicação e assim promover a segurança do paciente.

ATUAÇÃO DO FISIOTERAPEUTA NA EQUIPE MULTIDISCIPLINAR DE TERAPIA NUTRICIONAL

A sarcopenia é uma síndrome geriátrica que se caracteriza pela perda progressiva e generalizada de massa muscular, frequentemente associada à diminuição da força muscular e do desempenho físico. Esta condição está correlacionada com diversas morbidades que impactam negativamente a qualidade de vida dos idosos, incluindo o aumento do risco de quedas, perda de autonomia, hospitalizações e até mesmo óbito.[15]

Por outro lado, a fragilidade é uma síndrome geriátrica complexa que aumenta a vulnerabilidade dos idosos a estressores diversos, frequentemente resultando em uma redução da reserva fisiológica em múltiplos sistemas orgânicos, comprometendo a capacidade de manter a homeostase. A fragilidade frequentemente culmina na diminuição da autonomia e independência dos idosos. É bem estabelecido que o funcionamento adequado dos sistemas nervoso e muscular é essencial para a manutenção da funcionalidade em idades avançadas. A perda de massa muscular pode ser um fator que contribui para a redução da independência dos indivíduos, e quando este processo se torna crônico pode resultar na fragilidade.[15]

Devido às mudanças demográficas e epidemiológicas significativas ocorridas nas últimas décadas, a prevalência da sarcopenia e da fragilidade tem aumentado substancialmente. Estima-se que aproximadamente 10% dos adultos saudáveis com idade igual ou superior a 60 anos apresentam sarcopenia, enquanto cerca de 11% da população idosa nessa mesma faixa etária seja afetada pela fragilidade.[6] Apesar da crescente incidência dessas condições e do impacto negativo que exercem sobre a qualidade de vida dos idosos, é fundamental destacar que ambas podem ser passíveis de reversão ou mitigação por meio de intervenções apropriadas.[15,16]

Nesse contexto, o fisioterapeuta, enquanto profissional capacitado para realizar avaliação cinesiológica e funcional, além da capacidade de prescrever exercícios terapêuticos visando a um objetivo específico (p. ex., prevenção de complicações da internação prolongada e imobilismo), desempenha um papel de destaque como o profissional de primeira linha de contato com pacientes que apresentam fragilidade e sarcopenia no ambiente hospitalar. A capacidade do fisioterapeuta de identificar precocemente os sinais e sintomas associados a essas condições patológicas é essencial para interromper sua progressão e evitar as consequências adversas que delas decorrem.[15-17]

É importante ressaltar que o fisioterapeuta colabora de maneira harmoniosa com outros profissionais de saúde, inclusive nutricionistas, em um ambiente multidisciplinar de terapia nutricional. Dentre as contribuições desse profissional, destacam-se:[15-17]

- Avaliação do estado funcional: o fisioterapeuta realiza avaliações minuciosas do estado funcional dos pacientes, identificando deficiências na mobilidade, força muscular, coordenação e equilíbrio. Essas avaliações são cruciais para determinar a capacidade do paciente de executar atividades diárias, incluindo aquelas relacionadas à alimentação e à nutrição.
- Reabilitação e fortalecimento: caso um paciente apresente fraqueza muscular, limitações de movimento ou dificuldades de locomoção que impactem sua capacidade de preparar alimentos, alimentar-se ou participar das refeições, o fisioterapeuta desenvolve planos de tratamento per-

sonalizados para melhorar essas funções. Esses planos podem incluir exercícios de reabilitação e treinamento de força. A mobilização precoce pode diminuir significativamente a chance de o paciente desenvolver fraqueza adquirida durante a internação hospitalar.

- Gestão da dor e conforto: quando um paciente enfrenta dor crônica ou desconforto, o fisioterapeuta pode fornecer intervenções para aliviar esses sintomas. Isso é particularmente importante, pois a dor crônica pode afetar o apetite e a ingestão de alimentos.
- Educação do paciente: o fisioterapeuta desempenha um papel vital na educação do paciente, transmitindo a importância da atividade física, da postura adequada e de técnicas de movimento seguro. Esses aspectos são fundamentais para a saúde geral e para a capacidade do paciente de se alimentar de maneira apropriada.
- Comunicação e colaboração: o fisioterapeuta trabalha de forma estreita e colaborativa com outros membros da equipe multidisciplinar, como nutricionistas, médicos, terapeutas ocupacionais e fonoaudiólogos. Essa colaboração assegura que o paciente receba um cuidado abrangente e coordenado, otimizando os resultados da terapia nutricional.

Portanto, o fisioterapeuta desempenha um papel essencial no cuidado integral dos pacientes com sarcopenia e fragilidade, contribuindo significativamente para melhorar sua qualidade de vida e promover a reversão ou atenuação dessas condições debilitantes.[15-17]

ATUAÇÃO DO FONOAUDIÓLOGO NA EQUIPE MULTIDISCIPLINAR DE TERAPIA NUTRICIONAL

O fonoaudiólogo que trabalha em ambiente hospitalar tem como seu principal foco a prevenção, a detecção e o tratamento da disfagia. A disfagia é qualquer alteração que ocorre quando há um descontrole na coordenação entre as funções de respiração e deglutição. A disfagia pode acontecer como consequência de acidentes vasculares cerebrais, traumatismos cranioencefálicos, doenças neuromusculares, tumores ou outras condições de fragilidade física. Embora em muitos pacientes esta dificuldade possa ser transitória, pode evoluir para um distúrbio permanente ou gerar complicações graves, como a broncoaspiração.

Dentre as complicações da disfagia, estão a penetração laríngea do alimento, a aspiração laringotraqueal, pneumonia aspirativa e sufocação por obstrução da via aérea. A penetração laríngea pode ocorrer na deglutição normal e caracteriza-se pela entrada de alimento na laringe até o limite da glote. Chamamos de aspiração quando o alimento penetra na laringe abaixo do nível das cordas vocais (glote). Na condição normal, o material que penetra na via aérea desencadeia o reflexo de tosse para expectoração. Quando há ocorrência frequente de ambas as situações, penetração ou aspiração, o indivíduo pode desenvolver dificuldades respiratórias e pneumonia aspirativa.

O paciente que apresenta queixa ou sinais de alteração da deglutição deve ser avaliado pelo fonoaudiólogo a fim de definir: 1) o perfil clínico do pacientwe; 2) a causa da disfagia; 3) a capacidade de proteção das vias aéreas; 4) as condições de alimentação por via oral ou vias alternativas; 5) o estado cognitivo do paciente; e 6) o tipo de reabilitação proposta para cada caso. Na avaliação clínica também observa-se a relação da família ou do cuidador no que se refere às expectativas diante do quadro da disfagia.

Como parte da avaliação clínica, o fonoaudiólogo realiza uma anamnese detalhada, exame físico e avaliação funcional da deglutição, na qual se observa o paciente alimentando-se por via oral. Quando o paciente já recebe alimentos pela boca, o ideal é acompanhar uma refeição habitual completa. Quando o paciente está recebendo alimentação por via alternativa deve ser escolhido um alimento de consistência segura para ser utilizado como teste.

Cabe ao fonoaudiólogo indicar exames radiológicos ou endoscópicos complementares, como o videodeglutograma e a nasofibroscopia da deglutição para definir melhores manobras, utensílios e consistências alimentares a serem utilizados durante a oferta de alimentos por via oral.

Os dados levantados na avaliação fonoaudiológica subsidiarão a conduta de tratamento e principalmente a via de alimentação mais segura ao paciente.

Os pacientes que necessitam de ventilação mecânica e os pacientes traqueostomizados têm mais riscos de desenvolverem disfagia.

Constatada a presença de disfagia, o fonoaudiólogo desempenha um papel de definir se o paciente terá condições de receber alimentação pela boca, se há necessidade de utilização de estratégias, manobras posturais, utensílios específicos para facilitar a deglutição e principalmente definir as consistências mais seguras para a ingestão dos alimentos, evitando a broncoaspiração. Neste sentido, também torna-se importante o treinamento e orientação dos acompanhantes do paciente, sejam eles familiares, cuidadores ou outros profissionais da equipe.

Nos pacientes que estão no processo de reintrodução da dieta por via oral, deve-se observar o tempo gasto para uma refeição completa e a quantidade ingerida, relacionando este dado com a rotina diária do paciente, pois esta informação pode colaborar na definição da necessidade de maior fracionamento da dieta ou necessidade de aporte calórico por via alternativa, uma vez que o estado nutricional do paciente é soberano durante todo o tratamento. A TNE

ou TNP deve ser mantida até que sejam identificadas condições adequadas de alimentação via oral, garantindo a nutrição adequada às necessidades do paciente.

O planejamento da reabilitação fonoaudiológica por meio de estimulação e exercícios oromiofuncionais tem o papel de auxiliar a própria mobilização natural do organismo que ocorre na tentativa de recuperar a melhor condição possível para desempenhar funções vitais como a respiração, a deglutição e a coordenação entre elas, respeitando as particularidades de cada caso.

A participação de uma equipe multidisciplinar no ambiente hospitalar tem como objetivo focar no cuidado prestado ao doente, por meio de trocas de informações a respeito das alterações e dificuldades, estabelecendo condutas adequadas e individualizadas. O conhecimento das necessidades reais e da autonomia de atuação de cada profissional, e principalmente das suas limitações e sua interdependência, revela o potencial de oferecer a melhora da qualidade de vida do indivíduo e seu restabelecimento mais rápido e seguro, abreviando o tempo de hospitalização.

REFERÊNCIAS

1. Ministério da Saúde (Brasil). Portaria 272 da Secretaria Nacional de Vigilância Sanitária, Regulamento para a Terapia de Nutrição Parenteral. Brasília: Ministério da Saúde; 1998.
2. Ministério da Saúde (Brasil). Agência Nacional de Vigilância Sanitária, RDC n. 63, de 6 de julho de 2000. Aprova o regulamento técnico para fixar requisitos mínimos exigidos para a terapia de nutrição enteral. Diário Oficial da União; Poder Executivo, de 7 de julho de 2000. Revoga a portaria n. 337 de 14 de abril de 1999.
3. Waitzberg DL, Caiaffa WT, Correia MI. Hospital malnutrition: the Brazilian national survey (Ibranutri): a study of 4000 patients. Nutrition. 2001;17(7-8):573-80.
4. Leite HP, Carvalho WB, Santana e Meneses J F. Atuação da equipe multidisciplinar na terapia nutricional de pacientes sob cuidados intensivos. Rev Nutr, Campinas, nov./dez. 2005;18(6):777-784.

5. Ferraz LF, Campos ACF, O papel do nutricionista na equipe multidisciplinar em terapia nutricional. Rev Bras Nutr Clin. 2012;27(2):119-23.

6. Penié JB, Porbén SS, Gonzaléz CM, Ibarra AMS. Grupo de apoyo nutricional hospitalario: diseño, composición y programa de actividades. Rev Cubana Aliment Nutr. 2000;14(1):55-64.

7. Santos DMV, Ceribelli MIPF. Enfermeiros especialistas em terapia nutricional no Brasil: onde e como atuam. Rev Bras Enferm. 2006;59(6):757-61.

8. Correia I, Waitzberg DL. The impact of malnutrition on morbidity, mortality, length of hospital stay and costs evaluated through a multivariate model analysis. Clin Nutr. 2003;22(3):235-9

9. Naylor CJ, Griffiths RD, Fernandez RS. Does a multidisciplinary total parenteral nutrition team improve patient outcomes? A systematic review. JPEN. 2004;28(4):251-8.

10. Sarmento T. de AB, et al. Implantação de equipe multiprofissional de terapia nutricional (EMTN) como ferramenta de gestão em um hospital universitário federal. BRASPEN Journal. 2023;37(3):297-303.

11. Medicamentos Potencialmente Perigosos de uso ambulatorial e para instituições de longa permanência. Lista Atualizada 2022. Boletim ISMP. Vol 11. Nº 1. Instituto para práticas seguras no uso de medicamentos. Setembro. 2022. Disponível: https://www.ismp-brasil.org/site/wp-content/uploads/2022/09/MEDICAMENTOS-POTENCIALMENTE-PERIGOSOS-LISTAS-ATUALIZADAS-2022.pdf. Acesso em: 20 ago. 2024.

12. Conhecimento dos profissionais de saúde sobre procedimentos e interações medicamentosas em terapia nutricional. Com. Ciências Saúde. 2014;24(3):231-238. Disponível em: https://bvsms.saude.gov.br/bvs/artigos/ccs/conhecimento_profissionais_saude_terapia_nutricional.pdf

13. Avaliação das prescrições de nutrição parenteral de pacientes adultos internados em hospital terciário. Rev Bras Nutr Clin. 2015;30(2):106-10. Disponível em: https://www.researchgate.net/profile/Carla-Beatrice-Crivellaro-Goncalves/publication/300017654_Avaliacao_das_prescricoes_de_nutricao_parenteral_de_pacientes_adultos_internados_em_hospital_terciario_httpptcalameocomread00055177988cecf806615/links/594c7995aca272ea0a91511b/Avaliacao-das-prescricoes-de-nutricao-parenteral--de-pacientes-adultos-internados-em-hospital-terciario-http-ptcalameocom-read-00055177988cecf806615.pdf. Acesso em: 20 ago. 2024.

14. Barros DSL. Parenteral nutrition: contributions of pharmaceutical care. RSD [Internet]. 2020Oct.27 [cited 2023Jul.25];9(10):e9299109311. Disponível em: https://rsdjournal.org/index.php/rsd/article/view/9311. Acesso em: 20 ago. 2024.

15. Shen S-S, Chu J-J, Cheng L, et al. Effects of a nutrition plus exercise programme physical function in sarcopenic obese elderly people: study protocol for randomised controlled trial. BMJ Open. 2016;6:e012140. DOI: doi:10.1136/ bmjopen-2016-012140.

16. Liao CD, Chen HC, Huang SW, Liou TH. The Role of Muscle Mass Gain Following Protein Supplementation Plus Exercise Therapy in Older Adults with Sarcopenia and Frailty Risks: A Systematic Review and Meta-Regression Analysis of Randomized Trials. Nutrients. 2019 Jul 25;11(8):1713. DOI: 10.3390/nu11081713. PMID: 31349606; PMCID: PMC6723070.

17. Beaudart C, Dawson A, Shaw SC, Harvey NC, Kanis JA, Binkley N, et al.; IOF-ESCEO Sarcopenia Working Group. Nutrition and physical activity in the prevention and treatment of sarcopenia: systematic review. Osteoporos Int. 2017 Jun;28(6):1817-1833. DOI: 10.1007/s00198-017-3980-9. Epub 2017 Mar 1. PMID: 28251287; PMCID: PMC5457808.

Índice remissivo

A

agentes neoplásicos   181
alergia
  alimentar   320
  ao leite   339
alta   144
alterações digestórias ou do estado
    nutricional   401
antibióticos seletivos   368
Anvisa   429
avaliação
  da composição corporal   39
  nutricional   393
    hospitalar   167

B

Bioimpedância elétrica   40

C

câncer   174, 192
caquexia   299
cateter   149
cetoanálogos   50
classificação antropométrica do estado
    nutricional   394
complementos nutricionais   77

complicações
  da terapia nutricional enteral   111
  do uso da NP   118
constipação   181

D

deglutição   164
desequilíbrios hidroeletrolíticos   255
desnutrição   127, 167, 210, 294
  aguda grave   393
  hospitalar   428
Dexa   39
diagnóstico
  clínico e laboratorial   2
  nutricional   398
diarreia   181
dieta cetogênica   62
dietoterapia hospitalar   57
disbiose   366
disfagia   360
distensão abdominal   181
distúrbios
  ácido-básicos   238
  metabólicos   239
  primários   239
  respiratórios   248
doença(s)
  cardiovasculares crônicas   286

hepáticas   304

pulmonares   313

renal crônica   125

E

eletrólitos   254

encefalopatia crônica   400

equipe multidisciplinar de terapia
   nutricional   66, 108, 428, 439

estado nutricional   6

exame físico   2

exames laboratoriais   12

F

falência intestinal   345

fisioterapeuta   411

fonoaudiologia   360

G

gasto energético   23

gastrostomia   102

grande queimado   202

H

hiperêmese gravídica   329

hiperglicemia   222

hipertrigliceridemia   232

hipoglicemia   230

hiponatremia   255

I

imunomodulação   170

imunonutrientes   68, 170

indicadores de qualidade   435

insuficiência intestinal   345

Interação
   medicamentosa   86, 135
   fármaco-nutriente   86, 135

intolerância à lactose   339

J

jejum pré-operatório   169

jejunostomia   102

L

legislação   429

M

macronutrientes   387

medicamentos injetáveis   135

medidas antropométricas   8, 394

métodos de medição do gasto energético   24

microbiota intestinal   365

micronutrientes   388

módulos nutricionais   77

mucosite oral   183

N

náuseas   181

neoplasias hematológicas   185

neutropenia   189

nutrição
   do paciente crítico   165
      em recuperação   165
   enteral   102, 107, 118, 378
   parenteral   118, 135, 152, 160, 385
      domiciliar   144
      total   144

nutroterapia   412

P

paciente(s)
   crítico   208
   neurocirúrgico   164
   cirúrgicos   167

posbióticos   368

prebióticos   367

probióticos   366

Protocolo ACERTO   194

R

reabilitação 416

S

sarcopenia 301
semiologia nutricional 8
simbióticos 367
síndrome do intestino curto 345
sonda nasogástrica 102
subnutrição 294
suplementos nutricionais orais 77

T

taxa de filtração glomerular 125
terapia
   nutricional 251

domiciliar 107
enteral (TNE) 102, 107, 216
parenteral domiciliar 144
nutrológica
   enteral precoce 208
   parenteral 152
tipos de nutrição parenteral 161
transplante
   de células-tronco hematopoiéticas 188
   de microbiota fecal 368
   intestinal 357

U

ultrassonografia 43

V

vômitos 181